Brigitte Drapeau

# La Quête du Bonheur

Brigitte Drapeau

# La Quête du Bonheur

## Transmuter les tempéraments, attitudes et comportements résistants à l'épanouissement

Éditions Vie

**Impressum / Mentions légales**
Bibliografische Information der Deutschen Nationalbibliothek: Die Deutsche Nationalbibliothek verzeichnet diese Publikation in der Deutschen Nationalbibliografie; detaillierte bibliografische Daten sind im Internet über http://dnb.d-nb.de abrufbar.


Information bibliographique publiée par la Deutsche Nationalbibliothek: La Deutsche Nationalbibliothek inscrit cette publication à la Deutsche Nationalbibliografie; des données bibliographiques détaillées sont disponibles sur internet à l'adresse http://dnb.d-nb.de.


Coverbild / Photo de couverture: www.ingimage.com

Verlag / Editeur:
Éditions Vie
ist ein Imprint der / est une marque déposée de
OmniScriptum GmbH & Co. KG
Bahnhofstraße 28, 66111 Saarbrücken, Deutschland / Allemagne
Email: info@omniscriptum.com

Herstellung: siehe letzte Seite /
Impression: voir la dernière page
**ISBN: 978-3-330-72137-1**

# INTRODUCTION

***« Le plus grand voyageur n'est pas celui qui a fait dix fois le tour du monde, mais celui qui a fait une seule fois le tour de Lui-Même... »***
**Gandhi**

J'avais huit ans lorsque j'ai commencé à m'interroger sur la signification de l'existence. Pourquoi sommes-nous sur terre ? Quel est le but de la vie ? Je me souviens avoir demandé à ma mère pourquoi je semblais être la seule, parmi les jeunes de mon âge, à me questionner alors que la plupart d'entre eux semblaient heureux et insouciants ? Est-ce que le bonheur venait simplement du fait de ne pas se poser de questions ? Étais-je prise d'un mal étrange qui m'isolait des autres et me rendait, malgré moi, songeuse et étrangère à cette joyeuse liberté de vivre que j'observais chez les miens ?

Je ne m'expliquais pas pourquoi les gens semblaient aussi méchants ? Pourquoi je me sentais toujours coupable de faire des erreurs ? Pourquoi je me sentais fautive de voir un membre de ma fratrie s'amuser à prendre un objet dans un magasin sans le payer, comme si c'était moi qui avais commis ce vol ? Pourquoi je semblais être la seule incapable de mentir ? Et, surtout, pourquoi personne n'arrivait à me donner une réponse satisfaisante à mes questions ?

En fait, la seule réponse que j'ai obtenue des gens que j'ai questionnés a été : *c'est parce que tu as une conscience...* Je dois dire que cette conscience m'a poussée très fort, tout au long de mon enfance, de mon adolescence et même, encore aujourd'hui à l'âge adulte, à chercher des réponses satisfaisantes à mes questions existentielles. Je suis allée voir le curé de ma paroisse, j'ai étudié différents courants religieux, j'ai lu sur la psychologie, le fonctionnement du cerveau et la philosophie. Je suis allée rencontrer des psychologues, des chamanes et des guérisseurs. J'ai appris à méditer, à faire du yoga et des mouvements d'éveil corporel pour tenter de calmer l'agitation de mon mental et je me suis intéressée à la métaphysique, à la physique quantique et aussi à l'alchimie.

Je ne peux pas dire que j'ai trouvé LA réponse à mes questions ni LA solution idéale dans une approche spécifique, un courant spirituel ou une religion en particulier. Par contre, je peux dire que c'est un ensemble de toutes les compréhensions que j'en ai eu, de toutes les expériences que j'ai vécues et de chaque personne que j'ai rencontrée lors de ces nombreuses années de questionnement qui m'a amenée à trouver ce qui faisait le plus de sens pour moi. En fait, j'ai compris que je devais apprendre à me connaître en profondeur pour arriver à équilibrer tous les aspects de mon être, tant physique, psychique que spirituel, afin de trouver mon bonheur intérieur. Et, surtout, que personne d'autre ne pouvait faire ce travail d'intégration à ma place.

Lors de mes études en sexologie à l'UQAM, certains de mes professeurs nous conseillaient fortement d'essayer une approche ou un traitement complètement différent de ceux préconisés en sexologie clinique afin de nous conscientiser à d'autres méthodes thérapeutiques. Pour ma part, j'ai choisi d'expérimenter *le massage mémo-corporel*. C'est au cours de l'un de ces massages que j'ai contacté pour la première fois ma blessure de rejet et que je me suis vue, en tant que fœtus en souffrance, dans le ventre de ma mère. Ce fût une révélation lorsque j'ai compris que mon mal-être de toujours, mes tendances suicidaires incompréhensibles, pouvaient venir de la mémoire imprégnée dans mes cellules, que ma mère avait tenté d'empêcher ma venue alors qu'elle était enceinte de moi. Ce n'est que lors de mon cheminement, à l'écriture de ce témoignage, que j'ai réalisé à quel point cette expérience, à priori désagréable, avait été un déclencheur bénéfique pour mon évolution.

Petit à petit, mes pensées de mort se sont estompées et, avec l'aide de

Sylvie[1], je me suis libérée de beaucoup de tristesse et de souffrance. Ce sont les bons soins de cette thérapeute et la puissance de libération de cette approche corporelle qui ont influencé mon choix de me spécialiser avec la *Méthode de Libération des Cuirasses*[2] à la fin de mes études universitaires. L'exploration de ces différentes approches corporelles est venue valider que je percevais le monde avec le filtre de mes émotions, de mes souvenirs et de mes croyances ; que toutes mes blessures étaient inscrites dans mon corps, que j'avais la possibilité de m'en libérer et que je n'étais aucunement obligée de passer ma vie entière à porter les souffrances et les conditionnements du passé en essayant de vivre avec ce lourd bagage. Toutes les prises de conscience, les intégrations, les nouveaux choix de vie et les nouvelles habitudes adoptées m'ont amenée à poursuivre mon cheminement personnel vers la formation de La Trame[3], une voie de l'alchimie.

L'alchimie permet la transmutation de la matière une fois purifiée. Je ne cherchais pas à transformer le plomb en or, mais à trouver le chemin de l'éveil. Je voulais transmuter mon « *sommeil de plomb* », ma lourdeur de vivre, ma dualité, mes propres conflits non résolus et tout ce qui me rendait confuse et malheureuse en « *soleil d'or* »[4], en joie de vivre pleinement ma vie. Je tenais à transmuter mes états d'âme dépressifs, mon tempérament

---

[1] Les noms des personnes citées tout au long de mon témoignage seront changés par respect et désir d'anonymat.

[2] Méthode conçue par Marie Lise Labonté pour faciliter la libération des émotions, des tensions, des blocages et des douleurs inscrits dans le corps par des mouvements lents accompagnés de la respiration. Voir référence en Bibliographie : *Mouvements d'Éveil corporel – Naître à son corps, Méthode de libération des cuirasses MLC©,* Montréal, Les Éditions de l'Homme, 2004.

[3] Soin thérapeutique conçu par Patrick Burensteinas qui aide à éliminer les désordres sur tous les plans par une séquence de 16 gestes précis sur le corps. La Trame agit sur le schéma quantique de l'individu et est une voie de l'alchimie. Voir référence en Bibliographie : *La Trame : Se soigner par l'énergie du monde,* France, Le Mercure Dauphinois, 2006.

[4] « Le soleil est lié à la couleur dorée, au métal or. Les sept métaux : plomb, étain, fer, mercure, cuivre, argent et or, sont le même métal à des états différents de maturation ». Tiré du livre de Patrick Burensteinas. *De la Matière à la Lumière. Pierre Philosophale, modèle du monde,* France, Le Mercure Dauphinois, 2008, p.36.

impulsif, mes confusions mentales et mes attitudes inappropriées en allant guérir mes blessures profondes à la source. Je souhaitais devenir plus calme, moins émotive, présente à moi-même et consciente de mon environnement. Je voulais m'aimer et laisser la vie vibrer en moi tout en accomplissant mes talents et en dépassant mes limitations. Je désirais trouver la source du bonheur en moi-même. Voilà ma « Quête du Graal », ma recherche intense d'amour, de sage vérité, de conscience d'Être, de liberté de m'exprimer dans la joie de vivre, ma seule et véritable raison d'exister !

J'ai choisi d'imager les différentes étapes de mon périple en m'inspirant des symboles, des grands archétypes universels, illustrés dans les lames du Tarot[5] parce qu'elles décrivent parfaitement le parcours de l'initié dans le grand Œuvre alchimique : du *Bateleur*, premier Arcane, qui symbolise un nouveau départ jusqu'au *Monde*, XXIe Arcane, qui symbolise l'accomplissement de la quête. À la manière du *Bateleur* qui part à la conquête du *Monde* et qui rencontre en chemin les différents Maîtres du Tarot, je témoignerai des enseignements reçus, de mes prises de conscience, des portes que j'ai dû franchir pour accéder à un état de conscience éclairée, des sens donnés aux signes rencontrés sur mon chemin, des épreuves qui se sont transformées en expériences et des obstacles qui se sont transmutés en tremplins. Ce cheminement devrait me conduire à la liberté intérieure représentée par le *Mat* (ou le *Fou* selon les auteurs), dernier Arcane majeur, qui suggère que le chemin n'est jamais terminé parce que mon évolution peut toujours se poursuivre sur d'autres plans de conscience.

Chaque Arcane du Tarot peut se vivre à différents niveaux. D'ailleurs ils sont beaucoup plus vastes que l'expérience que j'en ai faite jusqu'à maintenant. Chaque Lame a sa part de mystère codé sous forme d'éléments symboliques, que ce soit le type de personnage qui y est représenté, la

---

[5] Chaque chapitre sera illustré par une Lame Majeure du jeu de Tarot de WIRTH, Oswald. *Tarot. Le seul jeu original d'Oswald Wirth*, Suisse, Imprimé par AG Muller & Cie, Copyright 1976 par Stuart R. Kaplan, 78 cartes.

position illustrée, ses habits, ses couleurs, les objets utilisés, le type de sol, la numérotation, etc. Je ne décrirai pas chaque Arcane dans les moindres détails mais je ferai, pour chacun, une brève entrée en matière en m'inspirant des écrits de Georges Colleuil[6] et de Marc Bériault[7]. Il ne faut donc pas voir dans la description de chaque étape de mon voyage intérieur, de ma descente dans les couches profondes de mon être et de mon évolution personnelle, un résumé exact des Arcanes. Mon but est simplement de décrire à l'aide du Tarot un cheminement intérieur qui m'a profondément transformée émotivement, physiquement, psychiquement, énergétiquement, humainement, spirituellement et qui est toujours, à ce jour, en processus.

Le Grand Œuvre alchimique est composé de l'*œuvre au noir*, illustrée par les treize premiers Arcanes, de l'*œuvre au blanc*, les cinq suivants, et de l'*œuvre au rouge*, les trois derniers qui mènent au *Monde*. Le *Mat* (ou le *Fou)* porte soit le nombre 22 ou le zéro, selon les auteurs, car c'est une lame de passage qui représente à la fois l'évolution du *Bateleur* et son nouveau départ. La partie la plus longue de l'Œuvre se vit dans le noir, dans les profondeurs de son être, à côtoyer les parties ombrageuses de sa personnalité. C'est un long périple qui demande beaucoup de courage et que j'aime illustrer par l'étape ardue et minutieuse du tri de ses biens avant d'effectuer un déménagement.

Tout au long de l'*œuvre au noir*, je vais faire le ménage dans mes affaires personnelles pour choisir ce que je souhaite garder et ce que je ne veux plus avoir à porter pour la continuité de ma vie. Le but étant de me dégager de la souffrance de mon âme en calmant mon agitation intérieure et arriver à la surpasser en rectifiant ma manière d'être et mon tempérament chaotique. Ce sera une grande et longue période de formation et de transformation émotive, psychologique et interpersonnelle.

---

[6] COLLEUIL, Georges. *Tarot l'Enchanteur, Une nouvelle vision du Tarot de Marseille,* Arkhana vox Éditeur, 1999.

[7] BÉRIAULT, Marc. *Cours de Tarot pour débutants. Notes de cours*, Montréal, 1992-2008, 57 pages.

Cette phase se vivra de manière désordonnée car parfois, bien malgré moi, je vais y revenir. C'est un peu comme si le ménage n'était jamais définitif ou tout à fait fini. Même lorsque le plus gros du travail intérieur est passé, que je pense être à l'étape de l'*œuvre au blanc* ou de l'*œuvre au rouge*, je continuerai de faire des prises de conscience qui me demanderont de faire de nouveaux choix afin de me transformer à nouveau. En fait, ce que je tente d'exprimer, c'est que mon expérience du grand Œuvre alchimique ne se vivra pas de façon linéaire dans le temps mais plutôt de manière circulaire comme le tracé d'une spirale où j'aurai parfois l'impression de retourner en arrière pour avancer et ainsi de suite... De plus, comme le ménage d'une maison n'est jamais fait de manière définitive, le travail sur moi-même devra se poursuivre avec vigilance, persévérance et humilité.

L'*œuvre au blanc* ressemble au moment où je vais déménager pour m'installer dans ma nouvelle demeure. Cet intervalle est beaucoup moins long et plus facile que l'*œuvre au noir* parce que je n'aurai apporté avec moi que le nécessaire et le bénéfique. Le but de l'*œuvre au blanc* sera de me désencombrer l'esprit et d'affiner ma conscience afin de permettre à la Lumière, l'énergie d'amour pur et de légèreté des états de Grâce, de me pénétrer le corps et l'esprit déjà allégés de leur agitation afin de transmuter ma matière dense, qui me tirait vers le bas, la dépression, en pure lumière, et me permettre de vibrer de bonheur. C'est une phase de mutation physique et énergétique.

Enfin, l'*œuvre au rouge* va correspondre à la période où je vais me créer une nouvelle vie une fois aménagée dans ma nouvelle demeure. Le but de l'*œuvre au rouge* sera de me libérer le cœur de mes enfermements pour jouir pleinement de ma vie, de me reconstruire un cœur apte à aimer et de vibrer dans mon corps incarné. Je vais transmuter mes émotions, mes attitudes et mes comportements toxiques en déliant mes résistances pour accéder à ma véritable puissance de guérison de mes blessures. C'est une phase de transmutation spirituelle de la matière où je vais apprendre à maîtriser mes pulsions émotives, mes pensées et mes comportements après m'être laissée pénétrer de conscience lumineuse.

Ce que j'aime par-dessus tout avec les lames du Tarot c'est qu'elles nous questionnent au lieu de nous donner des réponses. Elles nous indiquent où nous en sommes rendus et nous aident à éveiller notre conscience pour trouver le chemin qui mène à notre cœur et à développer notre pouvoir personnel afin que l'on puisse sincèrement s'engager à créer notre vie dans la liberté consciente d'être unis les uns, les autres. Comme l'exprime Georges Colleuil « *Les 22 Arcanes majeurs symbolisent le chemin initiatique, les diverses portes à ouvrir ou épreuves à franchir pour passer d'un état de dualité, de dispersion des forces potentielles de l'être, à la conscience pleine et entière de l'unité de toute chose* »[8]. J'ai découvert, avec le Tarot, un outil de croissance personnelle extraordinaire. Et j'avoue qu'écrire ce témoignage à l'aide du Tarot a été la méthode thérapeutique la plus efficace que j'ai expérimentée. Même s'il me reste encore beaucoup à apprendre, je sais que je suis sur une bonne voie pour me réaliser. L'important n'est-il pas de me mettre en marche ?

Mon parcours n'est pas le seul modèle. Chaque personne est unique. Il y a autant de manières de vivre une démarche de croissance personnelle qu'il y a d'individus. Chacun doit trouver sa façon de cheminer en façonnant sa propre méthode vers l'équilibre : s'aligner intérieurement en rectifiant ses humeurs, ses pensées, ses croyances, ses paroles, ses conditionnements, ses pulsions et ses actions pour être en accord avec soi-même et ne plus poser de résistance à l'accomplissement de son essence afin d'apprécier de vivre chaque instant dans son corps, de s'émerveiller devant la beauté de la nature, de collaborer joyeusement avec les autres et de s'impliquer sincèrement dans la création de sa vie.

---

[8] COLLEUIL, Georges. *Tarot l'Enchanteur, Une nouvelle vision du Tarot de Marseille,* Arkhana vox Éditeur, 1999, p.20

Si j'ai fait ce bout de chemin jusqu'à maintenant, c'est en partie grâce à tous les auteurs qui m'ont inspirée en mettant des mots sur ce que je vivais ; à tous les guides que j'ai eu le privilège de croiser et qui ont eu la bonté et la générosité d'éclairer ma route ; à tous les enseignements et les outils que j'ai reçus et appliqués dans mon quotidien ; à tous les gens qui m'ont servi de miroir ; aux épreuves qui m'ont aidée à me rencontrer ; aux merveilleux hommes de ma vie : mon fils et les nombreux partenaires qui ont croisé mon chemin. Mais surtout grâce à moi-même qui me suis autorisée à passer à l'Action.

Enfin, j'aimerais sincèrement remercier Danielle, Liliane et Nicole, les patientes correctrices et amies qui ont soigneusement pris le temps de lire mon témoignage, de m'aider à affiner ma pensée et de rendre cet ouvrage pertinent en y apportant les modifications nécessaires pour en permettre la parution.

# L'ŒUVRE DÉCOMPOSÉE

***« Réapproprie-toi ton pouvoir : ne rends plus les autres responsables de ta vie. Participe à ta guérison ! »***

**Brigitte Drapeau**

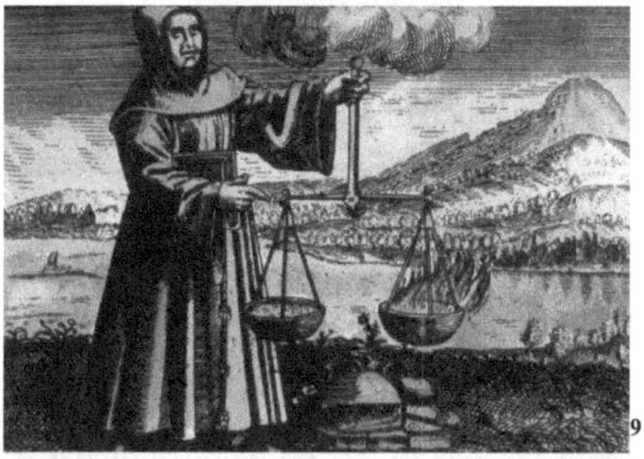[9]

*La première étape du grand Œuvre alchimique, l'œuvre au noir, consiste à extraire le Soufre et le Mercure par putréfaction et distillation, c'est-à-dire libérer le Soufre-en-Soi, la souffrance, le feu qui tend à sortir en passant à l'action ; coaguler ses émotions troublantes, ses désirs impulsifs ainsi que ses croyances limitatives et reconnaître ses réels besoins ainsi que ses talents particuliers afin de les unir hermétiquement dans un récipient transparent, l'Athanor*[10] *(dans la Voie Royale, c'est le corps de l'alchimiste qui sert de fourneau)*[11]. Durant cette période d'épuration : je tenterai de calmer mon agitation intérieure, je deviendrai davantage consciente de moi-même et j'affinerai ma personnalité en intégrant l'Ombre, mes parties obscures, au lieu de la fuir. À la fin de l'*œuvre au noir*, il y a mort et renaissance, c'est l'âme hors tension, la perte d'agitation. Je prendrai conscience de ce pourquoi Je Suis ici.

---

[9] Image : http://www.mheu.org/expos/ressources/imageBank/3/586,alchimie.jpg

[10] Le fourneau des alchimistes. Grand alambic à combustion lente.

[11] Inspiré du Grand Œuvre Alchimique sur Wikipédia; Source Internet : https://fr.wikipedia.org/wiki/Grand_%C5%93uvre_(alchimie)

## Résurgence

## 1- Voyage Initiatique

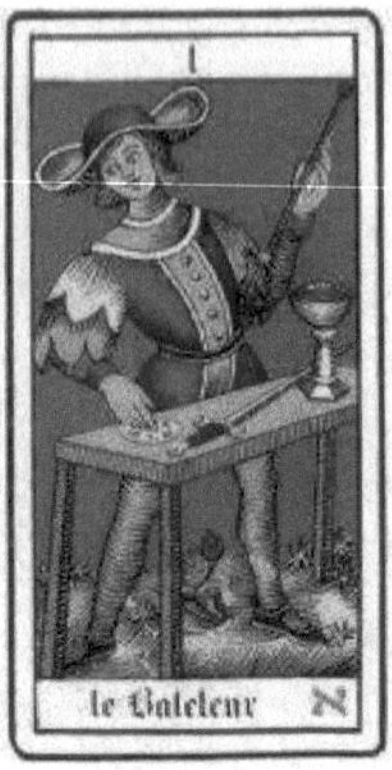


***« Le premier pas à franchir est de faire face à ses peurs***

***en passant à l'Action ! »***

**Brigitte Drapeau**

*Le Bateleur correspond au début d'un cheminement, à une impulsion à commencer quelque chose de nouveau. Je pars, remplie d'illusions, conquérir le monde mais je ne suis pas encore consciente que ce périple va me permettre de me retrouver et de maîtriser mes potentiels intérieurs*[12]. En fait, tout s'est passé tellement vite que j'ai un peu de mal à mettre de l'ordre dans mes idées à savoir quels ont été les éléments déclencheurs de ce voyage. Je crois que tout a commencé lorsque j'étais étudiante de La Trame[13]. Je devais faire un certain nombre de traitements à plusieurs personnes différentes pour remplir les exigences de la formation avant

---

[12] Inspiré de COLLEUIL, Georges. *Tarot l'Enchanteur. Une nouvelle vision du Tarot de Marseille,* Arkhana vox Éditeur, 1999.

[13] Soin thérapeutique, conçu par Patrick Burensteinas, qui aide à éliminer les désordres sur tous les plans par une séquence de 16 gestes précis sur le corps. La Trame agit sur le schéma quantique de l'individu et est une voie de l'alchimie. Voir référence en Bibliographie : *La Trame : Se soigner par l'énergie du monde*, France, Le Mercure Dauphinois, 2006.

d’accéder au troisième niveau et de pouvoir faire l’examen final.

Certaines de mes clientes m'ont proposé des échanges de services : la lecture du Tarot, des lignes de la main et même du thé... Ce n'est pas que je crois en la possibilité de prédire l'avenir mais je me suis laissé aller au jeu par plaisir de vivre l'expérience. Une prévision particulière ressortait de ces lectures. Chacune y voyait un voyage en Europe. Bizarre, car je prévoyais partir de Montréal pour échapper à l'hiver mais mon intention était plutôt de visiter l'Argentine. Enfin...

Puis, il y a eu cette rencontre particulière avec un jeune homme qui est venu expérimenter La Trame. Difficile de décrire ce que j'ai ressenti mais je me souviens d'avoir été troublée, dérangée, émue après le traitement que je lui ai prodigué. Dès le lendemain, il me téléphone. Ce cher Mathieu[14] tient à me revoir et voudrait me connaître davantage. Ouf ! Sur le coup, j'ai peur. Je lui dis que je suis occupée et que je le rappellerai plus tard. Par la suite, je me décide d'accepter de le revoir. Mathieu est très patient et respectueux, il a une écoute formidable et une profondeur remarquable. Enfin, j'accepte de m'ouvrir et je laisse tomber mes résistances.

L'expérience que j'ai vécue par la suite avec lui fut, en quelque sorte, une rencontre du troisième type ! Je me souviens que j'avais de la difficulté à croire en ce qui m'arrivait. Je devais souvent m'arrêter pour respirer et profiter de ce moment pour remercier le ciel, mes guides ou je ne sais quoi d'avoir mis cette personne sur ma route. Je n'arrivais pas à saisir comment une personne si jeune puisse dégager une telle maturité. J'avais l'impression d'être avec un grand sage dans une enveloppe de jeune adulte.

---

[14] Tous les noms des personnes cités dans mon témoignage seront changés pour préserver l’anonymat

Ce que j'ai vécu avec Mathieu n'était pas une passion charnelle, comme il m'est souvent arrivé d'expérimenter. C'était quelque chose de très différent, de plus intense, comme si nos âmes se connaissaient et qu'elles se faisaient l'Amour à un autre niveau. C'est, en quelque sorte, cette intensité d'Amour qu'il m'était difficile de recevoir et qui me demandait de reprendre mon souffle. Nos corps dansaient ensemble dans une sensualité débordante qui était bien au-delà du simple plaisir des sens. Un peu comme ces danseurs, les Derviches, qui tournent sur eux-mêmes jusqu'à atteindre une forme de transe et qui accèdent à un autre niveau de conscience qui échappe au raisonnement logique.

Avec lui, j'ai perdu la notion du temps, j'étais à la fois dans le passé, le présent et le futur. Tout se fondait. C'était à la fois épeurant et enivrant. Quelle douce folie, quelle magnifique expérience. J'avais l'impression de goûter à l'Absolu, j'étais comblée. Curieusement, je ne cherchais pas à le posséder. Cette qualité d'amour se devait d'être libre ou plutôt, imposait d'elle-même la Liberté. Alors, quelques semaines seulement après notre rencontre, voilà que cette belle âme a dû retourner en Europe comme prévu.

D'abord, je me suis dit que j'irais le visiter au printemps et puis les événements se sont déroulés autrement ; un peu comme un jeu de dominos qui, une fois enclenché, laisse tomber rapidement l'un après l'autre les morceaux. Les circonstances ont fait que les dates disponibles pour des billets d'avion abordables, le synchronisme pour l'échange d'appartements, la possibilité de passer mon examen de La Trame plus rapidement que prévu et tout le tralala m'amenait à partir cinq mois et demi à Paris, et je n'avais que huit semaines pour me préparer...

J'étais un peu dépassée par les événements. J'avais l'impression d'arriver au bout d'une route qui menait au sommet d'une falaise et que quelqu'un ou quelque chose me disait : « Vas-y, saute ». Ma peur venait du fait que je n'avais pas de parachute et que logiquement j'allais tout simplement me casser la gueule. Mais je sentais que je n'avais plus le choix. Je devais faire le grand saut. Je ne pouvais plus retourner en arrière. Je savais profondément que si je ne le faisais pas quelque chose en moi allait mourir. Et cette même voix intérieure me répétait : « N'aie crainte, tu vas léviter ». Ma raison me disait que je préférerais l'éviter ! Bien sûr, je n'ai pas traversé l'océan Atlantique en m'élevant dans les airs mais bel et bien en avion. Le plus cocasse, c'est que je ne ressentais aucune peur. De nature plutôt anxieuse, mon état m'impressionnait. Tout coulait parfaitement dans un calme et une sérénité comme si j'étais portée ou soutenue par des forces invisibles.

D'ailleurs, j'avais l'impression que quelqu'un était derrière tout ça... J'avais travaillé deux ans pour un monsieur âgé qui venait de décéder. Et curieusement, je me suis ouverte à Mathieu le jour de l'anniversaire de monsieur Olivier. J'avais l'impression qu'il me faisait le cadeau de cette rencontre et qu'il me guidait vers une belle expérience de voyage, une nouvelle aventure remplie de surprises. Est-ce que Mathieu était mon grand amour ou simplement un élément déclencheur pour partir ? J'allais le savoir de l'autre côté de l'océan. Car pour le moment, j'avais l'impression de vivre de mes illusions.

Je sentais simplement, de manière intuitive, que je devais partir mais les motifs de mon voyage m'échappaient totalement. Était-ce une fuite ? Une quête quelconque ? Un désir d'aventure ? Alors, j'inventais des raisons aux gens pour satisfaire leur curiosité. Intérieurement, je savais que c'était n'importe quoi. Personne, selon moi, ne pouvait comprendre que l'on puisse partir dans un autre pays, seule avec un jeune enfant, sur un soi-disant coup de tête sans y être obligée ou sans y être assurée d'en tirer un quelconque bénéfice.

Au cours de mes quelques semaines préparatoires, je suis entrée en contact avec toutes les personnes qui faisaient partie des mêmes associations professionnelles que moi à Paris afin de créer des liens, d'échanger nos connaissances et de pouvoir travailler là-bas. Je me suis arrangée pour avoir une table à massage dans l'appartement qui m'était prêté. Je me suis informée des exigences pour inscrire mon fils à l'école dans l'arrondissement parisien où nous allions vivre. J'ai trouvé une façon ingénieuse pour avoir suffisamment d'argent dans mon compte afin d'obtenir mon visa. Et en toute confiance ou insouciance, je me suis embarquée dans cette nouvelle aventure.

Une fois à Paris, j'ai reçu un accueil très chaleureux de la part de mes collègues françaises. J'étais très contente de passer le jour de l'An sous une température automnale. Enfin débarrassée de la neige et du froid, j'ai pu troquer mes grosses bottes pour mes souliers de marche et visiter cette magnifique ville animée et colorée culturellement. Au début, tout semblait rouler pour moi : propositions de travail, nouveaux clients, échanges avec mes collègues parisiennes. J'étais très enchantée mais j'ai désenchanté aussi rapidement...

Je me suis rendu compte que je ne travaillerais pas autant que je l'aurais souhaité et que je ne verrais pas aussi souvent Mathieu que je l'aurais désiré. Sur le coup, ça m'a un peu déstabilisée. Je me suis mise à méditer pour retrouver mon centre et essayer de comprendre pourquoi j'étais ici et ce que j'étais venue y faire. J'ai fini par comprendre que j'étais venue vivre une forme d'initiation. Mon travail ne consisterait pas à donner des cours ou des traitements mais à mettre de l'ordre dans toutes les connaissances que j'avais acquises jusqu'à présent.

En fait, à la suite de mon baccalauréat en sexologie, j'ai tout de suite entrepris une spécialisation dans une approche psychocorporelle tout en sachant que j'attendais un enfant et que j'accoucherais en cours de route.

Puis, j'ai enseigné la Méthode de Libération des Cuirasses (MLC©)[15] entre les tétées du petit et enfin, j'ai fait la formation de La Trame dans le but d'avoir un outil supplémentaire pour accompagner le processus de libération de ma clientèle. Bien sûr, entre les formations de MLC et de La Trame, j'ai suivi quelques cours de développement personnel pour mon propre cheminement et pour enrichir mes compétences professionnelles.

La plupart de ces cours étaient en lien avec la spiritualité et la guérison énergétique. J'ai toujours été fascinée par tout ce qui se rapporte au corps physique, à l'énergie vitale qui l'anime de l'intérieur ainsi qu'aux sources qui motivent l'être qui respire dans ce corps à réaliser des projets et à s'accomplir dans la vie. Sûrement parce que je n'ai jamais compris moi-même ce que je faisais ici sur terre dans ce corps ! À travers mes nombreuses formations, j'y ai certainement recherché une raison valable. Mon souhait le plus cher étant de finir par trouver un sens véritable à ma vie.

Donc, après une dizaine d'années d'études, où en étais-je ? Et qu'est-ce que j'avais intégré ? Le plus difficile fut d'arrêter le mouvement extérieur pour accepter de rentrer à l'intérieur. L'heure n'était pas à gratter les bobos du passé ni à chercher des « bibittes ». Je ne crois pas que de s'acharner sur ses anciennes blessures ou de s'apitoyer sur son sort puissent être bénéfiques. Mais je suis persuadée que c'est plutôt par l'introspection, par l'observation sans affect de mes profondeurs, que je découvrirais ce qui avait envie de vivre et de mourir à l'intérieur de moi.

---

[15] Méthode conçue par Marie Lise Labonté pour faciliter la libération des émotions, des tensions, des blocages et des douleurs inscrits dans le corps par des mouvements lents accompagnés de la respiration. Voir référence en Bibliographie : *Mouvements d'Éveil corporel – Naître à son corps, Méthode de libération des cuirasses MLC©,* Montréal, Les Éditions de l'Homme, 2004.

## 2- Naissance à moi-même

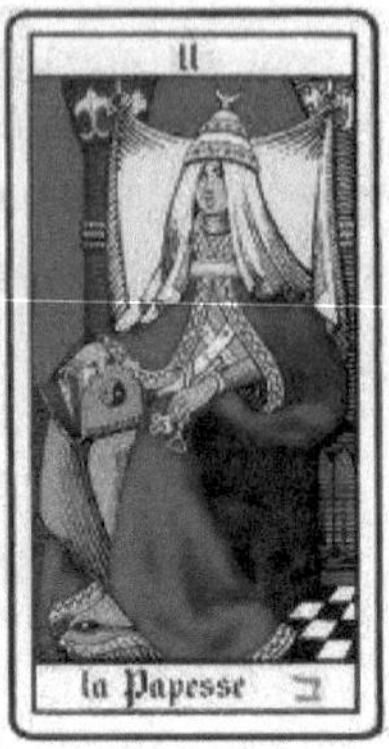

***« Laisse-moi disparaître au paraître et rejaillir à l'être »***

**Georges Colleuil**

*La Papesse représente le premier passage initiatique, celui du monde des illusions au monde de la sagesse. La Papesse m'invite à renaître en conscience à mon Être et au Monde, à redonner vie à ce que je suis profondément et à m'engager sur la route de l'existence avec courage et détermination. C'est à moi-même que je serai confrontée tout au long du voyage car la connaissance que la Papesse me tend de son livre est celle que je porte et avec laquelle je suis née. Donc, la Papesse m'enseigne que la connaissance passe par une naissance à moi-même et que la conscience du monde passe par l'éveil de mon Être*[16].

Je dois dire que j'ai vécu à Paris une rencontre particulière avec les miroirs. D'abord, dans l'appartement qui m'était prêté, il y avait de grands miroirs dans chacune des pièces. Chose inhabituelle, car chez moi à Montréal, je n'ai qu'un tout petit miroir dans la salle de bain. Puis il y a eu le miroir que les gens me renvoyaient... À Paris, j'étais perçue comme une obèse ! En fait,

[16] Inspiré de COLLEUIL, Georges. *Tarot l'Enchanteur. Une nouvelle vision du Tarot de Marseille,* Arkhana vox Éditeur, 1999.

c'était la première fois que je me voyais grosse, sauf durant ma grossesse ou j'avais une bonne raison de l'être, j'avais toujours eu l'impression d'être pulpeuse avec au plus quelques kilos en trop.

Ce fut un choc, surtout lorsque j'ai fait les boutiques... J'habillais X-Large ! C'est fou comme une étiquette peut faire la différence. À Montréal, avec une grandeur de vêtement 10, ça passait beaucoup mieux. Donc, je me suis mise à me regarder sur tous les côtés dans ces glaces pour constater qu'effectivement, en me comparant avec les Parisiennes, j'étais plutôt bien enveloppée ! Par chance, je ne suis pas restée trop longtemps accrochée à mon image physique, sachant que l'apparence de jeunesse est éphémère et la recherche de la beauté parfaite peut facilement détourner nos sens de l'essentiel. De plus, *comme la conscience de soi passe par les émotions et les sensations physiques que nous ressentons face à nous-mêmes*[17], il est primordial que j'accepte mon corps tel quel et que je sois confortable avec les sentiments qu'il génère pour me mettre à l'écoute de moi-même, apprendre à me connaître, me comprendre en profondeur et m'aimer entièrement.

Enfin, j'ai décidé de traverser le miroir. D'aller voir ce qu'il y avait derrière, sans jugement ni culpabilité. Juste regarder. J'ai pris conscience que, sous le désir de correspondre à une image socialement acceptable, se cachaient d'autres désirs, inconscients la plupart du temps. Celui de plaire, d'attirer l'attention, d'être reconnue et d'être aimée. En fait, je veux être quelqu'un et me sentir considérée comme tel. Mais c'est quoi être quelqu'un ? Comment une personne peut arriver à se sentir réellement « *Quelqu'un* » ?

Et, si mon désir d'être quelqu'un ne servait à rien d'autre qu'à paraître intelligente et à me faire valoir importante aux yeux des autres, passerais-je à

---

[17] HARVEY, Suzanne. *Bien dans sa vie. Comment se libérer de ce qu'on n'est pas,* Les Éditions Logiques, 2008.

côté de ma vie ? *Peut-être est-il préférable que je devienne simplement moi-même*[18], que j'apprenne à me connaître et à agir selon mon ressenti et en fonction de ma conscience pour être humblement moi-même, pour vibrer joyeusement mon essence et non chercher à être quelqu'un d'autre ?

Maintenant, j'ai la conviction que toutes les réponses à mes questions, mes potentiels et les clefs pour y parvenir sont en moi. S'agirait-il seulement d'en prendre conscience ? Peut-être que si je n'arrive pas à en prendre conscience c'est que je ne m'y prends pas de la bonne manière ? Si je m'attarde à l'image, je demeure superficielle. Si je me permets de réfléchir, comme le font les miroirs en nous renvoyant notre image, peut-être irais-je dans mes profondeurs ? Pour ce faire, je devrai intégrer le reflet projeté de moi-même en aimant mes différentes facettes, ainsi que les différentes facettes de mon être qui me sont projetées par le monde qui m'entoure et qui me servent de miroir.

En fait, tant et aussi longtemps que je n'aurai pas trouvé un sens profond à mon existence, mon énergie risque fort d'être dissipée dans les faux-semblants. De quel bois suis-je réellement faite ? Quelle est mon essence ? À quoi je peux bien être utile en ce monde ? Devant toutes ces questions, je suis seule avec moi-même, je contemple le vide. Et je me sens profondément vide, face à mes manques et souffrante...

C'est fou, je dois agir sinon je vais m'effondrer sur place. Faire quelque chose, n'importe quoi. C'est peut-être seulement dans l'action que je trouverai ce que je veux vraiment faire et être dans ce monde afin de donner un sens à ma vie. Et si c'était lorsque ma vie aura du sens que j'arriverai à définir qui Je Suis ? Peut-être qu'à ce moment, j'aurai suffisamment conscience de moi-même pour me considérer un être qui vit pleinement sa

[18] HARVEY, Suzanne. *Bien dans sa vie. Comment se libérer de ce qu'on n'est pas,* Les Éditions Logiques, 2008.

vie ? Ah !

J'ai décidé de quitter Paris pour visiter le sud-ouest de la France et vivre ma deuxième aventure. Ma plus puissante entrée en profondeur s'est faite lors de ce voyage à Biarritz. Pendant des heures, je fixais l'océan Atlantique, j'admirais sa force et le silence qu'il imposait à tout mon être. Cette vaste étendue d'eau me semblait à la fois impénétrable et si vulnérable. Je me suis laissée fondre en elle et c'est ainsi que sont remontées en moi toutes sortes d'émotions. Un peu comme les pellicules photos qui trempent dans des solutions liquides pour laisser les images apparaître à la surface. Comme si des spectres, des souvenirs de moi-même flottaient à ma conscience…

La petite fille de dix ans qui se regarde dans le miroir de sa chambre et qui se fait la promesse de tout faire pour être heureuse dans la vie lorsqu'elle sera libre d'agir et libérée de sa prison familiale. L'adolescente qui se jure de ne plus jamais laisser une épreuve ou une personne la démolir. La jeune adulte qui est prête à se battre contre tous les imbéciles de ce monde pour garder son intégrité. La femme qui choisit de vivre sa vie et n'accepte pas que l'on puisse lui imposer des limites qu'elle considère inacceptables. Voilà qui je suis quand j'« agis » ma vie avec sincérité. Où sont rendus ce courage et cette force de vérité combative qui m'ont sauvée de l'abrutissement ?

J'avais l'impression que cette grande « Mère Nature » me nettoyait et me guérissait. Sans trop m'en rendre compte elle me permettait de me voir réellement et de me poser les bonnes questions. Que fais-tu de ta vie ? Qu'est-ce que tu es ? Pour quelles raisons es-tu vivante ? Quel est ton rôle et ta place ici-bas ? Quel personnage veux-tu jouer dans cette grande pièce de théâtre ? Quels sont tes talents ? Qu'est-ce que tu dois développer ? Voilà, c'est ça...

Je dois développer l'image de moi-même dans ma propre chambre noire. Je dois faire apparaître dans le réel ce qui est en potentiel à l'intérieur de mon être. Je dois contacter ma guerrière intérieure, ma force de vie, et la canaliser dans une direction précise. Je veux trouver ma voie et la seule façon d'y arriver c'est de m'enlever les doigts du nez...

Un ami m'a écrit un jour cette petite phrase toute simple : « *Continue à* ***trouver****. Tu* ***chercheras*** *efficacement* ». Sur le coup, j'étais persuadée qu'il avait inversé les verbes des phrases, pour finir par y découvrir son sens caché. En fait, c'est lorsque j'ai regardé les synonymes du mot *trouver* dans mon dictionnaire que j'ai allumé. J'y ai découvert que je pouvais le remplacer par les verbes : *aimer, découvrir et innover*. Donc, si je continue à m'aimer et à aimer la vie de tout mon cœur, à me découvrir en conscience et à innover dans mes actions, ma recherche du bonheur sera efficace ! C'est mon ***attitude*** qui va faire la différence. Je peux choisir d'être aimante, attentive et créative à chaque instant tout en poursuivant fermement le but que je me suis fixée.

Comme l'océan est magnifique ! Voilà la véritable beauté, me suis-je dit. Celle qui demeure toujours semblable à elle-même malgré les tempêtes du temps et qui se renouvelle constamment. Lorsqu'on la contemple, elle nous élève en conscience et nourrit notre âme. L'océan m'a reconnectée avec ma « force-conscience » et c'est elle ma réelle beauté, la fougue qui m'habite, mon feu intérieur. Je l'entends qui me chuchote à l'oreille : « Brigitte, allume ta flamme à ma flamme et rayonne ta joie de vivre en exprimant tes passions ».

Comment pourrais-je laisser émaner cette réelle beauté au lieu de vouloir correspondre aux standards esthétiques de ce monde ? J'imagine que c'est en étant authentique, enthousiaste, sereine et bien dans ma peau. La nature ne se montre-t-elle pas vulnérable et forte à la fois ? Elle rayonne constamment de sa splendeur, de sa joie et de ses parfums sans retenue et sans protection.

Lorsque la beauté de la nature nous touche, on sent que son but n'est pas de se faire aimer mais de se relier à ce qu'il y a de plus grand, de plus magnifique et de plus pur en chacun de nous. Et Dieu sait de quelle manière elle s'y prend ! Elle impose un silence et une admiration sans borne. Ce silence qui nous nourrit, nous revitalise et nous guérit ! Ma quête d'Être, le feu qui me pousse à me reconnecter, à m'unifier et à « agir ma vie » dans un état de plénitude, de conscience, de vérité et d'épanouissement est, en quelque sorte, ma réelle splendeur.

En fait, comme la nature se régénère et se montre toujours sous son meilleur jour, j'en déduis qu'il est aussi important que je prenne soin de moi et que j'accepte d'exhaler toutes les facettes de ma féminité, domaine où j'avoue avoir un peu de difficulté. La question à me poser est donc, pour qui ou pourquoi dois-je me mettre en valeur ? Est-ce pour avoir de l'attention, pour plaire, pour séduire ou recevoir des compliments ? Ou bien par reconnaissance et respect pour ce que la génétique et la vie m'ont généreusement donné ? Comment pourrais-je faire quelque chose de ma vie si je ne prends pas soin de veiller à l'équilibre de ma santé physique, affective, psychique et spirituelle ?

Enfin, je crois que la réelle beauté se doit aussi d'être noble et sans vanité. Je peux me parer simplement et humblement en laissant rayonner ma joie de vivre et en étant reconnaissante de ce qu'il y a en moi et autour de moi. J'arrête de me centrer sur mon petit nombril en m'inquiétant de ce que les gens pensent de moi et, tout simplement, je me sens à l'aise dans mon corps physique en l'habitant consciemment. Je dois apprendre à développer du respect envers ma propre féminité comme ce respect qui s'impose lorsque j'observe l'océan, et me tourner vers le monde en trouvant une façon d'offrir mes talents et de transmettre mes connaissances avec enthousiasme.

Si j'ai appris quelque chose des Français, c'est bien la « Dignité ». Ils ont une façon de se tenir qui est remarquable, une réserve sans faille, mais aussi une maudite manie de tout hiérarchiser. Chacun connaît sa place et son rang dans la société et s'y conforme sans broncher. Quelle culture tout de même ! Mais ils sont fiers d'eux-mêmes, autant de leurs convictions que de leur apparence. Enfin, je crois que j'ai à apprendre à reconnaître ma valeur, à prendre ma place en tant que femme et m'assumer avec fierté dans ce monde moi aussi.

Durant mon séjour dans le sud-ouest de la France, j'ai eu le privilège de rencontrer une amie qui m'a fait visiter sa belle région, la Côte Basque. Sylvia a eu la gentillesse ou l'intuition de m'offrir deux livres sur le Tarot en échange des traitements que je lui ai procurés. Wow ! C'était exactement ce dont j'avais besoin pour poursuivre ma quête intérieure.

Ces deux volumes de Georges Colleuil[19] étaient la réponse à mes prières. Ils renfermaient, pour moi, la Connaissance qui allait me mener vers la compréhension de mon essence, de ma mission de vie et du sens des épreuves que j'avais traversées jusqu'à maintenant dans ce monde. En fait, j'ai découvert, après avoir fait mon *Référentiel de Naissance par le Tarot*[20], qu'il m'était important d'exprimer toute ma sphère émotionnelle, d'être créative et de partager avec les autres les réflexions sur mon cheminement.

Cette lecture m'a révélé que c'est instinctivement que je dois créer mon

[19] COLLEUIL, Georges. *Tarot l'Enchanteur. Une nouvelle vision du Tarot de Marseille,* Arkhana vox Éditeur, 1999 ; *Tarot ; La Fontaine Intérieure. Le Référentiel de Naissance-tarot. Méthode de thérapie et de croissance personnelle*, Arkhana vox Éditeur, 2000.

[20] Outil thérapeutique qui permet de repérer ses conflits et de les résoudre. Méthode d'analyse et de connaissance de soi, basée sur la science des nombres, qui amène une réflexion sur sa capacité à maîtriser son propre destin et à transformer sa condition.

chemin, en suivant mes intuitions et en écoutant le langage de mon inconscient. Je dois observer à la fois mes rêves nocturnes et les signes diurnes tout comme je dois accepter l'insécurité de me laisser guider intérieurement et de me réaliser pas à pas dans les actions que je pose à chaque jour.

J'y ai aussi découvert que la solitude serait, pour moi, un passage obligé. Probablement parce que je suis une chercheuse acharnée. J'ai besoin de ma bulle, en quelque sorte, pour me retrouver. Ça explique peut-être aussi pourquoi je me retrouve si souvent seule, sans partenaire de vie. Ça me permet d'éviter de me perdre dans le regard de l'autre, ou de me contenter de ce regard pour me sentir vivante sans faire quelque chose de ma vie. Mais ma solitude me permet surtout de ressentir d'instinct ce que je dois faire et m'aide à manifester spontanément ma créativité. C'est utile lorsque l'on a à façonner sa propre voie.

Ces livres de Tarot complétaient ni plus ni moins les précieux enseignements alchimiques que j'avais reçus à Montréal avant mon départ. Car, il faut dire que Jules, l'Alchimiste que j'ai eu le privilège de rencontrer à quelques reprises à Montréal, m'a généreusement transmis beaucoup de connaissances par des exercices qui m'ont permis de me connecter avec ce que je portais en moi, mais très peu de théorie. J'ai à peine rempli une petite feuille de calepin qui contient des mantras de protection. Jules m'a enseigné en me faisant vivre des expériences.

Lors de l'un de mes rendez-vous avec ce grand Alchimiste, j'ai débuté notre rencontre en lui faisant une Trame. Ça démontre à quel point il est humble. En échange d'un soin thérapeutique, il accepte de me conduire sur le chemin de l'initiée. Curieusement, à l'endroit que nous appelons le cœur mystique à La Trame, j'ai perçu sa pierre philosophale. Ça m'a fascinée au point où je lui ai demandé de m'expliquer comment il en était arrivé à la créer. Comme à chaque fois, il m'a répondu en me faisant vivre une expérience. Tout d'abord, j'ai observé et ressenti sa pierre. Impressionnant ! Ensuite, j'ai vérifié où en était la mienne. J'avoue que c'était moins intense.

Enfin, nous avons pénétré à l'intérieur d'un cercle qu'il avait préalablement tracé au sol avec son doigt et j'ai vécu une expérience fascinante. J'avais l'impression de voler, comme si le cercle était un plateau qui nous transportait dans un espace où la notion du temps n'existe pas. J'étais partout et nulle part. Je n'avais plus aucun point de repère, j'étais dans le vide et le plein à la fois. Très difficile à formuler sans diminuer l'expérience. Car toutes les expériences que m'a fait vivre Jules dépassent la compréhension logique. Ce n'est pas avec la tête mais avec le cœur, avec mes tripes, que j'accède à la compréhension.

Mon Être a ressenti avec lui l'Amour Universel mais j'ai du mal à l'expliquer avec des mots. La seule chose que je peux dire c'est qu'à chaque fois que je sortais de chez lui, j'avais envie de prendre dans mes bras tous les gens que je croisais sur le trottoir. Mon être était en parfaite harmonie avec le monde et mon cœur débordait d'amour. Je me fondais dans le grand Tout. J'avais conscience de ma grandeur et de ma puissance, tout en étant bien ancrée dans mon corps physique. J'étais à l'aise dans la réalité du moment, souriante et pleine d'enthousiasme. Cette sensation ressemblait à l'apaisement que l'on sent après avoir fait l'amour avec son bien-aimé.

J'étais si heureuse de vivre sur terre que j'avais envie de profiter de chaque seconde, de chaque délice, d'offrir à mes yeux ce qu'il y avait de plus beau et, à mon corps, ce qu'il y avait de meilleur. J'étais tout simplement calme et extatique... Je dois avouer que je n'ai pas encore pleinement conscience de toute la portée des nombreuses bénédictions qu'il m'a transmises. Mais je suis certaine que toutes les rencontres que j'ai eues avec lui avant mon départ pour Paris m'ont préparée à vivre cette expérience en toute sérénité.

C'est fou comme je ressens le besoin d'avoir à la fois une base théorique concrète et tangible même si on n'arrête pas de me dire qu'il n'est pas important de comprendre avec la tête ! Enfin, la lecture des livres sur le Tarot m'a permis de prendre conscience que la connaissance devait passer par l'abandon des savoirs et faire l'expérience intérieure de se reconnecter en quelque sorte avec ce qui est déjà inscrit en nous. J'avoue que c'est ce qui semble le plus facile mais qui m'est le plus difficile : arrêter de vouloir comprendre mentalement et ressentir avec mon cœur. Sentir ce qui fait du sens pour moi et arriver à « agir autrement ma vie » ; me permettre de vivre de nouvelles expériences pour ainsi découvrir ce que j'aime réellement. C'est un peu comme si je laissais mon cœur faire un choix conscient.

Un jour ou l'autre, nous avons tous entendu cette phrase : « Arrête de chercher à l'extérieur ce qui est à l'intérieur ». Mais est-ce que je comprends vraiment cette phrase ? Le mot « arrête » me fait peur. Ne rien faire, c'est perdre son temps ! Intérieurement, j'aimerais pouvoir arrêter ; faire taire mon bavardage mental qui me maintient à la superficie de mon être. C'est comme si, intuitivement, je savais que je devrais simplement utiliser mon temps libre pour entrer en contact avec mes profondeurs.

Avec le temps et l'expérience, j'ai compris l'importance qu'ont pour moi les moments de présence à moi-même. Je ne parle pas ici d'une méditation obligatoirement assise les jambes croisées, mais simplement d'un moment de respiration consciente et de présence attentive à ce qui est, d'un instant de silence, de récupération ou de relaxation, que ce soit une marche ou un bain chaud pour prendre le temps de faire circuler en toute conscience l'énergie vitale dans tout mon corps. C'est tout ce qu'il me faut pour calmer l'agitation de mon mental. Et lorsqu'il est au beau fixe, j'entre dans un vide qui m'inspire des voies de solutions inespérées et tout à fait inattendues.

Parfois mes suggestions intérieures sont troublantes. J'ose à peine m'y aventurer et au moment où le doute s'empare de moi un événement ou une personne extérieure arrive pour me confirmer que je dois effectivement suivre cette révélation. Avons-nous tous ce genre d'Oracle en nous-même ? Et si les voyants existaient simplement pour nous confirmer ce que nous savons déjà au plus profond de notre être ?

# 3- Expression de Soi

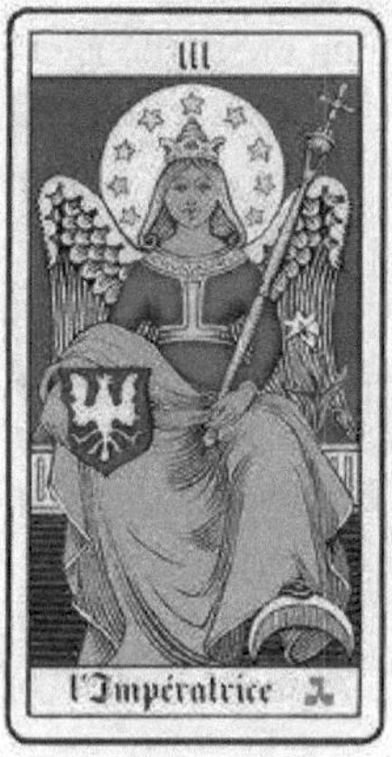


***« Comment extraire le soufre-en-soi ? Par l'expression de soi »***

**Brigitte Drapeau**

L'Impératrice me confronte à intégrer ma trilogie féminine (la femme de carrière, la mère nourricière et la déesse sensuelle) dans ma réalité. *Elle conduit l'aspect spirituel de mon Être à se matérialiser dans tous les aspects de mon quotidien grâce à l'intuition et à la créativité. Avec l'Impératrice, j'ai besoin de l'expression et de la communication pour incarner mon inspiration. L'Impératrice m'invite à réfléchir avec lucidité sur les épreuves que je vais rencontrer, à user de discernement, à affiner mon sens critique et à percevoir les causes invisibles des contrecoups de la vie comme étant des informations utiles pour mon évolution et mon intégration*[21].

Lorsque je suis arrivée à Paris, je me sentais pleine de connaissances. Je souhaitais les transmettre à mes collègues, histoire d'échanger nos savoirs, de partager nos talents. Je sentais que j'avais beaucoup à offrir et à apprendre

[21] Inspiré de COLLEUIL, Georges. *Tarot l'Enchanteur. Une nouvelle vision du Tarot de Marseille,* Arkhana vox Éditeur, 1999.

de leurs façons de faire. Malheureusement ou heureusement, ça ne s'est pas passé comme je l'espérais. Donc, la vie m'amenait à vivre d'autres expériences et je devais contempler soigneusement la situation dans laquelle je m'étais engagée pour en tirer certaines leçons.

À quelques occasions, j'ai partagé les aventures que je vivais en France avec Aurore, une amie de Montréal, et lors de nos longues discussions téléphoniques, Aurore me suggéra constamment de les transcrire pour me rappeler tous les liens que je faisais en lui parlant. Puis un jour, lors d'un souper avec une amie suisse rencontrée à Paris, notre discussion a déclenché en moi l'idée que, si je ne faisais pas quelque chose de concret durant mon séjour, mon voyage pourrait être futile et ne m'apporterait rien de bénéfique à long terme.

Donc, pourquoi ne pas écrire ? Même si une croyance limitative m'amène à penser que tout a été dit et qu'il y a tellement de gens plus doués que moi pour l'écriture, j'envisage la possibilité de me lancer humblement dans cette entreprise en me disant que si mon expérience n'est pas utile au monde ou n'intéresse personne, au moins elle servira à mettre de l'ordre dans ma tête, à me comprendre davantage et, je l'espère, à évoluer.

Aussi, depuis quelques jours j'avais mal à la gorge et la douleur semblait vouloir se répandre dans mes poumons. Comme je suis certaine que nous somatisons lorsque nous refusons d'écouter nos messages intérieurs, je me suis dit qu'il y avait sûrement quelque chose que je devais exprimer, en faisant le lien avec mon mal de gorge, en rapport avec mon environnement, ce qui correspondait à l'inconfort ressenti aux poumons. Et aussi étrange que cela puisse paraître, aussitôt que je me suis installée devant l'ordinateur et que j'ai commencé à écrire les premières lignes, mes malaises ont complètement disparu…

De plus, l'Arcane majeur qui synthétise tout l'ensemble de ma carte Tarologique est l'*Impératrice*. Cette Arcane définit bien l'importance de saisir mon identité propre, d'incarner mes potentiels, de me mettre en mouvement en expérimentant différentes avenues et de laisser circuler ma créativité. C'est assurément par mes expériences que je pourrai me créer un sens véritable et m'accomplir personnellement ?

Le Référentiel m'a aussi appris qu'il me serait favorable d'harmoniser mes pensées intuitives, mes paroles de vérités et mes actions justes, c'est-à-dire que je dois dire ce que je ressens, faire ce que je dis et agir selon ma conscience et mon intuition en étant sincère avec moi-même et aussi en ne laissant rien ni personne me désintégrer ! Et surtout pas moi-même avec mes croyances limitatives, mes inconsciences ou mes somatisations quand je n'accomplis pas ce qui me semble être juste.

Henderson, un ami du professeur Carl Gustav Jung a écrit : « *Il faut s'accorder avec les puissances destructrices de l'ombre si l'on veut devenir assez redoutable pour vaincre le dragon* »[22]. C'est-à-dire qu'il est primordial d'assimiler toutes les parties de son être, même les plus sombres, si l'on veut être en maîtrise de soi devant les différents événements de la vie. Sinon, le risque est que les projections, les situations et les êtres que nous allons rencontrer sur notre route ne manqueront pas de nous « rentrer dedans » pour nous fractionner, nous fissurer et même chercher à nous anéantir !

Je dois tenter de réconcilier et réunir les contraires en moi : mes prises de conscience et mes inconsciences ; mes vérités profondes et mes mensonges illusoires ; mes amours et mes souffrances ; mes désirs de mort et mon désir de vivre ainsi que tout ce que je considère être mes forces et mes

---

[22] JUNG, Carl Gustav. *L'homme et ses symboles.* Robert Laffont Éditeur, 1964, p.120

faiblesses[23]. Une fois mon Ombre assimilée dans ses nombreuses facettes, je vais y découvrir ses attributs cachés et ses qualités inhérentes. L'Ombre de mes peurs, une fois transmutée, va devenir une alliée pour surmonter les obstacles. Au lieu de combattre une partie de moi-même, le dragon cracheur de feu dévorant de souffrance va devenir une force bien intégrée, une réelle puissance d'action.

Ainsi, je pourrai dépasser mes anciennes attitudes destructrices, mes jugements de valeurs et croyances limitatives en choisissant consciemment d'agir autrement. C'est ça, agir sa vie en conscience, au lieu de réagir impulsivement. J'ai envie d'être une femme, une mère et une amante sincère, vibrante et aimante. Enfin, je pourrai prendre le risque d'atteindre un but plus élevé que celui auquel j'aurais pu accéder en toute sécurité ; car bien trop souvent mon désir de demeurer dans mes habitudes confortables est très inadapté à la réalité du moment.

Je plonge dans l'inconfort. J'ai toujours eu beaucoup de mal à écrire et, lorsque je m'exprime, j'ai du mal à trouver les mots. C'est terrifiant ! À mon âme défendant, j'ai décidé de « faire quelque chose, de passer à l'action » en mettant par écrit ce qui m'habitait comme si c'était ma façon de me déculpabiliser, d'accepter cette période de non mouvement et de faire en sorte que mon temps soit « rentable ». J'accepte de faire l'expérience de l'écriture malgré le fait que j'aie toujours été médiocre en français et misérable en orthographe.

Peut-être que par la suite, lorsque mon mental sera libéré des pensés que j'aurai déposées par écrit et que j'aurai dépassé mes limitations, je prendrai

[23] Selon Mère, il y aurait quatre principaux Asouras ou grandes forces obscures sur terre : l'inconscience, le mensonge, la souffrance et la mort. Voir en bibliographie : SATPREM. *L'Agenda de Mère 1951-1973*, Série de 13 volumes, Institut de Recherches Évolutives, Paris.

la bonne habitude de méditer tous les jours. Et si l'écriture me servait de médium pour méditer sur moi-même et me voir autrement ? Le seul moyen de le savoir, c'est de m'y mettre...

Puis, une nuit, je fis un rêve étrange : *Je me trouvais entourée d'êtres venus d'ailleurs et je craignais qu'ils nous veuillent du mal. En fait, personne ne comprenait leur présence parmi nous. Des collègues de travail se sont mis à leur transmettre de la lumière par le creux de leurs mains. Les êtres semblaient en extase et ils se baignaient littéralement dans ces faisceaux lumineux. Et je me suis souvenue, dans mon rêve, que l'on m'avait dit que j'avais moi aussi ce potentiel de transmettre de la lumière.*

*Donc, j'ai soulevé les deux bras en direction des humanoïdes et j'ai ouvert les mains de manière à ce que de mes paumes surgisse cette lumière. J'ai été très surprise de constater mes énormes faisceaux et de tous ces êtres qui se tournaient vers moi pour s'y nourrir. C'était tout à fait incroyable ! Par la suite, j'ai remarqué que l'intensité des faisceaux que les gens projetaient était inversement proportionnelle à leur ego ; c'est-à-dire que plus une personne voulait montrer son savoir-faire, moins son faisceau était intense.*

Lorsque je me suis réveillée, je me suis dit que mon inconscient venait de me révéler des messages importants. J'en ai conclu que les faisceaux lumineux représentaient la conscience éclairée, une vibration d'amour supérieure qui pouvait transmettre une forme de sérénité, de paix de l'esprit en nous permettant de conscientiser l'unité de toute chose afin de nous amener à guérir nos souffrances. Les paumes des mains signifiaient le fait de partager avec générosité et d'offrir sans peur et sans retenue le contenu de mon Être. Enfin, que je devais transmettre humblement mes ressources intérieures sans aucune attente et sans chercher à prouver quoi que ce soit à qui que ce soit.

J'ai aussi compris l'importance de remettre nos lourdeurs, nos épreuves et nos problèmes à la lumière. De cesser de croire que ces fardeaux nous appartiennent et que nous sommes seuls à les porter et à les mettre en solution. Nous pouvons les offrir à la lumière de nos guides, à une conscience plus éclairée, pour nous aider à faire émerger les pistes de solutions les plus adaptées pour notre guérison, notre paix et notre équilibre en temps opportun.

Ensuite, je me suis mise à penser que « peut-être que » les gens venaient vers moi avec le besoin conscient ou non d'être éclairés pour cesser de souffrir comme si le seul fait de prendre conscience de Soi et de notre interrelation avec les autres pouvait déclencher la force d'agir différemment et permettre la guérison. Je n'avais rien à faire d'autre que de me permettre de toucher les gens par l'intensité de ma présence. Car, si chacun est responsable de sa souffrance, il l'est aussi de sa guérison. Je devais simplement servir d'intermédiaire lumineuse, de présence éclairante, sans vouloir faire quoi que ce soit, pour les emmener à trouver en eux-mêmes leurs propres éclairs de solutions, les prises de conscience pour apporter les changements nécessaires à l'équilibre dans leur vie.

De cette façon, les gestes à poser, l'action à accomplir pour permettre à la lumière de se matérialiser en faisceaux lumineux me semblait aller de soi : me guérir moi-même, intégrer mes dualités, équilibrer toutes les parties de mon Être, trouver ma paix intérieure et transmettre mon expérience. Le fait d'écrire me permettrait d'« agir concrètement ma créativité » et de la rendre éventuellement visible au monde tout en répondant à mon désir d'accomplissement personnel.

Dès mon arrivée à Paris, j'ai eu l'inspiration d'écrire un texte pour Mathieu. Car mon cher ami français est chanteur de « Hip Hop ». Puisque c'est un style de musique qui permet de transmettre un message, je me suis permis de m'exprimer par cette chanson. Je suis consciente que mes paroles vont être modifiées pour correspondre au rythme de sa musique et à son propre cheminement. J'ai l'intention d'aller le voir chez lui à Strasbourg au milieu du printemps pour fignoler le texte de ma chanson avec lui. J'ai hâte d'entendre sa voix sur mes paroles et d'admirer le résultat final. Voici le texte initial :

**Refrain**

L'inconscience est le mal de ce monde

N'attends pas de sauter comme une bombe

L'existence est une illusion

Lève le voile, sors de ta prison

Je n'ai pas envie de gâcher ma vie

À robotiser de mélancolie

Devenue Maître de ma vie

J'ouvre les yeux et j'remercie… Merci !

J'laisse les masques tomber

Pour enfin me réaliser

Sans peur et sans répit

Je crée qui Je Suis... Je Vis !

J'vibre dans le moment présent

J’écoute c’que j’ressens

Responsable de mes pensées

J'mets d'la beauté dans mes journées... OYÉ !

J'ne cherche plus à posséder

J'suis conscient de notre Liberté

J’m’abandonne à la vulnérabilité

Maintenant j’ne crains plus d’Aimer... M’Aimer !

Pas question de donner mon pouvoir

À un troupeau d’somnambules dans le noir

Qui dirigent nos gestes et pensées

Pour mieux nous manipuler... Fait chier !

J’fais mes expériences

J’m’éloigne de c’qui m’enchaîne

J’dépasse les idéaux

Sans préjugés tout est plus beau... Plus haut !

Besoin de reconnaissance et d'attention. Attention !

À toutes ces choses vaines et superficielles,

Moi j'dis non... Pas un con !

Je reste cool, sans façon ! Je m’unifie à ma façon !

J'vais au bout de c'que j'crois être moi

J'contact que mon JE est le Soi

Et j'découvre aussi Dieu en Moi !

Fais ce que dois et sois fière d'être toi… C'est ma Loi !

Mathieu est venu me voir seulement deux fois à Paris. Dès mon arrivée au jour de l'An et à mon retour de Biarritz au début du mois de mars. Lors de notre première rencontre, nous nous étions revus comme si nous nous étions laissés la veille, même si ça faisait déjà plus de deux mois que l'on s'était quitté à l'aéroport de Montréal. Et les deux jours passés ensemble m'ont paru à la fois une éternité et une étincelle. Lorsque nous sommes ensemble, nous voyons mutuellement plusieurs visages défiler chez l'autre comme si nous communiquions avec d'autres réalités.

Il m'arrive parfois d'être confrontée à mes désirs instinctifs qui ressurgissent spontanément. J'aimerais tant qu'il soit là quand j'en ai envie, qu'il réponde à mes besoins et à mon rêve de couple idéal. Je me ressaisis, je me rends compte que je suis en train de me faire du mal en créant des attentes et en amoindrissant notre amour. Car, c'est la liberté que nous nous accordons mutuellement qui donne à notre relation sa véritable grandeur. Comme je le suis, il est libre d'être, de s'exprimer et de devenir ce qu'il veut. Je souhaite l'encourager et non le freiner dans ses choix. Je n'ai pas le droit de lui imposer quoi que ce soit. Encore moins de lui demander de m'aimer selon mes besoins ! D'ailleurs, peut-être qu'il ne sera jamais là pour moi...

Puis il y a eu cette deuxième rencontre deux mois plus tard, en revenant de mes vacances à Biarritz. Notre rencontre a été tout à fait différente des autres. Habituellement, j'étais totalement présente à lui comme si tout s'arrêtait autour de moi. Mais cette fois, mon état intérieur n'était plus le même. Sans trop m'en rendre compte ni trop comprendre pourquoi, j'étais enfermée sur moi-même. Et nous avons re-contacté tous les deux, au cours de ces quatre jours, notre blessure fondamentale. Ça a été une révélation de part et d'autre. Mathieu avec sa blessure d'abandon et moi avec ma blessure de rejet. Nous avons réalisé que nos souffrances profondes se faisaient miroir. Nous avons beaucoup parlé et pleuré. Nos échanges étaient remplis de respect et de compassion. J'ai enfin eu un début d'explication sur ce que je trouvais bizarre chez lui... Sa manière d'être distant qui me dérangeait si souvent.

Je crois que lorsque les deux partenaires d'un couple prennent conscience qu'ils se sont choisis ou ont été attirés parce que l'autre lui faisait miroir, le couple devient responsable. Chaque individu devient conscient que la projection qu'il reçoit en pleine gueule est exactement ce qu'il lui faut pour cheminer, ce qui aide à prendre la responsabilité de sa blessure au lieu de la refléter sur son partenaire. Et, ne rendant plus l'autre responsable de sa souffrance, les deux peuvent s'appuyer mutuellement pour la dépasser. C'est magnifique de pouvoir se libérer mutuellement d'un poids émotionnel si contraignant par la seule force d'un amour réciproque.

Le plus difficile pour moi a été de comprendre et d'accepter le fait que Mathieu préférait maintenant avoir un rapport purement amical avec moi. Tellement difficile de mettre un terme à tous nos merveilleux échanges sexuels malgré l'attirance et le désir que nous pouvions ressentir l'un pour l'autre. Mais surtout Mathieu me dit avoir la fâcheuse habitude d'envoyer promener les femmes après ses rapports intimes ; sinon, à les rejeter malgré lui lorsqu'il les aime. Et il ne souhaite surtout pas me faire ça à moi. Il lui était impossible de donner à la fois son corps et son esprit à une seule femme. Il est divisé entre établir une relation charnelle passionnelle et une communication intellectuelle spirituelle. Il se sent incapable d'intégrer les deux.

Donc, nous devons apprendre à maîtriser nos pulsions pour maintenir notre amitié et des échanges respectueux. Sinon, nous irons tout droit vers la destruction et la souffrance. Sommes-nous capables de nous libérer de nos désirs contradictoires provoqués par la blessure qui nous tiraille ? Vais-je accepter d'avoir l'esprit sans le corps ? J'en doute ! J'éprouve, malgré moi, un attachement à nos échanges sensuels et enivrants qui m'amènent à voyager sur d'autres plans de conscience... Car, avec lui, j'ai l'impression d'accéder à mon essence profonde lors de nos rapports intimes. Vais-je pouvoir choisir l'homme sans l'amant, moi qui aimerais tout prendre et tout vivre ? Vais-je accepter la situation qui m'est imposée sans tomber dans ma blessure de rejet ? Pour le moment, je m'en sens incapable. Je le désire beaucoup trop pour faire semblant qu'il est juste un ami et la douleur du rejet me transperce le cœur de bord en bord.

En fait, j'aime ce que Mathieu m'apporte parce que je m'aime lorsque je suis avec lui. Pour retrouver ma liberté et le libérer de mon attachement, je dois me nourrir intérieurement de cet amour, de cette reconnaissance. Car j'ai l'impression que Mathieu me voit telle que je suis. S'il me voit, qu'est-ce qui m'empêche de me voir ? *« La Quête du Graal, ce n'est pas la quête de l'amour des autres, c'est la quête de l'Amour de vous pour vous-même (...) un véritable regard de reconnaissance »*[24]. Et qu'est-ce qu'il voit que je ne reconnais pas ? Et si c'était l'enseignante, la guérisseuse, l'initiatrice, la Chamane... La femme en moi n'a pas envie de s'accomplir seulement par mes soins maternants et thérapeutiques. J'ai aussi besoin, pour garder mon équilibre, de vivre de mon travail créatif et d'exprimer mon énergie de vie débordante, pour sentir la joie de vivre circuler dans tout mon corps. J'ai besoin d'incarner ces trois facettes féminines, autant l'intellectuelle, la charnelle que la maternelle, et d'organiser le tout dans ma vie de façon concrète et cohérente.

---

[24] GAUTHIER, France ; LESSARD, Pierre. *Le Maître en soi,* Éditions La Semaine, 2007, p.279.

## 4- Enracinement à la vie

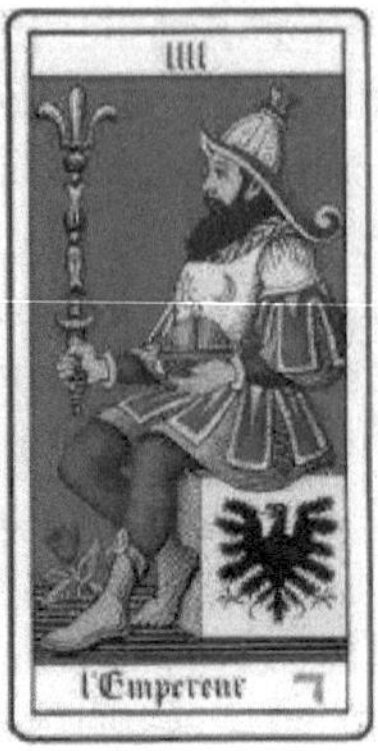


***« L'amour, c'est une onde de bonheur en cours de matérialisation »***

**Frédéric Dard**

*Avec l'Empereur, je prends conscience du lien indissociable entre l'esprit et la matière. Lorsque, je suis éblouie par la beauté de la nature, je sens l'impulsion d'amour pénétrer mon âme et élever mon Esprit de manière à éveiller ma conscience. Je sens le divin agir dans la matière et j'aime cette matière où peut se développer en moi l'expérience de la conscience et de l'amour. L'Empereur m'enseigne la nécessité dans toute quête spirituelle de prendre le temps de contempler ce qui m'entoure et de m'ancrer solidement dans la réalité concrète de ce monde*[25].

Par chance que je vis avec mon fils car il m'oblige, d'une certaine façon, à me structurer et il m'empêche de fuir la réalité. Il est pour moi un vrai rayon de soleil. Imaginez, lorsque vous vous réveillez le matin et que vous tirez les rideaux pour découvrir un magnifique ciel bleu ensoleillé, ça vous donne tout de suite le goût de sortir dehors, de saluer les gens sur votre passage et le sourire vous vient spontanément au visage. Voilà l'effet que me fait mon

[25] Inspiré de COLLEUIL, Georges. *Tarot l'Enchanteur. Une nouvelle vision du Tarot de Marseille,* Arkhana vox Éditeur, 1999.

beau grand garçon.

Lorsque je regarde mon petit amour, j'admire à travers lui toute la beauté de la nature, la magnifique création de Dieu. Je prends contact avec le sentiment d'émerveillement qui est l'essence même de la vie et ça me remplit de gratitude, d'enthousiasme et de vitalité. Je prends plaisir à me rendre au parc, à marcher dans la nature et à redécouvrir le monde à travers ses yeux d'enfant enjoué et curieux. Il me permet aussi de m'ancrer dans la réalité concrète de ce monde. Moi qui fuis la routine comme la peste, je suis malgré moi happée par certaines obligations quotidiennes.

C'est quand même étonnant ce que je vis avec lui. La majorité des gens attendent d'être bien installés et en sécurité sur le plan financier avant d'avoir un enfant. Mais c'est tout l'inverse qui s'est produit avec mon garçon. Dans le temps, je n'avais rien. J'étais étudiante, sans conjoint et avec un petit boulot qui me permettait à peine à subvenir à mes besoins.

Lorsque mon petit amour est arrivé dans ma vie, j'ai commencé à voyager et j'ai été étonnée de constater qu'à chaque fois que nous avions besoin de quelque chose, les circonstances faisaient en sorte que tout arrive et parfois de façon très insolite. Ma mère a l'habitude de dire que les enfants viennent au monde avec leur pain sous le bras. Dans mon cas, il est venu avec un trésor de bénédictions !

Je suis portée à croire que nos enfants nous connectent avec la vie en nous emmenant à contempler la beauté du monde. L'amour qu'ils éveillent en nous a le pouvoir de nous incarner à la vie. C'est insensé de croire que c'est moi qui lui ai donné la vie car c'est lui qui, par sa présence et sa beauté, m'a enracinée à elle. Depuis que j'ai un fils, j'apprécie beaucoup plus mon existence et je profite davantage de chaque moment de ma vie même si je suis consciente que j'ai encore une faiblesse avec la réalité matérielle de ce monde.

Au cours de mon voyage, j'ai pris conscience que j'avais dans mon entourage beaucoup de gens qui fuyaient la réalité de la vie. Les uns n'étaient pas suffisamment incarnés tandis que d'autres, consciemment ou non, refusaient de faire quelque chose de leur vie malgré tous leurs talents et leur potentiel créateur. Cela m'a questionnée sur la façon dont je prenais ma propre vie en mains.

Puis, je me suis souvenue que, avant mon départ pour Paris, je m'étais posée la question à savoir si je ne fuyais pas la possibilité de réussir financièrement car j'ai étudié longtemps, j'avais accumulé une dette assez importante. Et voilà que j'arrivais à un tournant de ma vie où j'avais la possibilité de rembourser mes dettes et de vivre convenablement de mon métier avec une clientèle établie. Et c'est à ce moment que j'ai décidé de partir. Bizarre, m'inquiétai-je...

Je me souviens de ma difficulté à demander un salaire pour les soins que j'offrais. J'étais toujours plus à l'aise avec un échange de services. Suis-je capable de reconnaître ma valeur, de m'accorder un prix ? D'oser demander ? De nature plutôt généreuse, j'ai tendance à tout donner et faire confiance en la vie pour qu'elle subvienne à mes besoins au moment opportun. Mais, est-ce raisonnable de ma part ? Dois-je changer d'attitude et devenir plus sensée et équilibrée afin de cesser de fuir les réalités matérielles de ce monde ? Suis-je en train de réaliser que je manque d'estime de moi-même ?

À ce moment, je me suis rendu compte que j'étais tiraillée entre le désir d'avoir une maison confortable, une vie de volupté, de voyage et le désir de faire l'expérience quotidienne de mon Être spirituel, c'est-à-dire, être en phase avec l'énergie divine qui m'habite et être utile à mon prochain en rendant service à l'humanité. Je me suis rendu compte que j'avais de la difficulté à intégrer la possibilité de faire cohabiter ces deux désirs. Comme si le matériel et le spirituel s'opposaient dans ma tête. Je m'aperçois que j'ai de la difficulté à m'ancrer à la terre, à vivre dans la réalité et j'ai tendance à fuir ce monde physique en m'imaginant un monde d'absolu...

Donc, je dois travailler à l'unification de cette dualité intérieure. Il est grand temps que je prenne ma vie en mains et que j'accepte de m'incarner entièrement. L'argent n'est-il pas une forme d'échange d'énergie, après tout ? Moi qui aime le confort et la beauté, j'ai toutes les compétences nécessaires pour me les offrir. Je dois simplement accepter de faire circuler cette énergie de vie en moi pour qu'elle puisse arriver à circuler harmonieusement à l'extérieur de moi, dans ma réalité physique et matérielle.

Je dois permettre à mon corps physique de « s'enraciner », de vibrer, d'exprimer ma créativité et être heureuse de vivre dans ma réalité quotidienne au lieu de fuir dans un monde imaginaire fait d'illusions et de fantasmes d'absolu. Une fois centrée, équilibrée, bien enracinée, unifiée intérieurement, je pourrai m'élever et accomplir mon rêve d'Amour Universel... Enfin, j'y crois !

J'ai eu la chance de rencontrer un homme extraordinaire durant mon passage à La Rochelle ; il m'a permis de me réconcilier avec l'argent. George est à la retraite, il possède une Porsche avec tout le décorum qui s'y rattache. Il n'est pas attaché à ses biens et prend la vie comme un jeu. Il est sympathique, simple, humain et ouvert aux autres. J'ai été accueillie chez George pendant quatre jours, j'ai mangé en sa compagnie, entre autres choses des huîtres avec du champagne en entrée tous les soirs, tout en partageant et en échangeant notre vision de la vie et nos valeurs. C'est un homme positif, enthousiaste, qui a appris à se détacher de ses problèmes et de ses biens tout en s'offrant une vie d'abondance. Il est libre et rayonne d'une profonde estime de lui-même sans aucune arrogance.

J'ai appris par George que la faiblesse de mon édifice, de ma base, était reliée à un manque d'estime personnelle. Je dois apprendre à m'apprécier et à m'accepter telle que je suis dès maintenant. Je dois reconnaître mes besoins, ma valeur et y mettre un prix. Et surtout avoir la certitude profonde que je suis digne d'être aimée pour qui « je suis », telle que je suis aujourd'hui avec mes imperfections. George m'a bien fait comprendre que j'ai ma place dans ce monde et que personne ne va me la donner si je ne la prends pas moi-même et si je ne fais rien pour l'obtenir. **Quitte à déranger !**

Oh ! Que j'ai de la difficulté à prendre ma place quand je sens que je dérange. Comme s'il fallait que j'aie l'autorisation de tout le monde pour faire ce que j'ai à faire alors que la seule autorisation valable doit être la mienne. Envers et contre tout, c'est ma force qui me permet d'accomplir ce que j'ai dans les tripes, malgré qu'il y ait, et qu'il y aura toujours autour de moi, des gens mécontents du fait que je veuille me réaliser et des jaloux de mon désir de m'épanouir.

Comme il faut un début à toute chose, j'ai décidé de concevoir un atelier qui portera le titre : « Connais-toi toi-même » en me servant des livres sur le Référentiel de Naissance par le Tarot. Je prévois l'offrir au gens du Québec, dès mon retour. De plus, je prends du temps chaque jour pour poursuivre ce travail d'écriture avec l'intention de publier. Ces outils, je l'espère, aideront d'autres personnes à voir plus clairement en eux et à prendre leur vie en mains. Peut-être mon expérience et mes réflexions pourront-elles servir ?

J'ai pris la décision d'afficher clairement mes honoraires et de ne plus offrir mes services gratuitement. Je prends la résolution ferme d'augmenter mon estime personnelle, de me reconnaître dans mes potentiels et d'« agir ma vie » avec fierté. Je vais prendre MA place en accomplissant ce qui me semble être juste pour moi, quitte à ce que j'en emmerde quelques-uns !

Je comprends que l'enracinement passe autant par le fait d'habiter son corps physique que par la contemplation de son environnement. Donc, je dois m'accepter, m'aimer telle quelle, prendre soin de ma santé et faire circuler l'énergie de vie en moi en faisant des exercices physiques. Je dois aussi prendre des moments pour *nourrir mon âme de la beauté du monde*[26] par des promenades dans la nature et m'amuser. J'aime tellement sentir les feuilles d'automne, admirer le vert tendre des feuilles au printemps, la chaleur du soleil en été, le craquement de la neige en hiver, le vent dans mes cheveux lors d'une ballade en vélo, me laisser bercer sur l'eau en kayak, me réjouir du chant des oiseaux, m'apaiser de la douce mélodie des vagues sur l'eau. C'est ce qui fait vibrer mon corps, mon être tout entier et me fait jouir de mon existence.

Je dois répondre à mes besoins physiques, me faire plaisir à chaque jour, savourer la vie en exploitant tous mes sens, m'autoriser à exprimer les aspects sensuels et créatifs de mon être. Vivre pleinement ma vie en m'accomplissant dans ce monde et **prendre tout simplement ma place avec enthousiasme** ! C'est un peu comme m'accorder le droit de naître, m'accueillir sur Terre et m'octroyer une place de choix. Je sens que ça va être pour moi une « grosse » année de travail sur ma dignité. Olé !

[26] LENOIR, Frédéric. *L'Âme du monde,* Paris, Nil Éditions, 2012.

## Épuration

## 5- Cri du Cœur

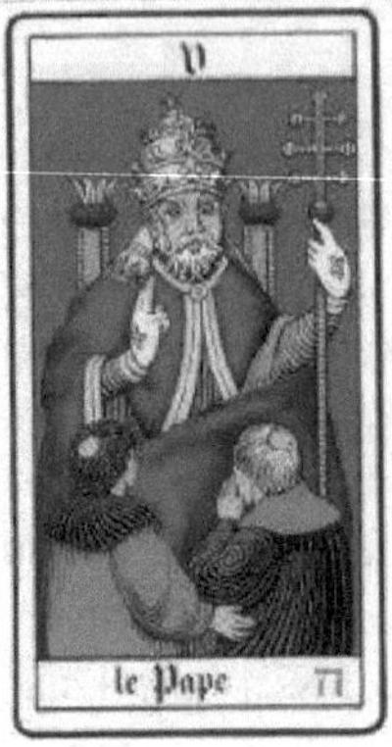

***« Nous aimons toujours notre prochain comme nous-même »***

**Jean-Jacques Crèvecœur**

*Le Pape m'enseigne qu'en suivant la voie du cœur, j'équilibrerai deux forces opposées et complémentaires en moi-même : mon intelligence rationnelle et mon intuition sensitive. Donc, je dois rétablir mon amour propre et développer ma lucidité pour parvenir à m'unir. Cette alliance intérieure me permettra de ne pas projeter mes conflits personnels vers le monde extérieur. Je vais reconnaître que l'amour de soi et des autres passe par mes propres changements d'attitudes et de comportements*[27].

Comment aimons-nous lorsque nous manquons d'estime de soi ? Quel genre d'amour laissons-nous entrer dans notre vie ? Et à quel prix ? Acceptons-nous l'abondance d'amour de l'univers en tendant vers les cieux un « dé à coudre » ? Pour ma part, il est temps que ça cesse. Suis-je prête à faire le travail nécessaire pour prendre ma place dans ce monde et m'attirer de

[27] Inspiré de COLLEUIL, Georges. *Tarot l'Enchanteur. Une nouvelle vision du Tarot de Marseille,* Arkhana vox Éditeur, 1999.

meilleurs résultats ? Comment guérir de la maltraitance, cette blessure profonde qui cache l'accès à « la chambre des secrets » de mon cœur ?

On dirait que pour transmettre mes connaissances et « agir ma vie », je devrais obligatoirement passer par le cœur. Car aimer c'est avancer, se mettre en chemin, se transformer et transmettre en retour. Je dois agir envers les autres comme j'aimerais que l'on agisse envers moi et m'accorder les mêmes égards que j'accorde aux autres. L'amour c'est l'inverse de la victimisation, de la haine et de l'immobilisation. L'amour c'est une énergie créative et joyeuse en mouvement. Je dois m'aimer suffisamment pour modifier mes mauvaises habitudes, actualiser mes talents et rayonner. Car, se sont mes métamorphoses qui m'amènent à pardonner les fautes et les blessures de mon existence.

Mais à qui devons-nous pardonner sinon à nous-même d'abord et avant tout ? Et de quoi devons-nous nous pardonner mis à part nos manques d'harmonie en nous octroyant le droit à l'imperfection ? Pardonner, c'est donner une part de sa vérité en étant sincère avec soi-même et les autres, tout en servant de son mieux le monde qui nous entoure. C'est beaucoup plus facile de se pardonner nos manques de consciences, d'amour, de respects envers la vie et nos illusions mensongères lorsque l'on reconnait notre responsabilité personnelle de nous unifier intérieurement en rectifiant nos incohérences afin de nous alléger de nos souffrances.

Lorsqu'on s'harmonise avec soi-même, on entre dans le cœur et une paix profonde s'installe en nous et rayonne autour de nous. Lorsqu'on reconnaît ses dualités et qu'on apprend à les unifier, on sait ce que l'on a à transformer en soi pour offrir ses talents, être courageusement soi-même et s'ouvrir à l'abondance.

Ma grande difficulté vient du fait que je suis constamment en train de me torturer l'esprit avec mes fautes de jugements ou mes maladresses, même les plus anodines. Comme si je me culpabilisais de ne pas être parfaite ou tout simplement d'exister. C'est une vraie folie mentale que je traîne depuis ma plus tendre enfance. C'est ma plus grosse « bibitte » qui entre en conflit avec la reconnaissance de ma valeur. Comment puis-je éprouver de la gratitude face à la vie si je ne me pardonne pas mes faiblesses ou si je n'accepte pas de faire des erreurs ? Si je n'accepte pas d'harmoniser mes conflits intérieurs afin de percevoir autrement la triste réalité qui m'entoure ?

Mais me pardonner de quoi ? Quelle faute ai-je commise ? Et si ma culpabilité venait du fait d'être en vie ? Effectivement, ça expliquerait ma difficulté à prendre ma place ! Ainsi que ma révolte, ma grande colère refoulée et mon désir intense de trouver un sens à ma vie... Puis-je unifier mes tendances ou pulsions contradictoires de vie et de mort ? Si non, je risque fort de projeter mes conflits intérieurs vers le monde extérieur.

D'ailleurs, je me suis souvent comparée et jugée durant mon séjour en France. J'ai vécu des préjugés selon les lieux, les gens ou encore les façons de penser et d'agir. Souvent je croyais que ma manière de faire ou celle des Québécois était la meilleure pour réaliser qu'il n'y avait ni d'endroit parfait, ni de façon de faire idéale. Plus les lieux étaient beaux et les gens riches, plus les sarcasmes étaient présents. Et lorsque les lieux étaient désolés et les gens pauvres, je constatais plus d'humanité. Comme si la beauté et la richesse fermaient le cœur. Ça devrait pourtant tellement nous remplir de gratitude et d'admiration. Je sais... Je suis une idéaliste qui vit dans mon monde utopique !

J'ai aussi constaté que j'étais moi-même remplie de désirs contradictoires et que je devais intégrer, à la fois, mes côtés obscurs et lumineux. Reconnaître à la fois ma grandeur d'âme, la lumière d'amour qui m'habite, et mes peurs profondes qui me retiennent d'exprimer qui je suis réellement. Faire la paix, en quelque sorte, à l'intérieur de moi-même pour être en harmonie avec mon entourage. Je devais adoucir mes pensées pour être en paix avec moi-même et les autres, apprendre à écouter mon corps pour être en paix avec la matière, répondre à mes besoins pour être en paix avec la vie, et laisser circuler mon énergie de vie en vibrant qui je suis pour être en paix avec ce que je veux exprimer dans ce monde.

Parfois, j'arrive à maîtriser mes tortures mentales grâce à la respiration, ce souffle si précieux qui me ramène à moi, dans mon corps, à l'instant même qui se vit, débarrassée des fluctuations mentales du passé et des projections vers le futur. Je libère le *soufre*, la souffrance qui m'habite, par le souffle, la présence consciente à ma respiration et ça ramène instantanément mon attention à ce qui est dans le moment. D'autres fois c'est un mantra ou des mouvements d'éveil corporel qui permettent à mon mental de faire une pause et qui m'aident à retrouver ma paix intérieure. Le silence et le cœur sont sûrement de grands partenaires. Lorsque j'entre dans le cœur, je ressens un profond silence et lorsque je fais silence, ça me ramène dans l'espace de mon cœur. Ça me fait penser à ces sages paroles : « *Si ce que tu as à dire n'est pas plus beau que le silence, abstiens-toi de le dire* ». Suis-je capable de dire le bien, d'avoir des pensées et des paroles aimables envers moi-même et les autres ?

Lors de mon voyage en Europe, je me suis arrêtée à Lourdes pour y visiter la grotte miraculeuse et l'église. Lorsque je suis entrée à l'intérieur du bâtiment, une statue du Christ m'a interpellée. J'ai eu l'impression qu'elle me regardait profondément dans les yeux. Puis mon regard a été attiré par ses deux doigts tournés vers son cœur rayonnant. Ça m'a profondément émue. Je suis restée là, figée, les yeux pleins d'eau pendant quelques instants avant de me ressaisir. Et j'en suis ressortie bouleversée. Je ne pouvais pas croire que l'on puisse réellement vivre ce genre d'expérience dans ces lieux dit « Saints ». Le message était pourtant clair, « Suivre la voie du Cœur ». C'était comme si j'avais entendu une voix à l'intérieur de moi me dire : « Brigitte, ouvre ton cœur, n'aie pas peur d'aimer, de rayonner et de vivre pleinement ta vie ».

C'est vrai que j'ai souvent de la compassion pour les autres, mais que j'ai trop souvent manqué de bonté et de générosité envers moi-même. Le message est clair et précis, je dois d'abord guérir mon amour-propre pour arriver à m'ouvrir au monde et donner ce que je porte en moi. C'est en ayant une attitude aimante envers moi-même que je vais réellement vibrer. Je dois tout d'abord me mettre au diapason. Le respect est quelque chose qui émane de soi lorsque nous le portons. En fin de compte, la qualité de ma relation avec les êtres qui m'entourent ne fait que refléter la qualité de celle que j'entretiens intérieurement. En rayonnant, j'exprime le meilleur de moi et j'impose le respect par mon émanation d'amour aux gens qui m'entourent.

Aussi, j'ai souvent remarqué que c'est la peur qui nous empêche de suivre la voie du cœur. C'est la peur qui annihile les gestes spontanés et naturels d'amour envers nous-même et les autres. Si le silence est l'allié du cœur, la peur est sûrement son ennemi juré... Ai-je peur de m'aimer et d'aimer vivre ma vie ? Est-ce que l'amour peut faire fondre la peur ? Je crois que le véritable Amour a ce pouvoir. L'Amour qui est libre de tout ce qui entrave le cœur. Car, aussitôt que j'ai des attentes, je ne suis plus dans le don naturel de mon cœur et mon amour est empreint de peur. Les attentes créent des résistances à la liberté, à la vie et à l'amour. Elles s'expriment, chez moi, par des peurs ; celles de se tromper et de faire des erreurs. Si je n'accepte pas de faire des erreurs ou de me tromper, je ne ferai jamais rien d'autre que de me juger inapte à prendre ma place. S'ouvrir, c'est accepter d'être faillible et vulnérable. Faire le meilleur de moi-même sans exiger la perfection. Et si j'osais Être parfaitement imparfaite ! Et si je m'offrais le droit d'aimer vivre en acceptant de faire toutes sortes d'expériences.

Enfin, si j'ai le désir d'être une thérapeute compétente, d'aider véritablement les gens à trouver leurs voies et de guider ma clientèle vers sa propre guérison, je dois d'abord et avant tout rétablir mon équilibre en intégrant mon passé, en vivant mon présent tel qu'il est et en acceptant de me dépasser. Je manifeste mon rayonnement par mes pensées, mes paroles, mes actions et aussi par l'intégration de mes nombreuses expériences. Je suis intègre en unissant mon être à mes services selon ma conscience. Je dois être, pour moi-même, ma meilleure thérapeute et me servir de ma vie comme thérapie. Je me suis promis de ne laisser rien ni personne me désintégrer et pour ce faire je dois me concentrer sur les buts que je me suis fixés et répondre à mes besoins réels. Qu'est-ce que je veux être, qu'est-ce que je veux faire et avec qui je veux partager ? Suis-je fière de qui je suis, de la manière dont j'agis et de mes amis ? Sinon, que puis-je faire pour améliorer la situation ? J'ai la chance d'être libre d'« agir ma vie ». Ce n'est pas en me culpabilisant que je vais m'améliorer mais plutôt en me responsabilisant.

Donc, si je veux donner un sens à ma vie, je dois apprendre à m'aimer, à me respecter, à me faire plaisir, à reconnaître mes forces et mes talents en les actualisant tout en acceptant mes faiblesses et mes émotions en les dépassant. Si je résiste à m'ouvrir à une nouvelle expérience, je crée un conflit entre ma raison d'être sur terre et mes émotions face à la vie. En étant fragmentée intérieurement, il m'est impossible de m'unir au monde extérieur. Mais si j'accepte de faire face à mes peurs, de leur parler, de les accueillir et de les apprivoiser, je ne lutterai plus contre la vie car je vais accepter de vivre ma vie avec toutes les facettes de mon être. Pour ce faire, je dois être à l'écoute de mon cœur car c'est toujours lui qui a raison et qui me montre la meilleure voie à suivre...

## 6 - Croisée des Chemins

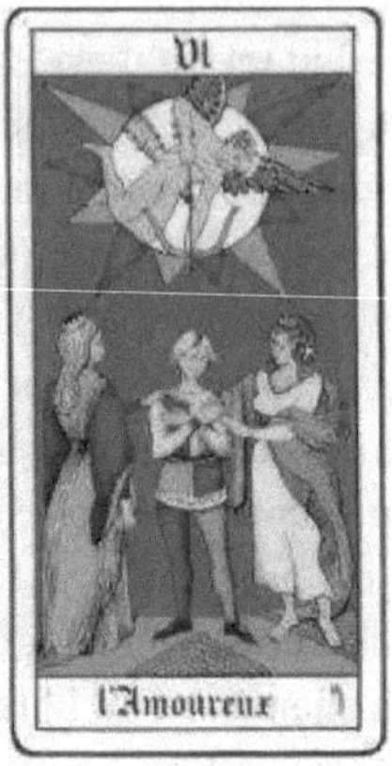


***« La passion est une obsession positive. L'obsession est une passion négative »***

**Paul Carvel**

*Avec l'Amoureux, je rencontre deux forces que je dois intégrer en moi : la sagesse et l'ivresse. Je suis à la croisée des chemins et c'est le choix de l'Amour qui me rendra libre, harmonieuse et équilibrée car mon engagement n'impliquera aucun renoncement lorsque signé de mon cœur. Je devrai prendre conscience que ma difficulté à choisir correspond à ma peur d'être abandonnée ou rejetée, que mon désir de liberté et mon manque d'engagement sont les conséquences de mon manque d'amour et que chacun de mes actes se doit d'être un engagement en soi*[28].

Une de mes étudiantes en mouvements d'éveil corporel m'a demandé

[28] Inspiré de COLLEUIL, Georges. *Tarot l'Enchanteur. Une nouvelle vision du Tarot de Marseille,* Arkhana vox Éditeur, 1999.

d'écrire sur la passion pour la revue *Cheminement*[29]. J'y ai intégré ici des portions du texte que j'ai écrit en y faisant quelques ajouts puisqu'il définit très bien mon combat personnel du moment... Je me suis toujours définie comme une passionnée. C'est bon de jouir des délices de la vie mais aussi très douloureux d'être l'esclave de ses pulsions ! Comment trouver l'équilibre ? Je crois que c'est en profitant des plaisirs de la vie sans en abuser et en sachant reconnaitre et respecter la limite où la joie se transforme en douleur.

Ce qui nuit à notre bon sens et nous fait souffrir, ce sont surtout nos attachements et nos faux désirs particulièrement ceux qui nous sont insidieusement inoculés par le besoin de combler nos vides intérieurs ou pour correspondre à une image véhiculée par notre famille ou la société. Par exemple, mon rêve de former une famille unie pour guérir une souffrance de l'enfance ; ce désir d'avoir une maison par besoin d'être reconnue ; cette impression d'avoir besoin de perdre du poids pour être aimée ; ce sentiment d'avoir besoin de faire l'amour, de fusionner, pour me sentir vivante, unie et entière. En fait, ce ne sont pas tant mes rêves et mes désirs qui me nuisent, mais plutôt les identifications aux blessures émotionnelles du passé qui y sont rattachées.

Pire encore, il y a les fausses croyances que j'ai assimilées comme celle qu'une vie spirituelle se doit d'être vécue dans un détachement matériel, ou bien celle que je ne peux pas réussir professionnellement et être reconnue dans la voie que j'ai choisie... En fait, tout ce à quoi je m'identifie, positivement ou négativement, et tout ce que je cherche à acquérir pour atteindre un soi-disant mieux-être n'est, en réalité, qu'une source de souffrance, une douloureuse illusion créée de toute pièce par mon mental pour nourrir un vide ou ce qu'on attend de moi et non pour répondre à mes

[29] DRAPEAU, Brigitte. *Passion souffrance. Passion jouissance*, La revue Cheminement. Thématique: L'Être dans ses passions, Éditions Montréal, Volume 12, numéro 1, Septembre-octobre 2008. Pages 7- 9.

besoins véritables. Car mon réel besoin est de me libérer des souffrances qui me limitent pour vivre, m'exprimer, me réaliser, prendre Ma place ou la Créer.

Est-ce un état de manque intérieur qui m'amène à rechercher une relation de couple, les biens matériels ou le statut social ? Est-il possible d'aimer sans attachement, sans attendre de l'autre personne qu'elle comble mes manques, réponde à mes besoins et, surtout, qu'elle m'appartienne ? Est-ce par manque d'estime personnelle ou de confiance en mes compétences que j'ai de la difficulté à m'imaginer dans l'abondance en respectant mes valeurs spirituelles ?

Ces manques intérieurs m'enchaînent, m'empêchent d'être libre et briment par la même occasion la liberté de ceux sur qui j'ai jeté mon dévolu. Je préférerais ne plus être l'esclave de mes désirs que je sens être de faux besoins. Comment arriver à ne plus vivre pour l'amour, en donnant mon cœur, mon raisonnement logique et mon pouvoir à mes amoureux parce que je qualifie cette manière d'aimer comme étant de l'amour, mais plutôt en demeurant dans un état d'amour sans aliénation ni désir de domination ou de servitude ?

Pour dépasser la passion-souffrance, il est primordial, selon moi, de la transmuter en toute conscience. Pour ce faire, je m'efforce d'entrer en résonance, de « respirer avec » ce qui m'entoure sans aspirer l'air ou l'énergie des autres. Puis, une fois centrée, je peux communier sans être troublée, sans attachement, sans volonté d'appropriation et sans me perdre dans l'autre. Je prends aussi conscience de mes blessures et je les guéris en « agissant ma vie » autrement, de façon à changer mes vieux patterns devenus malsains.

Je devrai avoir la présence d'esprit de me poser cette question, lorsque je sens mes délires ou la confusion *(fusionner avec la connerie)* m'envahir : « Qu'est-ce que telle personne ou tel objet m'apporte que je ne suis pas à même de me donner ? ». Une fois que j'ai trouvé, je peux chercher des moyens de me le procurer autrement et de me détacher des liens qui me tiennent prisonnière. Je crois qu'il faut que je me sente pleine de cette énergie d'amour pour moi-même afin de ne pas la rechercher comme une droguée en manque... Je dois trouver le moyen de m'auto-satisfaire en reconnaissant mes talents et mes compétences et en les actualisant pour me nourrir intérieurement.

Selon mon expérience, il est possible de combler les manques de confiance en soi et d'estime de soi dus aux incompétences de nos parents. Dans le meilleur des mondes, nos parents devraient nous apporter cette base essentielle à la construction de notre être, mais dans la réalité ils en sont souvent malheureusement dépourvus eux-mêmes. Pour remédier à ces défaillances, il s'agit de nous brancher à la source, de visualiser chaque jour que nous sommes nourris à la fois par nos liens physiques, corporels et émotifs à cette vie terrestre (Mère) et par notre connexion avec notre conscience lumineuse ou nos guides (Père). En laissant cette connexion verticale s'unir au centre du corps, pénétrer le cœur en présence de « ce qui est » là, en chacun de nous et autour de nous, nous nous renforçons et trouvons notre équilibre pour « agir avec cœur et conscience notre vie ».

Une fois consolidée, je prends mon pouvoir en changeant les choses que je peux changer en toute conscience pour développer mon estime personnelle et ma confiance en moi. Je vis l'instant qui m'est offert en lui accordant toute ma présence et en acceptant de regarder la réalité en face. J'essaie d'être attentive à ce qui vit en moi et avec moi, de regarder au-delà de la forme, de ressentir avec tous mes sens et de prendre en considération mes intuitions. Je laisse circuler l'énergie, l'onde de vie dans tout mon corps sans la bloquer, sans la retenir. Je laisse aller mes cuirasses de protections et je me libère de mes vieilles blessures.

Et lorsque j'y arrive, mon niveau de conscience prend de l'expansion : je ne me sens plus prisonnière de l'impression du temps vécu de façon linéaire ni de ma bulle identitaire, je me sens beaucoup plus libre et vaste. Je redécouvre l'être de jouissance en moi, cette partie de mon être toujours intacte et lumineuse malgré les épreuves du temps, et je m'en nourris. Ce n'est pas que je me refuse de vivre mes émotions ou mes plaisirs mais plutôt que je ne me laisse plus gouverner par eux. Enfin, j'essaie... Lorsque je m'attends à combler un manque intérieur avec quelque chose ou quelqu'un de l'extérieur, je me sens happée par un faux besoin, j'en souffre inévitablement. J'essaie de me rappeler que *je suis la seule responsable de mes besoins car il n'appartient qu'à moi de les satisfaire*[30].

Donc, je n'ai pas le droit d'exiger que quelqu'un d'autre réponde à mon besoin malgré lui, même si je le désire très fort. De plus, je sais qu'un désir n'est qu'une façon de satisfaire un besoin et qu'il peut être satisfait de plusieurs manières. C'est à moi de trouver une solution plus adaptée à ma réalité pour combler mon besoin sans attendre qu'une autre personne le fasse à ma place.

Mon seul et réel pouvoir est de retrouver mon équilibre et d'accroître mon niveau de conscience. J'apprends à observer mes pensées, mes réactions, sans jugement et j'en arrive à me détacher de ce qui me limite. Je m'efforce d'avoir de la compassion pour mes faiblesses, mes vulnérabilités et mes frustrations. Je reconnais que l'inacceptable s'est produit dans mon enfance en ayant subi de la maltraitance et vécu à maintes reprises du rejet mais je ne m'y attache plus, je ne m'y identifie plus. Je lâche prise et je me libère du passé. Une fois centrée, je prends conscience de la force qui m'habite. Cette puissance intérieure me donne le courage d'accomplir ce qui me semblait

---

[30] CRÈVECOEUR, Jean-Jacques. *Relations et jeux de pouvoir. Comprendre, repérer et désamorcer les jeux de pouvoir par la DYNARSYS,* Équinox 21 Éditeur, 1999.

autrement impossible : devenir autonome en satisfaisant mes besoins et responsable de mon bonheur.

Cela va me permettre de passer du « je fais, j'ai, donc je suis » à « je reconnais qui Je Suis, j'exprime ce que je porte en moi, donc je m'épanouis ». Arrêter d'attendre que les choses viennent de l'extérieur de moi pour être heureuse et trouver ce que j'ai à apporter au monde pour rayonner. Voilà une nouvelle compétence à développer pour actualiser mes talents.

Afin d'arriver à partager mes compétences sans attentes et sans m'épuiser, je dois d'abord me sentir pleine de vie. Pour ce faire je demeure à l'écoute de mes besoins réels et je prends soin de moi. Je m'accorde des moments de repos, de plaisir et de solitude pour me retrouver et me ressourcer. J'apprends à recevoir les présents que la vie m'offre et à m'ouvrir aux êtres qui m'entourent tout en respectant sagement mes limites. Et aussi, très important, je m'efforce de développer la perspicacité, de demeurer lucide en faisant attention de ne pas prendre mes désirs égotiques pour des réalités, de ne pas agir sous l'impulsion d'une réaction émotive et surtout d'arrêter de croire que tout le monde est beau et gentil.

Aussi, je demeure à l'écoute de mes intuitions, de ma petite voix intérieure qui me guide vers ma propre réalisation. En fait, mes expériences m'ont appris que la passion est un moteur très puissant. Faire ce que j'aime me garde vivante et vibrante. Savoir maîtriser mes passions, c'est distinguer celles qui sont néfastes, impulsives et réactives, de celles qui sont utiles à mon accomplissement. Les exploiter, c'est vivre pleinement ma Vie !

Je veux mettre en œuvre mes nouveaux acquis, utiliser mes compétences, actualiser mes talents et reconnaître ma valeur. Être fière de ce que je deviens par les actions que j'accomplis chaque jour. Je veux vibrer de l'intérieur, me sentir pleine, me remplir d'amour en me permettant d'être ce que je veux selon ma vérité et d'exprimer ce qu'il me plaît selon mon ressenti. En fait, écouter mon cœur pour me plaire à moi-même, d'abord et avant tout. De cette façon, j'arriverai peut-être à me détacher progressivement des passions qui me font souffrir.

# 7- Nouveau Départ

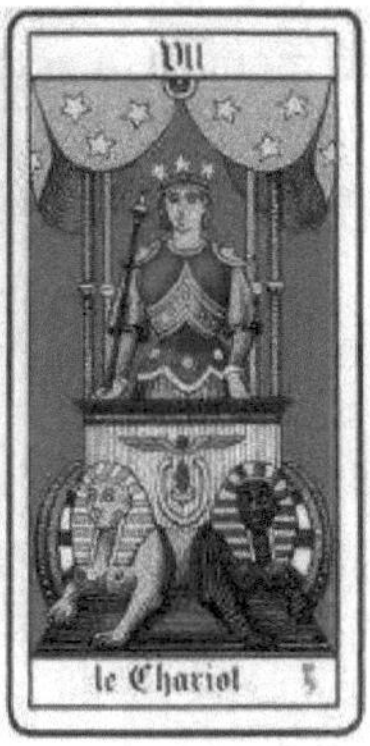


***« Ne prolongez pas le passé ; n'invitez pas le futur ; n'altérez pas votre éveil inné - N'ayez pas peur des apparences.***

***Il n'y a rien de plus que cela ! »***

**Contes tibétains**[31]

*Le Chariot symbolise mon désir d'être aux commandes de mon destin. Je veux tenir les rênes invisibles de mon existence dont je souhaite maîtriser toutes les fougues émotionnelles. Le Chariot m'invite à stopper mon élan, à vérifier mes bases pour repartir en pleine maîtrise de moi-même. Il m'apprend à me libérer de la matière dense, c'est-à-dire des êtres ou des choses qui m'empêchent d'avancer, et à maîtriser mes instincts fougueux par la force de ma conscience éclairée pour affiner ma perspicacité, développer ma vigilance et exercer ma tempérance*[32].

Aussi curieux que cela puisse paraître, il faut vouloir être heureux et y croire profondément pour s'engager sur la voie de notre manifestation.

---

[31] DAS, Surya. *Contes Tibétains,* Le Courrier du Livre, 1999.

[32] Inspiré de COLLEUIL, Georges. *Tarot l'Enchanteur. Une nouvelle vision du Tarot de Marseille,* Arkhana vox Éditeur, 1999.

Paradoxalement, c'est souvent dans le malheur et complètement désabusé que l'on commence un cheminement spirituel. Et c'est pourquoi nous sommes confrontés, à un certain moment, à un choix conscient : celui d'accepter de vivre concrètement notre Destin, ce pourquoi on est fait, en développant nos potentiels et en guérissant nos blessures du passé pour s'accomplir.

Je suis arrivée tranquillement à transformer mes croyances limitatives et à « agir ma vie » différemment. Je prends de plus en plus conscience des liens malsains que j'entretenais avec mon entourage, et je les coupe. J'apprends aussi à me protéger des attaques négatives du monde extérieur. Je me rends compte que je dérange beaucoup de monde en choisissant de vivre ma différence et de rayonner mon bien-être. Certaines personnes ne manquent pas de me le faire savoir directement et d'autres de façon plus subtile mais tout aussi violente.

Il y a des moments où je me sens tiraillée entre deux façons d'être, l'ancienne qui se protégeait d'une blessure et la nouvelle qui souhaite agir autrement pour m'en libérer. La seule façon de trancher est de développer mon amour-propre. Plus je m'aime et moins je suis déchirée. Plus je cultive ma dignité et plus ma vie s'aligne. Plus je me choisis et je m'engage à vivre ma vie et plus les événements semblent jouer en ma faveur.

J'avoue que ça fait peur parfois de se voir se transformer si rapidement. C'est un peu comme si on perdait le contrôle. Mais, en fin de compte, je pense que c'est la seule façon de maîtriser réellement sa vie. Lâchez le désir de tout contrôler et laissez aller les choses en restant centré sur ses besoins réels et sur le but que l'on s'est fixé. Puis, trouvez des façons saines et adéquates pour les satisfaire et les atteindre. Toujours « agir sa vie » en étant conscient de soi-même et ouvert à de nouvelles possibilités et, parfois même, à de nouvelles aventures.

Il m'a fallu deux ans après mon retour à Montréal pour franchir le seuil de ma nouvelle vie, intégrer mes nouvelles connaissances et les appliquer concrètement dans mon quotidien. J'ai conçu des ateliers que j'ai offerts à ma clientèle. Les transformations ont été fructueuses autant chez les participants que pour moi-même. Cela m'a permis de dire OUI à l'amour et à la possibilité de réaliser certains de mes projets. J'ai choisi de m'engager avec un homme merveilleux qui me permet d'exploiter le meilleur de moi-même, d'exprimer toutes les facettes de mon être sans la moindre inhibition et de réaliser tout mon potentiel.

J'ai l'impression que tout le travail intérieur et les guérisons que j'ai vécues me permettent enfin de me manifester telle que je suis et de créer la vie que j'ai si souvent rêvée dans mes chimères, mais cette fois de façon concrète et réelle. La puissance de nos émotions, l'un pour l'autre, nous fait affronter bien des insécurités et des blessures du passé. Par chance, la communication entre nous est impeccable. Nous sommes tous les deux conscients de nous-même et décidés à dépasser nos limites. À peine six semaines de fréquentations et nous décidons de déménager sous le même toit, d'éventuellement nous unir et de fonder une famille. Les choses vont TRÈS vite. Mais c'est clair pour nous deux que nous empruntons la bonne voie. Ne sommes-nous pas deux adultes matures qui avons suffisamment cheminé pour savoir exactement ce que nous voulons ?

Mon désir d'engagement avec Christophe m'a obligée à m'harmoniser avec moi-même. J'ai dû abandonner mes idées préconçues du couple pour concevoir et recréer un nouveau système de valeurs. Parfois j'ai de la difficulté à savoir quel geste je dois poser. Est-ce que je fais les choses par devoir ou selon des choix libres et conscients ? Est-ce que mon besoin d'aimer et de servir cache celui d'être aimée à tout prix ? Suis-je l'esclave de mes propres besoins émotifs, sentimentaux et sexuels ?

Depuis que je suis avec Christophe, mon seul désir est de l'aider, l'appuyer, lui être utile et de le satisfaire... Je sens ses besoins avant même qu'il me les nomme et j'ai de la difficulté à ne pas y répondre sur le champ. Une partie de moi veut se donner spontanément et l'autre craint que nos rapports deviennent inéquitables. J'ai l'impression que ce nouvel amour me ramène à mes insécurités profondes. Si je me dévoue complètement à lui, est-ce qu'il en fera autant pour moi ? Est-ce qu'il saura répondre à mes attentes relationnelles et à mes besoins affectifs ? Et, d'abord, est-ce qu'il souhaite me satisfaire ? Reconnaît-il la valeur de ce que j'ai à lui offrir ? Est-ce que je lui corresponds comme femme autant qu'il me plaît et que je le désire comme homme ?

Malgré le désir d'engagement profond envers nous-même et celui de réaliser notre couple, le Destin a choisi de nous faire vivre autre chose pour nous faire évoluer. Notre hâte à vouloir vivre ensemble a soulevé des résistances soudaines et inattendues chez Christophe et m'a forcée à appliquer mes connaissances pour ne pas perdre pied. Une chose manquait encore à mon apprentissage, celui de prendre le temps de connaître mon partenaire et de vivre chacune des étapes de la relation sans précipitation. Mon impatience et ma fougue m'ont quasiment balancée dans le précipice !

J'ai lu dernièrement qu'il doit y avoir trois éléments indispensables pour qu'une relation amoureuse soit harmonieuse et durable : *la passion, l'intimité et l'engagement*[33]. La passion/désir est le sentiment qui se développe le plus rapidement dans une relation, suivi de l'intimité/amitié et, en dernier lieu, de l'engagement/partenariat. S'il y a seulement le désir et l'intimité dans un couple, la relation sera de nature romantique. L'intimité et l'engagement, quant à eux, développeront une bonne complicité. Enfin, le

[33] Théorie de l'amour selon le psychologue Robert Sternberg, source web: http://reseauuniversel.over-blog.com/article-la-theorie-de-l-amour-selon-sternberg-70636148.html

désir et l'engagement alimenteront un sentiment d'admiration dans un couple. Les trois facettes : romantique, admirative et complice sont nécessaires pour développer une relation amoureuse équilibrée.

Selon l'auteur de cette théorie de l'amour, le psychologue Robert Sternberg, *un engagement précipité peut amener une rupture de relation car celle-ci est encore beaucoup trop instable*. Ce que je n'avais pas saisi, ou que j'avais tout simplement mélangé, c'est que mon désir d'engagement était en fait une envie intense de vivre davantage d'intimité, de développer avec Christophe un besoin de rapprochement, de proximité et une soif de connexion plus profonde.

Je croyais que la meilleure manière de connaître une personne était de vivre avec elle quotidiennement. Je voulais simplement et égoïstement dormir à ses côtés tous les jours et partager en famille le même repas du soir. Sentir sa présence, sa chaleur. Être là pour l'épauler, l'écouter et le servir. Et aussi, sentir qu'il était toujours là pour moi. Je voulais pouvoir m'amuser, danser, rire et partager différentes activités en sa compagnie. Mon empressement m'a fait sauter des étapes, ce désir ardent d'intimité cachait un vide à combler par manques affectifs et besoin de sécurité. Mon déséquilibre m'a amenée à aller trop vite, à m'embarquer impulsivement de peur de perdre quelque chose, et l'ombre de nos peurs l'a emporté...

Notre relation a tourné au vinaigre sans que j'aie eu le temps de comprendre et d'accepter ce revirement de situation. Son passé amoureux a surgi comme une tornade dans notre couple. Du jour au lendemain, l'homme avec qui j'avais souhaité bâtir mon nid d'amour refusait de m'adresser la parole car notre relation le confrontait à sa relation non résolue avec son ex-partenaire. Sans les connaissances et les outils que j'enseigne et que j'applique dans mon quotidien, je crois que je serais devenue complètement folle.

Toute communication fut rompue, sans explication logique, et je me suis retrouvée dans un vide. Plus d'amoureux et à nouveau seule à contempler ma blessure de rejet. Aurai-je la force et le courage de déménager dans cet immense logement trop coûteux pour mes moyens ? Dans ce bel espace que nous avions loué ensemble et où j'avais tant souhaité réaliser mon plus grand rêve, celui de vivre notre couple et la reconstruction d'une famille dans l'amour et l'harmonie avec, en plus, le bonheur de mettre au monde un nouveau bébé ?

La leçon que j'en retire pour mon prochain coup de cœur est de prendre mon temps... Ne rien brusquer. Prendre le temps d'aimer, de respirer dans l'instant qui m'est offert et d'être aimée à ma juste valeur avant de m'engager. Prendre le temps de m'équilibrer intérieurement, de m'aimer moi-même, pour ne pas donner mon cœur au premier homme qui me fait de l'œil. Ne pas tout donner de moi-même au risque de me vider. Ne pas dépendre de l'amour pour survivre mais vivre remplie d'amour.

Je dois apprendre à me maîtriser, à doser mes élans spontanés. Et surtout, ne pas confondre les besoins d'intimité et d'engagement. Si je continue à sauter trop vite dans le vide, je vais finir par me faire croire que j'ai un mauvais karma en Amour. Dans ce domaine, il est faux de croire que l'intuition suffit. C'est facile de se leurrer et de servir d'appât au manipulateur quand notre cœur est fissuré et que nous sommes dans l'attente qu'une personne extérieure vienne combler un vide. La seule solution possible est de guérir son cœur par amour-propre plutôt que de chercher des faux-semblants à l'extérieur qui vont seulement nous refléter nos manques, nos blessures et nous maintenir dans la douloureuse souffrance.

J'ai compris aussi toute l'importance d'avoir assumé ses relations passées avant même de penser s'ouvrir à une nouvelle personne. Si l'homme qui se présente à moi n'est pas en paix avec son ou ses ex-partenaires, je saurai m'en méfier à l'avenir et reconnaître qu'il y a anguille sous roche. Je n'ai pas à subir les rancœurs d'un autre couple. C'est grandement suffisant de composer avec les situations de vie de l'immédiat. J'aimerais me souvenir aussi que tout semble toujours rose au début d'une relation. Que la confrontation avec la personnalité de notre partenaire peut faire ressurgir des blessures d'enfance non résolues qui peuvent nous amener à résister à se transformer en projetant sur l'autre la responsabilité de nos propres blessures, de nos failles ou de nos manques d'amour envers nous-même. Et, aussi, que l'être humain est complexe et que certains « troubles de personnalité » prennent un certain temps à déceler ou à ressurgir !

J'espère ne plus croire, parce que je suis prête à m'engager dans une relation intime et profonde, que mon partenaire l'est d'emblée. Je ne souhaite surtout plus proposer d'engagement hâtif avant que l'autre en ait émis le désir. J'ai besoin de me sentir choisie autant que j'ai besoin d'admirer mon partenaire et de me sentir sa complice. Donc, si j'ai besoin d'être séduite, de sentir une forte connexion et d'admirer un esprit vif et courageux, j'ai la responsabilité de laisser à mon homme l'espace pour me conquérir, me toucher le cœur et me laisser le temps de le voir tel qu'il est dans différentes circonstances de vie.

La triste fin de relation avec Christophe m'a inspiré ce poème :

Couper ses liens

S'ouvrir des chemins

Ne plus s'aliéner

De rapport conditionné

Le collier d'affection

Captive la relation

Filiation et fraternité

Gênent la liberté

Sans bride

Je suis le guide

Sans chaîne

C'est moi la reine

Sans résistance

Ni attachement

Je fais ma chance

Je vais de l'avant

Cette expérience et la lecture du livre de Jean-Jacques Crèvecoeur[34] m'a fait découvrir **ma première *Clef* vers ma Quête du bonheur** : *Aimer Vivre... Sans résistance à ce qui est, sans agir avec empressement ni attachement au passé*. J'ai compris l'importance de cesser de lutter contre les changements, de vouloir que les situations ou les gens soient tels que je le voudrais, de réagir impulsivement au lieu d'agir calmement et de communiquer mon ressenti. Je dois arrêter de me contraindre ou de contraindre mon entourage par mon manque de patience ou par mes attentes non comblées. Je dois également reconnaître les jeux de pouvoir par la pression exercée sur moi et la sensation de malaise corporel. Je dois mettre un terme à l'attachement au passé et cesser de me projeter dans le futur. Je dois faire le choix de vivre ma

[34] Les Clefs et les Antidotes vers ma Quête du bonheur ont été tirés du merveilleux livre de CRÈVECOEUR, Jean-Jacques. *Relations et jeux de pouvoir. Comprendre, repérer et désamorcer les jeux de pouvoir par la DYNARSYS*, Équinox 21 Éditeur, 1999.

vie, d'être heureuse maintenant, de répondre à mes besoins par moi-même et de prendre ma place. Je dois me libérer de toutes les chaînes et programmations qui m'empêchent d'être libre et pleinement qui « Je Suis ».

**L'Antidote pour transmuter la résistance, l'empressement et l'attachement** : *Respecter le rythme de chacun et le mouvement de la vie*

Je respecte mon rythme dans les étapes du changement et celui des autres sans les brusquer. Je prends le temps de me calmer avant d'agir, de peser mes mots avant de parler et de prendre la responsabilité de mes comportements avant d'intervenir. Je reconnais et j'accepte ma réalité et je respecte les réalités différentes des autres. Je prends le temps de connaître les règles d'usage des endroits où je me trouve pour les respecter et avoir la possibilité de m'y adapter. Je prends le temps de connaître les intentions des personnes avec qui je souhaite m'engager avant de me précipiter dans une relation. Je donne de la valeur aux gens, je reconnais la qualité des services que je reçois et de ceux que j'offre. Je donne sans attendre en retour et je reçois sans culpabilité. Je vis dans le présent.

Je prends soin de mon corps et je réponds à mes besoins. J'honore ma vie en ayant une attitude enthousiaste. Je me déplace avec fluidité dans mon environnement en étant consciente et respectueuse de ce qui m'entoure. Je respecte mon espace, mon rythme, mes limites, mon intimité et celles des autres. Je peux demander davantage de tranquillité, de confort et de temps, au besoin, et fixer un meilleur moment de disponibilité pour rencontrer l'autre. J'écoute mes sensations corporelles, émotives et mes intuitions. J'ose agir autrement.

Enfin, je crois que le pire obstacle aux relations interpersonnelles et de couple ainsi qu'à la vie en général est la peur de se voir tel que l'on est, la peur de prendre la responsabilité de nos failles, la peur de mourir au connu en se déliant de nos blessures et de nos attachements malsains. Je dois prendre la responsabilité de ce qui m'arrive sans le projeter sur mon entourage et profiter de l'événement pour apprendre sur moi, me guérir et évoluer. Sans résister aux situations nouvelles de la vie et au rythme des êtres qui m'entourent ; en me déliant de mes attachements du passé et de mon empressement d'agir le futur, je peux espérer évoluer en étant Maître de moi, me laisser le temps d'intégrer l'expérience et contrôler mes pulsions égotiques qui tentent de ressurgir à tout moment.

# 8- Période d'Ajustement

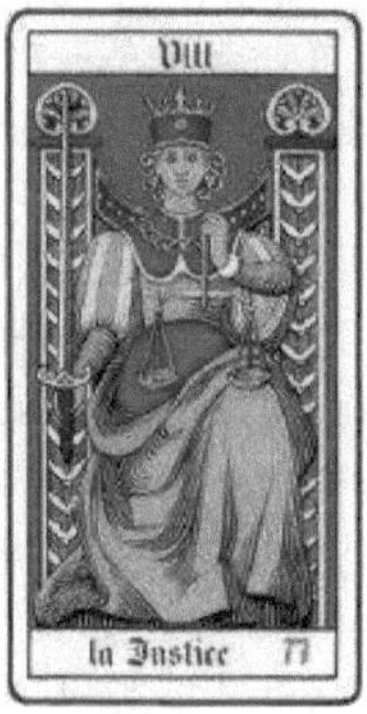

***« La sagesse est fille de l'expérience »***

**Léonard de Vinci**

*La Quête de la Justice, de l'équilibre avec le monde et de l'harmonie avec les personnes, devient une préoccupation constante de mon esprit lorsque les circonstances de la vie me semblent injustes et les rapports avec les gens inéquitables. Je me demande si mon destin est tracé d'avance ou si je suis libre de décider de Ma Réalité*[35] *? La Justice m'amène à prendre conscience de mes motivations cachées pour transformer mes croyances obscures et à prendre soin de moi avec sincérité au lieu de me punir de manière inconsciente*[36].

Curieusement, c'est à mon tour de régler mes histoires avec mon passé. Enfin, j'espère que cette fois-ci je vais boucler la boucle une fois pour toutes ! Lors de mon déménagement dans ma nouvelle demeure, j'ai reçu l'aide et

[35] Inspiré de BÉRIAULT, Marc. *Cours de Tarot pour débutants. Notes de cours*, Montréal, 1992-2008, 57 pages.

[36] Inspiré de COLLEUIL, Georges. *Tarot l'Enchanteur. Une nouvelle vision du Tarot de Marseille,* Arkhana vox Éditeur, 1999.

l'appui du père de mon fils. Il a été comme un baume dans ma vie à la suite de ma rupture avec Christophe. Et comme toujours, mon désir de nous réunir, papa, maman et fiston est remonté en force... J'ai au moins eu la détermination cette fois de résister à la tentation d'une proximité dévorante.

J'ai beau tout faire pour essayer de rester centrée sur mes réels besoins, mes rêves et mes désirs de fonder un foyer heureux, un couple amoureux et une famille unie ressurgissent. Je sens que notre amour l'un pour l'autre est réel et profond autant que nos incompatibilités. Le fossé s'élargit de plus en plus à chaque rencontre même si nos racines sont de plus en plus fortes. Nos rythmes de vie, nos raisonnements et nos actions sont tellement différents. C'est comme essayer de marier un lièvre avec une tortue. Nous pouvons à la limite essayer de jouer, le plus harmonieusement possible, notre rôle de parent pour notre fils. Mais vivre sous le même toit ou vouloir partager des activités en famille est une tâche presque impossible sans cris et déceptions de part et d'autre.

Enfin, je dois définir mes besoins relationnels. Les valeurs auxquelles j'accorde de l'importance et mes limites. J'ai besoin d'un Homme mature, responsable, conscient et aimant qui aime régler les conflits rapidement sans peur des confrontations ; capable d'émettre calmement son opinion, d'exprimer facilement ses besoins et d'apporter des pistes de solutions. J'ai besoin d'un intellect brillant avec un raisonnement rapide car je n'ai pas beaucoup de patience pour les temps de réflexion qui s'éternisent. Un homme qui a des projets de vie en concordance avec son Être, qui est ambitieux et fonceur avec une ouverture d'esprit sur le monde et qui vit dans le présent. Une personne avec qui je peux collaborer en unissant mes forces aux siennes, qui s'adapte rapidement au changement, aimant le monde, la nature et l'aventure.

Je crois aussi que j'ai besoin de ressentir une certaine admiration commune,

une attirance réciproque, une belle complicité, une grande liberté d'être autant pour moi-même que chez mon partenaire, un respect mutuel ainsi que de partager des valeurs de cœur et un rythme de vie semblable. Je souhaite être touchée avec douceur et présence ; comprise, acceptée et choisie en tant que femme, amante et confidente. Je souhaite une personne qui apprécie un milieu de vie calme, un environnement rangé, propre, chaleureux, lumineux et coloré. Aimant les promenades en plein air, les couchers de soleil, le bord de l'eau, les feux de bois et les plantes vertes. Préférant recevoir des amis à la maison plutôt que de sortir au resto, le chalet à l'hôtel, le confort modeste au tape à l'œil.

J'admire un homme capable de transmettre ses connaissances, intéressant à écouter, intéressé aux opinions des autres et toujours curieux d'apprendre ; un homme en paix avec lui-même et son environnement, en bonne santé physique et capable d'engagement. Un homme déjà heureux avec lui-même et qui peut garder son bonheur à mes côtés sans chercher à me changer ou à me dénigrer. Pour conclure, je désire partager trois valeurs essentielles avec mes amis, mes proches et mon amoureux. Offrir sans retenue et recevoir sans gêne une générosité spontanée sans la peur d'être abusée ou d'être redevable, un respect partagé dans l'ouverture du cœur et une conscience suffisamment éveillée pour se reconnaître libre de ses choix et entièrement responsable de ses actes.

C'est bien de savoir ce que je veux mais une toute autre chose de l'intégrer dans ma réalité quotidienne. Parfois, mes choix semblent le produit d'une pulsion plus forte que mon raisonnement logique. Malgré que je puisse pressentir un événement désastreux, il m'arrive de m'y lancer corps et âme au risque d'y laisser ma peau… Y-a-il une logique à subir les conséquences de mes actes irréfléchis ? Est-ce tout simplement des expériences nécessaires à mon évolution ou des épreuves nécessaires pour m' « accoter » au pied du mur afin que je décide consciemment de ma réalité ? Que je choisisse enfin d'être responsable de ma vie en écoutant mes intuitions et mon ressenti corporel qui ne me mentent jamais.

J'ai lu dernièrement que *les épreuves et les obstacles de la vie sont des tests pour apprendre et faire progresser nos compétences*[37]. C'est un peu comme passer un examen après avoir étudié une matière. Si je l'évite, je vais être recalée. Comme la vie est bien faite, elle va m'imposer un autre événement pour me permettre de passer mon examen et d'accéder au niveau supérieur. Je crois qu'il y a une part de destin et une part de choix dans notre existence. Je suis presque convaincue que j'ai préalablement pris des rendez-vous avec des personnes, produit un agenda en y inscrivant certains événements pour me réaliser dans cette vie. Et qu'ensuite, j'ai le choix de me rendre ou non aux rendez-vous, le choix de l'attitude à adopter dans les circonstances, d'accepter ou non une expérience qui m'est proposée, du rythme de mon évolution, etc. Sans compter tous les choix que les autres font pour eux-mêmes. Ça fait beaucoup de possibilités !

Aujourd'hui, je suis de plus en plus certaine que je crée ma destinée à chaque instant par mes pensées, mes croyances, mes paroles, mes décisions et les gestes que je pose. À tout moment je peux choisir de transformer, modifier ou améliorer ma réalité et même les conséquences de mes actes passés. Dans la mesure où je suis consciente de moi-même, en accord avec mes choix et responsable de mes actions, j'améliore mes chances d'être satisfaite de ce que je vais émaner vibratoirement et attirer comme expérience dans ma vie. En fait, ce sont mes manques de conscience, de sincérité et de responsabilité face à moi-même qui me font croire que je ne peux rien faire face à un soi-disant destin tracé d'avance, pour tenter de me déculpabiliser d'être de mauvaise foi et de ne pas exprimer qui Je Suis.

Dans la maison de mon enfance, j'ai souvenir qu'il y avait plusieurs

---

[37] CRÈVECOEUR, Jean-Jacques. *Relation et jeux de pouvoir. Comprendre, repérer et désamorcer les jeux de pouvoir par la DYNARSYS,* Équinox 21 Éditeur, 1999.

peintures d'anges sur les murs qui semblaient nous observer. J'avais vraiment l'impression qu'ils pouvaient voir et entendre ce que chacun faisait. Je n'osais pas mal agir de peur d'être punie par Dieu car j'étais persuadée que les anges pouvaient tout Lui dire… Donc, j'ai grandi dans la crainte de commettre une offense. Ma conscience du bien et du mal c'est développée d'un point de vue moral sous l'angoisse du jugement. Avec le temps, j'ai compris que j'étais mon propre juge et mon bourreau parce que mon corps, mes humeurs et mon énergie réagissent différemment selon que je suis en accord ou non avec moi-même. De plus, j'ai observé que les circonstances extérieures sont intimement reliées à mes états intérieurs.

J'ai fini par intégrer le fait que je puisse détenir une étincelle divine, une âme, infiniment plus grandiose que le corps physique dans lequel je me suis incarnée et plus vaste que cette expérience actuelle ; que mon étincelle d'âme et mon esprit conscient du bien et du mal devaient s'allier à mon cœur pour que mon Être soit en parfaite harmonie. C'est pourquoi j'ai appris à ne pas faire de tort à mon prochain par amour pour mes semblables plutôt que par peur du châtiment et à ne plus agir contre mon cœur, ma conscience et mon Être pour ne pas me nuire et favoriser mon épanouissement. C'est beaucoup plus paisible à vivre que les tourments de mon enfance mais ça me demande une grande sincérité envers moi-même.

Ce n'est plus ce que les gens pensent de moi ou ce que je donne à voir extérieurement qui m'importe puisque je désire maintenant être en accord avec moi-même pour ne pas me torturer intérieurement, me rendre malade, par mes incohérences. De cette manière, je me rends responsable de chaque pensée, parole, décision et action et je me sens libre de faire les choix qui me conviennent. Je ne donne plus le pouvoir aux autres ou à une puissance extérieure de contrôler mes faits et gestes car ma conscience et mon ressenti corporel unis à mon cœur sont les mieux placés pour décider de ce qui est bénéfique ou défavorable pour moi.

Lors de mon séjour à Paris, en cherchant un livre de Socrate dans la bibliothèque de ma chambre pour approfondir ma pensée selon laquelle *pour parvenir au bonheur il faut savoir ce qu'est la vertu* (les Grecs connaissaient cinq vertus principales: courage, tempérance, sagesse, justice et piété) j'ai remarqué un livre de Jean-Paul Sartre : *La transcendance de l'Ego*[38]. Curieusement, j'avais l'impression d'avoir lu Socrate sur la couverture. Je le consulte rapidement jusqu'à un passage de sa conclusion qui me fascine au plus haut point. Il explique que c'est l'ego ou la conscience du « *je-me-moi* » qui nous permet de faire une distinction entre les immenses possibilités de l'Être et l'apparente réalité tangible de l'individu ; entre nos désirs individuels et la grandeur de l'expérience humaine dans une vision évolutive.

En fait, c'est l'ego ou notre personnalité individuelle qui crée la dualité sujet/objet ; Être divin/Moi humain. Car, selon lui, la conscience pure de notre Être sans limites serait l'absolu sans barrières. Le rapport d'interdépendance que la conscience établit entre le Moi distinct et l'Être uni au Monde suffit pour que le Moi apparaisse comme « en danger » devant le Monde. L'angoisse de cette conscience d'absolu, de notre responsabilité face au monde, constituerait l'Ego, notre personnalité individuelle, comme une fausse représentation d'elle-même par peur de devenir Soi-même, un Être libre de prendre la responsabilité de s'accomplir et de transmettre ses connaissances au monde.

Peut-on dire que si nous arrivons à nous libérer de la peur d'Être en devenant responsable de notre vie par nos choix, nous arriverions à vivre en harmonie avec nous-même et les autres ? À vrai dire, il faut du cran pour se reconnecter à la fois à son Être uni au grand Tout et à son unicité incarnée sur terre, pour reconnaître sa liberté d'être différent-e, et pour s'accomplir

---

[38] SARTRE, Jean-Paul. *La transcendance de l'Ego - Esquisse d'une description phénoménologique*, Librairie Philosophique J. Vrin, 1992.

dans un monde de moutons… Bêêê ! Il faut une certaine lucidité pour déceler le contrôle social exercé par les médias, la famille, la religion, le patrimoine culturel, etc. et s'en détacher. Il faut aussi se connaître suffisamment pour repérer ses forces, ses faiblesses, ses tentatives inconscientes de se détourner de soi-même, ses réels besoins et vivre sa vie avec sincérité.

Donc, si je veux être intègre avec moi-même, je dois reconnaître mon individualité propre, l'Être dans ce corps pourvu d'une âme divine et d'un esprit lucide, et agir en concordance avec Lui en ne me laissant plus contrôler par la masse, tout en étant consciente de mon interrelation avec les gens qui m'entourent. Je dois à la fois être créative pour exprimer mon individualité, persévérante pour atteindre mon but sans me laisser influencer par ce que pensent ou disent les autres et collaborative pour unir mes forces, renforcer mes faiblesses et transmettre mes connaissances au monde pour le faire évoluer. Pour ce faire, il m'est primordial d'accomplir des gestes et de produire des actions différentes de ce qui m'était connu ou proposé jusqu'à maintenant afin de savoir ce que j'aime, ce qui me fait vibrer et ce qui ne me convient plus.

Je ne suis pas le monde, mais je vis dans le monde et j'ai besoin du monde pour exister, m'épanouir et évoluer. Mon interdépendance avec le monde teinte ma personnalité. Si je suis influencée par ce qui m'entoure, j'ai aussi le pouvoir de colorer mon environnement, de transmettre en retour mon essence. Quelles influences mes pensées, mes gestes et mes actions quotidiennes ont sur ma vie et sur mon monde ? Autant l'impact de mon passage sur les gens qui m'entourent que l'énergie laissée dans les lieux que je fréquente. Et quels genres de personnes ou d'énergies je laisse pénétrer dans mon corps, dans mon esprit, dans ma vie ? Quels impacts cela a-t-il sur moi, mon quotidien, ma façon de concevoir et réaliser ma vie ?

À la suite de cette lecture et de mes réflexions sur *La transcendance de l'Ego*, mon amie et professeur de La Trame à Montréal m'envoie un courriel qui contient *la vidéo de Jill Bolte-Taylor*[39], une neuroanatomiste de Harvard. Cette femme médecin raconte l'expérience qu'elle a vécue lors de son hémorragie dans la partie gauche de son cerveau. Elle explique clairement le fonctionnement de nos deux hémisphères cérébraux.

Selon elle, notre hémisphère droit vit dans l'instant présent. Il pense en images et s'informe kinésthésiquement à travers les mouvements de notre corps. La conscience de l'hémisphère droit est un être d'énergie connecté à l'énergie tout autour de nous, telle une grande famille humaine. Selon le cerveau droit, nous sommes un tout parfait et magnifique. C'est le silence total, la paix, la conscience d'absolu dont parlait Jean-Paul Sartre dans son livre sur *La transcendance de l'Ego*, le nirvana... Le côté Infini, Idéal !

Notre hémisphère gauche, quant à lui, fonctionne de manière linéaire précise-t-elle. Il pense méthodiquement. C'est le passé et le futur. Il extrait les détails du présent, classifie et organise les informations avec tout ce que nous avons appris dans le passé, et projette dans le futur nos possibilités. Il pense en langage, c'est le bavardage mental permanent. La conscience de l'hémisphère gauche caractérise l'individu isolé, séparé du flux d'énergie qui l'entoure et séparé du monde, ce qui ressemble beaucoup à la définition de l'Ego défini par Sartre... Le côté Fini, Réaliste !

Madame Bolte-Taylor nous dit que « *nous sommes la force vitale de l'univers et que nous avons le choix, à chaque instant, de passer à droite de notre hémisphère gauche pour trouver la paix et faire de notre vie, de notre*

[39] BOLTE-TAYLOR, Jill. *Vidéo sur Internet*, Californie, Février 2008. http://www.dailymotion.com/video/x8agq2_jillbolte-taylor-soustitre.

*planète, un monde meilleur* »[40]. D'accord ! Une chance qu'il y a le corps calleux entre les deux pour faire le pont... Peut-être que c'est lui qui gère ces deux mondes opposés ? L'équilibre serait peut-être d'arriver à unir ces deux polarités ? Prendre conscience de notre grandeur divine pour nous libérer de nos limitations d'incarnation...

Si j'ose faire un résumé en interprétant ce que je comprends de ces deux lectures, je dirais que si la conscience pure est logée dans notre hémisphère droit et notre ego dans l'hémisphère gauche, l'idée ne serait pas de détruire l'ego puisqu'il nous est utile pour accomplir nos tâches quotidiennes et nous maintenir les deux pieds sur terre, mais de prendre conscience que nous ne sommes pas limité à notre petit moi impuissant. Nous avons le choix de devenir plus en éveillant notre perception limitée de notre réalité quotidienne vers une conscience Universelle !

Si nous sommes la force vitale de l'univers, en d'autres mots : des dieux et déesses, nous devons cesser d'avoir « peur d'Être » : accepter notre responsabilité face à nous-même, à l'humain, à la nature, à la planète ; reconnaître que nous avons le pouvoir de créer du nouveau et d'influencer notre monde. Surtout utiliser notre liberté d'Agir pour nous-même en toute conscience... car nous avons l'obligation de décider de notre réalité !

Une mission, créer notre vie : agir en prenant conscience de ce que l'on veut faire, de ce que l'on souhaite transmettre par notre passage sur terre et développer les nouvelles compétences nécessaires pour y arriver. Voilà l'importance de savoir ce qui me passionne réellement. Ce qui m'allume. Quelle est la flamme qui m'alimente ? Qu'est-ce que j'aime ? Qu'est-ce qui m'habite ? Quelle est ma place ? Et exprimer qui Je Suis.

---

[40] BOLTE-TAYLOR, Jill. *Vidéo sur Internet*, Californie, Février 2008. http://www.dailymotion.com/video/x8agq2_jillbolte-taylor-soustitre.

Je dois Agir sur mes peurs, mes faiblesses et mes blessures. En prendre conscience et les déraciner à la source, me libérer de mes enchaînements, me responsabiliser face à mes actions : reconnaître ma propre grandeur. D'où je viens et à quel endroit je souhaite me rendre ? Que dois-je développer pour y arriver ? La responsabilité, c'est l'inverse de la fuite. Ce n'est pas non plus rester sans rien faire ou se culpabiliser d'actions ou d'expériences passées mais AGIR. Être responsable de ses actions et conscient que l'on a la liberté de changer d'attitude et de comportement...

D'ailleurs, y a-t-il une merde plus pernicieuse que la culpabilité ? Elle nous paralyse en nous rongeant de l'intérieur. Je crois que cette saloperie a été inventée pour nous rendre vulnérable et manipulable. Longtemps utilisée par les religions pour nous maintenir dans la peur du châtiment, cette peste est à l'opposé de la liberté et de la responsabilité qui pousse à l'action, à l'évolution et à la réalisation d'une vie pleinement vécue. La culpabilité, poison de l'âme, enlève toute dignité à l'être en le diminuant. Voilà le faux Ego spirituel qu'il faut chasser de nos vies : le manque d'estime en sa valeur personnelle et de confiance en ses capacités, la peur du jugement des autres et des apparences.

Aussitôt que je ressens qu'une personne ou mes propres pensées cherchent à me dévaloriser, à me juger ou à me culpabiliser, je sais maintenant qu'elles essaient de me contrôler ou de me décentrer, de me faire perdre mon calme ou la maîtrise de moi-même. Si je suis responsable de ma réalité, j'accepterai d'emblée que ce sont mes propres choix libres et conscients qui vont recréer mon équilibre ou favoriser ma disharmonie. Je ne remettrai pas la faute sur une personne ou une situation extérieure pour fuir ma responsabilité. Je ne chercherai pas non plus des raisons pour expliquer ou justifier mes comportements ou ceux des autres. En tant qu'être humain libre et responsable, je dois « agir ma vie » et faire des choix conscients pour décider de ma réalité.

Donner de la valeur au bon sens plutôt qu'aux apparences. J'en ai fait l'expérience lors d'ateliers sur le pouvoir de l'âme suivis chez Christiane, mon professeur de La Trame. En fait, je dois dire que mes résistances se sont manifestées très rapidement. Je suis rentrée à fond dans ma blessure de rejet avec, en plus, des pulsions de mort et « ça m'a fait très peur ». Le faux Ego dénigrant, culpabilisant et jugeant ne lâche pas prise si facilement puisqu'il se nourrit de notre souffrance. Donc, lorsque l'âme s'éveille à la lumière, les ténèbres réagissent...

Afin d'intégrer cette partie ombrageuse de mon être, j'ai compris quel bénéfice ma personnalité en retirait... Nourrir ma blessure pour la garder vivante ! Ensuite, j'ai rapidement agi autrement. En fait, j'ai décidé d'agir sur mes résistances en faisant tout le contraire de mes réactions habituelles. Si j'avais envie de partir de l'atelier, je restais. Si j'avais envie d'arrêter un exercice, je continuais. J'observais mes pensées et je les remettais en question. Lorsque j'avais l'impression que l'on me rejetait, j'essayais de me convaincre que c'était une illusion. J'ai changé d'attitude et cela a réellement changé mes perceptions en plus d'avoir comme effet de changer l'énergie de groupe. Je me suis enfin sentie accueillie. Une réelle victoire ! J'ai combattu ma pulsion de mort en ne laissant pas ma personnalité se nourrir de ma blessure de rejet. J'ai utilisé ma révolte à bon escient. Cette force intérieure qui pouvait me détruire m'a permis de triompher. N'est-ce pas formidable ! J'en suis sortie transformée. *« Or, se transformer, c'est devenir soi-même. Faire vivre son identité au-delà de sa personnalité »*[41].

Cette rébellion intérieure qui m'habite depuis mon enfance est une énergie puissante. Elle peut me permettre de choisir ce que j'aime et ce que je sens juste, de passer à l'action, de me transformer et d'évoluer sans l'approbation

[41] COLLEUIL, Georges. *Tarot l'Enchanteur. Une nouvelle vision du Tarot de Marseille,* Arkhana vox Éditeur, 1999, p.90

du monde extérieur. Je me rends compte que j'ai un grand besoin de créer et que je peux utiliser ce feu qui brûle intensément en moi pour y parvenir. D'ailleurs, je dois constamment utiliser cette fougue sinon elle me consume. Ce qui peut me construire peut aussi me détruire. Encore faut-il que je puisse m'orienter dans la bonne direction et suivre la voie de mon cœur. Donner un sens à ma vie, trouver mon **sens unique**. Rien de mieux qu'un peu d'isolement pour m'écouter et prendre les sages décisions, celles qui me font vibrer de vérité.

## Réconciliation

## 9- Solitude ; Solidité ; Solidarité

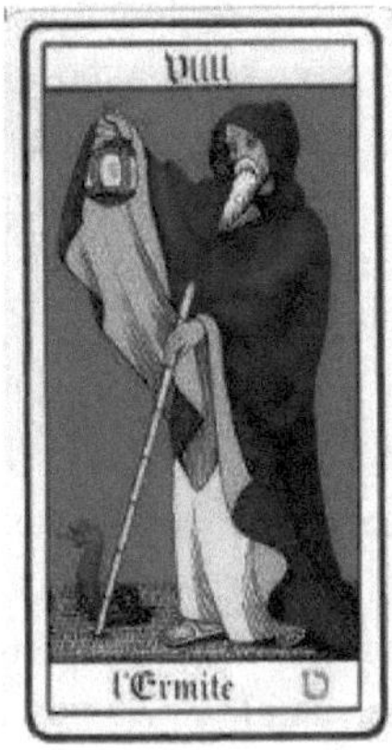


***« Continue de trouver, tu chercheras efficacement »***

**G. Bolduc**

*L'Ermite m'invite à prendre conscience, à accepter et à intégrer la double nature de l'homme pour parvenir à l'unité et à avancer sagement vers le but que je me suis fixée malgré la solitude pour me solidifier. La mission que l'Ermite me propose est d'aller chercher le Soleil à l'intérieur de moi-même, à la lumière de mes expériences, pour le transmettre afin de venir en aide à l'Humanité. Avec l'Ermite, je suis prête à ouvrir de nouveaux horizons, je souhaite être éclairante et faire apparaître la lumière enfermée à l'intérieur des êtres*[42].

J'ai souvent côtoyé la solitude dans ma vie. Non pas une solitude lourde et étouffante mais plutôt une solitude bénéfique et agréable à vivre. Le fait d'avoir une vie paisible en ayant la chance de faire mon propre horaire

[42] Inspiré de COLLEUIL, Georges. *Tarot l'Enchanteur. Une nouvelle vision du Tarot de Marseille,* Arkhana vox Éditeur, 1999.

m'amène à porter un regard sur moi-même qui, autrement, dans le tourbillon des occupations stressantes du quotidien, aurait été très difficile. J'ai compris pourquoi j'aimais tant à la fois les grandes villes et les campagnes. Que ce soit dans l'isolement et la tranquillité de la nature ou dans l'individualité bruyante de la foule, je me retrouve seule avec moi-même. Cela me permet de prendre le recul nécessaire pour être présente à mes besoins, de rester en contact avec mon monde intérieur tout en contemplant le monde extérieur, de demeurer authentique sans chercher à plaire à quiconque et de poursuivre mon cheminement vers ma quête du bonheur.

Ce que je trouve si merveilleux dans la ville, c'est qu'elle me permet une autonomie à tous les niveaux. Tout est possible, facile d'accès et nous y retrouvons de tout, en plus de la beauté des différentes cultures et de tous les niveaux sociaux qui se côtoient. J'ai l'impression de changer de continent simplement en me déplaçant de quartier. Et, sans avoir besoin de prendre l'avion, j'ai accès facilement à toute la beauté du monde. En fait, je prends conscience de mes valeurs, de mes croyances, de mes goûts et de mes réels besoins lorsque je suis confrontée à des réalités et à des cultures différentes.

La dichotomie ville et campagne ressemble à mes relations intimes. J'aimerais une vie de couple équilibrée et j'apprécie tant le fait de vivre seule. Je rêve d'une vie de famille avec plein d'enfants à ma table et j'aime tellement le fait d'être tranquille avec mon fils, de l'élever seule, de lui transmettre mes valeurs. Pour le moment, j'aime bien ma vie solitaire. J'aime ma liberté, mon indépendance, mon autonomie. J'aime faire ce que je veux, quand je le veux, à mon rythme, sans rendre de compte à personne, sans explications ni justifications. Ça ne m'empêche pas de rêver vivre une vie de couple solidaire. Mais pour y parvenir, je dois d'abord me solidifier.

En fait, je préfère vivre seule que mal accompagnée. Je ne voudrais surtout pas avoir besoin de quelqu'un pour exister. Curieusement, j'ai remarqué, lors des deux ans de relation amoureuse avec Guillaume, que j'avais besoin du regard qu'il posait sur moi pour me sentir vivante. J'existais dans la mesure où il me reconnaissait et qu'il me faisait sentir unique à ses yeux. Ses magnifiques yeux bleus ! Sans ce regard qui me pénétrait, je n'avais plus de raison d'être. Je ne respirais plus, j'étais en souffrance. C'est affreux de prendre conscience de cela. Ce fut mon expérience de l'amour passion.

Guillaume est arrivé dans ma vie au moment où j'étais le plus vulnérable. À peine trois semaines avant la naissance de mon fils. J'étais ronde comme une planète et il prenait plaisir à graviter autour de moi. Il a été présent à mon accouchement et a rendu agréable, par ses nombreuses attentions, la période débilitante de la petite enfance, des nuits blanches, des couches, des coliques et de l'allaitement. Aujourd'hui, je prends conscience que j'étais en quête de cette reconnaissance dans le regard de tous mes partenaires. J'ai trop souvent cherché et je cherche encore, malgré moi, cette considération que je dois trouver en moi-même pour moi-même.

Comme si je n'étais vivante qu'à travers l'homme qui m'accompagne. J'avais la sensation d'être en sécurité avec Guillaume et de m'effondrer sans lui. Malgré toute ma force et mon courage, je perdais mes moyens en son absence, je me sentais belle, énergique et brillante que lorsque nous vibrions au même diapason. Juste à penser à lui mon cœur s'emballe et ma tête se met à tourner. Je perds mon équilibre. Ce n'est pas bon ! J'ai cru longtemps que Guillaume avait été le seul homme qui m'avait ressentie en profondeur, qui m'avait généreusement démontré des égards, du respect et de l'amour malgré ses attentes non comblées ; mais aujourd'hui, je crois que j'étais carrément dans l'illusion. D'ailleurs, c'est cette expérience qui m'a inspiré le texte sur la passion que j'ai écrit pour la revue *Cheminement* en 2008.

J'admirais tant ce qu'il était. Je n'ai jamais rencontré d'homme aussi brillant que lui. Une intelligence vive et une telle sensibilité à la fois. Guillaume a été pour moi le modèle de l'homme parfait. C'est un homme que je considère complet. Il est à la fois intellectuel et manuel, il a intégré son côté féminin tout en restant viril. Il a été mon amoureux secret pendant dix ans, dans ma tête, mes fantasmes et mes rêves. Par la suite, j'ai eu le privilège de partager véritablement avec lui les deux premières années de vie de mon fils. J'ai vécu si intensément à ses côtés que tous ces merveilleux moments partagés m'ont semblé remplir une vie entière. J'en étais complètement folle et j'espère aujourd'hui en être guérie. Y a-t-il un docteur dans la salle ?

Guillaume avait quinze ans de plus que moi et pourtant, malgré ses cinquante ans, je n'avais jamais vu un si beau corps d'homme. Il avait tous les petits détails physiques qui me font craquer. C'était mon Apollon à moi. J'adorais la douceur de sa peau et de ses cheveux, la tendresse de sa chair, ses longues jambes arquées, la puissance de son magnifique membre viril et que dire de ses mains. Lorsqu'il les posait sur moi, je me calmais. Il avait le don de me libérer de mes douleurs, qu'elles soient d'ordre physique ou psychique. Croyez-moi ou non, grâce à ses mains posées sur mon bassin et dans le creux de mes reins à mon accouchement, je n'ai ressenti aucune douleur lors des contractions. Il a été présent dans ma vie au moment où j'avais le plus besoin de soutien. Guillaume m'a épaulée et a su apporter du plaisir et du merveilleux dans mon existence.

J'adorais cuisiner avec lui, recevoir conjointement des amis ou aller en visiter. Si je me plaisais tellement en sa compagnie c'est que j'admirais ce qu'il était, ce qu'il faisait et ce qu'il disait. Et cela, même si je n'ai jamais senti que nous étions de réels complices lors de nos voyages, parce que nos besoins de vacanciers étaient complètement différents. De plus, c'était la première fois que j'acceptais chez un homme la complexité de sa personnalité, son côté sombre, sa dualité au point de vouloir vivre avec lui au quotidien après deux belles années partagées à demeurer chacun chez soi la semaine et à se voir durant les week-ends et les vacances.

Mais voilà, ce n'était pas son cas... Différence de langage et mauvaise interprétation nous ont conduits à prendre des routes différentes. Notre vision de la vie était totalement opposée. C'est un homme réaliste et moi, une femme idéaliste. Nous avons confondu nos désirs avec nos besoins. La peur de perdre, les attentes non comblées, les désirs inassouvis, les fautes inavouées ont été un poison mortel pour notre relation. Enfin, la passion que nous ressentions l'un pour l'autre a eu raison de nous. *Je ne peux pas vivre sans toi et je souffre avec toi.* Donc, il était très difficile pour nous deux d'avoir des buts communs, de nous diriger dans la même direction et même d'envisager vivre ensemble au quotidien.

J'espère, aujourd'hui, être plus solide, stable, enfin, plus équilibrée émotivement pour ne plus donner mon pouvoir à un homme. C'est mon talon d'Achille, le point faible de ma cuirasse de protection. Je crois qu'il s'agissait avant tout d'en prendre conscience pour agir autrement ; qu'il est parfois nécessaire de faire certaines expériences, d'ouvrir son champ de conscience pour se voir agir, choisir de se transformer et évoluer. Car il est nécessaire de reconnaître ses limites pour les dépasser. Pourrais-je un jour me libérer de cette passion-souffrance ou dois-je apprendre à vivre « avec » ? Mon attachement à cet homme a duré beaucoup trop longtemps. Maintenant, j'espère être arrivée à me défaire de l'emprise qu'il a sur moi. Ai-je enfin conjuré le mauvais sort ?

Enfin, vivre seule m'est présentement nécessaire parce que je me sais encore vulnérable. Pour moi, ce cheminement dans la solitude est plus facile à réaliser seul car j'ai tendance à me perdre dans l'autre, à m'oublier, à fusionner. J'ai besoin de ce temps pour me voir aller, comprendre mes comportements, lâcher ce qui m'attache à mes vieilles habitudes, faire les changements nécessaires et me reconstruire. Je dois trouver ma propre sécurité intérieure, travailler à mon enracinement, construire ma force et mon équilibre. Surtout, je dois apprendre à me choisir pour faire de meilleurs choix.

Un couple peut vraiment cheminer dans la mesure où les deux partenaires sont individualisés, complets, autonomes. « *Je ne dépends pas de toi, ni toi de moi* ». Nous marchons côte à côte et nous évoluons dans le respect mutuel de nos différences. Deux êtres égaux dans leurs particularités qui s'appuient l'un et l'autre. Non pas l'un sur l'autre. Mais, je crois aussi, qu'il est nécessaire d'avoir des objectifs communs sans désirs égotiques que l'autre comble ses manques. Comme le dit Georges Colleuil : « *Les couples en voyage sont ceux dont l'alliance est fondée sur une force réciproque d'appui et sur un objectif conscient qui transcende les intérêts ou motivations individuels* »[43].

Pour le moment, ce sont mes objectifs personnels qu'il me faut cibler. Justement, je ne dois plus me perdre dans les désirs de « l'autre ». Il est temps que je cesse de vivre par procuration. En étant la femme de... Ou la mère de... Mais que je vive ma vie d'abord en étant centrée sur le but que je me suis fixée pour atteindre le bonheur et m'épanouir. Que je réalise mes passions, les incarne dans ma réalité et qu'elles me soient profitables et rentables.

Je dois trouver le bon chemin et le prendre, décider pour moi-même. Je veux me laisser guider par mon cœur, mon intuition et ma conscience. Peut-être faudra-t-il que je crée, je conçoive, ma voie de toute pièce au lieu de la choisir. Je souhaite m'engager à vivre ma vie de manière créative et non simplement suivre la petite voix logique de ma raison. Et, pour ce faire, j'ai besoin d'être consciente de moi-même, de me permettre de vivre de nouvelles expériences et d'essayer des choses différentes. Je veux ressentir dans mes tripes ce que j'ai à faire comme étant juste pour moi, en concordance avec mon être. Est-ce que l'expérience me fait vibrer ? Est-ce

[43] COLLEUIL, Georges. *Tarot l'Enchanteur. Une nouvelle vision du Tarot de Marseille,* Arkhana vox Éditeur, 1999, page 103

en résonance avec mon être profond ?

Je me souviens avoir résisté longtemps avant d'offrir des cours dans des Centres communautaires car j'étais persuadée que la clientèle ne me plairait pas. J'étais remplie de préjugés... Lorsque j'ai osé essayer, je me suis rendu compte que j'aimais ça et que ce n'était pas du tout ce que j'avais imaginé. À l'inverse, lorsque j'étais étudiante à l'université, je souhaitais être sexologue clinicienne et, lorsque j'ai tenté l'expérience en milieu hospitalier, j'ai vite constaté que ce n'était pas ce que je voulais faire de ma vie car l'environnement ne me faisait pas vibrer. Je sais maintenant que j'ai besoin d'essayer des choses différentes pour savoir ce qui me correspond, comme on essaie différents vêtements avant de reconnaître son style et ce qui nous met en valeur. Je dois mettre de la créativité dans mon quotidien pour façonner ma réalité de manière à ce qu'elle me ressemble.

Quel est mon style, ma façon d'Être, ma manière unique de m'exprimer ? Quelles sont mes capacités particulières, les précieux avantages que j'aurais à faire ressortir ? J'aime approfondir les sujets, ouvrir ma conscience, déloger les blessures et les croyances, comprendre ce qui pousse à agir, décortiquer les comportements, m'immiscer dans l'intimité, alléger les souffrances, apprendre à aimer, aider mon prochain, créer du nouveau, donner du sens à l'existence... C'est pourquoi, j'invente des nouveaux mouvements d'éveil corporel, je m'ouvre à de nouvelles clientèles et je crée des supers ateliers de croissance personnelle. Je ressens toujours le besoin de transmettre mes réflexions par l'écriture en espérant ardemment qu'elles soient un jour utiles à d'autres personnes. De plus, je me suis trouvé une autre façon de rentabiliser mes revenus en exploitant mes passions. Puisque j'aime cuisiner, recevoir chez moi et connaître d'autres cultures, j'ai pris l'initiative d'accueillir des étudiants étrangers qui viennent apprendre le français à Montréal.

J'aime ma façon de vivre et en même temps je trouve ça difficile. Parfois, je me sens comme une artiste incomprise. Me refusant à faire un travail routinier de 9h à 17h comme la majorité des gens. Je n'arrive pas moi-même à comprendre comment une fille aussi brillante, ingénieuse et débrouillarde que moi peut ne pas vivre plus aisément de sa créativité. J'imagine que ce n'est qu'une question de temps. Je n'ai pas choisi le chemin le plus facile mais le plus approprié pour me réaliser. Je dois prendre le temps et avoir la patience nécessaire pour développer mon matériel et le faire connaître. Savoir publiciser et vendre mes services, trouver les bons collaborateurs, transmettre mes compétences tout en rayonnant de bien-être.

Comme je me transforme et évolue, mon environnement aussi subit des modifications. Je vis présentement dans une belle grande maison dans la ville et entourée par la nature. Enfin, j'ai l'impression d'avoir l'espace nécessaire pour respirer, d'être enfin arrivée chez moi dans un lieu qui me ressemble. Désormais, je crois en moi et j'ai confiance en ma réussite. Je ne laisserai rien ni personne me désintégrer. Je poursuis mon aventure guidée par mon cœur, ma conscience et mes intuitions car je sens que je suis sur le bon chemin en plus d'avoir la chance de vivre ma vie à mon rythme, sans stress ni conciliation, et tout à fait comme je l'aime.

# 10 - Changements

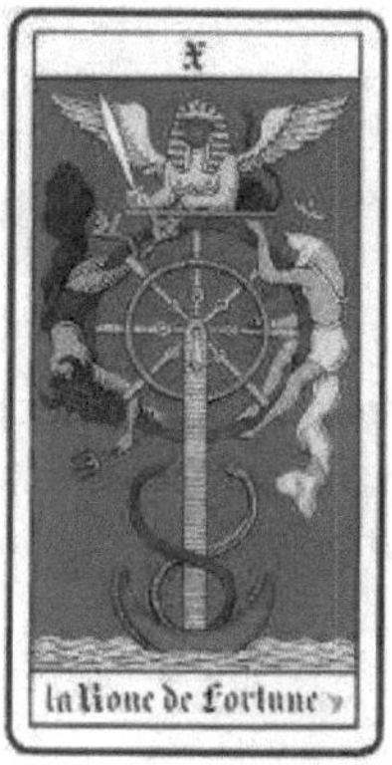


***« Nous devenons sans limite lorsque nous dépassons nos limitations***

***et avons délimité clairement nos limites »***

**Brigitte Drapeau**

*La Roue de Fortune me parle des programmes inconscients qui tirent les ficelles de ma vie. Elle me convie à transformer mes croyances négatives en croyances positives. La Roue de Fortune m'indique que je m'apprête à évoluer dans d'autres plans de conscience en me libérant de tous les schémas du passé. C'est l'Arcane du mouvement et du changement, elle m'indique une nouvelle détermination à avancer vers moi-même*[44].

J'ai toujours cru et espéré qu'un jour je réaliserais mes idéaux : en premier lieu, apprendre à vivre harmonieusement dans cette incarnation ; et puis, rencontrer l'homme parfait pour moi et être heureuse de vivre en couple ; ensuite, accéder à une certaine reconnaissance sociale par mon travail pour vivre confortablement en faisant ce que j'aime ; enfin, avoir la possibilité de pouvoir voyager à travers le monde et de me sentir utile en transmettant mes

[44] Inspiré de COLLEUIL, Georges. *Tarot l'Enchanteur. Une nouvelle vision du Tarot de Marseille,* Arkhana vox Éditeur, 1999.

connaissances tout en poursuivant mon cheminement spirituel.

Et j'ai aussi compris qu'il peut y avoir une énorme différence entre mes besoins véritables, mes rêves et mes idéaux selon les croyances et les valeurs qui m'ont été inculquées et que j'ai assimilées. Il m'est important d'en faire le tri pour que mes énergies se dirigent dans la bonne direction et que je puisse m'exprimer consciemment, sincèrement et joyeusement dans ce monde. Comme le dit si bien la Sagesse chinoise, « *Un bateau qui ne s'est pas donné de direction ne peut profiter des vents favorables* ».

J'ai appris, lors de ma formation en Méthode de Libération des Cuirasses, que ce sont nos croyances qui déterminent nos comportements et que ce sont nos valeurs et notre attitude qui façonnent les événements de notre vie. En fait, j'ai le pouvoir de transformer mes croyances limitatives et mes préjugés de façon positive. J'aimerais finir par reconnaître et accepter que vivre dans l'abondance n'est pas l'opposé d'une vie axée sur le cheminement spirituel ; qu'une relation de couple n'est pas synonyme de perte de liberté ; que je puisse être aimée pour qui je suis, et non seulement pour ce que je donne, sans dépasser mes limites, sans me laisser envahir et en me faisant respecter.

Pour transformer mes croyances limitatives, je dois déterminer au préalable un cadre (mes limites), en clarifiant les bases (mes valeurs), que cela soit pour le travail ou pour tout autre type de relations. En fait, je crois sincèrement que c'est cela qui me faisait défaut... Déterminer mes frontières personnelles en clarifiant ce qui est le plus important pour moi et m'y tenir. Et aussi d'accepter de me donner du plaisir, de m'offrir du bon temps et de m'aimer suffisamment pour m'accorder la priorité. Transformer ce qui restreignait mon bonheur et me respecter m'a amenée à établir mes limites. J'ai compris que je devais d'abord définir ce qui faisait partie de mon intimité pour arriver à délimiter une distance raisonnable par rapport aux gens et à établir un cadre professionnel. Déterminer ce qui appartient à la sphère privée et ce qui relève de la sphère publique.

J'ai pris conscience que j'étais responsable de mon isolement, que j'avais le choix de m'ouvrir au monde et la liberté de changer mon attitude et mes comportements. Rendre intime ma sphère émotive et publique ma sphère mentale. Je dois arrêter de penser que tout le monde est soit beau et gentil ou soit complètement fou, et de croire que les gens sont vraiment intéressés par ce que je vis et ressens pour reconnaitre avec qui et à quel moment il m'est favorable de partager ma sphère privée.

M'ouvrir au monde de façon consciente, sortir de ma bulle qui m'empêche de voir à la fois la dure réalité du monde et son abondante beauté. D'ailleurs, si nous sommes si bien dans la nature c'est qu'elle ne pose aucun jugement sur nous, elle nous accepte tels que nous sommes et elle nous dévoile sa magnificence sans faire de distinction, sans aucune attente de notre part, tout en étant disponible pour tous.

Je dois accepter d'être aimée, de m'aimer telle que je suis, d'aimer vivre pleinement ma vie et d'accepter de prendre ma place dans ce monde. Je dois aussi apprendre à rayonner sans fausse modestie, à accepter de me gâter autant que je donne et d'être disponible à mes besoins autant que je le suis pour ceux des autres. Avec mes amis, je dois arriver à recevoir sans « me sentir obligée » de donner en retour et pouvoir offrir spontanément en me sentant respectée. Par mon travail, je veux transmettre généreusement mes compétences et recevoir une abondante clientèle. Je dois aussi être fière de ce que je fais et de mes compétences.

Quelle valeur ai-je à mes yeux ? Est-ce que je m'accorde à moi-même les mêmes soins et attentions que j'offrirais à une personne que j'aime ? Est-ce que je me reconnais le droit au bonheur et à la joie de vivre ? Vais-je cesser, une fois pour toute, de lutter contre cette pulsion de mort ? Vais-je enfin accepter de VIVRE pleinement ma vie... « *Nous sommes nos propres juges et notre bonheur est le résultat que nous créons en nous et autour de nous* »[45].

J'ai aussi compris que l'essence de l'amour ne dépend pas de l'intérêt ou de l'affection que nous portent les autres. Ce sentiment d'amour doit prendre racines à l'intérieur de moi-même. Si je suis comblée de l'intérieur, je ne quêterai plus l'amour, je ne serai plus dépendante de ce que pensent ou ressentent les autres. En ne cherchant plus à être aimée de tous, je respecterai plus facilement mes limites.

Aussitôt que j'ai commencé à vivre ma vie autrement en transformant mes croyances, tout s'est bousculé autour de moi. Il y a eu des événements heureux comme mon déménagement d'un petit appartement à un grand duplex et des nouveaux contrats de travail, mais aussi une série d'événements troublants qui ont littéralement chahuté ma vie. J'essaie de voir ces nombreuses difficultés comme des mises à l'épreuve nécessaires dans ma traversée parce que je suis prête et décidée à y faire face pour rééquilibrer ma vie.

J'ai confiance car je sais que rien n'est stagnant, que mes mondes intérieur et extérieur sont en perpétuel mouvement. Rien ne demeure, tout passe. Ce que j'ai aujourd'hui peut m'être enlevé demain et mes difficultés du moment peuvent se transformer en avantages. Rien n'est impossible ! On peut lire, au-dessus de la table de l'Alchimiste, l'inscription suivante: « *Ils ne savaient pas que c'était impossible, alors ils l'ont fait* ». Nous sommes sans limite lorsque nous n'avons plus de croyance limitative ! Mais ce n'est pas tout de transformer ses croyances, je dois aussi intégrer mes expériences. Apprendre

[45] COLLEUIL, Georges. *Tarot l'Enchanteur. Une nouvelle vision du Tarot de Marseille,* Arkhana vox Éditeur, 1999, page 98.

à m'affirmer en nommant mes besoins, en faisant respecter mes limites et en m'accordant douceurs et bonheur au quotidien. Maintenant, je crois avoir appris à être LA personne la plus importante pour moi au lieu de vivre en fonction des autres.

En 2011, mon médecin a diagnostiqué un kyste hémorragique à l'ovaire gauche. Je suis allée dans un cercle de guérison chamanique pour le faire traiter par mes collègues. Je leur ai demandé de me guérir, de me dire comment ce kyste s'était créé et ce que je devais faire pour qu'il ne réapparaisse pas. Ils m'ont expliqué la cause, la leçon à apprendre et ils ont enlevé les blocages énergétiques associés.

J'ai compris que le kyste s'était créé parce que j'avais accumulé des déceptions amoureuses ; entre autres, lorsque j'ai dû me contraindre à laisser aller Guillaume, un homme que j'aimais profondément, dans les bras d'une autre femme et que j'ai dû me détacher de mon rêve le plus cher de fonder une famille avec Simon, le père de mon fils. Maintenant, puis-je éliminer l'espoir qu'un jour, peut-être, le grand amour serait possible avec un de ces deux hommes ? Oui ! Aujourd'hui je suis enfin prête à du nouveau.

J'ai senti longtemps qu'une partie de moi était restée dans l'attente. Et maintenant, je me sens totalement libérée de cette prison faite d'illusions. Je suis arrivée à me défaire de ce désir de grand amour qui m'enchaînait. J'ai enfin abandonné le rêve que Guillaume corresponde à mon image du prince charmant et à mon envie de réaliser mon idéal familial avec Simon. J'ai fait la paix avec mon passé et je m'occupe de mon présent au lieu de rêver à un futur meilleur.

Je sens toujours une pression subtile de mon entourage à me savoir avec un homme comme si c'était la clef du bonheur, de la sécurité et de l'abondance.

Et je dois avouer que j'ai, bien malgré moi, intégré la croyance que la femme a besoin d'un homme dans sa vie pour s'épanouir. Sinon, pourquoi je chercherais avec tant de fougue mon homme idéal ? Ai-je vraiment besoin d'un homme pour vivre pleinement ma vie ?

En sortant du cercle de guérison, non seulement les saignements ont cessé instantanément mais quelque chose s'est vraiment libéré dans mon bassin, j'ai senti l'énergie circuler et mes mouvements plus fluides. Six semaines plus tard, lors de mon rendez-vous pour ma biopsie, le médecin était ébahi car il n'y avait plus aucune trace apparente de kyste. Entre le cercle de guérison et le rendez-vous chez le médecin, j'ai reçu une autre sorte de traitement énergétique. J'ai senti que l'on m'enlevait l'obstacle qui m'empêchait de m'enraciner et de me nourrir à l'énergie d'amour de la terre. J'ai eu l'impression que ce blocage énergétique était en lien direct avec ma blessure de rejet et, qu'avec cette libération, je franchissais une étape de plus vers ma guérison. Depuis, je me sens vivre, j'aime être sur terre... Je veux profiter de la vie, Ma vie, être totalement vibrante et participante !

Je sens maintenant l'énergie monter à travers mes jambes jusqu'à mon bassin. Les premiers jours ont été douloureux. Picotements, engourdissements, même des brûlures dans les deux genoux comme si les chakras de mes genoux se réveillaient... J'ai eu l'impression d'habiter le bas de mon corps pour la toute première fois de ma vie et d'aimer enfin mes jambes comme une partie entière de moi-même. Je sens que la femme en moi a envie d'exprimer davantage sa féminité, d'équilibrer ses énergies féminines et masculines en elle et de faire la paix avec ses relations passées.

Au cours du processus de guérison, lorsque l'énergie qui montait en moi s'est dirigée vers le cœur, je suis entrée dans une intense colère. Je ne comprenais pas ce qui se passait en moi... J'avais seulement l'impression d'être devenue un immense nuage de rage qui menaçait d'éclater sans prévenir. Je ne pouvais plus supporter cette pression. Consciemment, je suis sortie de moi pour prendre du recul face à l'émotion envahissante et pour essayer de comprendre ce qui se tramait en moi.

J'ai constaté que je résistais à l'énergie d'amour de la terre et que c'était cette résistance qui causait ma colère. En fait, je m'étais presque toujours rejetée et j'avais peur de recevoir l'amour inconditionnel que je ressentais de la mère terre. J'ai donc accepté de respirer juste un petit peu dans cette nouvelle énergie d'amour pour la laisser pénétrer mon cœur et, tout a lâché. Je me suis sentie spontanément plus légère, libérée de ma colère et l'environnement me paraissait aussi plus beau et accueillant. Ça semble pourtant si simple mais ça été tout un exercice de conscience et une réalisation importante pour moi.

Cette expérience m'a fait comprendre beaucoup de choses. Comment je cherchais inconsciemment à me nourrir en cherchant à l'extérieur l'amour des autres, en donnant pour être aimée. Comment je résistais à recevoir quoi que ce soit des autres pour ne pas devoir, et ce faisant je me coupais de l'abondance. Toujours sans en être consciente, je cherchais à garder le contrôle par peur d'aimer... Mais de quel amour asseyais-je de me protéger sinon du mien ? Et, si j'accepte de me nourrir de l'intérieur, les personnes autour de moi risquent de changer. Pendant tout ce temps, je me suis coupée de l'amour et de l'abondance pour me protéger. Il est maintenant temps pour moi d'enlever cette armure qui bloque l'accès à mon cœur.

Et enfin, j'ai compris pourquoi j'attirais des personnes dépendantes sur le plan affectif. C'était un effet miroir de mon état intérieur. Maintenant je dois apprendre à combler mes manques, guérir mon cœur et m'équilibrer pour ne plus retomber dans des « patterns » malsains. C'est un peu comme apprendre à respirer sans masque d'oxygène... Depuis, j'ai l'impression que les gens qui se nourrissaient de mon insuffisance se sentent menacés. Notre changement déstabilise notre entourage en les poussant à trouver leur propre équilibre et à évoluer.

Un ami m'a parlé de la Méthode Hawaïenne de guérison Ho' oponopono. C'est extrêmement simple et efficace. Cette méthode est basée sur les préceptes suivants : l'univers physique est une création de mes représentations mentales. Je suis responsable à 100% de la création et de la transformation de mes pensées, mes croyances et mes mémoires. Lorsque je ressens un malaise dû à un souvenir, je peux demander à ma divinité intérieure de nettoyer en moi ce qui contribue à ce problème en disant : « *Mes mémoires je vous Aime ! Je vous remercie de l'opportunité que vous me donnez de vous libérer, et de me libérer !* »[46].

Il s'agit de regarder avec lucidité et amour ce que j'ai accepté ou ce qui m'a été inculqué par mon entourage et vouloir rectifier la situation. Si je ne porte plus la souffrance, la croyance ou le concept qui produit cette réalité, elle n'apparaîtra plus dans ma vie. Donc, si je souhaite des relations saines, je dois d'abord rectifier la croyance que j'ai besoin à tout prix de l'autre dans ma vie pour m'épanouir et trouver, avant tout, mon propre équilibre intérieur. Aussitôt que je vis un inconfort, un conflit ou une émotion négative par rapport à une personne, un lieu ou un événement, j'ai la responsabilité d'entamer le processus de guérison en me disant intérieurement : *« je suis sincèrement désolée de ce qui se produit ; je te demande pardon et je vais rétablir la situation ; je te remercie d'être venu mettre en lumière mon inconscience et je t'aime car tu me permets de me transformer et d'évoluer »*.

Donc, j'assume la responsabilité que tout changement intérieur influence

[46] DR LEN, Ihaleakala Hew. *Ho'oponopono, un outil thérapeutique hors du commun,* http://www.cecilecaccamo.com/hooponopono-un-outil-therapeutique-hors-du-commun

mon monde extérieur et que le monde extérieur n'est que le reflet de mon monde intérieur, sans oublier le fait que je dois ensuite agir en accord avec mes prises de conscience. Ce n'est pas tout d'être consciente, je dois faire les choses différemment pour créer une autre réalité. Si j'accepte de confronter mes comportements et mon attitude à ma réalité intérieure, je dois aussi oser confronter mes valeurs et croyances à ma réalité extérieure. Dans ce processus, je dois user de diplomatie dans mes rapports aux autres tout en étant lucide, attentionnée et douce envers moi-même car mes changements intérieurs m'amènent souvent à faire le grand ménage à l'extérieur ou à subir de grands bouleversements.

## 11- Affirmation de Soi

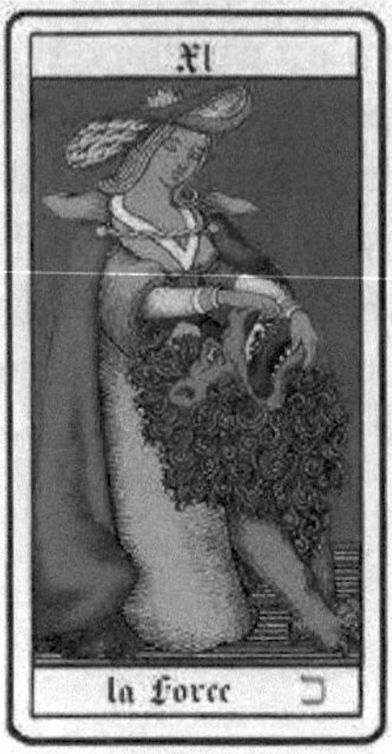


***« Que ma présence soit rayonnante et digne ;***

***Que mon regard soit confiant et lucide ;***

***Que mes paroles soient l'expression de ma vérité ;***

***Que mon écoute soit intéressée et respectueuse ;***

***Que mon attention soit sincère et complète ;***

***Que mes gestes soient créatifs et affirmatifs ;***

***Que mes pas soient guidés par ma quête de réalisation »***

**Brigitte Drapeau**

*Avec la Force je suis centrée, maître de mes émotions et en communication juste avec les autres. Je m'affirme sans violence, je me respecte et je me sens respectée*[47]. Malgré les épreuves traversées ou grâce à elles, je suis solide intérieurement et droite. Comme l'a dit Sénèque: *« Seul l'arbre qui a subi les assauts du vent est vraiment vigoureux, car c'est dans cette lutte que ses*

[47] Inspiré de COLLEUIL, Georges. *Tarot l'Enchanteur. Une nouvelle vision du Tarot de Marseille,* Arkhana vox Éditeur, 1999.

*racines, mises à l'épreuve, se fortifient ».*

Je sens que je n'ai plus le choix... Je dois non seulement nommer sainement mes besoins mais aussi dégager du respect par mon affirmation et afficher mes couleurs. Il ne s'agit pas juste d'être ferme au sujet de mes limites, mais aussi d'exprimer sincèrement qui je suis par mon attitude, mes comportements et mes actions. Je ne peux plus me permettre de baisser les bras à la moindre contrariété, ne pas oser prendre ma place aussitôt qu'il y a un peu de compétition, ne pas agir ou amoindrir les conséquences lorsque je me fais bousculer ou déranger, accepter de servir de bouc émissaire pour les manipulateurs, ou bien m'abandonner en désirant mourir face aux épreuves de la vie.

Je veux poursuivre ma route, persévérer, engagée que je suis à me réaliser. Il me faut être forte et courageuse. Rester debout devant les aléas de la vie et faire face. Il est temps que j'apprenne à rayonner, à me faire comprendre et respecter. Surtout arrêter de me cacher, de m'isoler, de me fondre dans la foule, d'être invisible dans ce monde. Quels gestes dois-je poser en premier ? Je sens qu'il y a tellement à faire pour arriver à manifester qui je suis.

- Reconnaître et exprimer clairement mes besoins, mes limites et mes intentions
- Façonner mon image pour qu'elle mette en lumière qui je suis et ce que je veux exprimer (vêtements et démarche)
- Dégager de l'assurance (posture et regard)
- Avoir confiance en mes compétences (vendre mes services)
- Faire connaître mes services (frapper à des nouveaux endroits)
- Me rendre visible (publicité et média)

- Offrir des témoignages percutants (témoigner des bienfaits de mes services)
- Me dévoiler (exprimer ma vérité, mes couleurs, mes différences)
- Me démarquer (offrir du nouveau, mes propres créations)

Je veux découvrir la gamme de mes talents et de mes compétences spécifiques. Je suis décidée à me réaliser professionnellement en acceptant de renoncer à tout ce qui peut me déstabiliser. Je souhaite pratiquer l'équanimité, cet état où l'esprit est parfaitement stabilisé bien que toujours en mouvement, mais dans la sérénité peu importe les événements, les circonstances et les attitudes des gens qui m'entourent. Ce qui va me demander une grande maîtrise, une profonde dignité et une sincérité sans faille.

Enfin, je crois que l'équanimité peut se réaliser si je reconnais mes besoins, mes forces, mes faiblesses et que l'expression de mon unicité soit en harmonie avec mes réalisations. De plus, si je reconnais mes failles, je ne chercherai plus à me faire valoir pour les amoindrir et elles ne me feront plus réagir parce que j'aurai l'humilité de les accueillir pour travailler à les guérir. J'essaie de développer la souplesse nécessaire pour savoir quand il faut tenir tête et quand il est préférable de changer son fusil d'épaule. Pour sauvegarder mon estime personnelle, mon optimisme et ma détermination, je dois aussi trouver une façon d'accomplir des actions concrètes et utiles chaque jour pour réaliser l'objectif que je me suis fixée afin d'être et de demeurer heureuse, sincère, consciente, vibrante et paisible.

Mais l'équanimité est aussi définie comme une manifestation d'égalité d'humeur, une stabilité émotionnelle. Mon état d'esprit est-il toujours stable et serein ? Je m'aperçois à quel point je suis vulnérable sur le plan émotionnel. Mon humeur fluctue au rythme de la température, de mon cycle hormonal et de ma qualité de sommeil, en plus d'être sensible à l'énergie des gens qui m'entourent et d'être influencée par la qualité de mon environnement.

De plus, lorsque je donne un traitement, j'ai l'impression de tout absorber comme une éponge ; je m'en aperçois par mon état de fatigue et de lourdeur dans les jours qui suivent. C'est comme si, lorsque je rentre en résonance avec le corps émotionnel de mon client, ce que j'en ressens me ramène dans mes propres blessures, ce qui ouvre des plaies que je croyais cicatrisées. Mon âme et mon corps souffrent. Je deviens instable émotionnellement et déséquilibrée énergétiquement. Que dois-je en comprendre ? Dois-je être parfaitement guérie pour soigner ? Comment faire pour demeurer centrée, suffisamment alignée, pour manipuler l'énergie avec dextérité et détachement ?

Je suis également très sensible à la violence. Lorsque je suis confrontée à la méchanceté des gens qui m'entourent, surtout de ceux que j'aime, ça me « déconfiture ». Pourtant, je n'ai pas l'impression de leur donner mon pouvoir. Alors pourquoi ça me démolit autant ? Comment puis-je arriver à vivre avec la souffrance sans en être affectée tout en gardant ma sensibilité ? J'arrive de plus en plus souvent à rester centrée de manière à ne plus avoir de réactions trop excessives, à poser davantage mes limites et à couper si nécessaire des relations destructrices mais je ressens toujours un grand malaise intérieurement lorsque je suis en présence de la douleur humaine.

Je crois que mon problème majeur est que, lorsque j'entre en résonance avec mon client durant le traitement, je fusionne. Je me perds en l'autre, je prends ce qui ne m'appartient pas. Ressentir la personne qui me consulte ne devrait pas faire écho à mes anciennes blessures et rouvrir constamment des plaies que je croyais cicatrisées. Je dois apprendre à me centrer et à me protéger. Avoir de la compassion pour mon prochain ne veut pas dire vivre sa souffrance. Je peux être sensible aux autres sans absorber leurs douleurs et surtout sans tout ramener à moi.

Savoir qui je suis, consciente de mes forces et de mes vulnérabilités, me différencie de la personne qui me consulte puisque je reconnais que nous vivons tous des expériences différentes et que nous avons tous des façons bien distinctes de traverser une épreuve. Je fais souvent l'erreur de dire à mon interlocuteur que je le comprends parce que j'ai vécu une situation similaire. Mais ce n'est pas parce que j'en ai fait l'expérience que je l'ai ressentie de la même manière. Chaque personne vit ses émotions différemment. Je dois apprendre à écouter l'expérience de l'autre sans tout ramener à mes propres apprentissages. Je sais que c'est un piège sournois car on peut réellement comprendre un concept qu'une fois que l'on en a fait l'expérience.

Aussi, je deviens solide intérieurement lorsque je m'accorde l'espace-temps approprié pour guérir mes propres blessures. De cette manière, je demeure attentive à mes clients sans laisser mon passé ressurgir lors de mes consultations. Centrée et présente à l'instant, je peux entrer en communication juste avec la personne devant moi ; je peux travailler dans une forme d'amour impersonnel, sans désir de gratification sociale ou affective. Enfin, j'y suis arrivée... quelques fois !

Le secret c'est de ne vouloir rien faire pour l'autre ! Surtout ne jamais vouloir sauver le client ou chercher des solutions à sa place. Je remets le patient entre les mains de ses guides et de ses propres forces intérieures. Plus je reste présente à ce qui est sans « vouloir » quoi que ce soit et en acceptant ce qui est, plus les traitements sont efficaces. J'accomplis ma tâche avec douceur tout en étant bien enracinée comme un arbre. C'est formidable et tellement plus simple... Juste accepter de plonger dans cette magnifique « *Présence silencieuse en conscience* » me permet de garder mon équilibre, de m'aligner et de maintenir toute l'énergie de mes corps : physique, énergétique, émotionnel et autres... !

Demeurer présente et consciente à ma respiration est ce qui m'aide le plus à rester centrée. Ça me permet également de sentir mes contractions musculaires et mon cœur s'emballer lorsque je suis contrariée. Quelques bonnes respirations profondes et hop ! Je redeviens maître de moi. Je porte mon attention à ce qui est dans le moment, soit à la personne, à l'activité ou à l'environnement, et je prends le temps d'observer les gens et les couleurs, de ressentir les sensations sur ma peau, d'écouter les paroles ou les bruits, de sentir les odeurs et de goûter aux saveurs de l'instant.

La maîtrise de soi est tout un art de vivre ! Je dois vraiment la pratiquer quotidiennement, en espérant m'améliorer un peu plus à chaque jour... Je dois aussi apprendre à me vendre, à dire du bien de moi, et à offrir mes services en ayant de la retenue dans mes propos et en gardant en tête l'intérêt de mes clients. Si je veux que l'on me trouve intéressante, je dois avant tout m'intéresser aux autres en leur posant des questions ouvertes.

Enfin, une chose est de plus en plus claire pour moi : quand je prends soin de moi et que je me gâte, je me sens plus équilibrée et de meilleure humeur. Je comprends que je dois être pleine pour donner mon temps, mon écoute et mes soins sans attente, sans chercher à ce que mon interlocuteur comble mes manques affectifs ou mon désir de reconnaissance. Et c'est souvent lorsque je n'ai pas d'attente envers l'autre que je reçois les plus beaux cadeaux. J'arrive même parfois, dans ces moments de présence à moi-même et d'attention à l'autre, à accueillir la souffrance sans la faire mienne et d'avoir l'impression d'arriver à la transmuter. Belle expérience ! Ça coule et c'est harmonieux.

Plus j'arrive à maîtriser mes humeurs, à communiquer mes besoins et mes limites calmement, plus j'arrive à me faire respecter. En fait, c'est simplement parce que je me respecte moi-même en répondant à mes besoins que j'arrive à m'affirmer calmement et à rayonner ce doux respect autour de moi. Ma force vient du fait que je suis consciente de moi-même, de mon besoin interrelationnel avec le monde et que j'accorde un profond respect aux liens qui m'unissent aux autres, ce qui m'amène à m'exprimer de façon aimante, calme et juste.

## 12 - Éveil de Conscience

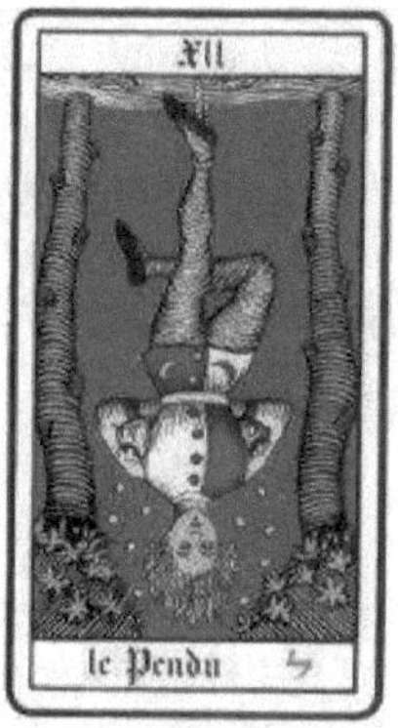


***« L'or de l'Éveil est dans le sol de notre esprit, mais si nous ne creusons pas, il reste caché »***

**Kalou Rinpoché**

*Le Pendu m'invite à changer radicalement de niveau de conscience par un subtil balancement de valeurs et une inversion de point de vue sur les choses qui m'attachent. Je lâche prise par rapport à mes cristallisations mentales sur le bien et le mal, le beau et le laid, le bon et le mauvais*[48]*...*

Je me suis rendu compte jusqu'à quel point j'étais naïve à vouloir ne voir que le beau côté des gens. Je dois vraiment développer la perspicacité. Prendre le temps… C'est ça, être patiente et observer les gens dans différentes situations avant de leur offrir mon cœur sur un plateau d'argent. Je me rends compte que j'ai donné beaucoup trop souvent « *mes perles à des cochons* » !

---

48 Inspiré de COLLEUIL, Georges. *Tarot l'Enchanteur. Une nouvelle vision du Tarot de Marseille,* Arkhana vox Éditeur, 1999 et de BÉRIAULT, Marc. *Cours de Tarot pour débutants. Notes de cours*, Montréal, 1992-2008, 57 pages.

L'humain est rempli de contradictions : cette dualité, bon-mauvais, qui nous habite tous, sans compter les masques que nous portons pour nous protéger. Et cette image que nous projetons pour plaire... Parfois, j'ai vraiment l'impression de faire partie d'une pièce de théâtre où tout le monde joue son rôle en se prenant au sérieux. Soit j'ai mal lu mon texte, soit je me suis trompée de scénario... comme une spectatrice, une figurante malgré elle, je vagabonde en observant ce monde d'acteurs.

En fait, il m'est souvent arrivé d'être surprise de découvrir un autre visage chez une personne, l'envers de la médaille en quelque sorte. Une image qu'elle ne m'avait pas laissé voir auparavant. Soit une personne qui prend plaisir à jouer les dures, à se montrer arrogante, gratuitement méchante ou égocentrique ; tellement centrée sur elle-même, comme si le monde entier devait être à son service. « *Je suis le maître ou la maîtresse de ces domestiques que je tyrannise* ». Détruire, blesser, contrôler, chercher par tous les moyens à diminuer l'autre, en particulier sa douceur, sa bonté et sa générosité. Selon moi, cette attitude est celle des faibles. Ce n'est pas l'autre qu'on abaisse, mais soi-même à l'état de bête. Nous sommes loin de l'humanisme...

Il y a une ÉNORME différence entre vouloir le pouvoir et avoir du pouvoir. Lorsque nous voulons prendre le contrôle, nous sommes dans le pouvoir aliénant, dans le masque de notre personnalité. Il se manifeste en dégradant l'autre, en le diminuant, dans l'espoir de se prouver que l'on est meilleur. Un grand être ne cherche pas à se montrer supérieur. Il révèle la beauté des gens qu'il côtoie. Un être qui a un RÉEL pouvoir élève son prochain ; à ses côtés, nous nous sentons bien. Il impose un respect par la sagesse qu'il dégage. J'aimerais tant que mon rayonnement dégage ce respect. Je constate que j'ai encore bien des croûtes à manger…

Comment aujourd'hui dois-je agir envers quelqu'un qui se montre aussi cruel

? M'abstenir de protester parce que ce n'est qu'une illusion ? Non, je ne crois pas ou je ne veux pas tolérer ce genre de comportement ! J'avoue être déchirée. Avec tout le potentiel de bonté qui habite l'être humain, je crois que chacun a le choix de se montrer bon envers son prochain. Si une personne peut être si méchante dans les petites choses, je crois qu'elle peut l'être également dans les grandes. Quant à moi, je suis libre de choisir mes fréquentations. Je refuse de laisser mes belles qualités féminines être diminuées de la sorte par une société de machiste. Et même si je n'aime pas juger les choix de vie des autres, j'apprends que ce n'est pas tout le monde qui mérite ma bonté, ma douceur et ma générosité.

C'est fou comme les cuirasses de notre personnalité peuvent masquer notre essence profonde ! Quel est le réel et le faux ? Je n'en sais plus rien. Dois-je voir sous cette laideur une réelle beauté ? J'ai vu des gens si beaux à certains moments et si laids dans d'autres circonstances. Comment puis-je être aussi aveugle envers ceux que j'aime ? Je crois être tellement transparente que j'ai l'impression que tout le monde est comme moi. Peut-être voyons-nous le monde d'après ce que nous sommes ? Lorsque je plonge dans les profondeurs et que je perçois la réalité - la dualité de l'être - je tombe de haut. Mon âme en souffre profondément comme si je ne pouvais pas accepter un tel état de fait. « *La Réalité appelle Brigitte... Obligation immédiate à sortir de tes illusions...* ». À croire que tous les humains sont profondément bons... Je m'aperçois de plus en plus que je suis une idéaliste. Je rêve en quelque sorte ma vie et, ce qui est le plus triste, je prends mes rêves pour la réalité.

Voilà, je dois sûrement être une rêveuse dans un monde d'illusions. Je suis plus à l'aise avec l'abstrait que le concret. Je m'éloigne de tout ce qui pourrait me ramener au tangible... La télévision, la radio, les journaux. Je n'aime pas les mauvaises nouvelles et surtout me rendre compte que l'on est contrôlé, dominé, manipulé par la peur. C'est pourquoi je fuis dans une forme de pseudo-spiritualité et ne perçois que la beauté des âmes... Merde !

Pourquoi suis-je si sensible à la cruauté ? Des fois, je me demande si ce n'est pas parce que j'ai vécu dans un milieu machiste et violent que je retrouve des personnes misogynes et blessantes dans ma vie ? Qu'est-ce que je dois comprendre de cette colère, toute cette violence envers les qualités dites féminines? Est-ce parce que je la fuis, qu'elle me poursuit ? Comme si démontrer de la tendresse, de l'écoute, de la bienveillance et de l'humanité était réservé à la femme et que de manifester ces qualités pour un homme reviendrait à se féminiser sinon à se diminuer. C'est terrible !

Une chose est sûre, je m'aime assez et j'ai suffisamment de respect envers moi-même aujourd'hui pour ne pas banaliser ce genre de comportement. Même si ce n'est qu'un jeu, je refuse de jouer ma vie de cette façon et de miner mon existence. Je suis libre et responsable de ce que je choisis d'accepter. Enfin, je me rends compte que tous les jugements que nous portons envers le monde ne sont qu'une question de valeurs personnelles. Je n'aime pas le mensonge, le faux, l'arrogance, la violence, etc. Ce faisant, je trie en quelque sorte mon entourage, je m'éloigne, je sépare, je divise... Mais comment faire autrement ? Si je veux attirer du nouveau et du beau, je dois faire le ménage et sortir les vidanges. Je dois extraire de ma vie tous les gens qui me méprisent, qui abusent de moi ou qui cherchent à me désintégrer. Pour me reconstruire, je dois développer ma vigilance, ma perspicacité, mon estime et ma confiance.

Comment puis-je lâcher prise, me détacher des rapaces, changer mes mauvaises habitudes et voir ce qu'il y a au-delà des apparences ? Arriver à ne plus me sentir séparée et à ne plus me fissurer ? Je dois accepter que la vie m'a écorchée et de là apprendre à guérir mes failles. Je dois extraire de mes mémoires mes propres mépris et abus envers moi-même. Je dois faire confiance au vaste mouvement de la vie, à mon pouvoir de renouvellement et à ma conscience d'éveil. J'ai besoin de faire de meilleurs choix en concordance avec mon être.

En fait, si je fuis tant la violence et que je l'attire malgré moi, c'est peut-être aussi parce que je fuis ma propre violence intérieure. Je ne veux pas voir la rage qui m'habite profondément, la petite fille impuissante qui se révolte en moi. Celle qui a dû fermer sa gueule beaucoup trop souvent en subissant mille et une injustices et qui maintenant éclate pour des peccadilles. Celle qui se sent constamment rejetée, violentée ou méprisée et qui le ressent comme un non-droit à la vie. Mais être privé ou se sentir privé du droit à quelque chose, est le meilleur moyen de le vouloir ardemment. Ma quête vient sûrement du fait que je ne me suis pas sentie désirée, que je n'ai pas reçu l'accueil chaleureux nécessaire à un développement sain et harmonieux... Cette conscience ne me rend pas plus heureuse ; par contre, elle m'apporte l'intelligence nécessaire pour faire le travail intérieur qui pourra me permettre de m'harmoniser et de réaliser mon bonheur au quotidien afin d'atteindre une abondante satisfaction dans cette existence.

Quand vais-je sortir de l'illusion

Est-ce que je peux voir la réalité sans être déchirée

Quand l'humain va-t-il cesser de jouer

Le féminin n'est pas un chantier de démolition

Mon cœur n'est pas un terrain de jeux

Pour les tyrans, les inconscients, les gueux

Qui tiennent mordicus à parader une image de dur

Au risque d'anéantir l'amour à l'état pur

Je dois apprendre à « mettre » mes limites

Dire non et en finir au plus vite
Avant d'accepter l'inacceptable
Et me laisser diminuer par des minables

Le monde est rempli de contradictions
La laideur et la beauté se côtoient en chacun
Est-ce une raison pour ne pas faire attention
Et ne pas prendre conscience de ses actions ?

S'excuser, c'est promettre de ne plus recommencer
Et faire l'effort de s'améliorer
À quoi sert de demander pardon
Si dès le lendemain, tu continus à faire le con ?

Ô mon Dieu, faites qu'à mon réveil
Je ne souffre plus et qu'à nouveau je m'émerveille
Puis-je rencontrer des hommes de bonne volonté
Avec qui il fera bon cheminer ?

Sinon, que mon âme s'éveille
Que je sorte une fois pour toute du sommeil
Que je cesse de me laisser mépriser
Surmonter ma blessure pour savoir m'aimer

Je reconnais que je suis responsable de ma souffrance. Je ne connais pas l'attachement aux objets matériels mais je suis prisonnière de mon attachement aux gens. Pour accepter pleinement la vie, il faut parfois se résigner à laisser mourir ce à quoi nous tenons. Laisser aller ce que l'on aime sans opposer de résistance au changement. Accepter la rupture de l'équilibre… Ah ! Je dois me reconstruire harmonieusement, me réédifier, enlever ce qui n'a plus de raison d'être et rebâtir à partir du squelette, de ma structure de base, de ma substance primordiale, **mon amour-propre**. Nisargadatta Maharaj a dit: « *vous ne pouvez transcender ce que vous ne connaissez pas. Pour aller au-delà de vous-même, vous devez vous connaître* ».

Je crois que la petite fille en moi, celle qui est toujours en quête de reconnaissance auprès de son père, a voulu acquérir cette reconnaissance auprès des hommes en se donnant corps et âme au péril de son équilibre physique, psychique et économique. La démesure de mon abandon et de ma générosité m'a fait d'autant plus souffrir qu'elle n'est jamais arrivée à combler mon manque. Je dois renverser les choses : reconnaître la souffrance que je porte et tenter de combler par moi-même les manques de ma petite fille. En tant qu'adulte libre et responsable, j'ai le pouvoir de la guérir ! Je dois maintenant apprendre à me transformer en prenant conscience de mes erreurs sans me taper constamment sur la tête en me culpabilisant.

**Voici ma deuxième Clef vers ma Quête du bonheur[49] : *Ne pas porter de jugement mais développer ma vigilance***

---

[49] Les Clefs et les Antidotes vers ma Quête du bonheur ont été tirés du merveilleux livre de CRÈVECOEUR, Jean-Jacques. *Relations et jeux de pouvoir. Comprendre, repérer et désamorcer les jeux de pouvoir par la DYNARSYS,* Équinox 21 Éditeur, 1999.

J'accepte de porter un regard différent pour voir les choses dans une autre perspective. J'ouvre ma conscience car j'abonde dans le même sens que Bertrand Vac*:* « *Nos jugements sont d'autant plus sévères que notre esprit est étroit* ». J'accepte de regarder l'image que me renvoie la réalité extérieure pour me réconcilier avec mes Ombres (culpabilité, rejet, déni, fuite, autocritique, ...). Je suis honnête envers moi-même et je clarifie mes demandes aux autres.

Je m'accepte telle que je suis présentement. Je cesse de me comparer ou de me critiquer et je commence à m'apprécier car je sais que le refus de m'accepter me rend malheureuse ainsi que tous ceux qui m'entourent. De plus, si je ne me trouve pas belle, bonne et intelligente, personne ne réussira à me convaincre du contraire. Je suis la seule qui a le pouvoir de m'estimer, de m'aimer et de me valoriser. Je prends soin de moi et je m'harmonise intérieurement. Je ne laisse rien ni personne me désintégrer. Surtout plus les hommes de ma vie !

**L'Antidote pour transmuter le Jugement : *J'accepte la réalité que je ne peux changer et je change ce qui m'est possible***

Je me donne le droit de ne pas être parfaite, j'accepte de me tromper et de faire des erreurs. J'accepte les épreuves car elles me font progresser. Je reconnais les projections des autres comme des parties inconscientes de mon être qui demandent à s'intégrer. J'ose me regarder, j'accepte de dialoguer avec les facettes obscures de mon être pour trouver des solutions plus adéquates et adaptées à mon environnement. Je transmute l'ombre en lumière en agissant autrement pour guérir mes blessures et intégrer chaque partie de mon Être.

Avant de parler d'une personne, je prends le temps de me demander si ce que j'ai à dire est *vrai, bon et utile*[50]. Je porte une attention particulière aux messages répétitifs et aux expériences redondantes. J'accepte la confrontation. Je parle des faits objectifs. Je me libère des conditionnements, des préjugés, des croyances limitatives et des jugements de valeurs. J'aborde les difficultés comme des opportunités de croissance. J'accepte de regarder les événements sous différents points de vue et de prendre la responsabilité de me transformer pour m'adapter à la réalité.

[50] LENOIR, Frédéric. *L'Âme du monde,* Paris, Nil Éditions, 2012.

## L'âme hors tension

## 13- Renaissance

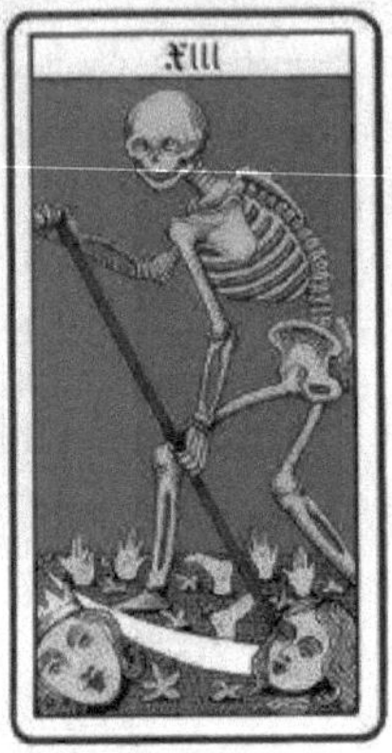

***« Si la peur de la mort cache la peur de vivre,***

***est-ce que le désir de mort cache celui de vivre ? »***

**Brigitte Drapeau**

*L'Arcane XIII indique un changement d'état, une transformation importante. Elle représente ma renaissance après une descente en enfer que suggère la terre noire de la lame*[51] *; la fin de l'œuvre au noir*[52]. Petit à petit, je me suis libérée de ma souffrance, du soufre qui agitait mon âme. C'est pourquoi certains appellent cette lame de Tarot : la mort. Mais moi, j'entends : *l'âme hors, libérée de ses tensions, car j'ai calmé mon agitation mentale*[53].

[51] Inspiré de COLLEUIL, Georges. *Tarot l'Enchanteur. Une nouvelle vision du Tarot de Marseille,* Arkhana vox Éditeur, 1999.

[52] Inspiré de BÉRIAULT, Marc. *Cours de Tarot pour débutants. Notes de cours*, Montréal, 1992-2008, 57 pages.

[53] Inspiré de BURENSTEINAS, Patrick. *De la matière à la Lumière. Pierre Philosophale, modèle du monde*, France, Le Mercure Dauphinois, 2008.

*Avec l'Arcane XIII, je repars sur un autre chemin après avoir donné un grand coup de faux dans mon passé nourri d'anciennes valeurs et m'être reconstruit une nouvelle structure, un nouveau squelette. Un squelette c'est une base sur laquelle je peux construire un édifice si je vérifie la solidité de mes fondements*[54].

Une personne m'a dit un jour, dans un moment de détresse, que mon désir de mort ne correspondait pas à un désir réel de mourir mais plutôt au besoin de voir s'arrêter la situation qui m'attristait. À ce moment-là, la seule solution qui me venait à l'esprit était de fuir pour que ça cesse. Mais il y a d'autres façons de mettre un terme à des situations difficiles. Nous pouvons changer les choses en y faisant face. Poser des actions différentes pour réorganiser notre vie.

Trois réactions possibles, selon Laborit[55], devant un danger potentiel : la fuite, l'agression ou l'immobilisation. Il est facile d'être courageux lorsque l'on est dans sa zone de confort mais lorsque l'on en sort... c'est une autre histoire ; ou bien on passe à une autre histoire. Dans mon cas, j'ai souvent employé la fuite comme exutoire, soit en tournant le dos à une épreuve ou en me cachant derrière certains plaisirs coupables...

Le pire dans la fuite c'est que l'on se fuit soi-même, on s'abandonne en quelque sorte. On lâche prise avant même d'avoir commencé le combat. On donne raison à notre adversaire ou on baisse les bras devant une situation difficile avant même d'avoir essayé de s'en sortir. C'est une réaction de peur, une résistance, certainement alimentée par un manque de confiance en soi et en la vie ainsi que d'estime personnelle et d'amour de vivre.

---

[54] Inspiré de COLLEUIL, Georges. *Tarot l'Enchanteur. Une nouvelle vision du Tarot de Marseille,* Arkhana vox Éditeur, 1999.

[55] LABORIT, Henri. *Éloge de la fuite,* Édition Robert Laffont, 1976.

Mais que faire lorsque l'on a tout essayé et que l'on ne voit plus de solution possible pour s'en sortir ? Parfois, la fuite survient après la fatigue ou la défaite d'une longue bataille... La fuite ressemble à un guerrier qui abandonne en donnant son pouvoir et se laisse transpercer le cœur par la lame de son adversaire. Rien de moins qu'un suicide assisté ! Ne pas oser se défendre ou se relever est un acte de violence, un manque de dignité envers soi-même et un manque total de respect envers la vie.

Pour tenir le coup et demeurer en vie durant les épreuves, j'ai dû apprivoiser la peur de vivre dans la souffrance, le mensonge et l'inconscience en admettant de mourir à ma journée chaque soir avant de m'endormir. J'ai dû accepter que chaque jour était une vie en soi en assumant les défaites de l'instant, et que chaque nuit me permettait de mourir au passé pour renaître à une toute nouvelle journée au réveil. Attention ! Renaître ne signifie pas recommencer sa routine et vivre ses journées de la même façon. Non, pas question !

Je dois m'efforcer de vivre cette nouvelle journée autrement. Transformer mes habitudes, m'inventer chaque jour, me permettre de vivre de nouvelles aventures et modifier certains comportements ou attitudes, chercher des solutions et essayer des nouvelles façons de faire. Être la créatrice de sa vie n'est pas de tout repos ! Je dois cultiver l'ouverture et la flexibilité tout en gardant mes objectifs en tête et user d'imagination. Et surtout, ne pas me décourager si je ne réussis pas du premier coup, demeurer persévérante.

Parmi les trois réactions possibles de l'humain devant une situation, je trouve que l'agression, dans le sens « *d'intervention consciente* », est certainement la plus courageuse d'entre elles car elle permet à l'être d'exercer son pouvoir dans l'action, d'exprimer son mécontentement, de faire face à la vie et donne la possibilité de changer les choses. Par contre, il y a un piège ; le désir de tout contrôler. C'est positif d'« agir sa vie » mais plutôt malsain d'interférer dans celle des autres pour les influencer en notre faveur.

Lorsque je parle d'agression, je veux dire se défendre face à un danger, intervenir au lieu de se laisser faire ou fuir. Tant mieux si nous pouvons protéger notre intégrité sans violence mais parfois il faut accepter que notre intervention fasse des vagues, dérange ou déstabilise les plans de notre adversaire surtout si celui-ci cherche à nous déposséder de notre pouvoir. En fait, pour qu'un individu s'accapare mes droits, mon territoire, mes amis et mon honneur, il faut que je lui en aie donné l'occasion. Si j'exerce mon pouvoir, je me protège des intrus et préserve ma dignité ; personne ne pourra prendre le contrôle sur moi. À l'inverse, si je ne sais pas me prémunir et me défendre ou si je veux plaire à tout prix, je donne en quelque sorte mon pouvoir aux autres.

L'immobilisation est, quant à moi, une réaction paresseuse. La loi du moindre effort, ceux qui se morfondent dans la culpabilisation ou remettent la responsabilité de vivre leur vie sur autrui. Je pense aux victimes, aux passifs agressifs, à tous les crétins irresponsables qui ne font rien de leur vie et qui osent critiquer ceux qui se plantent lorsqu'ils s'efforcent de faire quelque chose de différent. Les adeptes de l'immobilisation s'installent devant leur petit écran ou regardent à leur fenêtre la vie des autres pour les espionner et se permettent de les juger. Il faut avoir du temps à perdre et ne pas vouloir prendre sa vie en main pour se permettre de critiquer les efforts des autres…

La vie de ces pauvres gens consiste à regarder celle des autres pour se donner l'impression de vivre par les émotions suscitées par leurs jugements. C'est aussi tous ceux qui vivent par procuration, qui s'octroient le mérite des actions de leurs enfants, de leur conjoint ou de leurs amis pour gonfler leur égo. Trop souvent, ils deviennent des parasites énergétiques en se nourrissant de la vie des autres. Malheureusement, les proches finissent par s'éloigner d'eux parce qu'ils grugent, sans s'en rendre compte, leur vitalité, ce qui les plonge, encore plus profondément, dans la « *victimite* » immobilisante...

Enfin, j'ai compris que je devais intervenir positivement, que je devais faire un grand ménage dans ma vie, pour avoir le goût de m'accomplir tout en préservant mon énergie vitale. J'enlève tout ce qui m'encombre et surtout je deviens attentive à ce que ça ne revienne plus. J'arrête de me culpabiliser d'actes passés et j'ose poser des actions différentes. Je sors de mon confort et je brise ma routine. Je coupe le contact avec les gens qui me jugent et me manquent de respect. Je protège mon environnement des intrus pour retrouver ma liberté. J'ose faire ce que j'aime à ma manière et j'en suis fière.

Comme on doit passer un coup de balai tous les jours pour enlever la poussière, je dois demeurer vigilante et respecter l'ordre que j'ai établi. À quoi sert d'être gentille envers les gens qui me méprisent ? Le mot d'ordre qui revient constamment est de poser mes limites et savoir dire « NON ». Et je me fais la promesse de m'y tenir maintenant. De respecter mon territoire, mon cœur, mon honneur, ma fierté et de faire respecter mes droits.

Je fais attention à ne plus donner mon pouvoir car je me suis engagée envers moi-même à me respecter et à cultiver mon amour-propre. Donc, je ne quémande plus l'amour au risque de me laisser diminuer. Et je reste vigilante afin de ne plus jamais permettre à personne d'abuser de moi et de me dénigrer. Je me suis assez autodétruite comme ça. Ma reconstruction doit être une réussite.

Une victoire ; une renaissance en conscience ! Je reste à l'écoute de mes besoins et j'essaie d'y répondre par moi-même. J'apprends à me gâter, à me satisfaire et à m'amuser de manière équilibrée. J'ose essayer de nouvelles choses et des façons de faire différentes. J'apprivoise la douceur, la lenteur et la patience. Je ne refoule plus mes émotions et mon désir de jouir sainement de chaque moment. Je choisis de vivre pleinement la vie qui m'est offerte à tous les jours. Je laisse circuler l'expression de ma créativité, je suis moins exigeante envers moi-même et les autres, je me libère du perfectionnisme et je reconnais que j'ai le droit de faire des erreurs.

De plus, j'ai réalisé que mes beaux concepts d'absolu ne supportent ni la critique ni la contradiction. Ma façon de tout idéaliser m'amène à être intransigeante sur mes principes, à être intolérante, à ne permettre aucune négociation. Voilà d'autres aspects à travailler : apprendre à devenir réaliste et tolérante, apprendre à négocier avec les autres au lieu de fuir ou de faire des compromis inacceptables.

**Comment vivre ma vie différemment ?** Ne plus la fuir ni me terrer dans mon coin sans m'exprimer ; ne pas me demander la perfection sur-le-champ ; accepter de me tromper à l'occasion sans me juger ni me culpabiliser ; me responsabiliser en modifiant mes comportements ou en faisant de nouveaux choix**... avec lucidité, créativité et dignité.** Pour vivre, il faut parfois savoir mourir à ses vieilles habitudes destructrices ; savoir changer ses « patterns » ou modifier des comportements malsains. Lorsque je prends conscience que je dois transformer une attitude en moi ou une façon de faire et que je n'agis pas, soit par peur ou entêtement, c'est là que je me détruis littéralement. Je veux maintenant être ma meilleure amie. C'est à moi que je dois savoir pardonner. Je veux apprendre à être bonne et généreuse pour moi-même.

**Avant d'agir, je me pose ces questions :** Est-ce que je ferais subir une telle épreuve à la personne que j'aime le plus au monde ? Est-ce que j'augmente mon amour-propre et ma confiance en prenant cette direction ? Comment je me sens avec telle personne : grandie ou diminuée ? Est-ce que j'agis en fonction d'augmenter ma qualité de vie et mon énergie vitale ? Est-ce que je poursuis mes objectifs ?

**Lorsque je me sens déprimée ou agressive, je me pose ces questions :** Est-ce que je m'offre ce que j'aime ? Quelle est la place du plaisir dans ma vie ? Est-ce que j'ose nommer mes besoins, les reconnaître et y répondre ? Est-ce que j'ai du temps pour moi, pour respirer en silence et écouter le langage de mon corps ? Est-ce que mon espace vital est respecté ? Est-ce que je serais fière de moi si je mourais demain ; sinon, quelle action dois-je poser pour ressentir que je suis sur la voie de mon accomplissement ?

Enfin, je dois admettre qu'au début de tout changement significatif de comportement, il y a un inconfort qui donne souvent envie de retourner en arrière. Une sorte de pulsion qui pousse vers un ancien comportement nuisible. Mais ça ne dure qu'un temps et il faut persévérer. C'est juste une épreuve initiatique du passage de la mort à la renaissance.

# L'ŒUVRE RECOMPOSÉE

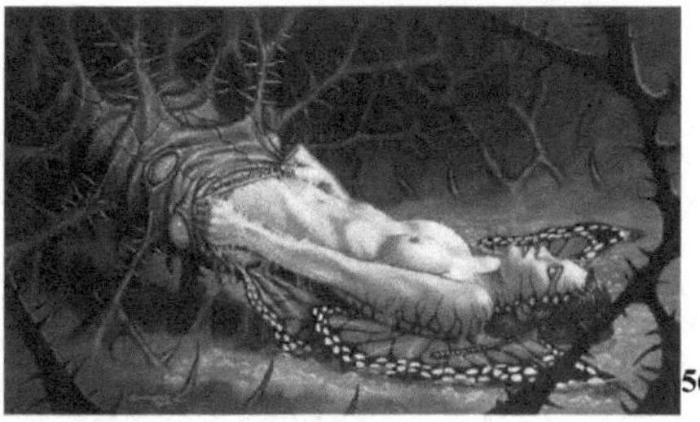
56

***« La présence silencieuse à soi-même régénère et laisse transparaître l'Être »***

**Brigitte Drapeau**

La deuxième étape de l'Œuvre alchimique, *l'œuvre au blanc*, consiste à *purifier le message obtenu par mes nouvelles prises de conscience avec lucidité afin que celui-ci soit le plus proche possible de l'accord parfait de mon Être. Le principe Mercure, c'est l'eau et l'air qui aspirent à entrer, c'est l'information, l'inspiration, qui va orienter, ordonner et structurer l'énergie du soufre qui a perdu de son agitation. Si, dans le règne végétal le support du Mercure est le liquide, chez l'homme et chez les animaux le support du Mercure est le sang*[57]. Donc, une fois unifiée, je cesse de me faire du mauvais sang, de m'agiter. Je choisis d'être et d'exprimer le meilleur de moi-même, ce qui me permet de favoriser mon bonheur et ma vibration énergétique à chaque instant. Durant cette période de purification et d'harmonisation, je vais non seulement découvrir ce qui me rend unique mais également trouver des façons créatives de manifester mes talents dans le monde. Je cherche à être intègre avec moi-même, à m'engager avec cœur et conscience dans mes actions et à intégrer mes aspects féminin et masculin. À la fin de *l'œuvre au blanc*, je me sens parfaitement à ma place, pénétrée par la Lumière gracieuse de la conscience, de l'amour, de la vérité et de la liberté de vivre pleinement ma vie choisie.

---

[56] Image : http://ekladata.com/ODfAP28CyV_CkWxZORYWfrRurNQ.jpg

[57] Source Internet : https://fr.wikipedia.org/wiki/Grand_%C5%93uvre_(alchimie)

## Incarnation

## 14 - Intégration de l'expérience

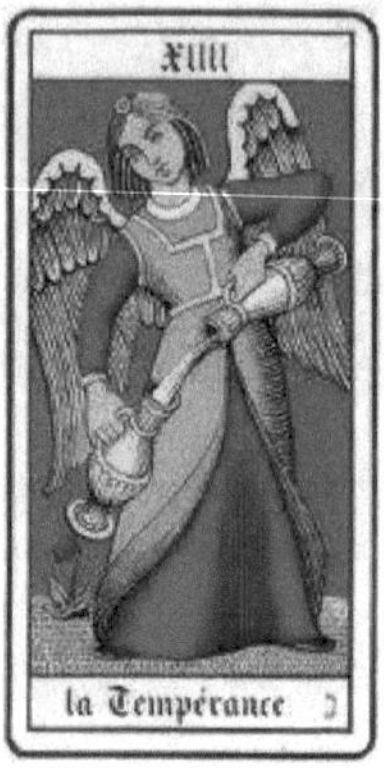


***« Quel est le souverain remède contre la faiblesse ? L'effort »***

**Andrée Maillet**

*Avec Tempérance, le gros du travail émotionnel, psychologique et interpersonnel est terminé ; je passe à une autre étape de mon évolution. C'est l'Arcane de la communication qui passe par le cœur. Je suis parvenue à la maîtrise de moi-même en intégrant mes expériences, j'écoute davantage le langage de mon corps et de mon inconscient pour maintenir élevé mon niveau énergétique. Je suis devenue un peu plus sage*[58].

Je prends de plus en plus conscience de l'importance de m'exprimer calmement, de communiquer sincèrement mon ressenti et de m'affirmer en douceur. Je ne laisse plus mes émotions m'envahir ni les taire de peur de blesser ou de ne plus être aimée. Cette communication commence d'abord avec moi-même. Je prends le temps d'écouter ce que je ressens, d'être plus réceptive au langage de mes rêves et aux signes de jour. Maintenant, j'ose

[58] Inspiré de COLLEUIL, Georges. *Tarot l'Enchanteur. Une nouvelle vision du Tarot de Marseille,* Arkhana vox Éditeur, 1999.

dire « NON », appliquer mes limites. Je ne banalise plus le non-respect, le mépris et le sarcasme.

J'arrive de mieux en mieux à m'exprimer en m'affirmant tout en demeurant à la fois présente à moi-même et sereine dans mes rapports aux autres. C'est un mélange de confiance, d'estime, de paix et de joie qui s'installe enfin en moi-même. Je commence à sentir les effets concrets des épreuves qui m'ont transformée. La vie me semble plus belle et agréable parce que j'ai appris à m'offrir du beau, du bon et du temps de qualité.

Bien sûr, les choses n'arrivent pas par magie. Je ne crois pas qu'une simple prise de conscience ou la pensée positive puisse changer les événements, même si une attitude positive et un esprit lucide peuvent m'aider à passer à travers les épreuves. Il m'est primordial de poser des actions différentes pour vivre des transformations concrètes. Parfois, je sais ce que je dois faire et je résiste un certain temps... Mais, quand j'ai posé mon geste, il me donne de l'énergie et m'octroie une merveilleuse sensation de bien-être et de satisfaction. Réaliser ce que je sais être juste me rend fière et fait en sorte que je m'aime davantage, sans compter que les résultats obtenus sont la plupart du temps extraordinaires.

C'est difficile de casser des vieilles habitudes et d'apprendre à se respecter... C'est un peu comme cesser de fumer. Je fais le lien entre la difficulté que j'avais à m'exprimer, mes fréquentes extinctions de voix, mon souffle court et mes petits cigares... Les poumons ne sont-ils pas le pont entre notre relation avec le monde extérieur et notre sphère émotionnelle profonde ? Plus je dis ce que je pense et que j'exprime mes limites, plus ma respiration est fluide et moins j'ai envie de fumer ! Plus je me respecte et moins j'ai besoin de créer une distance, « *un nuage de fumée* », entre moi et mon entourage.

J'ai assisté à quelques ateliers de groupe animés par Christiane, mon professeur de La Trame, à Montréal. À la fin d'un de ces ateliers, chaque participant, nous étions six en m'incluant, recevait du groupe un traitement par *le pouvoir du chant de l'âme* sur un organe de son choix. Je mentionne au groupe que j'ai mal à la gorge parce que je fume depuis 25 ans ! Christiane me demande si je souhaite arrêter de fumer. Je lui réponds que j'ai déjà fait l'expérience à quelques reprises et que, la plupart du temps, je vis des compensations. Alors... Pas certaine de vouloir arrêter de fumer pour une autre dépendance !

Enfin, ils ont fait le traitement et lorsque j'ai allumé mon cigarillos en revenant chez moi ça a été un choc... J'étais incapable de fumer ; pire que la première bouffée de ma vie ! En plus de trouver le goût mauvais et de m'étouffer, je sentais que la fumé diminuait mes énergies. Expérience assez particulière ! J'ai insisté... L'expérience se reproduisait avec, en plus, une douleur dans la poitrine. J'ai fini par lâcher prise. C'est la première fois que je ne ressens pas d'état de manque et de désir de compensation. La seule différence c'est que j'ai l'impression de vivre une désintoxication majeure. Moi qui n'ai jamais eu de boutons au visage, même à l'adolescence, j'en eu sur les joues et le menton au point de me faire un masque d'argile.

De plus, si je bois plus d'un demi-verre de vin au souper, j'ai l'impression le lendemain d'avoir vidé deux bouteilles. Je me suis mise à faire une cure de désintoxication et j'ai juste envie de manger santé... Même mon café du matin a été remplacé, pendant quelques semaines, par un citron pressé dans de l'eau bouillante ! Pour ensuite, prendre l'habitude de boire mon breuvage citronné avant mon café matinal. J'ai l'impression que le pouvoir *du chant de l'âme* m'a rendue plus consciente de mon corps, de ses besoins, de mon énergie physique et psychique. Il me rend plus à l'écoute de ce qui vit en moi et avec moi. Comme je n'avale plus mes émotions en fumant, je les vis davantage. Je me sens plus en contact avec mon ressenti et je me suis surprise, occasionnellement, à pleurer spontanément !

En fait, il n'y a pas que la relation à moi-même qui s'est transformée. Il y a également ma relation aux autres. Depuis, beaucoup de mes amies se sont subitement éloignées. Des relations que je n'aurais jamais cru destructibles ont cessé. Et d'autres, que je ne croyais plus possibles, se sont concrétisées. Au moins, les relations que j'entretiens maintenant sont plus fluides et authentiques. De vraies relations de cœur à cœur, sans attachement, sans jugement ni résistance.

J'ai la chance d'avoir de merveilleux amis, confidents et alliés en qui j'ai toute ma confiance et avec qui je peux me montrer vulnérable. Et si, par malheur, je me sentais méprisée par l'un d'eux, j'aurais la sagesse de m'exprimer sans violence et de m'éloigner sans trop en souffrir. Je comprends de mieux en mieux le fonctionnement de l'ego ou devrais-je dire, de la *personnalité indurée*, et je sais qu'il vaut mieux se retirer à temps que de permettre à une personnalité cristallisée dans ses peurs de se nourrir du mécontentement de son impuissance à se transformer. Je sais maintenant couper les liens malsains avec dignité ! En remerciant les gens et les circonstances de la vie de me donner une occasion de mettre en pratique ce que j'ai intégré.

J'ai appris à reconnaître le bien qui se trouve dans le malheur et les dangers inhérents au bonheur. Comme l'a si bien exprimé Épicure: *« Tout plaisir est, de par sa nature même, un bien, mais tout plaisir ne doit pas être recherché ; pareillement toute douleur est un mal, mais toute douleur ne doit pas être évitée à tout prix »*. Je sens par mes sensations corporelles et mon degré d'énergie vitale lorsqu'un plaisir devient une souffrance. C'est de cette manière que je suis arrivée à cesser de fumer et de consommer de l'alcool. Et, c'est également de cette manière que j'arrive à m'éloigner des gens nocifs et pervers de mon environnement.

J'ai aussi appris à reconnaître et à désamorcer les jeux de pouvoir dans mes rapports avec les gens. J'ai d'abord essayé de comprendre les raisons qui poussent les gens à entretenir des rapports malsains. La principale cause, selon moi, à cette recherche de contrôle est « *la sensation de vide ou de manque* ». J'ai souvent remarqué que les gens sont méchants parce qu'ils sont insatisfaits de leur existence. Ils envient le bonheur des autres parce qu'ils ne vivent pas leur vie ou ils se comparent à pire qu'eux pour se déculpabiliser. Ils ont le temps de se plaindre ou de critiquer justement parce qu'ils ne font rien pour s'accomplir eux-mêmes.

S'accomplir, c'est faire ce qui se doit, remplir ses obligations, payer ses dettes, satisfaire ses besoins, réaliser ses rêves, prendre ses responsabilités, travailler à un projet, donner le meilleur de soi, s'exprimer adéquatement et faire en sorte de s'épanouir. Si j'assume mon pouvoir, je ne le cherche pas à l'extérieur et je ne le laisse pas, non plus, entre les mains des autres.

Malheureusement, ceux qui n'assument pas leur pouvoir se le font enlever et ceux qui payent trop souvent le prix de cette incompétence sont leurs subordonnés ou leurs proches. Souvent les gens les plus aimés, comme nos enfants, nos amis intimes ou notre amoureux, subissent notre manque d'engagement envers nous-même. C'est triste à mourir ! Que l'humain soit paresseux et porté au moindre effort, je peux comprendre, mais qu'il soit immoral, inconscient, volontairement blessant et déloyal m'est insupportable.

Lorsque je m'entends critiquer mon fils pour des niaiseries, je me demande immédiatement si je me suis accomplie dans ma journée. Habituellement, mon taux d'insatisfaction est proportionnel à mon degré d'humeur tyrannique... Je suis la seule responsable de mon tempérament et de l'utilisation que je fais de mon temps. Quand j'utilise chaque moment de ma journée à bon escient, je suis satisfaite de moi et, habituellement, beaucoup plus agréable avec mon entourage. **Donc, la façon dont j'utilise mon temps est directement liée à la qualité de ma relation avec les gens. Je comprends mieux maintenant pourquoi les mots *tempérament* et *tempérance* sont composés de *temps.***

Pour effectuer des changements notables et durables dans ma vie, j'ai commencé par de petites choses. Par exemple, prendre le temps de compter jusqu'à dix en respirant profondément plutôt que de me mettre en colère. Ça m'a beaucoup aidée à gérer mon tempérament impulsif. J'ai appris à maîtriser certaines compulsions en remettant ma satisfaction au lendemain et je dois dire que la plupart du temps mes désirs s'apaisent. Aussi, au lieu de grogner lorsque je suis pressée, en faisant le souper ou les lunchs, je prends le temps de demander gentiment de l'aide en formulant cette phrase toute simple et tellement efficace : « Ça me ferait vraiment plaisir si tu pouvais m'aider à... ».

Chaque petite transformation a non seulement un impact sur la qualité de ma relation avec l'autre mais aussi avec moi-même. Je m'aime davantage, je suis plus sereine, heureuse et fière de moi. À ma façon, j'ai envie d'inviter mon être vers l'unité et diriger ma vie vers une dimension aimante, consciente et sincère, celle qui favorise l'harmonie, le bonheur et l'union par l'équilibre. Avec les « 4 accords » suivants, je fais l'effort honnête d'intégrer chaque partie de mon être afin d'exprimer la tempérance dans ma vie.

**<u>Voici les 4 ACCORDS</u> :**

<u>Complète</u> : être entière en répondant à mes besoins ; ajouter de la profondeur et de la présence dans mes gestes ; être créative ; équilibrer mes polarités ; intégrer mes ombres et déloger toutes formes de pensées limitatives ; favoriser ma santé physique, mentale, émotionnelle et financière.

<u>Calme</u> : respirer paisiblement ; me détendre ; prendre le temps ; me maîtriser

; écouter ; observer ; être réfléchie, prudente, vigilante, pondérée et apaisante.

Conciliante : être pacifique, accommodante, diplomate et douce ; ressentir; comprendre ; suivre mon intuition ; m'harmoniser et favoriser l'entente.

Constante : clarifier mes intentions, les maintenir, persister, me stabiliser, être fiable et persévérante en continuant mes engagements jusqu'au bout.

Être complète implique que je doive me respecter et m'écouter en restant présente à ce que je ressens : j'entends et je veux suivre la petite voix qui me souffle à l'oreille de me protéger. Grand bien me fasse ! J'honore mon corps qui est habité par cette belle sensibilité et m'envoie des signaux lorsque mon intégrité est en danger. Le calme me permet de prendre le temps d'écouter l'autre, d'offrir une qualité de présence, d'attention et de respirer profondément lorsqu'une émotion tente de me troubler. Je dois aussi savoir prendre des moments de recul et de méditation au besoin pour arriver à maîtriser mes colères en les accueillant pour les évacuer sainement car je ne veux surtout pas les refouler ou les défouler sur ceux que j'aime. Souvent, une colère accueillie, s'évacue par des larmes libératrices.

J'arrive à être conciliante lorsque j'accueille l'autre en douceur, dans le respect de son rythme et de ses choix. Je trouve le bon moment et l'espace approprié pour discuter. J'y mets un soupçon de sacré en accordant de l'importance à l'instant pour arriver à être sur la même longueur d'onde que l'autre. Afin de continuer à vivre dans le respect de mes valeurs, de mon être en cheminement et de la vie qui m'habite, je dois avant tout clarifier mes intentions pour persister dans ma quête du bonheur en pleine conscience, en toute liberté et dans mon potentiel d'amour.

J'ai fait l'expérience d'inscrire dans un cahier une intention à la nouvelle lune de chaque mois et de trouver une ou deux petites actions simples à réaliser afin d'arriver à un résultat à la fin du mois. J'ai été surprise de constater qu'au bout de trois semaines environ mes nouvelles actions étaient devenues de nouvelles habitudes qui facilitaient ma vie. Cela a été aussi simple que de respirer profondément au lieu de m'emporter, de rendre gratuitement service à une personne chaque semaine ou encore, de faire une trentaine de minutes d'exercices au réveil et une dizaine avant de me coucher. Aussi, de prendre le temps d'inclure une prière de remerciement en fin de journée en portant mon attention sur les bons moments vécus et d'offrir à mon fils du temps d'écoute, de présence et de douceur avant qu'il se mettre au lit...

Des petits gestes tout simples qui ont fait une grande différence dans mon quotidien. Je m'emporte beaucoup moins souvent et beaucoup moins longtemps. J'ai des relations plus harmonieuses et une belle complicité avec mon fils. J'accorde plus d'importance aux belles choses qui m'arrivent dans la journée qu'aux mauvais moments. Je suis plus consciente de mes attitudes changeantes et plus à même de tempérer les vagues de mes humeurs. J'ai une meilleure relation avec mon corps et ma féminité.

Mon bonheur est intimement lié à la relation affective que j'entretiens avec moi-même et avec les autres. J'ai besoin autant d'aimer que d'être aimée, de donner que de recevoir, d'avoir des moments pour m'amuser, m'exprimer et partager, que des moments de contemplation, de silence et d'intégration. Le bonheur est un état d'être, il se doit d'être cultivé ; il mérite du temps et de la bonne volonté. Certaines personnes sont prédisposées au bonheur et d'autres, comme moi, doivent faire un travail en profondeur pour acquérir un tempérament positif apte au bonheur. La connaissance de soi, l'intégration des vérités de sagesse et la guérison des blessures du cœur sont des incontournables pour savourer la vie après avoir vécu des débuts difficiles.

Je suis tellement contente aujourd'hui d'aimer la vie, de m'accepter totalement, d'être en paix, de voir ce qui est positif dans chaque chose, d'apprécier chaque jour qui se lève comme une opportunité et d'être entourée d'amour, de beauté et de générosité. *« Le bonheur est à la fois précieux et fragile parce qu'il peut être facilement ébranlé par les événements incontrôlables de la vie »*[59]. Je peux être totalement heureuse à un certain moment de la journée et triste comme les pierres en apprenant une nouvelle tragique quelques instants plus tard. C'est pourquoi j'ai le devoir de cultiver quotidiennement mon bonheur en développant des attitudes positives même soumise aux épreuves ; en acceptant de voir les événements désagréables sous un angle différent ; en étant bienveillante et attentionnée et en donnant une seconde chance à celui qui regrette ses actes.

Chaque jour j'ai la responsabilité d'admirer la beauté de la nature et la bonté du monde, de sourire et de rire, de cultiver la douceur, la générosité et la patience, d'accomplir une tâche créative et de rendre service, d'accueillir la réalité du moment sans y résister, de dépasser mes peurs, de m'adapter aux mouvements de la vie, d'avoir suffisamment confiance en moi pour prendre le risque de changer, d'accepter d'avoir besoin des autres, d'écouter une personne qui a besoin de se confier, de dire à mon enfant que je l'aime, de prendre un ami dans mes bras, de tenir la porte à une personne qui a les mains pleines, d'offrir mon siège à une personne âgée, d'accepter l'invitation, l'aide ou les compliments d'un ami, d'apprécier ce que j'ai déjà et de prendre quelques instants pour remercier d'être libre de mes choix, lucide, en santé, en sécurité et aimée. C'est si simple quand on y pense ! Le bonheur est à portée de main et totalement gratuit... C'est mon attitude qui fait toute la différence !

J'ai toujours ressenti beaucoup de bonheur à donner et j'apprends, de plus en plus, à accepter la joie de recevoir. Les êtres humains ont besoin les uns des autres pour être heureux. « *Chacun de nous avons la chance d'apporter*

---

[59] LENOIR, Frédéric. *L'Âme du monde,* Paris, Nil Éditions, 2012.

*quelque chose d'unique, par la variété de nos talents. Et nos fragilités nous obligent à avoir besoin des autres. Nous sommes faits pour être en relation. L'amour est un échange constant entre nous et le monde »*[60]. Comme tempérance, je prends maintenant le temps d'être à l'écoute de moi-même et de ce qui m'entoure. Je m'efforce de vivre chaque moment avec amour, conscience et vérité. Je laisse circuler librement l'énergie de vie en moi, dans tout mon corps et, en vibrant, je transmets mon bonheur.

[60] LENOIR, Frédéric. *L'Âme du monde,* Paris, Nil Éditions, 2012.

## 15 - Pouvoir Personnel

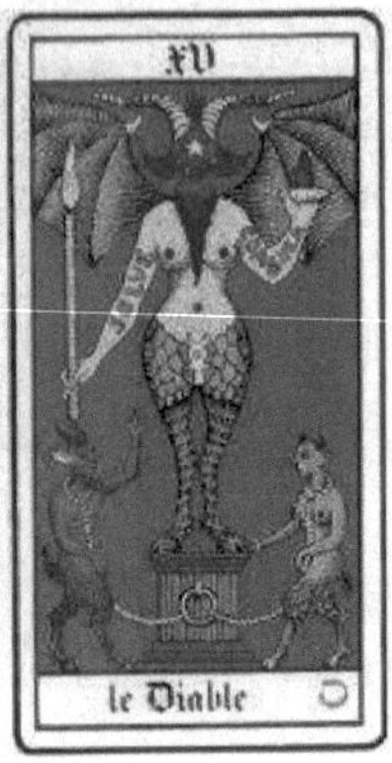


***« Se responsabiliser octroie la Liberté »***

**Brigitte Drapeau**

Le quinzième Arcane Majeur du Tarot de Marseille est le Diable. Sujet chaud ! *Il sous-entend une part de dualité dans ma façon de vivre en général, que ce soit dans la manière de m'exprimer ou d'exploiter mon pouvoir personnel. Le Diable illustre la notion d'énergie et de puissance. Lors de ma rencontre avec le Diable, celui-ci me demande : « Que fais-tu des pouvoirs que tu as acquis ? Quelle valeur sers-tu ? »*[61].

Ce qui me dérange, malgré la satisfaction de vivre à ma manière et selon mes goûts, c'est de devoir m'accommoder de l'insécurité qui vient d'emblée avec la liberté du travailleur autonome. Par exemple : j'adore enseigner et créer de nouveaux ateliers ; j'apprécie faire mon horaire en fonction des heures de classe de mon fils et être présente auprès de lui durant les journées pédagogiques. Mais, par ailleurs, mes revenus sont fluctuants, ils dépendent des contrats et des clients, ce qui rend les choses imprévisibles et difficiles à budgéter. Comment puis-je combiner liberté et sécurité financière ?

[61] Inspiré de COLLEUIL, Georges. *Tarot l'Enchanteur. Une nouvelle vision du Tarot de Marseille,* Arkhana vox Éditeur, 1999.

Cette contrainte exige que je sois constamment en train de créer et de m'adapter pour trouver d'autres sources de revenus. J'invente de nouveaux mouvements d'éveil corporel ; j'adapte mes cours à de nouvelles clientèles ; je renouvèle mes ateliers ; je développe de nouvelles façons d'offrir mes soins thérapeutiques et je trouve des moyens efficaces de publiciser mes services. Sans compter que je dois aussi intégrer mon enseignement au quotidien et accepter de me transformer pour en être un exemple vivant, cela, en dépassant ma timidité pour aller vers les gens et visiter de nouveaux organismes afin de vendre mes services.

Je dois dire que, malgré mes insécurités passagères, je me trouve chanceuse dans cette voie d'autonomie et de réalisation personnelle car j'ai souvent le sentiment d'être guidée et soutenue par d'heureuses coïncidences de la vie. Des rencontres impromptues m'ont permis de trouver de l'emploi, soit des contrats pour enseigner les mouvements d'éveil corporel ou des locaux pour offrir des traitements de La Trame. Certaines parties de mes ateliers m'ont été inspirées en rêves et je me laisse guider par mon intuition dans la préparation de mes cours ou pour offrir un nouveau service. Je dois avouer que ces moments précis de créativité spontanée me dirigent directement dans le mille !

En lisant le livre d'Alice Ann Bailey[62], j'ai enfin compris ce qu'était la dualité que nous sommes tous amenés à unifier en chacun de nous. Cette dualité est bien représentée par les deux personnages enchaînés aux pieds du Diable sur la carte de Tarot. Tout d'abord, nous devons reconnaître que nous avons deux parties à l'intérieur de nous qui se confrontent. D'un côté, notre personnalité physique, émotionnelle et mentale, et de l'autre, notre nature divine inconsciente qui se révèle à nous au-delà de notre volonté sous forme

[62] BAILEY, Alice Ann. *De Bethléem au Calvaire. Les initiations de Jésus.* Ed. Association Lucis Trust, Genève, 1974.

d'inspiration, de rêves, de visions, de signes de jour et de ce qu'on appelle « la petite voix intérieure ».

*Notre personnalité nous tire vers le bas en ce sens qu'elle ne souhaite pas être dérangée dans ses habitudes, elle se complaît, ne veut pas changer par peur de mourir. La nature divine inconsciente par contre veut s'élever, devenir conscience, sortir de l'ombre pour se désaltérer et s'alléger. La dualité est le conflit que se livrent ces deux parties en nous-même*[63]. Pour sortir de cette dualité, je dois cesser de m'identifier simplement à mon corps, mes pensées et mes émotions. Je dois reconnaître ma totalité en intégrant l'ombre de mes peurs et de mes insécurités pour les transmuter dans la lumière de ma conscience éclairée et réorienter mon quotidien de façon à être au service de mon Être global, à la fois incarné physiquement et spirituellement divin. Plus facile à comprendre qu'à réaliser cette intégrité !

Je crois possible d'y parvenir en prenant conscience de mes différentes facettes et en intégrant les différentes couches de mon ombre. C'est un peu comme écouter ma petite voix intérieure pour faire la paix consciemment avec moi-même. Ne plus vouloir fuir, ni combattre, ni subir mes côtés obscurs, mais les questionner en pleine face et les intégrer pour arriver à les transmuter. J'y arrive lorsque, en dialoguant avec une de mes peurs, je l'accompagne tranquillement et avec douceur jusqu'à ce qu'elle me révèle quoi faire pour que je ne me sente plus en danger face à elle. C'est en effectuant graduellement des petites actions de transformation que j'obtiens un sentiment de sécurité. Une fois assimilée, la peur qui freinait mes élans spontanés et qui imposait une forte résistance aux changements, cette même peur se métamorphose en un puissant moteur, en une grande force intérieure pour m'aider à m'accomplir, à me réaliser personnellement.

---

[63] BAILEY, Alice Ann. *De Bethléem au Calvaire. Les initiations de Jésus.* Ed. Association Lucis Trust, Genève, 1974.

Je dois me servir des deux premières clefs du bonheur pour arriver à transmuter l'ombre en lumière : ne pas résister au changement en respectant le mouvement de la vie sans empressement ni attachement et ne pas porter de jugement en acceptant la réalité tout en développant ma vigilance pour me voir et voir venir les choses afin de changer ce qui m'est possible. Si je prends le temps d'écouter les messages de mes peurs sans jugement et que j'accepte de faire les changements qu'elles me suggèrent sans résistance, je deviens plus forte. L'ombre de mes peurs est un pouvoir personnel refoulé qui ne demande qu'à s'intégrer.

Tant et aussi longtemps que je refuse d'utiliser mon pouvoir, de faire ce que j'ai à faire, l'inconscient va me rentrer dedans ! Je risque de vivre des situations désagréables qui vont me confronter à mon refus de grandir. *La vie va me présenter toutes sortes d'occasions de croissance. C'est un peu comme si mon taux vibratoire provoquait certains événements pour que je puisse évoluer*[64].

J'ai remarqué qu'à chaque fois que j'ai peur de me transformer et que je ne pose pas les gestes qu'il faut, je « déprime ». Je me prive de la joie qui vient avec la prime, la gratification ou la récompense du travail accompli. De plus, je suis persuadée que la peur est l'inverse de l'amour car elle gruge mon énergie vitale, ma confiance en moi et en la vie en plus de démolir mon amour-propre.

J'ai pris conscience de mon manque d'estime et de confiance et j'ai agi de façon à remédier à cette carence en remerciant mes peurs pour la bonne raison que ce sont elles qui m'ont indiqué où je devais faire preuve de plus d'amour et de courage. Pas à pas, j'ai fait des petites transformations qui ont

---

[64] LESSARD, Pierre. *Manifester ses pouvoirs spirituels. Vivre en équilibre dans un monde en mutation,* Ariane Éditions Inc., 2009.

porté leurs fruits. À chaque fois, je rencontrais une couche plus subtile à modifier et au moment où j'ai eu l'impression d'être arrivée à un niveau acceptable de rectification, la vie m'a présenté un nouveau test pour que je puisse mettre mes acquis en pratique.

J'ai compris que je dois non seulement développer ma perspicacité et ma dignité mais aussi prendre mes responsabilités pour me sentir libre et en pleine possession de mes moyens. Il n'y a personne qui va faire ce travail à ma place et je ne peux blâmer aucun individu de ce que je suis devenue. J'ai toujours le choix de puiser dans mes ressources, d'aller chercher de nouveaux outils ou de demander de l'aide pour m'actualiser. De cette façon, les pensées, gestes ou paroles méprisantes extérieures ne m'affecteront plus. Je ne me laisserai plus freiner dans mes élans et je vais prendre ma place avec lucidité, sincérité et persévérance.

En fait, je dois m'engager dans mes actions en étant présente à moi-même et en donnant à ma vie une direction valable à mes yeux ! Prendre le temps de regarder ce que je fais, d'écouter ce qui se passe en moi et autour de moi, d'espacer chacune de mes respirations et d'être présente dans chacune de mes actions. Pour moi, être présente à ma respiration, c'est se vider du surplus de *soufre* à chaque expiration pour permettre au *mercure* d'entrer à l'inspiration. Moins de *soufre* amène moins d'agitation et d'inquiétude et me permet de poser les gestes que je sens justes dans l'instant. Je sors de l'état d'esprit fataliste, en croyant que je dois subir les événements, et j'interviens en toute conscience pour changer le cours des choses afin de prendre ma vie en mains !

Et lorsque je pose les actions qui me semblent justes, même si elles sont difficiles, je me sens calme et profondément bien comme par exemple, lorsque je me sens apaisée après avoir pris le temps de clarifier une situation embarrassante sans m'énerver ou lorsque je me défends calmement d'une injustice et que je rétablis la situation en ma faveur. C'est plus facile de trouver des solutions, des paroles justes et des actions efficaces lorsque je me suis d'abord calmée.

Avec le temps et l'expérience, j'ai compris que tout est inscrit dans le corps et que celui-ci est un outil indispensable à sa propre libération. J'ai besoin de bouger pour libérer mes tensions, d'être touchée par la beauté et la bonté du monde et de partager ma joie pour laisser l'énergie de vie circuler en moi. J'ai aussi besoin de rire, de jouir avec équilibre des plaisirs quotidiens et de vibrer avec la vie pour m'accomplir. Plus mon corps est harmonieux, mon esprit est calme, mes actions sont utiles et plus j'ai de l'énergie et je me sens heureuse dans ma vie.

Je me dois d'accepter de laisser mourir mes attachements aux apparences tout en étant consciente de mes besoins physiques. J'accepte d'abandonner l'émotivité tout en restant présente à mon ressenti. Je dépasse mes souffrances passées tout en restant consciente de mes failles et je décroche de mes vieux concepts ou de mes jugements mentaux tout en reconnaissant mes propres valeurs. En fait, c'est le temps de naître à ce que je suis profondément pour jouir de la vie matérielle et des plaisirs des sens en étant connectée à mon Être, non pour fuir ma vie mais pour mieux l'incarner !

Chaque fois que je m'entends me plaindre, que je me surprends à me culpabiliser ou à réactiver des scénarios passés, je STOPPE le tout. *Je sais maintenant que c'est une stratégie de ma personnalité pour me détourner de moi-même et de me déresponsabiliser de ma vie*[65]. Et le meilleur des Maîtres pour me ramener à la réalité est mon merveilleux fils. Il m'enseigne à profiter de chaque moment de la journée en trouvant des façons simples de prendre plaisir à agir peu importe les événements, car lui, il sait s'amuser. Comme l'a dit Sénèque: *« Au lieu d'attendre que l'orage passe, il danse*

[65] TOLLE, Eckhart. *Nouvelle Terre. L'avènement de la conscience humaine,* Ariane Éditeur, 2005.

*sous la pluie* ». Plaisir, enthousiasme et acceptation de l'instant sont les clés du paradis dans le quotidien terre à terre... Merci mon chéri ! Tu m'apprends à m'adapter harmonieusement aux nouvelles situations de la vie en usant de créativité, en demeurant vigilante et persévérante.

J'ai compris que mes ombres se nourrissent de mes angoisses ; que la souffrance causée par mes peurs ne sert qu'à nourrir la blessure et la maintenir vivante. Parfois, juste le fait d'exprimer mes peurs, culpabilités et hantises me permet d'accueillir la réalité avec un regard complètement différent et de réussir à transformer ma vision des choses. Lorsque je change ma perception, je modifie ma réaction à l'environnement. C'est cela mon réel pouvoir ! Transformer mon attitude mentale, ce qui est inacceptable en moi-même pour élever ma conscience, mon énergie et augmenter mon pouvoir personnel.

Lorsque j'unifie ma personnalité à mes énergies subtiles, je ne suis plus dans la séparation ni à l'intérieur de moi ni à l'extérieur. Je me libère de toutes formes de contrôle, qu'elles soient de nature sociale ou égotique ; je ne suis pas un être séparé du monde dans lequel je vis. Donc, je suis concernée par mon environnement et responsable de mon attitude face à ce qui m'entoure. Si je fais l'effort de me responsabiliser, c'est à moi que je donne et si je me retiens en jouant la victime, le persécuteur ou le sauveur c'est aussi moi-même que je prive du pouvoir de me libérer de ce qui m'enchaîne.

J'ai remarqué que plus je réponds à mes besoins et que j'accepte de me faire plaisir régulièrement, que je prends soin de moi et que je sors de mon insécurité en étant généreuse, plus je m'ouvre à l'abondance. Le partage des plaisirs amène le bonheur et nous connecte à l'énergie de vie. *Lorsque j'exprime cette énergie d'amour et de générosité, je me connecte à la source de l'abondance qui m'apporte en retour tout ce qu'il me faut en temps opportun*[66].

Je ne veux plus résister à l'abondance de la vie et à la réalisation de mes rêves à cause de mes peurs. Non seulement je veux vibrer à ma totalité, mais aussi me dépasser en harmonisant mes dualités. J'ai vécu une belle expérience dernièrement. Lorsque je suis allée magasiner les cadeaux de Noël, j'ai choisi, pour la toute première fois de ma vie, de commencer par répondre à mes besoins avant de gâter les autres. Je me suis offert quelque chose dont j'avais besoin depuis longtemps mais que je n'osais pas m'acheter. Ensuite, je suis allée chercher des présents pour ceux que j'aime. Lorsque je suis arrivée chez moi, j'avais une nouvelle offre d'emploi, un contrat supplémentaire. Wow !

Était-ce une coïncidence ou un clin d'œil de la vie ? Moi qui n'osais jamais me permettre une dépense pour moi-même mais qui étais toujours prête à vider mon compte en banque pour ceux que j'aime, j'étais bénie d'avoir d'abord répondu à mes besoins avant de combler ceux des autres. J'apprenais l'importance de remplir ma coupe pour qu'elle puisse se déverser abondamment par la suite. Si « générosité bien ordonnée commence par soi-même », l'abondance de la vie est-elle proportionnelle à ce que l'on ose s'offrir à soi-même ? Enfin, j'ai compris qu'il est bon, même nécessaire, d'être généreux mais encore plus d'être bienveillant, avant tout, envers soi-même.

Sortons de notre petitesse d'esprit, arrêtons de croire que nous sommes nés pour des petits pains, que nos rêves sont irréalisables et que nous devons nous soumettre à la masse. Élargissons notre conscience, ouvrons-nous à l'abondance, réalisons nos rêves, osons être différents et transformer les

---

[66] MELCHIZEDEK, Drunvalo. *Vivre dans le cœur. Comment entrer dans l'espace sacré du cœur*, Ariane Éditeur, 2004.

vieilles valeurs établies. Vive la révolution et les rebelles ! Vive la vie en constante transformation et la puissance de la Conscience alliée au Cœur dans l'Action !

## 16 – Transgression des limites

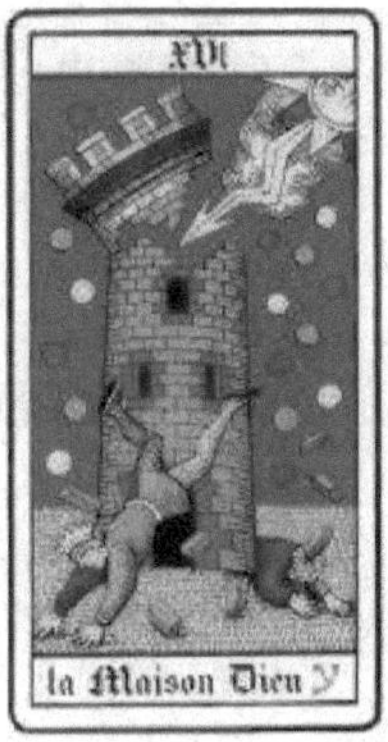


***« Vint un temps où le risque de rester à l'étroit dans un bourgeon était plus douloureux que le risque d'éclore »***

**Anaïs Nin**

*La Maison Dieu m'amène à prendre conscience de ce que j'ai à détruire en moi pour être à la hauteur de ce que Je Suis et de ce que « Je » veux exprimer. Je suis confrontée à me libérer des cuirasses que j'avais mises en place au fil des années pour me protéger des agressions et de la souffrance de mes blessures. La Maison Dieu m'invite à accéder à mes véritables forces intérieures dénuées de toute peur, de toute protection douloureuse et de tout orgueil spirituel*[67]. Je dépasse mes limites en affrontant la réalité et je trouve mon chemin vers ma liberté d'Être sans chercher à plaire et sans besoin de reconnaissance.

Maintenant, j'ai une vision plus juste de moi-même et du monde qui m'entoure. Mais cette lucidité et ce désir d'« agir ma vie » a un prix. Au-delà des concepts du bien et du mal ou de toutes sortes de dualités possibles, je sens que je dois questionner mes valeurs et mes belles notions de vie qui

[67] Inspiré de COLLEUIL, Georges. *Tarot l'Enchanteur. Une nouvelle vision du Tarot de Marseille,* Arkhana vox Éditeur, 1999.

m'emprisonnent. En étant plus consciente, je me rends également responsable de chacune de mes pensées, de mes croyances, de mes paroles, de mes attitudes, de mes actions et de chacun de mes comportements.

Je ne cherche pas à m'améliorer pour devenir une personne meilleure aux yeux des autres. Mon but est simplement de trouver ma propre façon d'Être pour m'accomplir et vivre heureuse dans ce monde. Tant mieux si ça me rend plus agréable à vivre mais je le fais, avant tout, pour la satisfaction de me réaliser et le bonheur de vivre que ça me procure. Plus je suis consciente de mes besoins d'accomplissement personnel et de transmission de connaissance pour atteindre le bonheur, plus je constate les différences de buts et de routes qu'empruntent les individus qui m'entourent. Je me rends compte que, pour certains, le bonheur ou ce qui semble les rendre heureux, c'est de faire souffrir d'autres personnes par désir de vengeance... Il y a des gens tellement pleins de *soufre-en-soi* que la seule manière qu'ils ont trouvée pour s'en libérer est de le déverser sur les autres.

Je viens de me rendre compte qu'être lucide et sortir de ma tour d'ivoire d'innocence que tout le monde est beau et gentil me confrontent à reconnaître qu'il existe en ce monde des gens foncièrement méchants, menteurs, manipulateurs, inconscients et cruels. L'observation des faits m'amène à user de perspicacité et de vigilance pour savoir poser les actes justes sans m'emprisonner dans mon système de défense. Maintenant, je ressens de plus en plus les gens et je devine plus rapidement leurs intentions comme si j'arrivais à déjouer leurs stratégies.

Mon concept de bonne fille gentille a été fortement ébranlé dernièrement, j'ai dû apprendre non seulement à poser mes limites mais à accepter de déranger. J'ai appris assez vite que par peur de ne pas déranger, c'est moi qui le serais ; et qu'il est sain de faire respecter ses droits lorsque les gens ne respectent pas leurs obligations. L'acte juste est d'exercer mon pouvoir en défendant mon bien et ma dignité. Cet événement déstabilisant était la suite logique d'une série : j'avais laissé ma place dans une équipe de travail qui me tenait à cœur parce que j'avais l'impression de déranger ; j'avais quitté un cours pour ne pas avoir à confronter une situation embarrassante et devoir me défendre d'un sentiment d'injustice ; et là, je me voyais déménager parce que je ne voulais pas faire de tort en me défendant... Mon « *cul* », je crois plutôt que je n'avais pas le courage de faire valoir mes droits ! Il était temps que ça cesse et la seule façon était d'exercer mon pouvoir. Assez, c'est assez !

Sous les traits de la bonne fille se manifestait une peur de prendre ma place ou de blesser l'autre et ne pas intervenir aurait été de la pure trahison envers moi-même. Je n'aime pas la lâcheté, j'ai donc pris mon courage à deux mains. Je me fous de ce que les gens vont penser. Je ne réclame pas justice simplement pour recevoir un dédommagement matériel mais un gain purement énergétique. Le plus important, dans cette démarche, c'est d'avoir osé sortir de mon enfermement et d'imposer par une action concrète le respect auquel j'ai droit et que j'avais trop souvent étouffé.

Avec le temps, j'ai appris à m'aimer et à ne plus accepter d'être dans la position du souffre-douleur « victime », du contrôlant « persécuteur » ou du surprotecteur « sauveur ». Je dois me défendre en considérant que l'autre est capable d'en faire autant. Maintenant, *j'ai appris à interagir avec des manipulateurs*[68] car je ne pourrai pas toujours fuir cette dure réalité. Je dois clarifier tous mes échanges avec les personnes susceptibles de me nuire pour éviter de me retrouver dans des situations embarrassantes. Je ne dois plus laisser les choses aller en croyant qu'elles se régleront d'elles-mêmes. Maintenant, il est temps que j'ose questionner les intentions de mon interlocuteur, que je lui demande de m'informer de ses attentes envers moi,

---

[68] Grâce à la lecture de CRÈVECOEUR, Jean-Jacques. *Relations et jeux de pouvoir. Comprendre, repérer et désamorcer les jeux de pouvoir par la DYNARSYS*, Équinox 21 Éditeur, 1999.

que je délimite mon territoire et que je fasse respecter mes droits.

Je dois me défaire de ce qui m'étouffe et restreint ma liberté. La meilleure façon, selon moi, pour déjouer la manipulation, le contrôle ou le parasitage est de développer mon autonomie en faisant les bons choix. C'est tellement clair maintenant : je dois prendre ma place, respecter mes limites et protéger mon intégrité. Exercer mon pouvoir en agissant me libère de mes chaînes et m'aide à surpasser mes peurs. Demeurer constamment vigilante me permet de voir venir et d'intervenir avant d'être ébranlée. Établir avec précision mes limites impose la politesse et encourage le respect. Et, rayonner d'amour-propre est le plus puissant des boucliers de protection.

Je crois que la petite fille en moi a longtemps désiré plaire pour tenter de satisfaire son besoin de reconnaissance. J'ai souvent observé que je rejouais, bien malgré moi, le même scénario avec les gens que j'aimais et mon milieu de travail. Je me suis abandonnée complètement dans une générosité démesurée jusqu'à dilapider mes ressources et mon amour-propre au nom de l'amour. Enfin, j'ai compris ceci : « ***Une personne peut d'autant plus facilement être abusée qu'elle est à la recherche de reconnaissance*** » **François Proust.**

L'expérience m'a démontré que c'est une perte de temps et d'énergie que de vouloir plaire à tout prix ! Ça ne fait que me faire perdre ma joie de vivre, ma paix intérieure et ma liberté d'expression. Je ne veux plus abandonner mon pouvoir aux autres afin de recevoir d'eux un regard approbateur et encourageant. J'ai dû apprendre à rester centrée sur mes besoins et à combler mes manques de manière plus appropriée afin de garder mon équilibre. C'est fascinant de constater qu'une fois débarrassée de toutes les couches des limitations personnelles et des valeurs obsolètes inculquées, je suis libre de penser, de me créer et de prendre des initiatives qui me ressemblent. D'ailleurs, je suis persuadée qu'il est nécessaire, dans l'évolution d'un être humain, de sortir de sa zone de confort pour confronter ses valeurs. Certaines cultures ont dans leur tradition des rites de passages et je crois qu'il serait utile d'en introduire consciemment dans notre vie pour nous aider à nous détacher de nos habitudes réconfortantes mais limitantes afin d'ouvrir notre conscience, écouter notre cœur et agir selon nos véritables besoins.

Vivre des expériences déstabilisantes nous oblige à nous adapter, à voir les choses autrement, à questionner nos valeurs, à développer des nouvelles attitudes et compétences ainsi qu'à oser faire les choses autrement. Le mouvement, c'est la vie, c'est l'ouverture à la différence. C'est bon de constater qu'il est possible de vivre dans d'autres milieux, avec des personnes différentes et avec des règles parfois complètement à l'opposé de celles que l'on avait cru être justes. La confrontation est salutaire car elle nous permet de nous rencontrer tels que nous sommes. Autant je crois important qu'un jeune adulte se libère de l'emprise de ses parents, autant je trouve important que chaque être humain se libère de tout système de croyances religieuses ou autres qui l'emprisonnent.

J'ai pris conscience, il y a quelques années, que je ne pouvais pas à la fois suivre ma voie intérieure et avoir des maîtres extérieurs qui décident à ma place ce qui est bon ou mauvais pour moi. Je dois également faire attention, car les prédateurs *énergivores* qui souhaitent soumettre les autres pour exercer leur pouvoir ne se cachent pas tous sous des voiles de maître ou de guru... Plusieurs se disaient mes amis…, des supposés amis qui voulaient LEUR bien. En fait, j'ai découvert que certaines personnes s'accrochaient à moi pour en retirer quelque chose. Mais le plus important, dans ma découverte, c'est que personne ne peut s'accrocher s'il n'y a pas de prise... Donc, j'ai dû prendre conscience de mes failles, de mes faiblesses et de mes manques et y remédier au plus vite pour me libérer des imposteurs que j'attirais malgré moi.

Ma nouvelle liberté consciente m'inspire ces paroles :

**Refrain**

Ne sois pas dupe des Abuseurs
Partout y'a des faux monnayeurs
Le fauve est peut-être sur tes talons
À te siphonner dans le pantalon

Il y a autant de cons qu'il y a d'appâts
Qui ne peuvent pas vivre sans toi
Ça les mettrait dans l'embarras
De chercher un autre bon plat de choix

Ton énergie, ils s'en régalent
Ils bavent sur toi comme des chacals
Le monde n'est pas beau et gentil
Les prédateurs sont nos amis

C'est un vrai monde, je te le dis
Une guerre cruelle et sans merci
Ils se connectent et te sourient
Sans arme, ils te prennent ta vie

Ils cherchent tes failles pour te croquer

Surveille tes arrières sans tarder
C'est tes faiblesses qui te trahissent
Protège ton cul, contrôle tes vices

Tu pleures, tu chiales, ils se réjouissent
Ton malheur ils s'en servent avec délice
Pour t'offrir une béquille de choix
Un Guru, une secte, n'importe quoi

Oyé ! Oyé ! La cloche a sonné
C'est l'heure de chausser tes souliers
Fais quelque chose, agis ta vie
Je suis désolée, y'a plus d'abris

Tu ne peux que compter sur toi
Pour te guérir et t'affirmer
La maternelle est terminée
La soumission n'est plus la loi

Comment faut-il se protéger
Pour ne pas tous se faire bouffer ?
La source se trouve en toi, en moi
La clé : c'est d'être Maître de soi

Ceci m'amène à **la troisième Clef vers ma Quête du bonheur**[69] **:** ***Ne pas avoir d'Attente extérieure ni laisser l'extérieur diriger ma vie***

Je ne demande plus à la société ou à un individu de répondre à mes besoins. Je développe mon autonomie et je gagne en fierté et en liberté. J'ai confiance dans les ressources de guérison de l'autre, je ne le prends plus en charge. Je cesse de créer des situations de dépendance. Je cesse de m'occuper des autres et je commence à m'occuper de moi. Je ne cherche plus à être le centre d'attraction. Je me libère de tous enfermements intellectuels, sociaux, émotionnels, familiaux et autres. Je ne renonce plus à ma liberté, à ma place et à mon pouvoir. Je n'ai plus peur de vivre ma vie. J'ose prendre des risques en osant sortir de mon confort et de ma sécurité. J'essaye des façons de faire différentes et je reste ouverte et disponible à vivre de nouvelles expériences.

**L'Antidote pour transmuter les attentes** : ***Agir de manière Responsable***

J'identifie clairement mes attentes et je réponds à mes besoins. J'ai confiance en mes compétences et en mes capacités de développer de nouvelles stratégies d'actions plus adéquates à la situation présente. Je me donne la permission d'agir autrement. Je me laisse inspirer par ma petite voix intérieure des actes justes à poser. Je fais face à mes peurs et je les transmute dans l'action. Je cesse de me justifier et je fais face aux situations embarrassantes.

Je prends entièrement la responsabilité de ma réalité et je ne tiens plus les autres responsables de ce qui m'arrive. Je prends en charge mes besoins et je ne réponds plus aux besoins de l'autre (à l'exception de mon enfant car c'est

---

[69] Les Clefs et les Antidotes vers ma Quête du bonheur ont été tirés du merveilleux livre de CRÈVECOEUR, Jean-Jacques. *Relations et jeux de pouvoir. Comprendre, repérer et désamorcer les jeux de pouvoir par la DYNARSYS,* Équinox 21 Éditeur, 1999.

ma responsabilité parentale). Je me fais confiance et j'agis en fonction de ce que je suis. Je clarifie et je rectifie au besoin ce que je ressens, je pense, je dis et je fais pour être intègre. J'accueille toutes les situations comme une opportunité de me transformer et de grandir.

Reconnaître mes faiblesses et les surmonter pour me libérer de mes cuirasses de protection et accéder à ma véritable force intérieure me demande beaucoup de courage. Je veux me libérer de mon besoin compulsif d'être aimée, désirée, reconnue et prise en charge. Il est grand temps que la petite fille grandisse et devienne responsable de sa vie. Pour ce faire, je m'inspire de la sagesse humaine et des paroles d'André Gide : ***« Pour vaincre la paresse, il existe quatre antidotes : la foi, l'intention, l'effort et la souplesse »***.

La foi : Je crois que tout ce qui m'arrive est parfait pour mon évolution. J'ai confiance en moi, en mon attitude face à la vie, en mes possibilités et en ma capacité de trouver des solutions adaptées. Je me sens constamment protégée et je me laisse guider par mes intuitions. Je me sens libre de rayonner ma lumière et ma beauté féminine en toute sécurité car cela est ma véritable protection. Je remercie la terre de me porter et de me nourrir chaque jour. Je reconnais le pouvoir de l'amour, de l'amitié et je développe ma gratitude pour le don qu'est la vie.

L'intention : Je ne donne plus mes trésors à tout vent au risque de me vider. J'observe les faits, je développe ma perspicacité et ma retenue. J'apprends à m'offrir ce qui me manque pour me sentir comblée. J'utilise la Loi et les tribunaux pour appliquer des limites lorsque l'heure est grave. Je me donne de la valeur ; je me reconnais ; je prends soin de moi ; je m'apprécie et j'honore la vie qui m'habite.

L'effort : Je m'engage à vivre ma vie dans l'action. J'élimine les fausses perceptions, croyances, messages négatifs de mon mental et je tiens à distance les personnes malsaines remplies de ressentiments. Je persévère dans les épreuves et j'ose la confrontation. Je poursuis mon développement et j'intègre mes apprentissages. J'agis selon ce que je sens juste pour moi. Je cultive ma créativité et je crée ma destinée.

La souplesse **:** Je demeure ouverte, disponible et prête à quitter mon confort autant pour m'adapter aux nouveaux contrats qu'aux nouvelles conditions de vie. J'accepte les différentes réalités et je respecte le rythme d'évolution de chacun. Je suis prête à vivre de nouvelles aventures.

Pour maintenir ma stabilité intérieure j'ai découvert que j'avais absolument besoin de ces trois lettres : **CRV** ; **C**onfiance, **R**espect et **V**érité réciproques dans mes relations. Que ce soit pour une relation d'amitié, de travail ou d'amour, ces trois lettres **CRV** demeurent des incontournables dans ma vie. Mon rapport aux gens doit être basé sur la confiance, le respect et la vérité, sinon c'est voué à l'échec. Je crois que tout le monde s'entend sur l'importance du respect et de la confiance mais que dire de la vérité ? Pour moi, c'est l'authenticité, la communication profonde, les vraies affaires... C'est pouvoir se mettre à nu sans porter de masque et interagir sans entrer dans les jeux de pouvoir.

J'ai pris conscience que mon besoin de contrôler et ma peur de m'abandonner venaient de ma crainte de me montrer vulnérable. J'ai fini par laisser tomber mes résistances. Je ne veux plus exercer un contrôle ni aucune forme de pouvoir soi-disant thérapeutique sur une personne pour le pousser ou le stimuler à faire des changements dans sa vie afin de correspondre à mes besoins ou à mes idéaux. J'ai compris l'importance des rapports égalitaires, *Gère-mène* a cédé la place à *Harmonie.*

Enfin, j'ai compris l'importance de la relation pour harmoniser nos polarités. Cela signifie que chacun de nous a un réel pouvoir d'intervention, de transformation et de création dans sa vie. Aussi étrange que cela puisse paraître, c'est dans le déséquilibre de la confrontation que nos êtres finissent par s'harmoniser. En contact avec nos résistances, nous nous réajustons et nos accords nous rendent de part et d'autre plus réfléchis, équilibrés et stables. L'équilibre engendre l'équilibre et le déséquilibre nous renvoie à notre propre déséquilibre. Une fois harmonisée intérieurement, en relation harmonieuse avec tous les aspects de mon être, je suis complètement détachée de la Quête Amoureuse… Je n'ai plus besoin de quelqu'un d'autre pour être comblée. Je me sens entièrement heureuse et satisfaite au quotidien, libérée de mes chaînes affectives.

## 17 - Manifestation

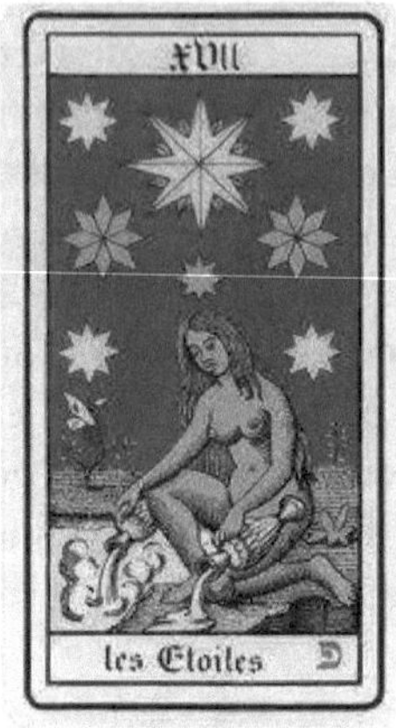


***« La pensée appartient au monde créé, alors que l'intuition appartient au monde créateur. La première est soumise au temps, la seconde lui échappe. La pensée sert simplement à transmettre ce que l'intuition lui inspire ».***

***Patrice Van Eersel***

*L'Étoile c'est l'entrée dans le monde du lâcher-prise, de la guidance, de l'authenticité, de la transmission et de l'abondance. L'Étoile m'invite à être à l'écoute de mon ressenti autant dans mes prises de décisions que dans mes relations et dans mon travail pour ne jamais être privée de la source d'abondance et d'énergie de vie*[70]. J'ai l'impression que mes projets se manifestent beaucoup plus facilement lorsque j'offre à ma conscience lumineuse mes difficultés du moment et la possibilité de m'insuffler des pistes de solutions adaptées à la situation. De cette manière, *tout se règle au bon moment dans une fluidité remarquable*[71].

---

[70] Inspiré de COLLEUIL, Georges. *Tarot l'Enchanteur. Une nouvelle vision du Tarot de Marseille,* Arkhana vox Éditeur, 1999.

[71] Inspiré de BÉRIAULT, Marc. *Cours de Tarot pour débutants. Notes de cours*, Montréal, 1992-2008, 57 pages.

L'Étoile c'est la vérité toute nue qui vibre d'amour ! C'est être capable d'être moi-même en toute honnêteté, en agissant de manière responsable, aimable et sincère, sans porter de masque, sans porter de jugement, sans chercher à plaire ni à vouloir tout contrôler. L'Étoile est à l'écoute, attentive, bien dans sa peau, dans son corps, dans sa tête, dans son environnement et en accord avec ses actions. Elle offre au monde sa force de vérité et sa puissance de rayonnement.

Un jour, une personne a retenu mon attention en m'expliquant comment, une fois que nous avons fait un choix en concordance avec nous-même, tout le superflu s'élimine et à quel point la vie devient beaucoup plus simple. Suivre la voie de son cœur en toute conscience c'est aussi avoir un objectif précis et choisir sa propre destinée, le chemin le plus direct pour atteindre sa pleine réalisation. *Ça me fait penser au navigateur qui se guide sur l'étoile polaire pour parvenir à bon port. L'objectif n'est pas d'atteindre l'étoile mais d'arriver à destination en maintenant son cap*[72] *!* Ça permet d'éviter beaucoup de détours et de pertes d'énergie.

J'ai réalisé à quel point il m'est important de formuler des intentions claires, de préciser mes objectifs à court, moyen et long termes, pour arriver à manifester dans mon quotidien mes rêves et mes aspirations. Mais ma plus grande prise de conscience a été de constater l'importance de me détacher d'un résultat précis car, lorsque je m'acharne à vouloir qu'un évènement se produise à ma façon, je peux faire obstacle à sa réalisation. Je dois absolument abandonner le désir que les gens et les évènements se présentent comme je le souhaiterais. La clef de la manifestation c'est la liberté, et la liberté c'est le véritable amour que l'Étoile émane.

Je me suis donné comme objectif de vie de trouver le bonheur : la

[72] Inspiré de COLLEUIL, Georges. *Tarot l'Enchanteur. Une nouvelle vision du Tarot de Marseille,* Arkhana vox Éditeur, 1999.

satisfaction de vivre pleinement ma vie en transmettant mon amour, mes valeurs et mes connaissances tout en étant accompagnée d'un sentiment profond de sérénité malgré les épreuves et les aléas du quotidien. D'abord, j'ai cru que le bonheur se cachait dans les sentiments intenses et profonds que je partagerais avec un homme. Je pensais que, si j'arrivais à être heureuse dans une vie conjugale, je réaliserais ma vie. En fait, ce qui m'a le plus déconcertée dans cette quête amoureuse, c'est que je me sens, la plupart du temps, plus heureuse lorsque je me retrouve célibataire qu'au moment où j'étais en couple...

Bien sûr que j'ai envie d'aimer et d'être aimée mais j'ai aussi compris que mon bonheur ne pouvait pas se trouver dans le lien amoureux que j'entretenais avec une autre personne pour la simple et bonne raison que mon bonheur prend ses racines dans le lien sincère que je cultive avec moi-même. Plus je suis unie corps, âme et esprit, que chaque partie de mon être est en accord avec mes décisions, plus je suis heureuse. Par contre, je fais fructifier mon bonheur lorsque je le partage, lorsque je transmets le bonheur qui m'habite aux gens qui m'entourent.

Mes expériences m'ont bien fait comprendre qu'il n'y avait rien de plus malheureux que de laisser ma clef du bonheur dans la poche de quelqu'un d'autre... De laisser ma responsabilité de jouir de chaque moment de ma vie, d'apprécier qui je suis et d'exploiter mes talents entre les mains d'un partenaire amoureux en lui accordant plus de valeur qu'à moi-même, en permettant à sa présence de me détourner du lien profond que je maintiens avec moi-même.

En fait, j'ai réalisé que j'ai été souvent déçue par les hommes parce que je souhaitais trouver l'homme idéalisé, capable de jouer parfaitement le rôle que j'avais imaginé dans le scénario mental de mon film d'amour. Je dois dire que mes relations amoureuses ont été d'excellents miroirs pour voir mes chimères et mes failles afin de m'harmoniser. Le bonheur c'est qu'une fois équilibrée, je ne ressens plus le besoin d'une relation amoureuse pour être heureuse. Aujourd'hui, la relation la plus importante et satisfaisante à mes yeux est celle que j'entretiens intimement et sincèrement avec moi-même.

J'ai réalisé que la vie à deux m'a trop souvent distraite au point que je perde de vue mes priorités en m'attribuant stupidement celles de mon conjoint parce que j'avais le désir immature de satisfaire ma quête d'amour par le couple. Mes relations amoureuses m'ont appris à ne pas me laisser détourner de mes objectifs de vie. J'ai compris l'importance de me garder du temps à moi pour me sentir pleine sans donner à mon amoureux tout mon temps, mon énergie et mon espace jusqu'à fusionner. En ne donnant plus mon pouvoir, je ne dévie plus de moi-même. Aujourd'hui, ma quête d'amour s'exprime par une démarche d'union intérieure pour me sentir de plus en plus entière et solidaire avec moi-même. L'engagement que j'ai tant cherché à vivre avec un partenaire, je le vis maintenant avec moi-même en étant profondément sincère en toutes choses.

J'ai appris à vivre véritablement l'amour, c'est-à-dire à donner gratuitement et à recevoir librement. Mes attentes ainsi que mes résistances sont tombées et mon amour est maintenant plus vaste, profond, empreint de vérité et de liberté. Je me permets de vivre simplement le moment dans le plus grand des respects et tout est parfait ! Je me suis rendu compte à quel point je suis heureuse, chanceuse et privilégiée de vivre ma vie telle que je l'aime présentement dans une totale liberté et une constante créativité. J'ai appris à apprécier ce que j'ai au lieu de chercher à vouloir ce que je n'ai pas. J'ai cessé d'attendre après quelqu'un pour vivre ma vie.

J'ai réalisé à quel point je suis apte à combler mes besoins et à faire face à mes obligations. Lorsque je suis remplie de gratitude, de confiance et de projets à réaliser, je me sens guidée et soutenue par la vie. En cultivant une attitude positive, la danse de la vie m'accompagne à tout moment. Je suis plus réceptive aux heureux hasards et j'apprends à composer avec eux. J'ai compris, au fil de mes expériences, que tout fini par passer, rien n'est stagnant et tout ce que j'ai aujourd'hui je peux le perdre demain. Peu importe ce qui m'arrive, je peux toujours recommencer et m'améliorer.

J'ai aussi compris que de m'offrir quotidiennement du temps de qualité pour relaxer, me retrouver et me régénérer avait le pouvoir de me garder dans un espace de paix, d'enthousiasme et de créativité. Prendre du temps pour moi, c'est m'accorder l'amour dont j'ai besoin, afin de favoriser l'harmonie, respecter mes limites et reconnaître ce qui est, pour le moment, sain ou malsain dans ma vie. Mes expériences m'ont rendue un peu plus sage et responsable de ma liberté. J'ai compris de ne plus attendre après un objet ou une personne pour avoir du plaisir à vivre ma vie et de ne pas devenir l'esclave de mes habitudes afin de pouvoir m'adapter au mouvement de la vie. Et, j'ai aussi réalisé l'importance d'oser intégrer du nouveau dans mon quotidien, de persévérer dans mes projets et de garder le cap !

Je me trouve tellement privilégiée d'aimer mon travail et mon approche thérapeutique. J'ai la chance de ne pas avoir deux journées pareilles, de pouvoir exprimer différentes facettes de mon être, d'avoir beaucoup de liberté et de temps pour être créative et d'avoir le privilège de guider ma clientèle vers sa solution selon son vécu, ses expériences, ses façons de gérer les épreuves, son bagage émotif, son rythme, ses goûts personnels et sa façon spécifique de résoudre la situation. Je suis fière d'avoir eu le courage d'Être et d'exprimer qui Je Suis, de m'être entourée de gens extraordinaires, et d'être de plus en plus heureuse chaque jour.

Je suis convaincue que notre monde extérieur ne fait que refléter notre monde intérieur. Nous créons ce que nous vibrons. Plus je vibre d'amour et plus je manifeste de l'amour autour de moi et je l'attire à moi. Et si tout partait de l'amour de Soi, de l'amour de notre divinité intérieure, de notre véritable splendeur ? Et si nous devions réaliser que nous sommes tous des dieux et des déesses ? Des Êtres d'amour interdépendants les uns des autres et libres de créer notre vie selon nos besoins, nos talents et nos aspirations. Effectivement, je crois qu'il y a en chacun de nous de nombreuses possibilités créatives prêts à émerger aussitôt que l'on commence à explorer en profondeur l'énergie de conscience lumineuse, d'amour et de générosité qui nous habite. Pouvons-nous seulement accepter que nous sommes tous unis dans un but commun : celui de faire l'expérience de l'amour...

## L'essence ciel

## 18 - Perceptions

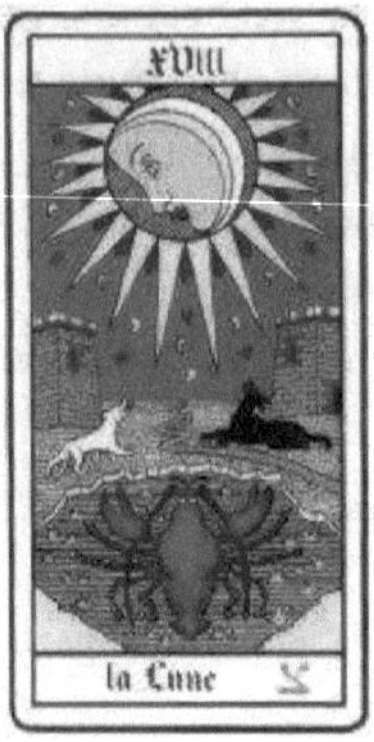


***« Le principal obstacle à la réalisation de nos rêves est***

***notre attachement à notre vie telle qu'elle est »***

**Suzanne Harvey[73]**

*La Lune traite essentiellement des différents niveaux de perceptions et d'expressions de Soi[74]*. Grâce à mon travail intérieur et à ma démarche personnelle, je peux comprendre de plus en plus mon besoin d'évoluer psychiquement en faisant des choix conscients dans *ma réalité amoureuse, familiale, maternelle, professionnelle et fraternelle[75]*.

Je suis une grande rêveuse qui prend ses rêves pour des réalités. Même si je suis arrivée à trouver mon bonheur, je ne ressens aucune satisfaction à le garder pour moi seule. Je sens non seulement le besoin de le partager mais

---

[73] HARVEY, Suzanne. *Bien dans sa vie. Comment se libérer de ce qu'on n'est pas,* Les Éditions Logiques, 2008.

[74] Inspiré de COLLEUIL, Georges. *Tarot l'Enchanteur. Une nouvelle vision du Tarot de Marseille,* Arkhana vox Éditeur, 1999.

[75] Idem

d'aller au-delà de cette quête du bonheur. Je veux évoluer en élevant mon niveau de conscience et en faire bénéficier la nature humaine. J'ose y croire car rien n'est impossible !

Je crois que j'ai appris à me libérer de ma perception déformée de la réalité et de mes rêves illusoires en faisant la distinction entre désir et besoin. Tant que j'ai pris mes désirs pour des besoins, je me suis racontée des mensonges à moi-même et je me suis mise dans des situations stupides... bien pis encore que si j'avais menti délibérément aux autres. Selon Jean-Jacques Crèvecoeur, *le désir est en quelque sorte une solution trouvée pour satisfaire un besoin et il est possible de trouver plusieurs solutions pour répondre au même besoin. De plus, le désir implique souvent d'autres personnes, il ne doit pas toujours être satisfait et peut être remplacé. Quant au besoin, il ne peut pas être remplacé, il doit toujours être satisfait et il n'appartient qu'à soi*[76].

Quels sont les besoins essentiels de l'humain ? Selon Maslow[77], il y a cinq niveaux principaux de besoins que nous cherchons à combler. D'abord, les besoins physiologiques : manger, boire, dormir, respirer et se reproduire. Ensuite les besoins de sécurité : du corps, du travail, de la santé, de la propriété. Puis les besoins d'appartenance et affectifs : amour, amitié, intimité, famille, sexualité. Suivent les besoins d'estime : confiance en soi, respect des autres et de soi, estime personnelle. Et enfin les besoins d'accomplissement personnel : créativité, résolution des problèmes, satisfaire ses valeurs morales. Alors, à quoi me servent les désirs ? Ils m'informent d'un manque à combler, d'un besoin inassouvi.

---

[76] CRÈVECOEUR, Jean-Jacques. *Relations et jeux de pouvoir. Comprendre, repérer et désamorcer les jeux de pouvoir par la DYNARSYS*, Équinox 21 Éditeur, 1999.

[77] MASLOW, Abraham. *Devenir le meilleur de soi. Besoins fondamentaux, motivation et personnalité*, Éditions Evrolles, 2008.

L’autre peut m’aider à satisfaire mon besoin s’il y trouve son bonheur mais il n’est pas obligé à moi. Il a aussi la responsabilité de répondre à ses propres besoins comme j’ai la responsabilité des miens. J’ai différentes options mais je dois m’assurer de demeurer libre en développant mon autonomie et ma lucidité, en étant créative, en usant de discernement tout en demeurant respectueuse envers moi et les autres. En plus, une belle façon d’augmenter ma satisfaction est d’avoir de la reconnaissance. C’est comme du beurre sur le pain ou des épices dans la nourriture. C’est tellement meilleur et plus satisfaisant de faire preuve de gratitude envers ceux qui participent à notre bonheur. J’aime prendre le temps de remercier tous ceux qui ont contribué d’une manière ou d’une autre à ce que je puisse manger chaque jour. Le fait de penser à chaque geste posé et d’imaginer chaque âme qui a collaboré à mon repas me remplit le cœur d’amour pour les humains, les animaux, les végétaux et les minéraux qui vivent avec moi sur cette terre et travaillent à mon bien être et aux mieux être de tous. Merci !

Je suis tombée aujourd'hui sur les paroles de Ma Anandamayi, une grande sainte de l'Inde du XXe siècle. Elle mentionne qu'il n'y a « *Absolument rien de durable en ce monde !* ». Aujourd'hui vous recevez une chose et demain elle aura peut-être disparu... Ça démontre la nécessité de vivre le moment présent, l'instant qui nous est offert, sans attachement, sans le retenir. J'aime bien le sens du mot « présent » qui signifie à la fois « cadeau, don » et « maintenant, être témoin de ». **Dans cet état d'esprit, je demeure reconnaissante, je remercie la vie pour les présents qu'elle m’offre à chaque instant...** Je remercie les gens qui font en sorte de satisfaire mes besoins en sachant très bien qu’ils peuvent changer d’idée demain car ils ne sont pas obligés à moi.

Lorsque je vis l'instant qui se déroule sous mes yeux, ma présence à la vie allume chacun de mes sens, m’invite à apprécier le moment qui passe et m'empêche de sombrer dans l'illusion que cet instant agréable va demeurer. Je ressens la vie en moi, dans mon corps vibrant et, aussi, à l'extérieur de moi, par les échanges avec ce qui m'entourent. En acceptant que les moments de bonheur soient passagers, je comprends que les moments difficiles le soient également, ça m'aide sur le coup à les accepter et m'amène à chercher des solutions plutôt qu'à sombrer dans la dépression.

J'ai appris à cultiver une qualité de présence dans chaque geste routinier de ma journée. Je me construis présentement un beau futur en laissant rayonner ma joie tout en étant vigilante à chaque moment. J'apprends à regarder, écouter, goûter, ressentir et respirer différemment. D'ailleurs, j'ai pris conscience en observant les objets que j'utilise quotidiennement (serviette de bain, sofa, ustensiles, literie, vêtements, vaisselles, etc...) qu'ils sont toujours prêts à me servir. Ils n'ont aucune attente et ne demandent rien en retour. Même pas un merci ! Ils sont toujours là quand j'en ai besoin, disponibles. Ce fut une belle leçon d'humilité. J'ai ressenti pour la première fois de la gratitude et du respect envers le matériel qui m'entoure et me sert quotidiennement. J'ai compris l'importance du service désintéressé.

Tout me semble plus beau quand j'apprécie chaque instant, tout est plus intense. C'est une forme de perception à la fois universelle et béatifique. La gratitude m'apporte beaucoup d'enthousiasme et élève mon énergie vibratoire. Le plus difficile est de ne pas m'attacher à certains de ces états de grâce, comme on peut s'attacher aux sensations fortes d'une drogue. Difficile de ne pas chercher à garder cette sensation vibrante ou à vouloir reproduire cet état et accepter de laisser aller lorsque je plane littéralement ! Surtout lorsque j'ai l'impression que le soleil brille juste pour moi. Aye ! Aye ! Aye !

C'est précisément dans ces moments que je dois faire preuve de gratitude et de détachement par rapport à mes illusions. Quand je veux prolonger un état de grâce, je perds la qualité du moment présent. Demeurer dans la réalité sans me perdre dans mes fantasmes d'absolu me demande tellement de vigilance... de présence à moi-même et d'attention à ce qui est. Bien entendu, c'est plus facile d'accepter la réalité et l'autre tel qu'il est si nous n'avons pas de désir ou d'attente. Je veux apprendre à aimer la vie dans le détachement et vivre mes relations avec gratitude. Faire l'effort de demeurer objective tout en m'émerveillant.

Je dois veiller sur mon état de conscience comme une mère veille son nouveau-né. Lorsque je ressens un stress, un inconfort ou une négativité en moi, je reviens à la conscience de l'instant par le souffle. Je visualise que l'air frais que j'inspire est pure lumière et que l'air chaud que j'expire est une zone sombre de toxines en moi qui s'éliminent. J'avoue que ça fonctionne quand j'y pense.

J'ai déjà entendu dire que ce sont nos faiblesses qui, une fois maîtrisées, nous rendent forts. Est-ce que j'utilise ma vive imagination, ma grande sensibilité et ma créativité spontanée pour me reconstruire en beauté et me donner le courage de me créer une nouvelle réalité adaptée à mes besoins ? Oui, je crois que j'utilise maintenant mon imagination créative pour créer du beau, du nouveau et du merveilleux dans ma vie et que j'utilise ma sensibilité en écoutant mon corps, mes intuitions, les signes de jour et en décodant mes rêves.

J'ai senti des vagues de changement s'opérer en moi depuis le début de ma quête. En fait, je me rends compte que quelque chose s'est transformé. Je ne peux plus vivre de relation superficielle, je suis plus sensible aux énergies et je ne supporte plus de relation « vampirisante », qui suce mes énergies ; je ne laisse plus passer une parole méprisante masquée d'une blague sarcastique. J'ai besoin de m'entourer de gens avec qui j'ai une relation enrichissante, saine et salutaire. Je ne fume plus et je ne bois plus d'alcool ; je mange davantage santé et je fais des exercices quotidiennement.

De plus, je ne laisse plus mes émotions contrôler ma vie, mon caractère est beaucoup plus doux et mon humeur n'est plus dépressive. Je suis plus vigilante, je sais me défendre et j'écoute davantage mes intuitions. Je dois dire qu'à ce stade de ma vie, je me sens parfaitement à ma place, en possession de tous mes moyens, remplie d'une grande énergie et fière de moi. J'ai le sentiment de flotter littéralement de bonheur car, pour la première fois de ma vie, je me sens belle, forte et accomplie. Je sens que les gens m'aiment, me respectent, ont confiance en moi et que les événements arrivent au bon moment. Je me sens comme une tigresse qui se déplace librement dans sa jungle en admirant les rivières couler à flot, la nourriture croître en abondance, les habitants se reposer en sécurité et ses proches vivre en santé et de bonne humeur.

C'est comme si je venais de franchir une étape importante dans ma vie, une évolution longtemps convoitée, et que j'arrivais enfin à quelque part ! J'ai l'impression d'avoir évolué, d'être montée sur un podium, d'avoir reçu une médaille d'or aux jeux olympiques de la vie. J'ai l'impression d'avoir vaincu une sorte de terreur extrême et d'en être sortie victorieuse ! Enfin, je suis une femme heureuse ! Je me comprends mieux, j'ai appris à m'aimer, à aimer le monde dans lequel je vis et je me sens libre d'être, d'exprimer qui je suis, celle que je ressens de l'intérieur.

Le danger serait peut-être de prendre cet état du moment pour un acquis définitif. Ça pourrait aussi être une forme d'illusion pour me laisser croire que je suis arrivée au bout de ma Quête et que je n'ai plus rien à faire. En fait, je suis persuadée que je peux faire plus maintenant que je me sens mieux. Et tant mieux si je me suis sortie de mon mal-être. Maintenant je peux utiliser mon énergie et mon imagination créative pour innover. Me créer une nouvelle vie remplie d'encore plus de beauté, de bonté, d'amour, d'amitié, de plaisirs, d'abondance, de joie, de liberté, de conscience, de réussite, de compétence, de santé, de partage, de projet, de contrat, de client, d'intimité, de créativité, d'aventure, de générosité et, pourquoi pas, de merveilleux !

Tout bien réfléchi, je pense que Dieu ou notre parcelle d'Âme incarnée, nous a doté d'une conscience de telle sorte que l'on puisse évoluer. À chaque fois qu'un palier de besoins est comblé, l'individu se met à désirer assouvir le suivant jusqu'au moment où ses besoins de base soient satisfaits. Lorsque l'être a répondu à ses besoins physiologiques, à ses besoins de sécurité, à ses besoins affectifs, à ses besoins d'estime et à ses besoins d'accomplissement, il atteint, en quelque sorte, un état satisfaisant de bonheur.

Une fois sa quête de bonheur accomplie, l'humain peut-il cesser d'en vouloir davantage ? Bien entendu. Mais, je crois aussi qu'il peut parfois ressurgir chez lui le désir de satisfaire un tout nouveau besoin, celui de créer du nouveau, le besoin de se détacher de la masse, de se dépasser et d'innover en se réinventant. Jusqu'à présent, cet homme, cette femme aura tenté de s'adapter à son environnement ; dorénavant, ce nouveau désir l'emmènera à tester ses nouvelles théories pour créer un nouveau monde et manifester une nouvelle énergie.

Maintenant, je souhaite accroître ma vitalité et mon rayonnement en ayant des pensées justes et positives ; voir la perfection à tout moment et dans chaque événement ; exprimer constamment ma gratitude, ma vérité, mon amour et ma splendeur ; choisir de manifester le meilleur de moi-même en gratifiant les gens qui m'entourent ; ressentir joie, paix, sincérité, réconfort et liberté d'être qui Je suis tout en offrant au monde le contenu de mes expériences dans la conscience d'unité.

# L'ŒUVRE CRÉATRICE

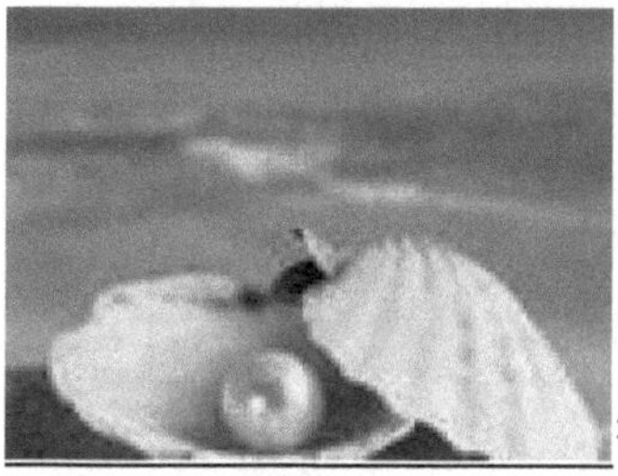
[78]

***« Nous devons être le changement auquel nous aspirons »***

**Gandhi**

La troisième étape du grand Œuvre alchimique, *l'œuvre au rouge*, consiste à créer en soi l'espace propice pour accueillir la Lumière, cet état de Grâce qui nous rend conscient de nous-même et qui sait si bien nous inspirer, en nous permettant de transmuter tout ce qui peut porter ombrage à notre joie, notre paix, notre équilibre, notre sincérité et notre vitalité. En étant attentif à nos tempéraments, attitudes et conditionnements, nous pouvons nous libérer de nos résistances, nos attachements et nos enfermements afin de devenir l'architecte de notre vie. *Le Sel, le réceptacle du soufre qui nous anime et du mercure qui nous rend conscients de nous-même et du monde qui nous entoure, est le liant qui unit le duo âme - esprit dans la matière*[79]. Il incarne l'Homme au temple de son cœur, de sa psyché et de son corps. Celui-ci fait plus qu'unir nos actions, nos sensations et nos motivations, il permet la transmutation de l'individu dans la mesure où l'être cesse de s'identifier à ses émotions, à son mental et à ses expériences pour s'établir dans la conscience d'unité. Le Sel permet d'intégrer chaque partie de soi en se libérant des illusions mensongères, des blessures souffrantes, des résistances inconscientes et de la décrépitude afin de collaborer harmonieusement au grand œuvre de l'univers.

[78] Image: http://mamanestblonde.com/wp-content/uploads/2014/05/perle-rare.jpg

[79] Source Internet : https://fr.wikipedia.org/wiki/Grand_%C5%93uvre_(alchimie)

## Le lien entre le Réel et le Nouveau

### 19 - Rayonnement

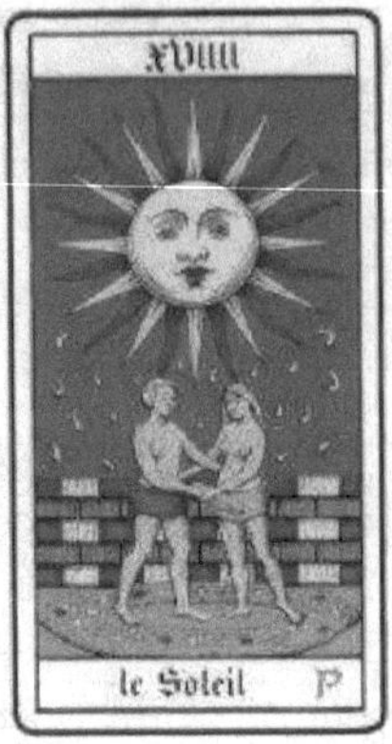


***« La joie est le soleil des âmes ; elle illumine celui qui la possède et réchauffe tous ceux qui en reçoivent les rayons »***

**Carl Reysz**

Le Soleil c'est l'Arcane de l'amour, de l'équilibre, de l'harmonie, de l'accueil, du positivisme, de la solidarité et de *la joie qui illumine tout projet visant au bien-être de l'humanité*[80]. C'est le rayonnement d'une personne qui a du plaisir à donner un sens à son existence en faisant ce qu'elle aime avec cœur et sincérité, en prêtant attention à tout ce qu'elle ressent, en offrant le meilleur d'elle-même à chaque instant, en s'ouvrant à la nouveauté et en appréciant ce qu'elle possède tout en étant consciente de l'impermanence de toute chose.

Le Soleil vit de manière authentique sa relation avec lui-même et les autres parce qu'Il a uni et équilibré ses aspects émotionnels afin qu'ils ne soient

[80] Inspiré de COLLEUIL, Georges. *Tarot l'Enchanteur. Une nouvelle vision du Tarot de Marseille,* Arkhana vox Éditeur, 1999.

plus réactionnels. Au lieu de se laisser envahir par ses humeurs et ses désirs illusoires, Il impose les corrections et les changements nécessaires pour son harmonie en alliant, au cœur de son corps, ses motivations, ses aspirations, ses choix et ses gestes afin de s'épanouir à travers ses expériences, de mieux s'entendre avec autrui et de collaborer joyeusement à l'évolution de l'espèce.

Mais comment le Soleil peut-il garder le cœur joyeux malgré les tribulations de l'existence ? Parce qu'Il a appris à transformer les épreuves de sa vie en tremplins et à mettre en lumière ses parties intérieures ombrageuses en les accueillant. Il faut parfois beaucoup de courage pour se permettre des rencontres intimes avec soi-même et décoder les profondeurs de ses états intérieurs. Le Soleil agit avec cœur et vérité en accueillant ses émotions, son être, les gens et la vie dans leur entièreté. Il fait face à ses peurs pour unir ses polarités, voir le bon côté des choses, accepter la réalité, apprécier tous les moments, s'imprégner de douceur aimante, être attentif à lui et aux autres, avoir de la compassion pour son prochain, lâcher prise sur ses attachements, s'autoriser à explorer l'inconnu, avoir de la gratitude envers les cadeaux comme les épreuves de la vie, se servir de ses difficultés pour s'améliorer et s'engager envers sa communauté au lieu d'attendre de la vie et des gens qui l'entourent.

Tout comme l'Arcane du Soleil me l'enseigne, mon bonheur, mon harmonie et mon équilibre vont dépendre de ma capacité à m'adapter, avec un minimum de résistance, aux différents changements qui vont survenir au courant de mon existence en osant vivre de nouvelles expériences. Comme tout le monde, je vais devoir, un jour ou l'autre, faire face à la mort, à la souffrance et affronter la perte de mes capacités due à la vieillesse, à la maladie ou à un accident. Je vais immanquablement subir, au fil de mon passage sur terre, la perte d'amis, les départs prématurés de personnes chères à mon cœur et vivre quelques deuils amoureux.

Aussi, je vais devoir composer avec mes transformations hormonales, corporelles, personnelles, familiales, professionnelles et financières. Peut-être vais-je encore vivre de nombreux déménagements ou même changer de pays et devoir m'adapter à de nouveaux défis ou à de nouvelles cultures, langues et coutumes. Ceci m'occasionnera des stress et me demandera d'observer et de réajuster, au besoin, mes humeurs, mes attitudes, mes habitudes quotidiennes, mes attachements, mes valeurs de base, mes croyances et mes aspirations qui sont au cœur même de mes motivations.

L'expérience m'a appris que rien dans la vie n'est statique. Pour accepter les vicissitudes de l'existence, je dois reconnaître que vivre sur terre c'est aussi faire l'expérience de l'impermanence, des imprévus, de l'injustice, de la souffrance et du manque d'amour[81] ainsi que du mensonge, de l'inconscience et de la mort[82] qui sont des sources de déséquilibre et d'énergies obscures qui peuvent me faire perdre momentanément mon rayonnement ou ma joie de vivre. Enfin, plus je développe la capacité d'accueillir mes réactions émotives en acceptant la réalité des choses que je ne peux pas changer dans ma vie, plus je multiplie mes chances de demeurer sereine, heureuse et positive malgré les aléas rencontrés sur ma route.

Je sais que mes réactions causées par mes résistances aux changements provoquent des souffrances qui pourraient être évitées si j'acceptais d'emblée de m'adapter aux multiples transformations qui me sont imposées malgré moi. Mais, garder une attitude d'esprit positive, le cœur ouvert et m'adapter aux changements durant l'épreuve n'est pas une mince affaire ! Surtout lorsqu'une situation de vie réactive des aspects obscurs de ma personnalité et des comportements destructeurs…

---

[81] Inspiré de David Richo, *Les cinq choses qu'on ne peut pas changer dans la vie,* Payot, 2010.

[82] Inspiré de SATPREM. *L'Agenda de Mère 1951-1973*, Série de 13 volumes, Institut de Recherches Évolutives, Paris.

Je dois apprendre à vivre les émotions suscitées par les bouleversements de ma vie au lieu de les refouler et lâcher prise sur mes résistances à la nouveauté en me détachant de mes enfermements et en me libérant le cœur des expériences du passé. Peu importe l'intensité de la douleur ou du défi que la vie me soumettra, je dois apprendre à l'accueillir avec bienveillance. Je sais que je ne peux pas changer la plupart des événements de ma vie mais que je peux changer la manière dont je réagis aux situations. L'émotion liée à mes attachements, à mes résistances et à mes expériences, a le pouvoir de m'amener à l'intérieur de moi-même et de me révéler ce que mon être tient prisonnier.

Si je me permets d'accueillir la sensation, de la ressentir dans mon corps, de la laisser me pénétrer, de la suivre pour qu'elle me dévoile sa raison d'être..., si j'ose entamer le dialogue avec elle..., je vais non seulement comprendre pourquoi la mémoire douloureuse se manifeste présentement dans ma vie mais aussi être en mesure de savoir ce qu'elle représente et en quoi elle peut m'être utile aujourd'hui dans mon processus d'évolution. Enfin, dans la mesure où j'accepte de cesser de m'identifier à la douleur de l'expérience, je peux adopter un changement d'attitude et de comportement pour m'autoriser à vivre une transformation en profondeur.

Peu importe les blessures que nous avons subies dans le passé et les réactions associées que nous avons encore parfois dans notre quotidien, il est bon de savoir qu'il est possible de s'en libérer à l'aide d'une partie de nous toujours intacte : notre conscience lumineuse qui vibre d'amour paisible. L'attention à mes réactions m'indique où se situent mes résistances. Chaque situation est une occasion unique d'agir ce que je souhaite exprimer. Même chaque éclatement mémoriel qui passe à travers mon corps est une opportunité de libération.

Plonger dans les profondeurs de mes sensations douloureuses est révélateur des trésors précieux que je porte en moi. Sous les peurs, résistances, jugements de valeurs, croyances limitatives, egos archaïques ou spirituels se trouve ma véritable puissance, la force de prendre conscience de mes enfermements et d'agir avec cœur pour m'épanouir. Mes douleurs dissimulent davantage ma peur de découvrir et de reconnaître mon potentiel à actualiser que celle de regarder mes blessures en toute honnêteté.

L'Arcane du Soleil correspond à l'équilibre par l'harmonisation des principes féminins (inspiration attentive) et masculins (réalisation active) ainsi qu'à la relation respectueuse à son corps physique et à son ressenti pour rayonner de joie, de paix et d'amour comme un soleil. Il faut oser sauter dans l'inconnu, faire face à ses blessures douloureuses, s'accueillir dans ses multiples facettes, s'adapter aux changements et même parfois en provoquer délibérément pour mettre à jour sa belle et grande vibration lumineuse. L'accueil et le courage ; l'acceptation et la joie ; la compréhension et le respect ; la patience et la confiance ; la sérénité et la sincérité ; l'espoir et la bienveillance ; la fierté et l'engagement sont indispensables pour mettre en œuvre l'Arcane du Soleil.

Peut-être que mon âme a choisi de vivre certaines expériences, des situations de vie particulières avec des personnes précises dans cette incarnation, mais je ne crois pas que tout soit programmé d'avance. J'aime croire que je suis responsable de ce que je crée à chaque instant par les choix de mes pensées, mes croyances, mes intentions, mes paroles, mes actions, mon attention, mes aspirations conscientes et inconscientes. Je pense que chacun de mes choix produit une onde vibratoire qui émane de moi et influence mes conditions de vie et l'attitude des gens qui me côtoient. Je crois avoir le pouvoir de me créer une vie harmonieuse en transmutant les états de résistances qui m'alourdissent pour laisser circuler librement les énergies vibratoires en moi.

J'ai aussi l'impression que ma qualité de présence à l'instant et mon lâcher-prise sur les résultats de mes actions sont des états d'esprit favorables pour attirer certaines synchronicités qui surviennent au bon moment car je me sens souvent guidée, protégée ou bénie dans ma vie. Certains appellent cela *suivre le flow*, les instants où tout semble couler facilement. Moi, j'appelle cela *favoriser les états de Grâce*. Si les vibrations que je dégage peuvent influencer naturellement la création des événements, en apparence positifs et négatifs, qui se produisent dans ma vie, je pense pouvoir élever mon taux vibratoire en alliant mon cœur, ma conscience et mon pouvoir créateur à ce que je pense, dis et fais pour m'unifier et améliorer ma condition et ma qualité de vie.

Je suis consciente que le fait d'ouvrir mon cœur sans résistance peut faire ressurgir certaines blessures mais j'ai confiance d'être en mesure de les accueillir avec respect, douceur et vérité et de m'accompagner dans la guérison. En ayant la sagesse de voir les obstacles sur ma route comme des projections de moi-même à transmuter pour me réaliser, je vais doucement m'harmoniser, déployer mes aptitudes et rayonner ma joie de vivre afin de collaborer de tout cœur avec moi-même, mes relations et le monde qui m'entoure.

Comme le Soleil, je peux émaner un rayonnement qui manifestera des circonstances et des situations de vie qui favoriseront la satisfaction, le plaisir, la liberté, l'amitié, l'amour, la célébration, la résolution de conflits, l'émerveillement, la dissolution des peurs et la création de projets dans la mesure où j'accepte de maîtriser mes états d'âme (réactions émotives) et d'ouvrir mon esprit (accueillir la réalité).

Lorsque je parle de maîtrise, je fais allusion à la capacité d'accueillir avec bienveillance les sensations dans mon corps et non pas au contrôle qui tend à contenir l'émotion, à l'étouffer, à résister et à me protéger. L'émotion renferme une charge énergétique qui tend à vouloir s'extérioriser. Elle me sera salutaire dans la mesure où je serai capable de l'accueillir, de l'écouter attentivement et de laisser son message s'exprimer librement avant qu'elle ne s'imprime en se cristallisant dans mon corps et en se transformant en résistance dans mon esprit.

Peu importe l'émotion, elle va chercher à se manifester *par* mon corps et à s'échapper *de* mon corps sous la forme de larmes, de cris, de contractions musculaires, de tremblements, de battements de cœur effrénés, de sueurs, de chaleurs, de frissons, de douleurs, de paroles spontanées, de mouvements réflexes, de créativité, etc... pour que l'énergie puisse être utile à la vie, à l'amour et à mon renouvellement. Laisser aller l'émotion est une libération. Bien canalisée, elle peut me servir, me propulser vers l'avant et me permettre d'actualiser mes talents pour me sentir digne de recevoir ce que la vie a à m'offrir et apte à créer du nouveau dans ma vie. Par contre, la contenir peut amener l'énergie de vie à stagner et favoriser des déséquilibres de toutes sortes.

Réprimer mes émotions, qu'elles soient agréables ou troublantes, freine ma pulsion créatrice, déclenche des réactions émotives (agitations), corporelles (somatisations), psychiques (résistances) et nuit au développement de ma conscience, de mon intelligence, de ma confiance, de mon estime et de la réalisation de mes potentiels. Donc, c'est tout en mon honneur d'accueillir mes émotions et de les traduire afin de les exprimer ou de les transmuter pour favoriser mon équilibre physique, psychique et énergétique sans les décharger sur les gens qui m'entourent et sans les laisser m'alourdir.

L'être humain est, tel un soleil, une puissance énergétique. En laissant circuler librement l'émotion, il peut transmuter la peur en courage, la tristesse en joie de vivre, la jalousie en respect mutuel, le doute en confiance, la colère en paix, le désespoir en espoir et la honte en fierté. L'Arcane du Soleil m'invite à prendre conscience de mes émotions et de mes résistances aux changements. Je dois comprendre quels avantages je gagne à résister à me libérer de certaines émotions même si elles me rendent malheureuse et ne servent qu'à nourrir mes vieilles blessures. Cette libération doit passer par un lâcher-prise, un renouvellement et un engagement personnel.

Je trouve triste que des gens se nourrissent d'émotions comme la peur, la tristesse, la jalousie, le doute, la colère, le désespoir et la honte qui les divisent, les affaiblissent et les rendent vulnérables aux maladies. Les inconforts émotionnels devraient nous encourager à équilibrer notre relation avec nous-même et avec notre environnement puisqu'ils servent de miroir pour nous aider à transmuter les programmations qui nous alourdissent et diminuent notre rythme vibratoire. Comment maîtriser mes humeurs ? Comment parvenir à les accueillir sans les refouler, à les traduire sans les défouler sur les autres et à trouver la force de les transmuter ? En acceptant d'explorer ma part d'ombre, ce qui cache mon soleil intérieur. Je vais devoir voyager au cœur même de mes propres résistances pour métamorphoser mes parties ténébreuses en pure lumière, me manifester dans ma splendeur et rayonner de bonheur.

D'abord, je vais reconnaître de quelle manière je pose résistance au courage, à la joie de vivre, au respect mutuel, à la confiance, à la paix, à l'espoir et à la fierté ? Qu'est-ce qui m'empêche de m'épanouir ? Selon moi, les principales résistances à mon expansion vibratoire sont l'anxiété, l'apitoiement, le jugement, le perfectionnisme, la rancœur, l'impuissance et la culpabilité. En constatant quelle émotion nourrit chacune de mes résistances, je serai en mesure d'accueillir l'émotion, de la laisser me pénétrer en conscience et de la ressentir sans m'y attacher. Ensuite, je vais dialoguer avec elle pour comprendre sa raison d'être, évacuer la charge qui maintient la résistance en changeant d'attitude afin de modifier mon humeur. De cette manière, je vais transmuter mon tempérament et transformer en profondeur ma vibration énergétique.

**Sachant que la peur nourrit l'anxiété** :

Comment puis-je transmuter la peur en courage ?

. En accueillant le moment tel qu'il se présente

. En acceptant le changement et la nouveauté

. En gardant l'esprit ouvert tout en demeurant présente à l'instant

Pourquoi la peur me cause de l'anxiété aujourd'hui et à quoi me sert-elle présentement ? La peur m'informe que je dois changer certaines habitudes réconfortantes, m'adapter aux imprévus et reconnaître l'impermanence de toute chose.

Quelles sont les étapes que j'ai à accomplir, concrètement dans ma vie de tous les jours, pour me libérer de cette anxiété et transmuter la peur en courage ?

Je vais m'ouvrir pour accueillir mes craintes face à la nouveauté, vivre l'instant et les situations en respirant profondément afin de me permettre de voir la réalité telle qu'elle se présente dans ma vie et reconnaître que je ne peux pas tout prévoir. Je vais apprivoiser la nouveauté en l'observant sous des angles différents et trouver des solutions pour m'adapter à ma nouvelle réalité. Je vais transformer graduellement mes habitudes désuètes et, une étape à la fois, persévérer dans mes efforts.

**Sachant que la tristesse nourrit l'apitoiement :**

Comment puis-je transmuter la tristesse en joie de vivre ?

. En voyant la perfection en toute chose et en chaque événement

. En appréciant tout ce que la vie m'offre

. En acceptant la réalité telle qu'elle se présente dans ma vie

Pourquoi la tristesse me cause de l'apitoiement aujourd'hui et à quoi me sert-elle présentement ? La tristesse m'informe que je ne suis pas réceptive aux beautés de la nature et aux bontés des gens qui m'entourent ; que j'ai de la difficulté à recevoir, à m'émerveiller devant la vie et à reconnaître ce que j'ai et ce que la vie m'offre malgré les souffrances et les manques d'amour. La tristesse m'informe que ma perception des événements est limitée et que je dois élargir ma conscience pour recevoir une vision plus globale de la situation car qui sait, dans l'instant, si ce qui m'arrive est bon ou mauvais pour mon évolution ?

Quelles sont les étapes que j'ai à accomplir, concrètement dans ma vie de tous les jours, pour me libérer de cet apitoiement et transmuter la tristesse en joie de vivre ? Je vais accueillir ma peine et écouter attentivement le besoin non assouvi qu'elle renferme afin d'y répondre. Je vais devoir sortir de mon enfermement pour communiquer mon ressenti sans m'attacher à la souffrance et écouter ce que l'autre a à me témoigner sans tout ramener à moi-même. Je peux aussi contempler la beauté du monde et déguster les joies simples et gratuites de la vie. J'accepte la réalité telle qu'elle se présente dans ma vie, je prends le temps de voir ce que j'ai, au lieu de ce qui me manque, et de dire merci à la vie pour cette expérience enrichissante au lieu de me plaindre. Après avoir libéré l'émotion, je vais percevoir la situation plus objectivement et je vais probablement être en mesure de l'accepter et d'y trouver du positif pour mon apprentissage et ma réalisation.

**Sachant que la jalousie nourrit le jugement :**

Comment puis-je transmuter la jalousie en respect mutuel ?

. En développant ma compréhension des différences

. En étant consciente de mes choix et des besoins différents de chacun

. En respectant mes limites et celles des autres

Pourquoi l'envie et la jalousie me causent du jugement aujourd'hui et à quoi me servent-elles présentement ? L'envie et la jalousie m'informent que je n'apprécie pas ce que j'ai, ce que je suis ou mon rôle dans la société et que j'ai de la difficulté à voir les autres heureux alors que moi je ne me sens pas satisfaite… Je peux aussi être choquée par les injustices de ce monde.

Quelles sont les étapes que j'ai à accomplir, concrètement dans ma vie de tous les jours, pour me libérer du jugement et transmuter l'envie et la jalousie en respect mutuel ? Je vais devoir accueillir mes frustrations pour comprendre la vie, ses règles, mon rôle, mes aspirations, les ambitions différentes de chacun, l'interdépendance, ma collaboration au bien-être d'autrui et mon apport par ma participation active dans ce monde.

Je dois reconnaître que notre humanité diversifiée nous amène à faire des choix variés, que les agissements des autres peuvent s'opposer à mes valeurs mais que je n'ai pas à les juger et que chacun doit être maître et juge de ses propres actions selon ses valeurs personnelles. En fait, accepter mon unicité, c'est être libre et responsable de mes attitudes, respecter les différences à tous les niveaux et développer ce qui me rend magnifiquement unique. Je me réjouis du bonheur des autres sans critiquer la manière dont ils se le procurent et j'utilise mes énergies à développer mes aptitudes personnelles pour rendre service à ma communauté. Voilà ce qui va m'apporter un bonheur durable !

**Sachant que les doutes nourrissent le perfectionnisme :**

Comment puis-je transmuter les doutes en confiance ?

. En me détachant de mes attentes et de mes exigences

. En développant ma patience et en faisant confiance au temps

. En acceptant d'être « *parfaitement imparfaite* », en reconnaissant mes forces et mes faiblesses et en collaborant de mon mieux

Pourquoi les doutes me causent du perfectionnisme aujourd'hui et à quoi me servent-ils présentement ? Les doutes m'informent que j'ai des exigences élevées, que je me crée des malaises avec mes attentes, que j'attache trop d'importance à mon image et aux regards que les autres portent sur moi et que j'éprouve des incertitudes à m'adapter aux échéances que je m'impose ou aux imprévus de la vie.

Quelles sont les étapes que j'ai à accomplir, concrètement dans ma vie de tous les jours, pour me libérer de ce perfectionnisme et transmuter le doute en confiance ? Je vais devoir accueillir mes ambiguïtés, mes imperfections et celles des autres et, surtout, reconnaître que je suis « *parfaitement imparfaite* ». J'accepte de vivre l'instant présent en collaborant du mieux que je peux avec les événements de la vie et les gens qui m'entourent, en étant spontanée, souple, patiente, juste, tolérante, persévérante, perspicace et, surtout, libérée des attentes. Je dois accepter le rythme des choses et tout ce qui m'arrive comme étant parfait pour mon évolution personnelle même si, pour l'instant, je ne saisis pas toute la portée de ce qui se produit. La vie est faite d'un perpétuel mouvement de transformation. Je fais confiance au temps car je sais que l'évolution procède par des mouvements successifs de régressions et de progressions.

**Sachant que la colère nourrit la rancœur :**

Comment puis-je transmuter la colère en paix ?

. En étant sincère et solidaire

. En me pardonnant de m'être mise en situation conflictuelle avec moi-même

. En m'harmonisant pour rectifier la situation

Pourquoi la colère me cause de la rancœur aujourd'hui et à quoi me sert-elle présentement ? La colère m'informe des manques de conscience, de sincérité, d'amour et de loyauté dans le monde. Elle peut aussi m'indiquer que je doive accueillir une tristesse refoulée pour la libérer ou que je doive me pardonner d'avoir manqué de sincérité envers moi-même par inconscience.

Quelles sont les étapes que j'ai à accomplir, concrètement dans ma vie de tous les jours, pour me libérer de cette rancœur et transmuter la colère en paix ?

Je vais devoir accueillir ma souffrance avec compassion pour faire la paix avec les blessures de mon passé afin d'aimer et d'être aimée à nouveau sans retenue. Je vais devoir accueillir les vagues de rage et de méfiance qui vont ressurgir et accepter de demander de l'aide au besoin pour objectiver la situation. En maîtrisant mes humeurs colériques, j'apprends à exprimer mes besoins et à les respecter avec douceur, confiance et harmonie. Je développe la force de canaliser mon énergie pour construire au lieu de détruire en trouvant les bons mots et le bon moment pour communiquer calmement mon ressenti et en écoutant mon interlocuteur avec une attention respectueuse. Enfin, lorsque je suis en accord avec moi-même, j'élève mes vibrations énergétiques et je suis plus apte à stimuler positivement l'état des êtres qui m'entourent et à bâtir des relations solides et harmonieuses.

**Sachant que le désespoir nourrit l'impuissance :**

Comment puis-je transmuter le désespoir en espoir afin de poursuivre fermement mon but ?

. En prenant soin de moi avec douceur

. En étant attentive aux gestes d'aides subtiles qui m'entourent

. En offrant mon fardeau à mes guides de lumière

Pourquoi le désespoir me cause de l'impuissance aujourd'hui et à quoi me sert-il présentement ? Le désespoir m'informe que je suis affligée face aux événements de la vie et que j'ai perdu le contact avec ma conscience lumineuse, ma puissance créatrice et la foi en ma guidance extérieure.

Quelles sont les étapes que j'ai à accomplir, concrètement dans ma vie de tous les jours, pour me libérer de cette impuissance et transmuter le désespoir en espoir ? Je vais devoir accueillir courageusement ce qui m'angoisse et cause ma détresse. Ensuite, prendre soin de moi avec douceur, amour et attention bienveillante. Je vais aussi devoir reconnaître ma puissance créatrice qui a le pouvoir de m'apporter la force de poursuivre dans l'épreuve, de faire émerger le réconfort et de m'apporter des pistes de solutions pour me redonner espoir.

Lorsque j'arrive à m'abandonner complètement à la bienveillante source de lumière que je porte en moi et qui m'entoure en y demandant humblement son aide et sa guidance sans attendre quoi que ce soit de précis, je reçois des moments de Grâce... des épisodes de béatitudes et d'ouvertures de conscience inespérées. Je peux aussi rencontrer une personne inspirante, tomber sur un livre dont la lecture va me réconforter, vivre une expérience inattendue, recevoir une intuition ou entendre quelque chose qui va m'apporter des réponses ou me fournir l'énergie qu'il me manquait pour poursuivre mon chemin. Ces différentes sources d'espoir offrent à mon âme des pauses à la fois apaisantes et nourrissantes. Maintenant, je sais que nos guides attendent simplement que nous demandions leur collaboration pour déverser sur nous leurs généreuses aides remplies d'amour.

**Sachant que la honte nourrit la culpabilité :**

Comment puis-je transmuter la honte en fierté ?

. En me sortant de ma bulle égotique pour m'impliquer dans une cause

. En m'unissant intérieurement afin de ne laisser rien ni personne me désintégrer

. En étant serviable et créative

Pourquoi la honte me cause de la culpabilité aujourd'hui et à quoi me sert-elle présentement ? La honte m'informe que je ne me sens plus intègre envers moi-même. Peut-être ai-je remis mon pouvoir d'aimer, de décider ou d'agir entre les mains de quelqu'un d'autre ? Me suis-je dispersée ? Est-ce que mes choix sont en accord avec moi-même ? Est-ce que j'ai de la difficulté à me réaliser, à prendre ma place dans ce monde, à faire mes propres choix, à collaborer à l'œuvre terrestre ou à m'engager dans mes projets ? Suis-je à même de prendre mes responsabilités et de rendre service à ma communauté ?

Quelles sont les étapes que j'ai à accomplir, concrètement dans ma vie de tous les jours, pour me libérer de cette culpabilité et transmuter la honte en fierté ? Je vais devoir accueillir mes incohérences, ma confusion, mes déséquilibres et mon sentiment de séparation pour comprendre ce qui m'empêche d'unir mon cœur, ma conscience et mon pouvoir. Je dois équilibrer ce que je fais à ce qui me fait vibrer et à mes aspirations profondes en unissant chaque partie de mon être pour devenir ma meilleure alliée et collaborer harmonieusement avec les autres dans la complicité. La meilleure manière de m'épanouir est de m'unir intérieurement et de redonner au monde le résultat enrichissant de mes expériences afin de faire évoluer l'espèce humaine.

En fait, je dois oser vivre mes émotions en les accueillant et dialoguer avec elles pour reconnaître leur raison d'être. Je dois lâcher prise sur mes résistances (anxiété, apitoiement, jugement, perfectionnisme, rancœur, impuissance et culpabilité) et libérer le trésor qu'elles protègent, l'énergie de vie, d'amour et de créativité qu'elles gardent prisonnière. Pour y arriver, je vais cesser de m'identifier à l'émotion qui maintient la résistance et débuter le dialogue afin de comprendre sa raison d'être et ce qu'elle tente de me révéler, pour me permettre de retrouver mon équilibre émotionnel. En développant l'ouverture, l'attention, la compréhension, la collaboration, la solidarité, la douceur et l'intégrité, je vais transmuter la peur en courage, la tristesse en joie de vivre, la jalousie en respect mutuel, le doute en confiance, la colère en paix, le désespoir en espoir et la honte en fierté.

Parfois, j'aime recourir à l'écriture, aux mouvements d'éveil corporel et aux bons soins de la Trame pour lâcher mes résistances. L'écriture me permet d'exprimer mon ressenti, de mettre des mots sur ce que je vis pour me libérer de la tension. J'aime particulièrement la méthode de John Gray[83]. Je fais d'abord le lien entre l'émotion et la blessure, puis j'identifie le moment de sa création. Est-ce une blessure reliée à un événement vécu avec l'un de mes parents, un pair ou une relation intime ? D'abord, j'écris, pour moi-même, une lettre à la personne concernée en exprimant mes émotions et mon ressenti. Ensuite, j'écris la réponse que j'aimerais recevoir de la personne (son pardon). Enfin, j'écris ce qui en résulte d'avoir exprimé mes émotions, d'avoir été accueillie et d'avoir fait la paix. C'est intéressant de constater que personne ne souhaite réellement nous blesser, que nous sommes responsables de garder et d'alimenter nos rancœurs et que nous avons aussi la possibilité de nous en libérer.

---

Les mouvements d'éveil corporel sont, pour moi, une forme de méditation en mouvement. J'accueille ce qui est là dans mon cœur (émotion) et dans

[83] GRAY, John. *Comment obtenir ce que nous désirons et apprécier ce que nous possédons*, Éditions J'ai lu - Bien-être/Psychologie no 7253, 2000.

mon corps (tension), je respire dedans en faisant de doux mouvements lents, je laisse la douleur me livrer son message et sa raison d'être, je fais les liens conscients nécessaires pour comprendre mon attitude nuisible et ce que je dois changer en moi. Ensuite, je me mets en accord avec moi-même pour trouver une solution adaptée et je fais le choix d'agir en fonction de ma nouvelle prise de conscience. La plupart du temps, l'émotion est libérée et la tension n'a plus lieu d'être. L'important c'est de prendre la responsabilité de ce qui m'arrive et la liberté de me créer une nouvelle réalité.

Le traitement thérapeutique La Trame me permet de dégager les émotions cristallisées dans mon corps sans avoir besoin de les revivre et de libérer les blocages d'ordre physique, psychique, émotionnel ou relationnel afin que l'énergie puisse circuler librement et que l'harmonie se rétablisse dans mon corps, ma tête et mon être. En libérant le choc émotionnel, je retrouve l'équilibre qui avait été perdu et je peux m'accorder avec le plan initial de mon âme. En rectifiant mes attitudes nuisibles, je vais produire des actions plus appropriées pour réaliser mes projets de vie dans la joie, la paix et l'harmonie.

Libérer les émotions et guérir les blessures qui contractent mon cœur permet d'éliminer les blocages à la création de ma vie, les résistances qui étouffent l'expression de mes talents et les protections qui enferment ma joie de vivre. Je ne veux plus résister au bonheur et à l'abondance parce que je demeure attachée aux souffrances causées par mes blessures du passé. Je sais que je suis responsable de mon bonheur et que j'ai la liberté de m'affranchir de ma prison émotionnelle. Lorsque j'exprime ce qui me fait vibrer, je me sens en accord avec moi-même. Si, en plus, j'ai le sentiment d'être utile en apportant ma contribution unique, j'émane un rayonnement de satisfaction profonde, une luminosité, un bien-être total, un sentiment d'union avec ce qui m'entoure et mon taux vibratoire s'intensifie. Ce faisant, mon désir d'exprimer et d'offrir le meilleur de moi-même s'amplifie. Je deviens comme le Soleil, porteuse de lumière, de joie et de réconfort pour ceux qui m'entourent.

J'intensifie ma pulsion de vie, mon bonheur de vivre, par le choix de mes états intérieurs. Je veille sur ma joie et mon harmonie en étant complice avec moi-même. J'éveille ma gratitude et ma reconnaissance en étant présente à tout ce que la vie m'offre à chaque instant et consciente de l'impermanence de toute chose. Lorsque je sens une tension physique, un malaise émotionnel ou une lourdeur énergétique, je sais que mon équilibre est perturbé et je prends la responsabilité de le rétablir. Je reconnais les comportements compensatoires du déséquilibre que sont la nourriture excessive, la drogue, l'abus d'alcool, la dépendance affective ou sexuelle, le magasinage compulsif, le sport extrême et le travail exagéré. J'ai aussi appris à déceler mes inconforts relationnels et les attentes inconscientes que j'exigeais des autres au lieu de prendre mes responsabilités personnelles et à me sentir libre même dans l'engagement.

Reconnaître mes dons particuliers et les exprimer me permet d'éliminer la peur de passer à côté de ma vie, la crainte de ne pas être à la hauteur, la culpabilité de ne pas prendre le temps de m'écouter, le jugement de m'identifier aux problèmes ou aux maladies qui m'affectent et la difficulté à changer d'attitude ou de comportement. La joie de répondre à ma pulsion de vie est la solution à mon bonheur. L'illusion, c'est de penser l'atteindre par la satisfaction de mes désirs compensatoires. D'ailleurs, j'ai remarqué que je ne ressentais plus de manques à combler en faisant ce que j'aime, en me sentant utile et en me transformant pour développer mes talents afin de devenir la personne que j'admire. Je n'attends plus que quelqu'un prenne soin de moi et réponde à mes besoins car j'ai développé mon autonomie en me libérant de mes limitations.

Lorsque je reconnais en moi l'être créateur de joie et d'amour, mes peurs diminuent, mes dépendances s'estompent, mes résistances fondent, mon désir de contrôle s'atténue, mes jugements font place à une plus grande ouverture d'esprit, mon amour-propre grandit au point où le respect que j'ai envers moi se transpose envers les êtres et la vie. Mon attitude nourrit ma paix ; mon déploiement nourrit ma joie et mon évolution harmonieuse profite à l'univers entier. L'amour que j'entretiens envers moi-même, cette vie qui m'est offerte et mes liens d'amitié solidifient mon cœur en me permettant de l'unir à ma conscience et à mes actions. J'ai besoin d'être en relation avec moi-même et le monde pour exprimer mon amour et ce que qui me fait vibrer. Je suis reconnaissante envers ceux que je côtoie de me donner la possibilité de leur partager mon affection, de me servir de miroir, de me sentir utile et, je l'espère, de faire une différence positive dans leur vie.

Être aimante, pour moi, c'est être disponible pour partager les joies et les peines du quotidien, s'encourager à développer le meilleur de nous-mêmes, être en mesure d'offrir et de recevoir du soutien en cas d'épreuves et souhaiter sincèrement le bonheur, le bien-être et la paix aux êtres qui nous entourent. Lorsque je réalise que tout est impermanent et en perpétuel changement dans ma vie, j'apprécie ce que j'ai à chaque instant car je sais que tout peut basculer du jour au lendemain. Je prends soin de mon corps, de ma santé, de mes relations et des biens qui me servent quotidiennement. De plus, je ressens le devoir de partager l'amour et les talents qui m'animent lorsque j'en ai la chance et de remercier la vie par l'intermédiaire de l'abondance qui m'entoure.

Je me suis rendu compte à quel point prendre le temps, être présente et disponible, est une qualité précieuse à développer dans notre ère de l'instantané et des relations virtuelles. Être attentive à chaque instant est, selon moi, la meilleure façon de transmettre le cadeau le plus précieux que nous pouvons offrir, celui d'exprimer notre amour par un toucher de présence, un geste doux, un regard profond, une parole réconfortante, un sourire sincère, une écoute vigilante, un soin respectueux, un soutien sans jugement, un accompagnement sans attente, une entraide généreuse, etc. Si je suis capable de prendre le temps d'aimer c'est que j'ai d'abord pris le temps qu'il fallait pour me reconstruire un cœur capable d'aimer en m'accueillant et en guérissant mes blessures. Plus je partage ma joie de vivre et ma liberté d'être, plus j'ai d'énergie de vie car la vie stimule la vie.

Je vois chaque jour comme une nouvelle opportunité, la possibilité de vivre une nouvelle aventure. J'essaie de me réinventer en acceptant de me dépasser, de démarrer un nouveau projet, de vaincre une résistance ou de surmonter une peur. J'apprends à dire oui quand je serais portée à dire non pour demeurer dans mon petit confort et, la plupart du temps, mon dépassement me procure une grande satisfaction tout en m'octroyant une nouvelle liberté dans l'expression de mon Être. Je n'agis plus de manière irréfléchie ou sur le coup de l'impulsion, je permets simplement aux occasions qui se présentent à moi, par les synchronicités que j'attire, de m'apprendre à vivre différemment, de me transformer et de développer de nouvelles habiletés.

Les enseignements de sagesse que j'ai adoptés au fil des années m'ont rendue plus sereine. J'ai intégré le pouvoir de respirer dans le moment, de vivre l'instant avec attention, de cultiver la gratitude et la capacité d'émerveillement qui sont des éléments essentiels à ma quête du bonheur. Comme une fleur en pleine éclosion qui dégage son doux parfum, j'aime laisser l'empreinte de mon bonheur sur les gens qui me hument tout en appréciant ce que la vie m'offre généreusement : l'amour d'un fils, les amitiés sincères, le bonheur d'aimer et d'être aimée, les nombreux plaisirs de vivre, la joie de me sentir utile, la chance d'être en santé et de pouvoir m'exprimer librement, la sécurité d'un foyer, la beauté de la nature, la chaleur du soleil, la nourriture de la terre, le chant des oiseaux, la fraîcheur du vent, etc.

Cet équilibre physique, psychique et spirituel que je cultive quotidiennement m'apporte la paix et l'harmonie intérieures et extérieures. J'acquiers la vraie Maîtrise quand j'arrive à entretenir ma joie intérieure, comme un feu sacré au centre de mon être, en l'alimentant d'instants de qualité, de décisions éclairées, de visualisations positives, de moments contemplatifs, de beauté, de créativité, de tendresse, de conversations stimulantes, de douceur, de lenteur, d'actions justes envers moi et les gens qui m'entourent.

Enfin, je suis en mesure de donner sans m'épuiser car j'ai l'impression que non seulement je demeure toujours connectée à ma source d'amour mais que j'ai aussi appris à produire ma propre lumière intérieure en maîtrisant les humeurs denses pour les transmuter en énergies légères. Cette connexion lumineuse m'aide à développer la souplesse de l'esprit, le calme dans l'action, la douceur des gestes, l'émerveillement dans le regard, la générosité du cœur, le don sans attente ni attachement, l'accueil sans jugement ni résistance et l'estime de qui je suis en étant sincère, aimable et agréable.

Avec le temps, mon corps, mes perceptions et mon attitude face à la vie ont changé. J'ai développé ma réelle beauté, celle qui ne peut flétrir. De la beauté superficielle à la profondeur de mes rides, une autre dimension a pris racine dans ma vie. Je ne me satisfais plus de toucher, j'ai besoin de sentir la présence dans mes mains. Au lieu de simplement regarder, j'observe avec curiosité. Je prends plaisir à ressentir les mots plutôt qu'à juste les écouter. J'aime mettre du piquant dans ma vie par le nouveau que j'intègre dans mes journées. Maintenant, quand je respire, je fais de la place au passage de mon souffle pour me donner de l'amplitude. Cette profondeur que j'installe petit à petit dans mon quotidien augmente ma qualité de vie parce qu'elle me permet, non seulement de vivre ma vie en conscience, mais de vivre intimement avec ma vie. Être apte au bonheur c'est probablement invoquer le nouveau, accepter de se rencontrer, de se confronter, d'accueillir la réalité et sa propre vérité et, surtout, d'attirer l'intimité.

Se rencontrer et se confronter sont deux grands problèmes d'intimité de notre société actuelle. La peur de l'intimité cache, selon moi, une résistance à changer d'attitude ou de comportement pour s'adapter à sa véritable nature ou à l'autre dans le cadre d'une nouvelle relation en plongeant dans la profondeur de l'inconnu et le respect des cheminements distincts. Car l'intimité c'est se révéler sans artifice dans toute sa vulnérabilité avec suffisamment d'amour envers soi-même pour s'accepter telle quelle dans le quotidien avec ses imperfections, sans avoir à porter de masque, sans jugement, sans crainte de faire des erreurs, sans attente et sans résistance aux changements ou aux transformations que la relation à l'autre et aux événements de la vie vont inévitablement provoquer. Voilà où j'en suis !

Je me suis toujours dit que si j'arrivais à aimer de manière quasi inconditionnelle comme j'aime mon fils, mes relations seraient des réussites. Je pense que si j'y arrive avec mon fils, c'est que je le vois comme une partie de moi. Mon bonheur vient du fait de prendre soin de lui sans aucune attente de sa part, alors que je souhaite dans mes relations que l'autre me rendre l'amour que je lui porte. Donc, si je parvenais à créer « une entité relationnelle » au-delà de la dualité moi et l'autre, je déplacerais mon attention vers la relation au lieu d'entrer dans un combat dualiste et j'arriverais peut-être à engager mes actions, mes émotions et mes pensées avec amour, sincérité et désintérêt sans sentir que mon « Je » doive exiger quoi que ce soit de l'autre dans la relation.

J'adore ces paroles de Christiane Singer : *« L'**espace en devenir** qui entoure chaque être et à l'intérieur duquel il peut grandir, se dilater, rayonner, tâtonner, s'élancer, est sacré. Lorsque, sous prétexte d'attachement, on le résorbe, la vie commune se dégrade »*[84] . Mes relations me confrontent à mes attachements, mes dépendances, mes prises en charge inutiles, mes

[84] SINGER, Christiane. *Éloge du mariage, de l'engagement et autres folies,* Éditions Albin Michel, 2000, p. 92.

manipulations sournoises, mes résistances à aimer par peur de perdre le contrôle de l'autre et de prendre les rênes de ma propre vie. Mes expériences relationnelles m'ont fait comprendre l'importance de garder un espace de respiration entre deux personnes pour se retrouver individuellement, se relier à l'autre et se choisir à nouveau à chaque jour. J'ai aussi appris la nécessité de la collaboration, de la loyauté et des objectifs communs pour garder la relation vivante et vibrante. J'ai appris à être ouverte à recevoir, moins inquiète à donner et plus flexible face à l'imperfection. Je souhaite des relations équitables mais je ne suis pas obligée de rendre le même service que l'autre m'a offert, mon aide peut être d'un tout autre ordre selon mes talents et mes compétences.

Je dois faire confiance et protéger, sans enfermer, mes relations et leur permettre d'évoluer dans le temps et l'espace. Je dois aussi apprendre à les construire d'un amour solide en y apportant ma contribution bienveillante par des échanges vibrants malgré certains mouvements insécurisants. Pour moi, ça signifie cesser de prêter de mauvaises intentions à mes proches chaque fois que leurs gestes ne correspondent pas à mes attentes et apprendre à exprimer mon amour sans exiger ou même souhaiter que l'autre satisfasse mes besoins. Accepter que la relation puisse prendre différentes formes, évolue au fil du temps, s'adapte à nos transformations personnelles, à nos besoins d'intimité, de solitude, suive des vagues émotionnelles et nous apprenne à aimer… et par le fait même, nous permette la guérison du cœur.

J'ai dépassé mon attitude pulsionnelle soumise à l'attraction et à la répulsion, mes passions régies par l'ouverture exagérée et la fermeture drastique, ainsi que les jeux de séduction et de domination. J'accepte plus facilement les différences de point de vue et je cesse de vouloir avoir raison ou mettre l'autre en tort. Maintenant je reconnais les perceptions divergentes et les besoins distincts, je peux me concentrer pour bâtir d'un commun accord dans le respect des limites de chacun. Je demeure libre, autonome et responsable en me préservant un espace personnel tout en créant un espace commun à la relation par la communication harmonieuse afin de donner, recevoir, écouter, exprimer, demander au bon moment et aussi, me permettre de refuser lorsque je sens que c'est la meilleure décision pour me respecter.

Sans exiger de l'autre, je transmute mes états d'esprit, mes attitudes et mes comportements relationnels destructeurs et je contribue à garder mes relations saines et vivantes. Je suis responsable de mon bonheur et le bonheur de l'autre m'importe autant que le mien. Je comprends mieux l'importance de savoir donner avec amour, sans considérer que je suis en droit de recevoir, et de toujours me comporter avec tendresse en essayant de me réinventer à chaque fois que j'ai la chance d'exprimer mon amour.

Je pense qu'il est impossible de fonder un lien authentique à deux, en relation à l'autre ou en relation au monde qui nous entoure, si on n'a pas une relation loyale, sincère, respectueuse et confiante à soi-même. Maintenant, je suis prête à surmonter la peur de m'ouvrir à l'autre, la peur de voir mes besoins non compris ni entendus, la peur des inégalités, la peur de ne pas être appréciée à ma juste valeur, la peur d'être trahie, la peur de ne pas recevoir de la bienveillance et la peur de ne pas ressentir une dimension sacrée dans la relation… Car je n'ai plus peur de m'écouter, de me respecter et de rayonner. Qui sait ce que peut me révéler un instant de présence silencieuse avec le cœur, le corps, l'esprit et l'âme d'une autre personne ? J'ai besoin de cette totalité, autant en relation avec moi-même qu'avec tout ce qui m'entoure pour m'épanouir.

Comme je me connais mieux, je sais quand il est temps de me reposer ou d'agir, de donner ou de recevoir, de contempler ou d'enseigner. J'ai appris à m'entourer d'êtres qui nourrissent ma joie de vivre, réchauffent mon cœur et stimulent mon expression créatrice car je sais que *l'énergie d'amour de mon champ magnétique renforce mon système immunitaire et agit comme une protection en filtrant les vibrations négatives qui se dirigent vers moi*[85]. Comme je ne porte plus d'armure pour me protéger de la vie et des gens qui m'entourent, je ne résiste plus à la joie, à l'amour, à l'amitié, aux plaisirs, à la beauté, à l'abondance et au succès. Donc, je suis plus ouverte et apte à accueillir les cadeaux qui me sont offerts et, parfois, j'ai même l'impression que mon attitude positive les attire. Ainsi, je permets à mon être de se nourrir chaque jour des douces heures (douceurs) qui lui sont offertes en dégustant chaque bonne heure (bonheur) de paix.

Donner le jour à sa vérité c'est non seulement en permettre l'éclosion mais l'encourager à se dévoiler. Je suis venue au monde totalement nue ; j'ai dû me construire une carapace pour survivre et, maintenant libérée de mes protections, je retrouve mon essence avec comme seul bouclier ma propre lumière.

---

[85] LESSARD, Pierre. *Manifester ses pouvoirs spirituels. Vivre en équilibre dans un monde en mutation,* Ariane Éditions Inc., 2009.

## 20 - Émergence

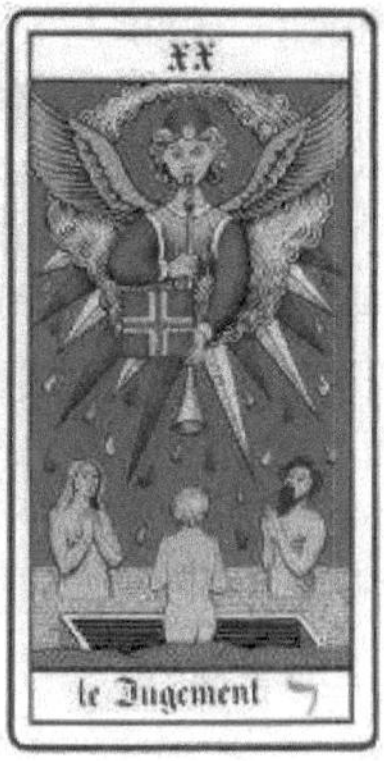


« ***On ne naît pas libre, on le devient*** »

**Rimbaud**

*L'Arcane du Jugement symbolise une renaissance*[86]. Le Jugement m'enseigne à laisser mourir les résistances psychiques qui nourrissent les blessures du passé et briment mes états d'esprit et mes manières d'être en faisant l'expérience d'agir autrement afin de *faire émerger ma véritable nature*[87]. Pour m'affranchir des résistances, je vais porter attention à mes perceptions, mes pensées, mes choix, mes paroles, mes aspirations, mes gestes et mes implications pour immobiliser et éliminer ceux qui sont inappropriés et imposer les corrections nécessaires à certains afin d'*accorder mes états d'esprit, mes attitudes et mes manières d'agir avec ce que je veux être et exprimer en ce monde*[88]. En prenant conscience de la réalité que je manifeste à chaque instant, je demeure attentive à ce que j'invoque à se présenter dans mon quotidien.

---

[86] Inspiré de COLLEUIL, Georges. *Tarot l'Enchanteur. Une nouvelle vision du Tarot de Marseille,* Arkhana vox Éditeur, 1999.

[87] Inspiré de BÉRIAULT, Marc. *Cours de Tarot pour débutants. Notes de cours*, Montréal, 1992-2008, 57 pages.

[88] WALSCH, Neale Donald. *Conversations avec Dieu. Un dialogue hors du commun,* Ariane Éditions Inc., 1997.

Quels regards je pose sur moi-même et sur le monde ? Quels sont les attentes inassouvies, les désirs insatisfaits, les appréhensions paralysantes, les excuses justificatives, les jugements de valeurs, les mémoires douloureuses et les croyances limitatives qui manipulent inconsciemment ma manière de penser, de m'exprimer, de me présenter et freinent mon épanouissement ? Quelles sont les étapes raisonnables, les pas à franchir pour transformer les états d'esprit et les manières d'être qui font résistance à l'expression de ma splendeur, ma gratitude, ma justesse, ma confiance, ma sincérité, ma bonté et ma responsabilité de transmettre le meilleur de moi-même ?

Après avoir accueilli au chapitre précédent mes états émotifs et transformé mes résistances vibratoires : anxiété, apitoiement, jugement, perfectionnisme, rancœur, impuissance et culpabilité, je vais m'établir en tant que Maître, au temple de ma psyché, et transformer mes résistances psychologiques : fuite, plainte, contrôle, exigence, critique, dévalorisation et isolement. Pour ce faire, je vais observer attentivement les dispositions mentales qui me dominent afin de pouvoir choisir de m'affranchir de toute identification aux souvenirs qui me hantent en développant des nouvelles manières d'agir pour m'amener à évoluer librement et à m'épanouir.

Je pense que chaque résistance psychique est liée à une blessure ou un traumatisme passé qui a laissé une trace en moi parce que je me suis identifiée à l'événement. Si au lieu de dire : « *j'ai déjà expérimenté un épisode de violence* », je fais l'erreur de dire : « *je suis une victime de violence* », je m'identifie à l'événement violent et je cristallise la blessure dans ma psyché en donnant vie à une croyance telle que : « *je suis une victime* ». Chaque croyance que j'ai intégrée est une forme de résistance à qui j'ai donné le pouvoir d'influencer ma posture, mes prises de position et ma façon d'interagir avec le monde. Voilà pourquoi il m'est nécessaire de libérer mes attachements aux blessures du passé, de délier les croyances, les conditionnements, les mémoires et de transformer les attitudes qui briment ma logique, la conscience de ma puissance de transformation, et freinent mon épanouissement.

Pour être l'architecte de ma vie, il est important que je sache me DÉSIDENTIFIER aux événements du passé car mon être ne peut pas se limiter à des événements traumatisants tout comme mon corps ne peut pas se réduire au nombre de cicatrices qui le composent. Mon être et mon corps sont beaucoup plus vastes que les blessures et les expériences qu'ils ont vécues. Tout comme les cellules de mon corps se régénèrent, les mémoires de ma psyché peuvent en faire autant. Car, à chaque fois que je change un comportement dans l'instant, je modifie non seulement les probabilités futures mais également les empreintes passées. À tout moment, j'ai la liberté de choisir de me recréer. Changer ma manière d'agir va m'amener à faire de nouvelles expériences. Celles-ci vont modifier la perception que je me fais de moi-même, ce qui va influencer ma posture et ma manière de me présenter au monde.

Afin d'arriver à me détacher de ce qui me restreint, j'observe les pièges à ma liberté, à ma conscience et à ma créativité : quelles sont les résistances, aussi subtiles soient-elles, à changer de comportement, de manière de penser et d'attitude pour m'accepter et m'aimer telle que je suis aujourd'hui, apprécier ce que j'ai, m'offrir à chaque instant des plaisirs et du temps de qualité, répondre par moi-même à mes besoins, accueillir l'abondance dans ma vie, accepter les événements de la vie tels qu'ils se présentent, vivre en paix, prendre soin de moi et des gens que j'aime, exprimer mon amour, me sentir unie aux autres, communier avec la nature, donner vie à mes aspirations et réaliser mes projets les plus fous ? Ce sont les attachements aux blessures de mes expériences passées qui répriment l'être créateur que je suis, d'une grande beauté et d'une liberté d'être absolue.

Chaque résistance à agir ma créativité, à écouter mon intuition, à raisonner consciemment ou à faire un choix judicieux est en lien avec une blessure de mon passé. Les blessures dépendent de moi pour continuer d'exister, elles ont besoin que je les alimente en exprimant une attitude d'esprit contraignante, une pensée dévalorisante, une parole blessante ou un comportement destructeur. Croire que les blessures sont des parties fondamentales de mon être est un piège car, en fait, elles sont des données qui ont été ajoutées avec le temps, à qui j'ai fourni de l'énergie pour les maintenir actives, et qui peuvent être retirées. Si je cesse immédiatement de m'identifier à la blessure, de la nourrir en initiant un nouveau comportement dans le réel, je vais modifier mon tempérament qui va influencer à son tour mon état d'esprit et me libérer de la résistance.

Pour transformer ma psyché et ma manière d'être, je dois d'abord apprendre à être le Maître de mon mental, en me détachant des mémoires blessantes que je nourris et en filtrant les influences extérieures qui veulent m'imprégner. Les pensées et les croyances que j'entretiens ou laisse entrer dans ma tête peuvent me parasiter l'esprit, diminuer mes énergies et prendre possession de ma liberté en influençant mes décisions. Je dois prendre conscience que je ne suis pas la blessure, que je peux choisir de cesser de la nourrir et que je peux, à chaque instant, adopter un nouveau comportement pour m'en libérer.

Comme j'ai installé un antivirus à mon ordinateur pour le protéger, je vais m'imposer en tant que témoin vigilent de mes perceptions, mes pensées et mes aspirations afin de choisir consciemment ce qui entre ou non dans ma tête et je vais également me prémunir d'une haute sécurité pour mon « routeur », les ondes vibratoires qui m'entourent, afin de ne pas me faire influencer par les paroles, les choix, les gestes et les implications de mon entourage.

De cette manière, je vais être en mesure d'observer ma façon de percevoir la vie et de m'adapter aux changements ; d'être attentive à mes pensées et de les transformer positivement ; de faire mes choix avec justesse et de comprendre les choix différents des autres ; de m'exprimer humblement et de révéler le meilleur de chacun ; de construire en accord avec moi-même et de faire preuve d'empathie ; de manifester mon humanité et d'accueillir l'abondance ; de transmettre le meilleur de moi-même dans la conscience d'unité et ainsi de me libérer des résistances psychiques qui nourrissaient les vieilles blessures. Enfin, plus je vais manifester qui je suis et ce que je veux être sans résistance plus je vais parvenir à m'épanouir même lorsque je serai confrontée à de grands bouleversements dans ma vie.

J'ai appris avec le temps à être Maître au temple de ma psyché en acceptant de mettre en lumière mes états d'être et en laissant pénétrer ma conscience au centre de mon cœur afin que cette présence éclairée transmute mes réactions inconscientes en actions judicieuses, sincères et créatrices. Ce faisant, je collabore à me créer une vie pleine, équilibrée et heureuse. Je dois être vigilante, veiller constamment sur ce qui se passe en sourdine dans ma tête. Cela me fait penser à une anecdote qui m'est arrivée lorsque j'étais étudiante en sexologie. J'avais décidé de m'offrir des séances hebdomadaires avec un étudiant en psychologie de l'Université de Montréal pour comprendre la pression qui me poussait à être si exigeante envers mes résultats académiques. Nos rencontres m'ont révélé que j'étais devenue, à l'âge adulte, mon propre bourreau à la suite des paroles pénibles entendues de mon père dans mon enfance.

Lorsque j'étais fière de montrer à mon père un résultat scolaire, comme une note de quatre-vingt-dix-sept pour cent, il me demandait, au lieu de se réjouir avec moi de ma réussite, où étaient les trois notes qui manquaient à mon test. J'ai compris que même loin de sa présence et sans contact régulier avec mon père, je me servais le même traitement intransigeant et dévalorisant qu'il m'avait répété durant ma jeunesse. Mon cerveau était mal *formaté*… Je devais réinitialiser les données et guérir la blessure.

À quand remonte la dernière fois où j'ai pris le temps de faire le tri dans mes mémoires ? La meilleure façon de le savoir est d'être à l'écoute du bavardage dans ma tête… Quelles sont les paroles que j'entends, que j'entretiens et de qui viennent-elles réellement ? Comment puis-je maîtriser ce qui me pénètre l'esprit ? En stoppant les pensées qui ne me conviennent plus, en choisissant celles qui peuvent entrer et en y introduisant volontairement de nouvelles données plus adaptées.

J'ai trouvé une phrase toute simple à me dire lorsque je m'aperçois qu'une mémoire ou une émotion douloureuse resurgit. C'est un mantra sanskrit de la lignée des *Siddhas* : « Om Namah Shivaya » qui signifie, j'honore le divin en moi. Ça me permet de stopper immédiatement l'influence de la mémoire, de prendre conscience que je suis beaucoup plus vaste que mes souvenirs et que j'ai la possibilité de me renouveler à chaque instant grâce à l'étincelle de vie, la flamme divine, qui m'habite. Non seulement je dois être vigilante aux pensées, aux croyances et aux mémoires que j'entretiens mais je dois veiller également sur les émotions qui refont surface à la suite d'un souvenir douloureux. Je dois faire attention pour ne pas alimenter les horreurs du passé en les ressassant et en leur donnant du pouvoir sur ma vie. Car, à chaque fois que je les revis, je renforce l'empreinte douloureuse du passé dans l'instant présent.

Non seulement l'événement du passé est de l'ordre du passé mais il peut être rectifié selon ce que je fais avec l'expérience acquise dans le présent. Comment puis-je, aujourd'hui, composer avec ces expériences pour grandir et développer de nouvelles habiletés ? En choisissant de me créer une nouvelle réalité plus adaptée à ce qui a été selon ce que je choisis d'expérimenter présentement. Pour en revenir à mes exigences académiques, au lieu d'avoir des attentes élevées envers moi-même et me décourager à la moindre petite embûche, j'ai appris à utiliser mes erreurs pour m'améliorer et mieux comprendre ce qui m'avait échappé, à faire confiance au temps, à développer ma patience et à être davantage persévérante dans ce que j'entreprends même si je n'excelle pas dès le départ.

Enfin, pour introduire une nouvelle donnée dans mon cerveau, il y a une étape importante à ne pas négliger. C'est la signature, l'inscription par le passage à l'acte dans le réel, qui marque l'adhésion. Lorsque j'ai compris que j'étais devenue mon propre bourreau par mes exigences sévères, j'ai choisi de rétablir mes critères de satisfactions personnelles. À l'instant où j'ai obtenu une note de quatre-vingt pour cent, ce qui me semblait raisonnable, j'ai souligné ma satisfaction au lieu de vouloir me jeter en bas du pont Jacques-Cartier. Et, aussi longtemps que cela m'a semblé nécessaire, j'ai marqué ma nouvelle donnée jusqu'à ce que l'ancien réflexe tyrannique s'estompe complètement. Lorsque je célèbre ma réussite au lieu d'exiger ma perfection, je reconnais avoir fait mon possible dans l'instant et pouvoir utiliser mes erreurs pour m'améliorer. J'ai confiance que tout ce qui m'arrive est parfait et, de cette manière, je cesse de nourrir la vieille blessure.

Combien de fois ai-je entendu : « *Je te pardonne mais je n'oublie pas* » ? Moi, je préfère lâcher complètement le conditionnement qui m'a blessée, ne plus m'y attacher de manière mémorielle, ne plus lui donner le pouvoir de hanter ma vie, pour ME pardonner d'avoir eu une attitude destructrice envers moi-même. Je cesse de me tourmenter avec le passé, de tourner en rond dans ma tête, d'alimenter la douleur en persistant dans une attitude d'esprit limitative. D'abord, j'observe le lien entre mon état d'esprit ou l'attitude présente et la blessure du passé pour la dénouer. Ensuite, je choisis de me détacher définitivement du lien en accomplissant un geste concret pour marquer la fin de la résistance et le début de ma liberté. Ce faisant, je vis une nouvelle expérience qui m'apporte un sentiment plus favorable et le concept de moi-même se transforme. Je ne m'identifie plus à l'expérience passée mais à celle du présent. J'ai réinitialisé la mémoire, l'inscription de base, pour me recréer de manière plus appropriée avec une idée plus vaste, juste, paisible et joyeuse que je me fais de moi-même.

Enfin, je n'ai même pas à oublier la blessure, la situation ou la personne en lien avec la douleur car la mémoire douloureuse s'est effacée pour laisser place à une nouvelle réalité. L'attitude résistante n'a plus raison d'être dans ma psyché. La paix de l'esprit, la joie de vivre et l'amour pour mes semblables ont été rétablis. Modifier mon comportement a transformé mon attitude, mon état d'esprit désagréable et a révélé le potentiel de mon Être. Par un geste libérateur, je retrouve la force et l'énergie de me remettre au monde. Mes nouvelles compétences orientent la manière dont je me perçois, ma manière de penser, de m'exprimer, de me présenter, en plus de contribuer à influencer la réponse de mon environnement. La boucle est bouclée. Mon nouveau geste a transformé mon état intérieur qui a modifié ma manière d'être. J'en viens même à remercier mes expériences douloureuses de m'avoir permis d'évoluer.

Faire le lien entre mes pensées, mes attitudes, mes blessures, mes résistances et mes comportements m'a permis de délier mes enfermements et de me détacher des habitudes qui maintenaient vivantes mes blessures. En faisant le choix conscient de renouveler ma psyché en transmutant une attitude inconsciente grâce à une action consciente, j'ai réalisé que je pouvais me libérer de ce qui m'emprisonnait. Je me suis basée sur l'exploration des sept blessures d'incarnation lors de ma formation en Méthode de Libération des Cuirasses avec Marie Lise Labonté[89], des étapes à franchir et des vertus à développer sur la voix initiatique de l'alchimie proposées par Patrick Burensteinas[90] ainsi que des attitudes contraignantes et des nombreuses

---

[89] LABONTÉ, Marie Lise. *Au cœur de notre corps. Se libérer de nos cuirasses*, Montréal, Les Éditions de l'Homme, 2000.

[90] BURENSTEINAS, Patrick. *Les Éléments, première partie janvier 2010 – You Tube,* *https://www.youtube.com/watch?v=9fWgVuSPpFw*

résistances que j'ai observées chez moi et mon entourage pour façonner ce qui suit.

Je suis consciente que nous avons tous, à des degrés différents, subi des blessures et que chaque personne a développé à sa manière des façons de s'y adapter pour survivre. Il est possible que les attitudes et les comportements que je propose de transmuter en lien avec les sept blessures d'incarnation ne correspondent pas à chacun mais je suis assurée que mon exploration peut servir de modèle pour que chacun puisse y façonner sa méthode libératrice. Si je peux me créer une résistance due à une blessure passée, je crois aussi possible de créer une nouvelle réalité pour m'en affranchir. Afin de me libérer, je vais communiquer avec le Maître de ma psyché, ma conscience éclairée, pour comprendre comment j'oppose résistance à la vie par mes attitudes destructrices et les délier en me détachant de la blessure à laquelle elle est reliée afin de transmuter consciemment mon état d'esprit par la création d'une action libératrice dans le présent.

Lorsque je vais sentir une résistance psychique en moi (fuite, plainte, contrôle, exigence, critique, dévalorisation ou isolement), je vais d'abord me positionner en tant que Maître de ma psyché pour l'observer sans jugement afin de créer du nouveau avec ce qui se présente pour transmuter mon attitude au lieu de la fuir ou de lutter contre cette contrariété. L'observation consciente va me permettre de stopper son influence et ma position de témoin dans l'instant va modifier ma réaction pulsionnelle en action libératrice. Sachant que la résistance est liée à une blessure et ne sert qu'à l'alimenter, je vais choisir de cesser immédiatement de la nourrir en transformant ma manière de penser, de concevoir l'événement ou de réagir et en ajustant mes paroles, mes attitudes et mes actions à la nouvelle réalité que je vais m'engager à créer.

C'est aussi important de reconnaître que notre esprit, parcelle de lumière divine, est toujours intact malgré les blessures subies et que rien ne peut l'affecter. C'est juste notre personnalité qui souffre, notre âme qui s'agite, et il suffit simplement d'accepter de se détacher de l'agitation créée par la résistance qui nourrit la blessure, pour s'en libérer. La résistance est une excellente excuse de demeurer attachés à nos blessures, elle n'est qu'un refus de prendre notre responsabilité de vivre librement et de créer consciemment notre destinée. Difficile à croire, mais tout à fait vrai !

C'est important de reconnaître l'influence qu'ont les résistances dans notre vie pour arriver à les dépasser mais tout aussi important d'accepter de se détacher des gains secondaires qu'elles nous apportent pour arriver à changer d'attitude. Car, si j'ai besoin d'attention et que j'obtiens plus de considération par mes plaintes, je risque fort, inconsciemment, de ne pas vouloir me détacher de mon comportement malsain.

Je veux transformer la résistance, ce qui fait obstacle à la fluidité de mon énergie de vie et m'empêche d'avancer, en alliée pour me guider vers la réalisation de mes potentiels. Voilà le secret de la pierre philosophale, transmuter la matière dense, la réaction d'opposition, en action épanouissante par la force de ma conscience unie à la puissance de ma sincérité. Comme il est possible de transmuter une émotion dense en une émotion lumineuse remplie d'énergie créatrice, il est aussi possible de transmuter une pensée, une croyance, une attitude et un état d'esprit dévalorisants en concepts créatifs. Pour ce faire, je vais demeurer attentive aux causes de mes déséquilibres pour transformer mes réactions lugubres en actions bénéfiques.

## Tableau Résumé

1- <u>États d'esprit qui cessent de nourrir les blessures</u>
2- <u>Attitudes qui peuvent transmuter immédiatement une résistance si je choisis de l'exprimer à l'instant</u>
3- <u>Actions qui peuvent me libérer des blessures si je m'engage à en faire l'expérience maintenant pour me recréer</u>

| <u>Blessure</u><br>Guérison | <u>Résistances</u><br>Libération | <u>1-États</u><br>d'Esprit | <u>2-Attitudes</u><br>Exprimées | <u>3-Actions</u><br>Expérimentées |
|---|---|---|---|---|
| **<u>Abandon</u>**<br>**Courage**<br>**Persévérance** | **<u>Fuite/</u>**<br>**<u>Anxiété</u>**<br>**Disponibilité** | **Ouverte** et **présente** | **j'accueille** ce qui est. **J'accepte** le changement. Je suis **fiable.** | **J'observe**  et **je m'ouvre** à de nouvelles perceptions. **Je m'adapte** avec constance. |
| **<u>Rejet</u>**<br>**Joie de vivre**<br>**Gratitude** | **<u>Plainte/</u>**<br>**<u>Apitoiement</u>**<br>**Émerveillement** | **Écoute attentive** et **réceptivité** | **J'accepte la réalité de** ce que je ne peux changer et de changer ce qui m'est possible. **J'apprécie** ce que j'ai et je m'émerveille devant ma splendeur. |  **Je transforme** mon bavardage **positivement** et **je remercie** pour tout ce que la vie m'offre si généreusement. **je change** ce qui m'est possible. |
| **<u>Injustice</u>**<br>**Respect mutuel**<br>**Considéra-tion** | **<u>Contrôle/</u>**<br>**<u>Jugement</u>**<br>**Attention vigilante** | **Consciente** et **compréhen-sive** | **Je suis consciente** de mes choix et des besoins différents de chacun. **Je respecte** mes limites et celles des autres. | **Je choisis**  **avec justesse et équité**. Je suis responsable de mes actions car **je ne donne plus mon pouvoir** pour plaire ni ne l'utilise pour |

| | | | | |
|---|---|---|---|---|
| | | | | dominer. |
| **Non-Reconnaissance**<br>**Confiance en soi**<br>**Coopération** | **Exigence/ Perfectionnisme**<br>**Entreprenante** | **Humble** et **collaboratrice** | Je suis **patiente** et **confiante.** Je vois la perfection en chaque événement et **je respecte le rythme** de toute chose. | **Je m'exprime** 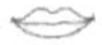 en révélant le meilleur de chacun et **j'exploite mes talents**. Je suis **encourageante** |
| **Trahison**<br>**Paix**<br>**Loyauté** | **Critique/ Rancœur**<br>**Sereine** | **Sincère** et **solidaire** | Je suis **authentique,** capable d'empathie et de **me rectifier au besoin**. | **Je construis**  du beau, du bon et du merveilleux **en accord avec moi-même.** Je respecte mes engagements. |
| **Maltraitance**<br>**Espoir**<br>**Bienveillance** | **Dévalorisation/ Impuissance**<br>**Altruiste** | **Attentionnée** et **Inspirée** | Je suis **douce** et **prévenante.** Je donne et je reçois sans attente ni appréhension . J'accepte d'être **guidée et inspirée par la Grâce.** | **Je manifeste**  mon **amour**, ma **bonté** et ma **générosité** de manière désintéressée et je reçois abondamment. |
| **Humiliation**<br>**Fierté**<br>**Épanouissement** | **Isolement/ Culpabilité**<br>**Unifier** | **Créatrice** et **Intègre** | **Je suis engagée** et **serviable.** J'offre au monde mon unicité. | **Je transmets**  le meilleur de moi-même. **Je participe** à l'œuvre terrestre **dans la conscience d'unité**. |

**Sachant que la fuite nourrit la blessure d'abandon :**

Comment puis-je transmuter la fuite en persévérance ?

. En étant intensément présente pour accueillir ce qui est, même l'Amour

. En m'adaptant aux changements et en acceptant l'impermanence

. En étant disponible, fiable et constante dans l'effort

Que représente la fuite dans ma vie ?

La fuite m'informe d'une peur anxiogène d'être abandonnée, de ne pas être à la hauteur ou de me laisser aimer. Dans la vie de tous les jours, la fuite se manifeste lorsque je suis insécure face à un événement ou lorsque je m'inquiète du futur. Donc, elle m'informe de mon manque de présence ou de mon incapacité de respirer paisiblement dans l'immédiat. Mes insécurités me causent du stress et des tensions physiques si intenses qu'elles m'amènent à fuir dans des comportements compensatoires pour me permettre de diminuer la tension.

En relation, la fuite peut se manifester lorsque mes êtres chers n'agissent pas comme ce qui m'est connu, ce que je considère être sécurisant, et que je craigne qu'ils me quittent ou encore lorsque je vis des moments de grands bonheurs, de trop beaux instants pour que je puisse les accepter ou croire qu'ils puissent être viables et durables. Comme je ne peux savoir d'avance les émotions que je vais devoir vivre, les différentes expériences qui vont s'offrir à moi et encore moins les décisions que prendra mon entourage, je fuis de peur de devoir revivre la douleur de l'abandon. Si j'ai peur de manquer de quelque chose, je vais malheureusement créer le manque dans ma vie.

Quel état d'esprit dois-je développer pour cesser de nourrir la blessure d'abandon ? ***La présence et l'ouverture.***

Peu importe la situation dans laquelle je risque de me retrouver, je vais demeurer présente à moi-même, en accord avec qui Je Suis et avec ce que je choisis d'Être, ouverte à toute éventualité, accueillante et confiante de m'y adapter. Je ne ressens plus d'état de vide et de manque lorsque je suis présente à moi-même. Ma disponibilité a le pouvoir de combler tous les manques réels ou illusoires de mon existence. Consciente de ma splendeur, je me sens toujours pleine de vitalité, d'amour et d'émerveillement.

Bien sûr qu'il est bon d'établir au préalable avec les gens que j'aime des intentions relationnelles claires et des objectifs de parcours satisfaisants pour maintenir la communication vivante et la relation dynamique, mais je dois reconnaître que rien n'est permanent et qu'il m'est nécessaire de m'adapter aux différentes situations de la vie. Si, à un moment donné, je sens une tension, un malaise ou un manque de fluidité dans mes rapports, je peux toujours intervenir dans l'instant en demeurant ouverte à l'autre, présente à moi-même et disponible à accueillir la réalité, pour recréer harmonieusement ce qui n'est plus adapté à l'unité de ma relation.

**J'ai pris conscience que c'est ma perception des gens et des événements que je peux réellement changer et non eux**. J'ose percer l'illusion pour voir la vraie beauté du monde toujours présente, même si parfois elle me semble voilée, pour voir les choses autrement, essayer quelque chose de nouveau, ouvrir mon cœur et transformer mon état d'esprit. Je dois transmuter mon insécurité en ouverture à la nouveauté même si cela me semble inconfortable dans le moment.

Quelle attitude dois-je exprimer pour transmuter la fuite en alliée pour bâtir ma vie ? ***L'accueil de la nouveauté, l'acceptation de l'impermanence et la fiabilité.***

J'ose être avec ce qui est, accueillir chaque instant, apprendre à recevoir, m'ouvrir à la nouveauté, demeurer fidèle à moi-même, m'adapter aux changements, m'exprimer autrement et être constante dans mes efforts. Rien ne dure éternellement mais tout peut se vivre magnifiquement.

**J'accepte de m'abandonner aux situations sans jamais me laisser tomber.** J'essaie d'accueillir ce qui me semble être une épreuve ou une difficulté comme une opportunité pour me dépasser. Je cesse immédiatement d'alimenter mes scénarios traumatisants. Je me permets de vivre l'expérience du moment, de m'adapter à chaque nouvelle situation lorsqu'elle se présente en transformant ce qui n'est plus adapté à mon bien-être et de persévérer courageusement dans mon processus d'ouverture. De plus, je sais très bien que je peux demander de l'aide et développer de nouvelles habiletés au besoin.

De quelle manière puis-je **actualiser** la disponibilité et la persévérance dans mon quotidien ? ***En percevant la vie autrement pour m'adapter à la réalité avec constance.***

J'ai simplement à observer la merveilleuse création que je suis, les changements de saisons, la beauté de la nature et l'évolution du monde pour m'ouvrir l'esprit. Je prends conscience de l'intelligence qui maintient l'harmonie et l'équilibre de toutes mes cellules, mes organes et mes nombreux systèmes. Il y a en moi et autour de moi tout un monde parfaitement cohérent qui s'adapte constamment à son environnement tout en sachant que rien n'est éternel. Je peux ensuite ouvrir les yeux et voir cette beauté et cette perfection dans l'impermanence de la création et je laisse mon âme s'en nourrir. Mon regard se transforme, je perçois la vie autrement et j'accueille cette réalité.

En étant respectueusement présente à chaque instant, attentionnée à ce qui vit avec moi et reconnaissante envers ce que m'offre l'instant, je me fonds au moment en le vivant pleinement. Je peux stimuler la croissance d'une plante simplement en la contemplant, l'évolution de mon enfant en lui offrant mon entière disponibilité et la qualité nutritive de ma nourriture en prenant conscience de la vie qu'elle contient, en l'honorant et en étant reconnaissante envers tous ceux qui ont participé, de près ou de loin, à ce qu'elle se retrouve dans mon assiette. J'ai le choix de me créer du beau, du bon et du bonheur en m'unissant à chaque instant et en transformant chaque obstacle en opportunité.

J'observe l'instant qui m'est offert et je cesse de vivre dans l'appréhension du futur. J'accepte la réalité comme elle se présente sans la fuir. Je prends conscience que, même si la vie est imprévisible, je suis responsable de mon bonheur par ce que je choisis d'alimenter dans mon esprit. Car ce sont mes perceptions de la vie qui influencent mes humeurs. Peu importe qu'une situation soit heureuse ou triste dans l'instant, rien ne demeure et tout se transforme. Je peux choisir de m'y adapter ou de fuir la réalité. Je peux changer ma manière de penser, d'être et d'agir mais je ne peux pas empêcher certains événements de se produire ni espérer qu'une personne se transforme pour me sécuriser. Alors, pourquoi ne pas accueillir chaque instant et chaque être courageusement par l'intensité de ma présence en gardant le cœur et l'esprit ouverts afin de vivre pleinement ma vie tout en persévérant dans mon adaptation ? ***Maintenant je permets au mouvement créateur qui m'habite de m'inspirer de sa beauté, de voir la perfection en toute chose et de m'adapter à la vie à chaque battement de cils.***

**Sachant que la plainte nourrit la blessure de rejet :**

<u>Comment transmuter la plainte en gratitude</u> ?

. En étant attentive pour transformer mes négativités positivement

. En utilisant le pouvoir du « MERCI » dans mon quotidien

. En transformant ce que je ne veux plus

---

Que représente la plainte dans ma vie ?

La plainte m'informe que j'ai de la difficulté à accepter la réalité telle qu'elle se présente. Soit je manque d'appréciation, soit je résiste à exprimer ce que je veux et qui Je Suis réellement. Que puis-je changer en moi pour apprécier davantage l'instant ? Comme l'intensité d'un regard peut modifier ce qui est vu, l'écoute attentive peut faire écho à une solution nouvelle. Je n'ai aucun plaisir à écouter une personne se plaindre constamment. Par contre, j'aime bien lui refléter sa jérémiade pour lui permettre de trouver son issue. Maintenant que j'ai pris conscience de telle situation désagréable, qu'est-ce que je compte faire pour la solutionner ? Et si je ne veux pas ou ne peux rien faire pour l'instant, puis-je l'accueillir, l'accepter, vivre avec et apprécier le fait qu'elle me permette d'évoluer ?

Quel état d'esprit dois-je développer pour cesser de nourrir la blessure de rejet ? ***La réceptivité et l'écoute attentive.***

Qu'est-ce que je laisse entrer dans ma tête par mes pensées, mes lectures, ce que j'écoute et les images que je regarde ? Quels sont les sujets de mes discussions et avec qui je les partage ? De quoi je me nourris intellectuellement et de quelle manière ? Quelles sont mes croyances, mes valeurs et mes attitudes ? Dans quel environnement je vis mon quotidien et avec qui je partage ma vie ? Est-ce que je vis de mes passions et j'exploite mes talents ? Comment je nourris le monde par mes propos ? Quels sont mes intentions et mes aspirations ? À qui et à quoi je donne mon attention ?

Je suis consciente que l'on est beaucoup plus attiré vers une personne à l'écoute des autres et positive que vers une personne qui passe son temps à se plaindre de ses petits bobos et à voir le négatif en toutes choses. Alors, pour arriver à me sortir de cette résistance, je vais écouter mes pensées, mon bavardage mental, pour entendre ce à quoi je m'expose à chaque instant, ce que j'impose aux autres et ce qui m'indispose au bonheur. J'écoute ce qui ne va pas en moi et, comme la nature se transforme et se régénère constamment, je trouve des solutions pour transmuter mes lourdeurs en légèretés. C'est assez facile, j'ai simplement à observer tout ce qui m'est offert gratuitement et à remercier pour les joies pures et simples de la vie. Merci à l'eau qui coule de mon robinet à la température désirée, à mon lit douillet de m'accueillir chaque nuit, au confort chaleureux et sécuritaire de mon foyer, à la nourriture de qualité accessible trois fois par jour, à la possibilité de m'exprimer librement. Je remercie d'être vivante, vibrante, en beauté, en santé, en paix, en harmonie et entourée d'amour.

Quelle attitude dois-je exprimer pour transmuter les plaintes en alliées pour bâtir ma vie ? ***L'acceptation de ce que je ne peux changer, l'appréciation de ce que j'ai et la liberté de pouvoir changer ce qui m'est possible.***

J'impose le moins de résistance possible à la réalité en changeant ce qui me dérange et en acceptant ce qui m'est impossible de changer pour le moment. Si un événement malheureux hors de mon contrôle m'arrive, j'essaie de voir de quelle manière je peux transformer cette épreuve en tremplin pour m'améliorer. Parfois, juste un bouquet de fleurs, une plante verte, un peu de couleur sur les murs, une musique joyeuse, une odeur agréable, une pensée encourageante, etc., a le pouvoir de rendre une atmosphère de vie plus agréable. Les événements de la vie qui me semblent catastrophiques dans l'instant sont souvent des occasions de transformations exceptionnelles, le cul-de-sac nécessaire à un tournant de vie décisif.

Si une mémoire troublante du passé ressurgit, c'est probablement parce que je suis au meilleur moment dans ma vie pour la surmonter et que je n'aurais sûrement pas eu le temps auparavant de m'en occuper. Que puis-je faire présentement avec cette donnée pour améliorer ma vie ? Quel geste ou quelle action concrète peut me délivrer de cette souffrance ? Comment puis-je faire la paix avec mon passé ? Si je suis qui je suis, c'est grâce aux expériences passées et si je ne suis pas contente de ce que je suis aujourd'hui, c'est à moi que revient la responsabilité de me transformer dans le présent.

De quelle manière puis-je **actualiser** la gratitude et l'émerveillement dans mon quotidien ? ***En étant attentive à mon bavardage mental pour le transformer positivement au besoin et en utilisant le remerciement quotidiennement.***

Dernièrement, j'ai lu le livre de Will Bowen, ***21 jours sans se plaindre***[91]. Moi qui croyais être positive, j'ai pris conscience à quel point je me lamentais souvent pour pas grand-chose : « *Je me sens fatiguée ; la température extérieure ne me plait pas ; je n'ai pas envie de faire telle chose ; je n'aime pas telle personne ; les situations ne se déroulent pas à mon goût ; je n'ai pas assez de temps…* » sans parler des critiques et des blagues sarcastiques lancées ici et là. Enfin, j'ai passé les premières semaines à observer mon attitude et à tenter du mieux que je le pouvais de maîtriser mes pensées négatives, mes respirations d'exaspérations et mes plaintes.

Ensuite, j'ai pris l'habitude de penser à tout ce qui allait bien, à tout ce que j'aimais, à tout ce qui me faisait du bien et à prendre du temps à chaque jour pour remercier tout cela. Jour après jour, semaine après semaine, mois après mois, mes plaintes se sont transformées en gratitude, je me suis éveillée aux merveilles de la vie, mes attentes envers les gens se sont transformées en prises de responsabilité, mes critiques en demandes claires et j'ai développé la douceur, la bienveillance et l'authenticité. Ma joie de vivre s'est décuplée et je me suis sentie beaucoup plus légère. Voilà l'impact de l'écoute attentive de mes pensées et de la gratitude sur ma vie !

J'apprends à calmer mon mental pour observer ma façon de voir la vie et les pensées que j'alimente. Aussitôt que mon jugement prend le dessus, que

[91] BOWEN, Will. *21 jours sans se plaindre. Changez d'habitude, changez votre vie, changez le monde.* Les Éditions de l'Homme, Montréal, 2015.

j'observe et analyse les événements au lieu de les vivre, je sais que je ne suis plus unie au temps présent. J'ai malheureusement passé une grande partie de ma vie à me questionner sur la raison de mon existence, à essayer de comprendre le pourquoi et le comment des choses et à vivre à côté de ma vie, pour ensuite passer à l'étape de décider ce que je voulais vraiment et ce que je ne voulais plus du tout. Par mes choix conscients, j'ai fini par donner une orientation à mes actions et intervenir pour modifier au besoin ce qui n'était plus adapté à ce que je voulais créer dans ma vie.

Plus mes pensées sont positives, plus j'attire du beau, du bon et du merveilleux dans ma vie. Je sais maintenant que **ce n'est pas la vie ou le monde qui me rejette mais plutôt mon attitude pessimiste qui influence ma perception du monde.** Car, plus je suis réceptive à ce qui se passe en moi et autour de moi, plus j'apprécie les choses simples de la vie et plus la réponse de mon entourage est positive. Au lieu de me plaindre et de tout ramener à moi, je prends le temps de m'intéresser sincèrement au monde qui m'entoure, de sourire aux gens et de souhaiter la bonne journée aux personnes qui croisent mon chemin. Ne trouvons-nous pas une personne plus intéressante lorsqu'elle est souriante, aimable et qu'elle s'intéresse sincèrement à notre bonheur ? ***Maintenant, je cultive ma joie intérieure par mon positivisme.***

**Sachant que le contrôle nourrit la blessure d'injustice :**

Comment transmuter le contrôle en considération ?

. En étant compréhensive, respectueuse et consciente de la liberté de chacun

. En respectant mes limites et celles des autres tout en étant juste et équitable

. En demeurant vigilante pour ne pas donner mon pouvoir ni l'utiliser abusivement

Que représente le contrôle dans ma vie ?

Le contrôle m'informe que j'embarque dans le jugement, que je me soucie de mon image et que je souhaite tout conformer. Lorsque je m'aperçois que je cherche à contrôler les faits et gestes des gens autour de moi, je sais que j'interviens sur un terrain qui ne m'appartient pas. S'il y a un droit acquis dès la naissance pour chaque être humain, c'est bien celui d'exercer sa liberté d'être et de s'exprimer selon ses choix de chaque instant. Qui suis-je pour intervenir ou pour décider à la place d'autrui quand Dieu lui-même n'oserait le faire par respect pour notre liberté individuelle ? Mais cette grande liberté vient avec son lot de responsabilités. De qui et de quoi suis-je responsable ? Je suis responsable de garder intact l'espace de liberté entre moi et l'autre. **À l'intérieur de chaque relation, il y a un espace de respiration à respecter, une distance éthérique entre deux personnes propice à la créativité, un recul nécessaire pour se refléter et laisser émerger qui nous voulons être.** Je souhaite de tout cœur être, pour mon fils, un tuteur stimulant qui l'amènera à développer son jugement critique afin qu'il n'ait jamais à m'obéir ni à se conformer à ses amis ou à la société contre son gré.

Quel état d'esprit dois-je développer pour cesser de nourrir la blessure d'injustice ? ***La compréhension ainsi que la conscience de soi et des autres.***

Je comprends d'où je viens pour délier mes résistances, ce qui me passionne pour façonner ma réalité, ce qui me limite pour me dépasser, les besoins différents pour cesser de juger les choix de chacun, la liberté d'être qui je suis pour prendre la responsabilité de ma vie. Je vais essayer de me comprendre et de comprendre l'autre avec mon cœur en respectant nos visions différentes du monde selon nos choix de vie respectifs. Je vais devoir remettre en question mes jugements de valeurs et mes croyances limitatives pour cultiver le respect mutuel. Je vais ouvrir ma vision limitée du monde pour arriver à percevoir, recevoir et comprendre la vie autrement afin de respecter ma différence et la diversité.

Je me souviens qu'adolescente je passais mon temps à me comparer aux autres filles de mon âge et à me trouver grosse, jusqu'au jour où je suis allée voir la diététiste de l'école pour qu'elle me propose un régime amaigrissant. À mon grand étonnement, la diététiste n'a fait que constater que j'étais dans ma courbe de poids santé si on se fiait à mon ossature qui correspondait à celle d'un homme de moyenne taille ! Dès cet instant, la perception de mon corps a changé et j'ai commencé à apprécier le fait d'être robuste et en santé. J'avais besoin d'une donnée influente pour respecter mon corps et cesser de contrôler son apport calorique afin qu'il corresponde au modèle de beauté véhiculé socialement.

Quelles attitudes dois-je adopter pour transmuter le contrôle en allié pour bâtir ma vie ? ***La conscience de mes choix et de la liberté de chacun ainsi que le respect de mes limites et de celles des autres.***

Je ne joue plus le rôle de la victime, de la persécutrice ni de la sauveuse lorsque je suis consciente des choix et des limites de chacun. Je ne donne plus mon pouvoir en réagissant au lieu d'agir et je ne cherche plus le pouvoir en tentant de manipuler ou de séduire. Respecter mes limites m'amène à respecter l'espace des autres. Je comprends aussi l'importance de l'espace de liberté nécessaire aux mouvements de transformation qui me permet et donne la possibilité à chacun dans une relation de s'adapter à chaque instant et de faire de nouveaux choix.

Voici un exemple de vie où j'ai choisi de transmuter le contrôle en respect de mes limites : je me suis réveillée un bon matin avec une douleur sous l'omoplate gauche qui résonnait dans tout mon bras jusqu'au bout des doigts. La douleur a persisté plusieurs jours jusqu'à me réveiller durant la nuit, elle m'empêchait de lever mon bras derrière mon dos pour me permettre d'attacher mon soutien-gorge et de l'enlever. J'ai eu beau faire du mouvement et respirer dans la douleur mais je n'arrivais pas à comprendre sa raison d'être.

J'ai donc eu l'idée de regarder dans le livre de Michel Odoul[92]. Selon Monsieur Odoul, la douleur à l'épaule était le signe que je vivais des tensions dans ma volonté d'action sur mon monde extérieur, dûes à ma difficulté d'agir sur quelqu'un, de faire ou de choisir quelque chose parce que je n'avais pas les moyens, l'assistance nécessaire ou l'autorisation d'agir.

J'ai fait le lien avec les travaux de rénovations majeurs que m'imposait mon nouveau propriétaire sans préavis et sans intention de m'offrir un dédommagement pour la perte de jouissance du bien loué. J'étais choquée qu'il m'affirme que les travaux n'auraient aucun impact sur ma tranquillité puisqu'ils se dérouleraient dans l'unité du bas et qu'il ne respecte pas son engagement de m'offrir un lieu de vie paisible. Mais la douleur m'indiquait que la situation était inacceptable et que je devais agir rapidement. Je devais reconnaître mon besoin de tranquillité et trouver une solution à ce problème.

Au moment où j'ai mentionné à mon propriétaire mon désir de faire respecter mes droits et que je suis allée voir l'association des locataires pour m'informer des procédures à prendre pour demander un dédommagement, ma douleur a complètement disparu. Avec l'intention de préserver la bonne entente entre nous, j'ai entamé une négociation à l'amiable et nous avons trouvé une solution raisonnable pour les deux parties sans avoir recours à la Régie du logement.

J'ai finalement reçu un dédommagement acceptable pour la perte de

---

92 ODOUL, Michel. *Dis-moi où tu as mal, je te dirai pourquoi. Les cris du corps sont des messages de l'âme,* Éditions France Loisirs avec l'autorisation des Éditions Albin Michel, 2002.

tranquillité de mon logement. Au lieu de me sentir impuissante et de m'apitoyer sur mon sort, je me suis autorisée à agir en acceptant de demander de l'aide. Je suis demeurée transparente dans mes intentions, respectueuse envers mon propriétaire et vigilante. Exprimer respectueusement ma liberté en considérant nos besoins distincts m'a apporté fierté, confiance et considération.

De quelle manière puis-je **actualiser** l'attention vigilante et la considération dans mon quotidien ? ***En choisissant avec justesse et équité.***

Pour transmuter le contrôle en considération, je vais commencer par cesser de me juger selon les normes des autres et faire mes propres choix. Je vais me respecter en m'assumant et en m'acceptant telle que je suis aujourd'hui. Pour transmuter l'injustice en équité, je vais agir envers les autres comme j'aimerais qu'ils agissent envers moi. Au lieu de m'emporter ou de chercher à me justifier, je vais prendre le temps de respirer et d'écouter l'autre pour comprendre sa vision du monde et ce qui motive ses choix.

Avec le libre arbitre vient la responsabilité de nos choix et le respect mutuel. Mieux me comprendre et me respecter dans mes choix tout en acceptant les différences des autres et en reconnaissant notre liberté individuelle, me permet de créer un espace de respiration propice aux transformations et nécessaire à notre créativité respective. Aujourd'hui, je laisse ma conscience éclairée et ma vibration d'amour influencer mes décisions. Les deux réunies m'aident à faire des choix judicieux et équitables. Je crois que c'est cela la réelle liberté, être responsable de ses choix et agir en conformité avec sa conscience et son cœur. ***Maintenant, je suis libre de me réinventer à chaque espace de respiration.***

**Sachant que l'exigence nourrit la blessure de non-reconnaissance :**

Comment transmuter l'exigence en coopération ?

. En collaborant avec patience et en révélant le meilleur de chacun

. En respectant le rythme de toute chose avec confiance

. En étant entreprenante tout en reconnaissant mes forces et mes faiblesses

Que représente l'exigence dans ma vie ?

L'exigence m'informe que je ne me trouve pas assez performante, que je m'impatiente et que je deviens intransigeante envers moi-même et les autres. Je voudrais être bonne, sinon excellente, dans tout ce que j'entreprends et ne jamais commettre de faute. Pourtant je sais bien que je suis *« parfaitement imparfaite »* et que mon apprentissage se fait souvent en corrigeant mes erreurs.

Quel état d'esprit dois-je développer pour cesser de nourrir la blessure de non-reconnaissance ? ***L'humilité de reconnaître mes forces et mes faiblesses pour m'améliorer et collaborer patiemment.***

Je dois reconnaître mon besoin d'être aimée, de plaire, de sentir que je fais une différence dans mon environnement par mon implication, tout en cessant d'exister à travers le regard des autres et tourner mon regard vers l'intérieur pour renaître à moi-même. Je dois me connecter à mon essence et me donner le droit d'être simplement moi-même et m'aimer pour ce que Je Suis dans mes nombreuses facettes au lieu de me valoriser simplement pour ce que je fais.

J'ai besoin de sentir ma collaboration au mieux-être de ma communauté, ma vibration d'amour dans tout ce que je fais et le respect de mes valeurs dans mes choix au quotidien. Je vais porter mon attention sur la satisfaction de ce que j'ai accompli et je vais l'apprécier au lieu de me stresser avec les objectifs que je veux atteindre. Je vais voir mes réussites et mes progrès malgré mes faiblesses et mes difficultés. Je vais me donner des objectifs raisonnables en étant flexible dans mes échéances et je vais accepter de prendre le temps dont j'ai besoin pour y arriver.

Je ne souhaite surtout pas tomber dans le piège de la performance, de l'orgueil, de l'insécurité et du besoin de reconnaissance qui causent des états dépressifs et frustrants. Je ne sens pas le besoin de répondre aux pressions de la société en accumulant des biens car je sais que le bonheur se trouve dans les petites choses gratuites du quotidien. J'ai simplement besoin de sentir que ce que je suis et ce que j'offre au monde par ma présence, mon attention, mes attitudes, mes choix, mes comportements, mon amitié, mon amour, mes créations et mes engagements me réjouissent.

Quelle attitude dois-je adopter pour transmuter l'exigence en alliée pour bâtir ma vie ? ***La patience et la confiance.***

J'ai le choix de prendre mon temps de faire les choses à mon rythme et de vivre ma journée sans stress. J'ai parfois besoin de moments d'arrêt, d'espace de respiration et d'intériorisation silencieuse. Par ses nombreuses inventions, l'être humain s'est libéré de plusieurs contraintes de temps : laveuse, sécheuse, autocuiseur, moyens de transports rapides, épiceries, garderies, écoles, accès facile à l'information, électricité, eau courante, télécommunication, etc... Alors, pourquoi toujours courir après le temps, brûler son énergie vitale par le stress et se causer de la fatigue mentale ? Avoir plus de temps pour moi, c'est me permettre d'être plus attentive à mes sensations corporelles, à mes changements d'humeurs, à mes variations d'énergies, à mon rythme vibratoire et à mon amplitude respiratoire afin d'être en mesure de modifier mes attitudes, mes comportements, mes états intérieurs et mes choix de vie lorsque j'observe que mon équilibre est perturbé, pour vivre harmonieusement avec mon entourage.

Aussi, je vais respecter le rythme différent de chaque personne et faire confiance en la possibilité de chacun de s'accomplir à son rythme. Je vais utiliser mes compétences pour soutenir mon prochain et demeurer humble parce que je sais que chaque personne et chaque situation de la vie peut m'apprendre à tout moment et me faire évoluer. Je peux choisir de souligner et célébrer mes réussites plutôt que mes déceptions et voir que chaque erreur me donne la possibilité de développer un attribut pour grandir. Enfin, je vais voir la perfection en toute chose et en chaque événement sans me créer d'attentes.

De quelle manière puis-je **actualiser** la coopération tout en étant entreprenante dans mon quotidien ? ***En étant encourageante, en exploitant mes forces et en révélant celles des autres tout en m'exprimant humblement.***

Je fais attention aux mots que j'emploie car je suis consciente de leurs impacts vibratoires et de leurs influences créatrices. J'ai déjà lu que de voir et d'exprimer le meilleur de quelqu'un l'amène à nous montrer le meilleur de lui-même. Donc, si j'ai à m'exprimer, que mes paroles soient gratifiantes. Si j'exprime mes exigences avec arrogance, j'impose malgré moi une pression sur l'autre pour lui signifier mon sentiment de supériorité et tenter de le diminuer. Pour transmuter mon attitude exigeante en coopération, je dois reconnaître mes forces et mes faiblesses, devenir patiente envers les résultats que je souhaite obtenir, reconnaître et apprécier les aptitudes différentes de chacun et collaborer en confiance avec nos compétences respectives.

Je dois considérer que nous sommes tous des humains imparfaits en évolution. C'est humain de faire des erreurs et même si, bien malgré moi, ça me prend du temps avant de parvenir à changer un comportement dérangeant, je dois cultiver la patience et garder confiance que j'y arriverai pas à pas grâce à ma persévérance et à mes collaborateurs qui me révéleront le meilleur comme le pire de moi-même. ***Maintenant, je m'exprime humblement et j'utilise mes paroles pour révéler le meilleur de chacun.***

**Sachant que la critique nourrit la blessure de trahison :**

Comment transmuter la critique en loyauté ?

. En étant en accord avec moi-même

. En respectant mes engagements

. En construisant harmonieusement avec les autres

Que représente la critique dans ma vie ?

La critique m'informe que les personnes et les événements qui se présentent ne sont pas au diapason avec les vibrations de mon être. Si une situation perturbe mon atmosphère c'est qu'elle éveille une partie de moi en difficulté ou blessée. J'ai toujours le choix de me laisser envahir ou d'intervenir avec amour et conscience. Je prends le temps de respirer profondément pour rehausser mon bien-être et demeurer attentive à ce qui se passe en moi. Je reconnais mon pouvoir de transmuter mon attitude, mon tempérament, mon comportement, ma perception des choses, mon état intérieur en faisant un choix conscient dans l'instant ou en prenant du recul au besoin pour me calmer.

Quel état d'esprit dois-je développer pour cesser de nourrir la blessure de trahison ? ***La solidarité et la sincérité.***

Mon cœur sera ouvert pour les autres s'il l'est avant tout pour moi-même. Je dois cesser de me critiquer et de m'analyser sévèrement à chaque faux pas et prendre les moyens de me soutenir dans les épreuves en intégrant l'amour dans mes paroles. Au lieu de détruire une relation par mes critiques incessantes, j'ai décidé de faire la paix avec mes expériences douloureuses et d'entrevoir toute nouvelle relation comme une chance de me construire un présent plus édifiant. Je vois maintenant *la relation comme une merveilleuse occasion de révéler qui je suis et d'exprimer ce que je veux être*[93].

La trame de fond de chaque être humain est l'amour, c'est ce qui nous unit les uns aux autres. La seule bonne mesure est d'aimer sans mesure, sans résistance, sans contrainte, sans retenue et sans limite en commençant par soi-même. Tout en sachant que rien ni personne ne peut détruire cette étincelle d'amour qui m'habite, je reste connectée à cette source à chaque moment, même dans les instants troublants, et je reconnais ma grandeur. En demeurant intègre et fidèle à mon cœur, je ne laisse aucune vibration négative diminuer ma paix intérieure.

Quelle attitude dois-je adopter pour transmuter la critique en alliée pour bâtir ma vie ? ***L'authenticité, l'empathie et la volonté de me rectifier au besoin.***

Aussitôt que je sens la critique m'envahir et mon mental s'agiter, je détourne mes pensées sur les forces et les qualités de la relation plutôt que sur les défauts de l'individu. J'accepte davantage les petits travers des gens quand je reconnais les miens et je permets un espace de liberté, de différences et de renouvellement entre nous. Les moments partagés deviennent de plus en plus agréables parce que j'ai appris à me reconstruire un cœur capable d'aimer pour bâtir avec l'autre.

Malheureusement, les relations sont des espaces propices aux jeux de pouvoir, que ce soit par la séduction, la manipulation, les demandes conscientes ou non de combler des manques ou de satisfaire des vices. Enfin, je dois demeurer perspicace et honnête envers moi-même, combler

[93] WALSCH, Neale Donald. *Conversations avec Dieu. Un dialogue hors du commun,* Ariane Éditions Inc., 1997.

par moi-même mes manques et trouver mon bonheur pour ne pas imposer à l'autre une responsabilité qui ne lui appartient pas. Le jour où j'ai compris que je ne pouvais pas être abusée sans avoir au préalable donné mon pouvoir, j'ai réalisé que *non seulement je me libérais de l'abuseur en ne le laissant plus m'abuser mais que je pouvais, par la même occasion, le libérer de son comportement d'abus*[94].

De quelle manière puis-je **actualiser** la sérénité et la loyauté dans mon quotidien ? ***En construisant du beau, du bon et du merveilleux en accord avec moi-même et en harmonie avec mon entourage tout en respectant mes engagements.***

J'ai choisi de m'engager dans mes relations dans le but de construire des projets communs basés sur la solidarité en collaborant à élever nos potentiels d'amour au lieu d'accentuer nos blessures d'amour. Je mets l'accent sur les valeurs de base que sont le respect, la confiance et la vérité et je choisis mes batailles. Si j'ai été déçue dans le passé, c'est que je m'étais créé des attentes qui n'ont pas été satisfaites. Je dois avoir la sagesse de reconnaître mes besoins et l'intelligence de trouver des moyens efficaces pour les combler personnellement. Je souhaite communiquer clairement ce que je veux réaliser ou obtenir pour trouver un terrain d'entente raisonnable afin de ne pas avoir quelque reproche que ce soit à faire par la suite. Je dois également avoir assez d'amour pour ne pas prêter de mauvaises intentions aux gens chaque fois qu'ils n'agissent pas comme je le souhaiterais.

Je peux aussi transmuter une critique par un geste réconfortant lorsque j'aide mon fils à nettoyer son dégât, au lieu de lui reprocher sa maladresse. C'est une question de choix ! Je demeure vigilante autant envers mes propres pensées, mes paroles et mes gestes, qu'envers toutes les personnes que je laisse entrer dans ma vie car je souhaite de tout cœur construire des relations

---

[94] WALSCH, Neale Donald. *Conversations avec Dieu. Un dialogue hors du commun,* Ariane Éditions Inc., 1997.

harmonieuses, solidaires et réconfortantes. ***Maintenant, chaque battement de mon cœur compose une symphonie à la paix.***

**Sachant que la dévalorisation nourrit la blessure de maltraitance :**

Comment transmuter la dévalorisation en bienveillance ?

. En manifestant généreusement mes attentions bienveillantes

. En étant douce et prévenante envers moi-même et les autres

. En acceptant de donner et de recevoir sans appréhension ni attente

Que représente la dévalorisation dans ma vie ?

La dévalorisation m'informe d'une grande souffrance, d'une déconnexion avec la force d'amour qui porte la vie et la puissance de la Grâce qui fait évoluer la conscience. Si la vie n'a plus de valeur à mes yeux c'est que je n'ai plus conscience de qui Je Suis et de l'expérience que je suis venu vivre en ce monde. Je dois prendre le temps de me reconnecter à la vie, à l'amour, à la force de ma conscience et à la vérité qui m'habite.

Quel état d'esprit dois-je développer pour cesser de nourrir la blessure de maltraitance ? ***Accueillir la Grâce et avoir des attentions bienveillantes.***

Je garde espoir et j'ai foi en moi parce que je sais qu'une grande puissance m'habite même si parfois je perds momentanément le contact avec elle. Je vais m'accueillir avec bienveillance et développer la sagesse des intentions pures, me reconnecter à ma source de créativité et retrouver la joie de réaliser des projets stimulants. Je peux demander de l'aide au besoin, de l'inspiration ou de la guidance car je sais que je ne suis jamais vraiment seule.

---

Lors d'un moment de grand découragement, j'ai eu la présence d'esprit de m'asseoir sur mon sofa en position de méditation et j'ai demandé humblement de l'aide à ma source intérieure. J'ai eu l'impression de tomber en méditation et d'entendre une voix intérieure me dire que mon heure n'était pas venue et que j'avais encore beaucoup à accomplir. Lorsque je suis revenue à moi, j'avais une grande douleur dans le bas du dos qui m'empêchait de marcher mais mon mal à l'âme s'était transformé en émerveillement. Aussitôt après, l'observation d'un simple nuage dans le ciel m'apparaissait une pure merveille. Cet état de Grâce a duré trois jours et s'est estompé petit à petit comme la brûlure paralysante au bas de mon dos. Je me souviendrai toujours de ce moment d'extase qui m'a montré l'importance de m'arrêter, d'être attentive pour percevoir la beauté en toute situation et voir la cohérence de tout ce qui m'entoure afin d'apprécier la beauté dans chaque petite chose, de comprendre le privilège de cette vie et de reconnaître la véritable puissance d'amour inconditionnel qui habite chacun d'entre nous.

Quelle attitude dois-je adopter pour transmuter la dévalorisation en alliée pour bâtir ma vie ? ***La douceur et la prévenance.***

Je vais me permettre de douces et bonnes heures pour prendre soin de moi afin de retrouver mon énergie de vie. Je vais m'inspirer des personnes que j'admire et qui ont traversé le même genre d'épreuves pour m'aider à trouver la force de poursuivre mes objectifs. Selon moi, la plus grande puissance de guérison des blessures d'amour est la douceur. C'est le réflexe de prendre une personne dans ses bras pour la consoler, le bisou sur le bobo qui apaise l'enfant blessé, la délicatesse d'un petit geste qui réconforte instantanément, la douceur d'un regard qui nous émeut…

Parce que je fais attention à moi, que je respecte mes limites et réponds à mes besoins, je suis en mesure d'être à l'écoute de l'autre et d'en prendre soin avec amour. Une bonne façon de renouveler mes énergies est de faire une promenade ou une activité dans la nature. À chaque fois c'est magique, je m'harmonise avec mon être et la vie. Une fois calmée et centrée, je suis plus apte à répondre à mes besoins et à aider les autres. La façon dont j'utilise chaque instant de présence à ma respiration et de conscience à mes états intérieurs aura un impact direct sur ma paix, mon énergie vital, ma vibration d'amour et sur ce que je vais attirer à moi.

L'observation, l'écoute et la compréhension de mes sensations soutiennent mon désir d'amour, de sagesse et de liberté. Plus je protège mes énergies en maîtrisant mes états émotifs et psychiques par mes choix judicieux de paroles, de gestes et d'implications, plus j'en ai pour me créer une vie merveilleuse. Je m'élève au-dessus de la victimisation, de la persécution, du sauvetage et des processus d'auto-sabotage, je choisis d'intégrer paisiblement chaque partie de moi en étant responsable de mes choix et en prenant la liberté de me transformer. Je demeure présente à moi-même pour entendre mes alarmes intérieures qui me dictent le temps de prendre une pause pour ne pas me vider de mon énergie physique ou psychique et prendre le temps d'écouter et de comprendre quelle attitude ou quel comportement je dois changer pour ne pas perdre ma bonne humeur, mon bien-être et ma santé. Je dois veiller constamment à mon équilibre pour ne pas dépasser mes limites. Car je ne peux pas donner de mon temps avec enthousiasme, si je n'ai pas appris à m'offrir de douces et bonnes heures de bienveillance.

De quelle manière puis-je **actualiser** la bienveillance et l'altruisme au quotidien ? ***En manifestant ma générosité et mon amour de manière désintéressée.***

Sûrement parce que j'ai pris du temps pour moi, je suis capable maintenant de prendre le temps de m'intéresser aux gens, de les écouter, d'apprendre d'eux et de les aider au besoin. J'essaie de voir comment je peux en faire un peu plus que ce qui est habituellement attendu de moi. J'accepte de me montrer vulnérable, de donner sans attente de retour et de saisir l'instant qui passe pour aimer sans retenue. Je suis devenue non seulement l'actrice de ma vie mais aussi la créatrice car j'accepte de m'ouvrir au nouveau et de me renouveler à chaque instant en offrant le meilleur de moi-même.

J'ai appris à m'abandonner à la force de vie qui m'habite, à la puissance d'amour qui me fait vibrer, à la vérité qui m'anime et à la conscience lumineuse qui me pénètre pour exprimer le meilleur de moi-même à chaque jour car je sais que je suis un instrument physique tout à fait extraordinaire qui permet à la Grâce divine de se manifester à travers moi. J'honore chacune de mes relations pour la simple et bonne raison qu'elle me permet d'exprimer l'être d'amour que Je Suis dans toute sa splendeur. Par gratitude pour les merveilleux Êtres qui partagent ma vie, j'essaie du mieux que je peux, à chaque instant, de leur signifier ma reconnaissance par ma douceur, ma tendresse, mes attentions bienveillantes et ma générosité. ***Maintenant, chacun de mes gestes vibre d'amour désintéressé.***

**Sachant que l'isolement nourrit la blessure d'humiliation :**

Comment transmuter l'isolement en épanouissement ?

. En développant mon unicité avec fierté

. En transmettant le meilleur de moi-même dans la conscience d'unité

. En participant à l'œuvre terrestre de manière créative

Que représente l'isolement dans ma vie ?

L'isolement signifie que les événements de ma vie m'ont amenée à me sentir séparée du monde, différente ou exclue. Je dois modifier cette attitude en utilisant cette différence pour construire ma vie au lieu de m'autodétruire et créer du nouveau en accord avec l'expression harmonieuse des vibrations de mon être lumineux, amoureux, joyeux, paisible et uni aux autres êtres vivants. De cette manière je serai en mesure d'apporter au monde du positif de mon expérience de m'être sentie différente.

Quel état d'esprit dois-je développer pour cesser de nourrir la blessure d'humiliation ? ***L'intégrité et la créativité.***

Je cesse de me disperser et je rassemble mes énergies lorsque je m'engage après avoir fait un choix judicieux. Je veux faire et être ce que j'aime, m'unifier en réalisant mes passions et participer à l'œuvre terrestre en offrant ma vibration, ma couleur unique et mes talents spécifiques. Je retrouve mon équilibre, mon estime personnel et je me responsabilise en m'adaptant à ma réalité, à mes rêves de vie et en réalisant mes projets. La fierté d'être en accord avec moi-même me donne la force de m'impliquer sérieusement dans mes relations, ma communauté ou une cause sociale et de m'engager dans ma vie. De cette manière, je vais prendre fièrement ma place dans ce monde.

Quelle attitude dois-je adopter pour transmuter l'isolement en allié pour bâtir ma vie ? ***Le service et l'engagement dans la conscience d'unité.***

Je transforme mes demandes en offres lorsque je prends conscience que je suis une pièce importante d'un grand puzzle et que nous sommes tous inter reliés les uns aux autres. J'arrête d'attendre des autres et de la vie lorsque je suis consciente de mon pouvoir d'attirer des synchronicités pour m'accomplir en offrant le meilleur de moi-même.

De quelle manière puis-je **actualiser** mon unification et l'épanouissement dans mon quotidien ? ***En participant de manière responsable à l'œuvre terrestre tout en transmettant le meilleur de moi-même dans la conscience d'unité.***

Voilà que, maintenant, je suis rendue à l'étape de la prise en charge de ma vie avec ce que ça comporte de responsabilité. Cette nouvelle responsabilité me procure une pure joie car j'ai enfin le sentiment de goûter à la véritable liberté, celle de vivre ma vie en créant ma réalité à chaque instant avec le sentiment de collaborer, par ma présence et mon attitude positive, au bien-être de ce monde. Je dois pouvoir unir ma vérité, ma créativité et ma sincérité pour transmuter les lourdes heures d'agitation de mon être en pure vibration de joie et d'amour. ***Maintenant, j'engage chacun de mes pas dans la conscience d'unité.***

Chaque situation est une occasion de garder une attitude ouverte et positive surtout face à l'épreuve, de prendre le temps de me calmer pour écouter mes besoins et y répondre lorsque je me sens tendue, de me rendre disponible et d'apprécier la douceur et la lenteur même lorsque je suis pressée, de comprendre de nouvelles façons de concevoir la vie même si mes valeurs sont confrontées, de voir la beauté dans les différences, de collaborer harmonieusement, de me pardonner mes maladresses, de m'accorder aux autres et de communiquer paisiblement, de rester motivée dans la difficulté, d'écouter ma petite voix intérieure et de décoder les signes extérieurs pour faire des choix judicieux, d'être attentionnée envers ceux que j'aime et de cultiver la bienveillance envers moi-même, de m'engager de manière responsable, de cultiver la patience, l'humilité et des pensées positives, etc...

De cette manière, je me libère de certaines attitudes néfastes liées à des blessures du passé et j'autorise le dévoilement de ma véritable beauté en l'exprimant au monde afin de m'émerveiller à chaque battement de cils, de cultiver ma joie intérieure à chaque pensée, d'être consciente de mes choix à chaque respiration, de révéler le meilleur de chacun à chaque parole, d'être en paix à chaque battement de cœur, de vibrer d'amour à chacun de mes gestes et d'engager chacun de mes pas dans la conscience d'unité. J'ai besoin de me réjouir à chaque instant de la vibration que me procure ma façon bien à moi de me manifester, de me transformer et de participer à la création de ma vie tout en apportant ma couleur à l'humanité, en m'entourant des gens qui m'inspirent, en stimulant ma joie de vivre et ma pulsion créative.

Je peux demander de l'aide, de la guidance ou avoir recours à un remède pour m'aider dans mon processus d'autorégulation mais je n'abandonnerai pas mon pouvoir à une substance ou à une personne. Le remède comme le thérapeute ne fait que m'accompagner dans mon cheminement. La véritable guérison ou la solution idéale m'appartient car je suis la seule personne responsable de mes malaises et libre d'effectuer les transformations nécessaires afin de retrouver mon équilibre. D'ailleurs, si je m'entête à manger un aliment qui m'est néfaste, à poursuivre un comportement nuisible, à maintenir une attitude destructrice ou à rester en relation avec une personne malsaine tout en atténuant les symptômes douloureux avec une pilule ou une thérapie, je ne retrouverai pas la santé sur tous les plans.

Je suis la mieux placée pour ressentir ce qui est bon pour moi, en accord avec mon être, et en résonance avec la vibration de mon cœur pour prendre la décision juste et appropriée. Je suis la seule qui a la puissance et le pouvoir de transmuter ce qui m'assombrit ou m'affaiblit. La conviction de pouvoir intervenir et modifier les choses désagréables dans ma vie est un stimulant énergétique très puissant. En agissant, j'augmente cette vibration, je favorise ma guérison ainsi que les situations harmonieuses. Reconnaître ma liberté de choisir et d'agir avec amour ainsi que le bonheur de créer du nouveau à chaque instant me permet de m'exprimer dans la joie, la paix et l'harmonie.

J'ai cru longtemps que je devais attendre un événement ou une personne extérieure pour me réaliser mais j'ai vite compris que je devais créer en moi l'opportunité de ma réussite pour me mettre au monde en libérant mon cœur de ses enfermements et ma conscience de ses résistances. J'ai dépassé mes peurs en innovant, créé du nouveau dans ma vie, conçu de l'utile et du nécessaire à ma réalisation et j'ai facilité mon bien-être à long terme en me procurant du plaisir, me nourrissant de beauté et en me gardant dans un état de santé optimale et d'émerveillement face à la vie.

Je suis devenue l'architecte de mon destin en cultivant l'amour pour vivre une aventure créatrice ; l'amitié pour célébrer la vie ; l'équilibre pour rayonner ma lumière et m'accomplir dans le monde ; la santé pour danser la vie ; l'harmonie pour me ressourcer ; la joie pour élever mon fils, enseigner et soigner ; la douceur pour partager mon affection et ma tendresse; la paix pour prendre le temps de respirer, de ressentir et de vivre ; l'attention pour apprécier le monde et tout ce que la vie m'offre gratuitement ; la beauté pour apaiser l'agitation de mon âme par la contemplation et la passion pour créer avec le meilleur de moi-même.

Je stimule mes côtés lumineux, joyeux, amoureux et créatifs lorsque j'apprécie ce que j'ai déjà, je reconnais les signes qui me guident vers l'accomplissement de mes besoins, je continue à poser des gestes significatifs vers ma libération et ma réalisation et j'accueille les cadeaux du quotidien avec gratitude. J'éveille ma conscience lorsque je perçois les obstacles ou les résistances qui se manifestent en chemin comme des signes à observer, à comprendre et à intégrer pour les transmuter. Je transforme mon énergie dense, mes résistances et mon agitation mentale lorsque j'ose introduire un mouvement libérateur par mes changements d'attitude, de comportements ou d'état intérieur. Je sens qu'en étant Maître de ma psyché, je suis à la fois un gardien pour mon cœur en le protégeant des invasions barbares, et un guide fidèle en me laissant inspirer vers ma réalisation. L'engagement de mon esprit et de mon cœur à agir d'un commun accord me procure la liberté de créer ma vie et révèle la magnificence de mon être véritable dans le monde.

# 21 - Épanouissement

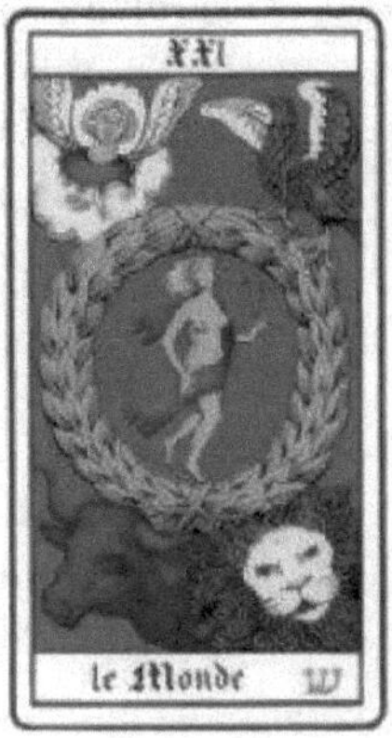


***« Vous ne pouvez pas manifester ce que vous voulez, seulement ce que vous avez déjà »***

**Eckhart Tolle[95]**

*Le Monde c'est l'Arcane de l'accomplissement dans les lentes et silencieuses gestations nécessaires à l'évolution*[96] une fois que l'Être s'est libéré de ses habitudes routinières et de ses comportements pulsionnels influencés par son environnement, sa culture, son éducation, ses croyances et son passé. La carte du Monde me suggère, non seulement le dépassement de mes états d'être émotifs et psychiques, mais également de ma nature conditionnée ; de toutes les subtiles informations qui tentent d'orienter mes décisions et me tiennent prisonnière en m'empêchant d'exprimer, de manifester et de réaliser le meilleur de moi-même dans le monde. Comme un poussin demande un temps d'incubation avant de sortir de sa coquille, j'ai également besoin de prendre le temps de me libérer de mes enfermements pour m'épanouir.

---

[95] TOLLE, Eckhart. *Nouvelle Terre. L'avènement de la conscience humaine,* Ariane Éditeur, 2005.

[96] Inspiré de COLLEUIL, Georges. *Tarot l'Enchanteur. Une nouvelle vision du Tarot de Marseille,* Arkhana vox Éditeur, 1999.

Pour survivre, le poussin doit casser lui-même sa coquille de l'intérieur. Tout comme lui, je vais devoir percer mes bulles d'illusions pour me libérer par moi-même de mes enfermements avec patience, détermination, lucidité, humilité, souplesse, sincérité et persévérance. Cela implique que même avec les meilleures intentions du monde, je ne peux *briser la coquille ou péter la bulle* d'une autre personne sans lui faire du tort. Je vais devoir avoir la sagesse de cesser d'intervenir sur la liberté des autres, de trouver mes propres solutions et de prendre la responsabilité de mon monde intérieur et de ses manifestations extérieures en me posant les bonnes questions au lieu de chercher des réponses toutes faites ou de m'imposer celles des autres. J'ai l'impression que la carte du Monde m'invite à tisser mon propre modèle de vie selon ma conscience, mon intuition, mes capacités, ma créativité, mon ressenti, ma guidance et mon énergie vibratoire.

En écrivant le chapitre sur le Monde, j'ai fait un rêve où je voyais des enfants dans une classe d'université sortir tour à tour de leur boîte carrée de couleur bleue au lieu de s'asseoir de façon conventionnelle derrière un pupitre. Lorsque l'enseignante, en rêve, m'a demandé ce que j'en pensais, je me suis mise à énoncer une théorie sur l'enfermement. Je lui ai dit que nous étions tous enfermés dans des boîtes, des concepts qui nous emprisonnent, nous empêchent de percevoir la réalité et de nous exprimer librement. C'est intéressant de remarquer qu'il y a le mot « cube » dans incubation comme dans l'image symbolique de la boîte cubique vue en rêve. À l'intérieur de l'incubateur quelque chose s'anime même si rien ne semble bouger de l'extérieur. Donc, même sans résultat immédiat apparent, le temps d'incubation produit un changement d'état intérieur et prépare silencieusement le nouveau à éclore sous la transmutation de la matière.

Si la racine du changement vient de l'intérieur, au cœur même de mes cellules, et que l'évolution humaine se vit avant tout dans mon corps, est-ce que je vois éclore à l'intérieur de moi le germe que je souhaite transmettre au monde ? Et, si je ne suis pas en accord avec ce que je manifeste présentement, puis-je me transformer de l'intérieur soit pour m'unifier avec ma trame originelle, si ce n'est pas le cas, ou pour rectifier le message inscrit au cœur même de mes cellules afin de le rendre cohérent à ma véritable nature ? Puis-je désencombrer mon être des illusions mensongères et des désirs égotiques qui entravent sa pleine réalisation ?

À mon réveil, je me suis mise à penser à nos différents types d'enfermements. Il y a les enfermements intergénérationnels (blocages reliés aux expériences vécues par nos ancêtres et qui nous sont transmis à travers les gènes), les enfermements du mental (croyances intégrées et valeurs inculquées par notre culture et notre milieu de vie), les enfermements du cœur (craintes relationnelles et mémoires cristallisées par nos blessures et nos expériences de vie) et les enfermements de l'âme (les peurs de se connecter avec son énergie vibratoire afin d'être sincère, d'agir en conscience, de s'engager avec cœur, d'être libre et responsable). Le fait que c'était des enfants au lieu des adultes qui sortaient de leurs boîtes à l'université démontre à quel point ce travail de régénération demande de l'ouverture, de la simplicité, de l'écoute, de la curiosité, de l'humilité, de la pureté, de la flexibilité et de l'abandon pour libérer nos cellules des mémoires encombrantes et permettre la transmutation de notre matière dense et rigide en matière vibrante et malléable.

Je crois que **les enfermements intergénérationnels** nous influencent de manière encore plus subtile que les autres car ce sont les blocages dont nous avons hérité de nos ancêtres ou les « patterns » que nous reproduisons, malgré nous, selon l'histoire de nos familles, de nos origines, de nos expériences antérieures à cette vie et de nos gènes. C'est pourquoi il est important de savoir d'où l'on vient, de connaître notre histoire et les bagages héréditaires que l'on porte pour en faire le tri et en assimiler l'apprentissage afin de s'alléger le plus possible et porter simplement ce dont on a véritablement besoin vers notre destination. Est-il possible qu'il y ait des empreintes de vies passées qui influencent cette vie, des expériences non assimilées qui doivent se répéter jusqu'à ce que nous intégrions les leçons ? Et si le temps n'est qu'une construction mentale, pouvons-nous intervenir au présent pour modifier une mémoire du passé ou à venir ? Pouvons-nous libérer nos ancêtres et nos descendants en se libérant soi-même ?

J'ai fait une expérience extraordinaire concernant la relativité espace-temps lorsque, avec l'aide d'une thérapeute, j'ai libéré une blessure qui avait ses racines dans le ventre de ma mère au cours de ma gestation. J'ai constaté qu'à la suite de cette séance, lorsque je remontais le fil du temps, les faits vécus de mon enfance jusqu'à l'âge adulte se transformaient, les mémoires de mon passé se modifiaient de manière positive et cette ancienne blessure n'affectait plus ma vie actuelle. Cette expérience démontre bien que lorsque l'humain libère ses mémoires cellulaires, il interfère sur son monde peu importe le temps et l'espace. Cette expérience et d'autres du même genre qui concernaient les femmes de ma lignée maternelle et paternelle m'ont libérée de plusieurs croyances et émotions cristallisées qui brimaient ma réalisation personnelle et l'expression spontanée de ma joie de vivre.

**Les enfermements du mental** comprennent toutes les valeurs et les croyances qui nous ont été inculquées par nos parents, les médias, notre milieu de vie, notre culture, notre pays d'origine et notre religion. Nous pouvons nous en libérer en acceptant d'expérimenter autres choses et d'autres façons de vivre ou en s'intégrant à d'autres cultures lors de voyages. Les lectures, les études et l'observation sont intéressantes mais faire concrètement l'expérience dans le réel et le ressentir dans le corps physique a le pouvoir de nous faire sortir de notre coquille, notre zone de confort, pour nous ouvrir et intégrer davantage de possibilités dans notre conscience, notre ressenti et notre corps afin de ne plus nous voir séparé des autres, de percevoir l'autre inférieur ou supérieur à soi, mais de retrouver la conscience d'unité et de comprendre en profondeur la réelle beauté des différences.

L'important pour sortir de ses enfermements mentaux est de refuser de vivre comme des automates rigides en reproduisant mécaniquement ce qui nous est proposé sans nous poser de question et sans goûter à autre chose pour l'expansion de notre conscience et l'évolution de l'Être. Je pense qu'il est toujours bon de remettre en question ses croyances et ses valeurs, voire, par la suite, à se les réapproprier si elles ont toujours du sens pour nous, et surtout de ne pas chercher à les imposer aux autres simplement parce qu'elles nous servent. Notre analyse mentale peut être à la fois utile en tant qu'observateur souple pour s'adapter et très nuisible en tant que manipulateur égoïste pour se convaincre de rester tel que l'on est. C'est pourquoi la vigilance est de mise. Soyons un peu plus compréhensif et un peu moins sectaire.

Les systèmes de valeurs et de croyances peuvent être véhiculés dans le temps à travers des contes. Celui de *La Belle au bois dormant* en est un bel exemple. Il exprime à quel point l'inconscient collectif est imprégné d'une quête de sécurité affective par la recherche d'une forme de protection illusoire à travers l'autre. Sans le regard réconfortant de mon amour sauveur, je suis en perte d'équilibre, je ne me sens pas entière, je suis en état de manque, ma vie n'a plus de sens et je risque de mourir. Pour vivre pleinement, il me faut l'autre, ma douce moitié, sinon je vais passer à côté du plus important, je vais avoir l'impression de dormir ma vie plutôt que de la vivre, d'attendre éternellement.

Vouloir trouver l'amour idéal, la personne qui répondra à tous nos besoins, est très puéril mais c'est un désir qui, sournoisement, détourne l'être humain de sa responsabilité et de sa liberté de s'accomplir. Je crois que la véritable quête dans cette histoire d'amour est de trouver suffisamment de confiance en Soi - sa force de conscience intérieure - pour avoir le courage de se libérer de ses enfermements, de ses peurs et de ses insécurités, afin de ne pas vouloir quelqu'un ou quelque chose d'extérieur pour apaiser ses manques de responsabilités face à soi-même.

Pourquoi devons-nous valoriser les relations menant au mariage et croire qu'une véritable relation amoureuse se doit d'être longue, même éternelle, pour être réussie ? Est-ce vraiment nécessaire pour vivre heureux jusqu'à la fin des temps ? Aujourd'hui, je me rends bien compte que chaque expérience est réussie peu importe sa durée lorsqu'on en comprend le sens, sa raison d'être et que l'on assimile la leçon pour la laisser nous transformer. Même si la société donne plus de valeur à la relation amoureuse vécue avec un seul partenaire, je suis persuadée que nous pouvons vivre de multiples expériences d'amour sans que cela n'affecte la qualité de nos apprentissages, la pureté de nos sentiments et l'authenticité de notre engagement. Peut-être que certaines personnes sont venues harmoniser dans cette vie plusieurs expériences relationnelles de vies passées ?

Une autre croyance véhiculée socialement est de croire que le bonheur s'obtient par la réussite professionnelle et les biens matériels. Je crois qu'exploiter ses talents et les offrir au monde est notre responsabilité individuelle et peut donc nous apporter une satisfaction personnelle lorsque nous avons l'impression d'accomplir ce qui se doit. Par contre, se donner de la valeur, de l'importance ou se comparer selon notre réussite, notre compte en banque ou nos possessions est un piège. Si mon poste, mon statut, mes biens, ma santé, mes capacités et mes êtres chers m'étaient enlevés du jour au lendemain, serais-je un humain moindre pour autant ? Le bonheur est un état intérieur de plénitude, de gratitude, de conscience, de liberté, de paix, d'authenticité, de bienveillance et de communion que rien ni personne ne peut m'enlever.

**Les enfermements du cœur** sont les peurs de s'ouvrir, de s'engager avec soi-même ou dans une relation à cause de vieilles rancunes d'expériences passées ou de vieilles mémoires inscrites dans nos cellules. Pourtant, il n'y a rien de plus beau, de plus enrichissant et de plus édifiant, selon moi, que de s'abandonner à la relation, qu'elle soit amicale, familiale, professionnelle ou amoureuse. Chaque expérience relationnelle est une chance inouïe d'agir sur ses enfermements, de s'ouvrir le cœur et d'affiner sa conscience. Toutes mes relations ont été salutaires pour ma guérison, mon évolution, mon équilibre et à l'exercice de mon pouvoir personnel. Tout ce que j'ai ressenti à travers mes relations et mes amours m'a permis de me connaître davantage. En quelque sorte, *l'amour humain m'a éveillée* puisque j'ai pris conscience de moi-même, de l'état de mon cœur et de mes blessures. Suis-je une Belle au bois dormant moderne ?

Mes véritables réussites relationnelles sont davantage mes victoires personnelles lorsque je triomphe de mes peurs d'aimer, je fais face à mes difficultés à faire ou à refaire confiance, je vaincs mes démons émotionnels du passé, je surmonte les épreuves des débuts passionnels, je m'ouvre pour sortir de mes mauvaises habitudes réconfortantes et je me crée une nouvelle réalité à la hauteur de mes aspirations. Libérée des jeux de rôles inconscients, qu'ils soient de type parental (protecteur), thérapeutique (sauveur) ou égotique (gourou), je suis bien davantage prédisposée à vivre intimement avec mon cœur, ma conscience et à demeurer dans mon pouvoir.

Si je rencontre une personne avec qui partager une aventure enrichissante, je saurai demeurer unie intérieurement, en accord avec mes aspirations, mes intentions, mes choix, mes gestes, mes réalisations, tout en suivant le mouvement de transformation pour m'y adapter. Puisque je ne vois plus l'autre, qu'il soit mon enfant, mon parent, mon ami(e), mon collègue ou mon conjoint, comme une partie de moi à combler, je saurai me créer une relation, une amitié, un partenariat ou un couple mature, une entité qui respectera nos individualités propres.

Savoir aimer dans le détachement est un art qui demande à être maîtrisé. Je dois demeurer vigilante car tout ce qui m'entoure peut m'enfermer. Quels sont mes cadres moraux ? À quoi ressemble mon cercle d'amis ? Quel est mon encadrement familial, mon environnement social et mon voisinage ? Je dois apprendre à m'entourer de gens qui stimulent ma joie de vivre, ma créativité, ma générosité, mon énergie vibratoire, mon amour, ma conscience, mon authenticité, ma paix intérieure, mon équilibre et mon évolution pour être en mesure d'offrir en retour un espace de vie saine à ceux que j'aime.

**Les enfermements de l'âme** sont nos résistances à développer nos talents et à les exercer, à faire des choix conscients selon ce qui nous semble bien, juste et harmonieux, à prendre plaisir à vivre notre vie dans la sincérité et à faire notre place dans le monde avec persévérance. Sur la carte du Monde, une dame bouge au centre d'une couronne de lauriers qui renforce l'idée de réalisation dans la plénitude. Son corps est en mouvement et elle donne presque l'impression de danser. Avec ses aiguilles à tricoter dans la main, elle peut symboliser une « *Norne* » *: « Selon la mythologie nordique, les Nornes vivent sous la protection du grand Yggdrasil, l'arbre monde au centre du cosmos, où elles tissent la grande tapisserie des destins. Chaque vie humaine est symbolisée par un fil de leur pelote, et la longueur de chaque fil représente la durée de cette vie. La Norne tisse des « modèles de vie » à partir d'un fuseau qu'elle-même tient entre ses mains »*[97].

Cette dame est entourée *d'un bœuf qui peut symboliser sa force de vivre et sa volonté de transformation ; d'un lion, sa compréhension mentale et sa conception de vérité ; d'un aigle, son cheminement spirituel, son évolution psychique et son élévation vibratoire ; et d'un ange, son amour impersonnel, son unification physique, son éveil à ses potentiels et à sa mission*[98]. Je pense qu'il y a une part de destin dans nos vies influencée par nos actes passés, notre histoire familiale, notre génétique, notre culture, notre religion et une part de choix que nous créons consciemment quand vient le temps de prendre la décision de vivre une nouvelle expérience et de se libérer de nos

97 Source Internet : http://fr.wikipedia.org/wiki/Nornes

98 Inspiré de Tétramorphe sur Wikipédia : https://fr.wikipedia.org/wiki/T%C3%A9tramorphe

enfermements. L'écharpe rouge que la dame sur la carte du Monde porte en bandoulière sur son corps pourrait représenter la vie qu'elle s'est créée, la couleur rouge peut faire référence au grand œuvre alchimique.

L'Arcane du Monde nous propose de faire un pas de plus en inventant notre propre modèle de vie selon notre volonté de transformation, notre conception de vérité, notre cheminement spirituel et notre état d'éveil afin que chaque nouvelle expérience ouvre notre conscience, nous rende cohérent et harmonieux, nous permette de dépasser nos limites et de nous adapter avec souplesse. C'est un pas de plus car, étant moins soumis aux contraintes imposées par la vie, nous avançons consciemment vers le constant dépassement de soi jusqu'à provoquer des situations évolutives qui vont modifier notre nature humaine.

En dépassant notre perception limitée, notre compréhension restreinte ainsi que nos attitudes d'enfermements, nous faisons vibrer notre matière à une autre fréquence. Non seulement nous modifions notre tempérament en fissurant l'ancienne structure rigide, mais nous transformons notre nature en permettant à la force de vie, d'amour et de conscience lumineuse de pénétrer notre matière afin de la rendre malléable. Lorsque la conscience d'unité pénètre au cœur même de nos cellules, elle nous libère de l'illusion mensongère et perturbatrice des désirs égotiques et des gratifications extérieures. De ce fait, nous arrivons à évoluer en transmettant le meilleur de nos connaissances et de nos expériences, et, par surcroît, à faire évoluer notre monde.

Enfin, l'Arcane du Monde va m'enseigner à me sortir des enfers qui m'enferment, à m'observer, m'écouter et me choisir afin d'exprimer humblement ma vérité, me construire en beauté, me manifester en bonté et transmettre le meilleur de moi-même. Au-delà des pressions du monde extérieur qui tentent de m'influencer, il y a les murs que j'érige pour ne pas voir, entendre, comprendre ou ressentir mes alertes intérieures. Je vais devoir observer mes comportements fuyants, être attentive à mes humeurs, prendre conscience de mes malaises corporels, de mes baisses d'énergie et de ce qui peut troubler ma paix, me questionner sur mes attentes et mettre en lumière mes illusions afin de transmuter mes comportements d'évitement, mes victimisations, mes addictions, mes conventions, mes somatisations, mes attachements et mes illusions de séparation.

Lorsque je me libère de mes enfermements, de ce qui empêche mon être de s'exprimer, ma conscience de s'épanouir et mon cœur de vibrer, non seulement je me fais du bien mais j'en fais bénéficier les gens autour de moi car je prends conscience que nous sommes tous unis et interdépendants. Pour ce faire, je vais devoir oser humblement me remettre en question pour susciter en moi la transformation de mes enfermements jusqu'à la totale transmutation de ma nature. Je vais devoir faire appel à ma tolérance à l'inconfort et, surtout, à ma patience pour ne pas ambitionner des résultats immédiats surtout lorsque je vais être confrontée à certains de mes comportements, de mes attitudes, de mes états d'esprit qui vont m'amener à vivre des résistances psychiques et des sensations physiques désagréables.

Pour m'affranchir de mes enfermements et développer de nouvelles aptitudes épanouissantes, je dois modifier le message inscrit au plus profond de moi, à l'intérieur même de mes cellules. Je dois déraciner ce qui est désuet pour implanter une nouvelle information plus adaptée à la trajectoire évolutive que j'ai choisie. Comme les premiers amphibiens qui sont passés de la respiration branchiale à la respiration pulmonaire, cela risque parfois d'être inconfortable. Mais je suis confiante, le corps va s'adapter, la conscience va s'élargir et le cœur va s'ouvrir doucement en suivant son rythme.

J'ai retenu sept enfermements qui peuvent correspondre aux sept blessures fondamentales mais comme tout est dans toutes choses, je ne veux pas que soit limité un enfermement à une blessure spécifique, le mouvement c'est la vie ! L'important est de se libérer de ses enfermements sans chercher à s'enfermer dans une structure car c'est justement de la rigidité dont on veut sortir, du mental qui veut tout classifier. C'est pourquoi j'invite la libération à se vivre librement selon l'expérience de chacun dans le but de s'alléger et de s'épanouir.

### Transmuter les comportements d'évitement par l'introspection

Qu'est-ce que l'évitement ?

Lorsque je fuis des situations désagréables, je m'endors lorsqu'il faut parler de sujets qui me troublent, je suis dans le déni ou les non-dits, je demeure superficielle dans mes rapports aux autres, je souffre de procrastination à l'effort, je m'isole dans des moments d'insécurité et je m'enferme sur moi-même par peur du changement, de l'intimité, de l'engagement ou des contacts humains. Ce faisant, je ne suis plus disposée ni à me voir lucidement dans ma plénitude ni à percevoir l'autre dans sa grandeur et son potentiel. Je perçois le monde avec la lunette déformante de mon monde intérieur rempli d'émotions de peurs et d'angoisses, de mes états d'âme insécurisants et de mes désirs insatisfaits. **Attention,** l'évitement est lié à l'isolement social et ne doit pas être confondu avec la solitude. Contrairement à l'évitement qui nous détourne de notre épanouissement, la solitude nous permet les moments d'introspection nécessaires aux ajustements vers notre plein potentiel.

Quelles nouvelles aptitudes puis-je développer ? **L'ouverture et la persévérance pour être la meilleure version de moi-même à chaque instant.**

Afin de m'ouvrir au monde qui m'entoure, je m'ouvre à moi-même, j'accueille mon monde intérieur sans jugement et je mets en lumière mes peurs. Seule l'expérience concrète peut me libérer. Je me mets en mouvement, j'ose l'inconfort momentané pour vivre une nouvelle aventure. Je persévère, non seulement je n'abandonne pas mais je ne me laisse pas tomber, en faisant ne serait-ce qu'un tout petit pas à la fois pour me percevoir autrement et découvrir les merveilles qui m'habitent. Il y a, à la base de ma démarche, un intérêt sincère d'évoluer, d'expérimenter la relation à moi-même et aux autres, d'être pleinement consciente de moi et de ce qui m'entoure.

Par ma qualité de présence et mon état contemplatif, j'observe attentivement ce qui est et je transforme en moi-même tout ce qui ébranle mon état intérieur d'immobilité. Juste le fait d'être en contact avec ce que je vis intérieurement en relation à l'autre m'éveille à des prises de conscience, des changements d'attitudes et de comportements. Je pénètre les différentes couches de mes poupées russes de la superficielle à la profonde, quitte à être déstabilisée pour m'ouvrir à du nouveau, me libérer de mes peurs et favoriser l'évolution de mon niveau de conscience, mes attitudes et ma nature humaine. Sachant que mon âme se nourrit de beauté, de silence, de paix, d'émerveillement, d'échanges harmonieux, de purs et simples moments de bonheur gratuits, d'amour et d'amitié, de communion avec des êtres vivants ou avec la nature, je vais cultiver l'état de présence et de contemplation. Je vais permettre à mon mental de se calmer et cesser de me projeter des films d'horreurs.

Je me donne comme objectif de dépasser une peur ou une difficulté à la fois et je persévère, je fais des efforts réguliers et je n'abandonne pas. Je trouve des solutions et je mets en mouvement des gestes et des activités pour y arriver. J'agis avec une attitude positive et confiante. J'ose demander de l'aide au besoin et je travaille en équipe s'il le faut. Je suis consciente que chacune de mes actions va influencer la réponse de mon environnement.

Qu'est-ce que me libérer de l'évitement peut m'apporter ? **Un sentiment de plénitude en réalisant mon plein potentiel.**

Lorsque j'évite de réaliser mon plein potentiel, je sens une insatisfaction, un vide intérieur que je vais chercher à combler par des myriades d'objets ou d'illusions extérieures. Vient le jour où je réalise que je suis un être complet en soi et, en sondant mes mondes intérieurs, je prends conscience qu'il y a une étendue de possibilités qui m'habite. Lorsque j'effectue une transformation intérieure, il se produit un changement au niveau de ma conscience et de mon énergie vibratoire qui se répercute dans mon monde extérieur que je vois se modifier pour s'adapter à ma nouvelle perception de moi-même.

À cet instant, je découvre ma plénitude, plus jamais je ne me sentirai vide, abandonnée ou en manque de quelque chose. Je sais que je porte à l'intérieur de moi la caverne d'Ali Baba, mon temple aux trésors rempli de toutes les merveilles du monde. Lorsque je m'éveille à cette splendeur et à ce potentiel, je ne peux que voir le monde extérieur de manière responsable. Il n'en tient qu'à moi de désencombrer mon être de ce qui camouffle mes richesses et de les partager.

Je prends le temps de me questionner : Qu'est-ce qui ne va pas en moi pour que telle situation se produise ? Je ne me laisse pas tomber dans les pièges de la victimisation et je n'évite pas le problème. De manière responsable je me demande : Que puis-je transformer en moi pour obtenir un meilleur résultat ? Je vais demeurer présente à moi-même, ouverte à évoluer et disponible aux changements en gardant un contact intime avec ma splendeur qui ne cherche qu'à éclore et à s'épanouir au grand jour.

**Transmuter la victimisation en conscience**

<u>Qu'est-ce que la victimisation</u> ?

La victimisation est un piège sournois qui transmet notre pouvoir d'agir aux autres et aux événements extérieurs. Lorsque je me nourris du drame, je vois la tragédie humaine partout et je me roule dans cette boue épaisse et gluante.

J'ai toujours le choix de m'alourdir de ces fléaux, de les faire rouler en boucle dans mon mental, de laisser les forces extérieures contrôler mes humeurs, de m'apitoyer en me laissant anéantir ou de m'affranchir en y apportant ma lumière. Tout ce qui se présente à moi est le reflet de mon monde intérieur.

Quelles nouvelles aptitudes puis-je développer ? **L'attention vigilante et le positivisme pour voir la perfection dans chaque événement.**

Si je veux changer mon passé, je dois cesser de le remuer et de me laisser influencer par la volonté des autres et profiter du présent pour créer du neuf. En réglant mes conflits intérieurs, je cesse de manifester la zizanie autour de moi. Je vois tout ce qui m'entoure comme des images m'indiquant où j'en suis et ce que j'ai à modifier dans mon être. Je cesse de me plaindre, de blâmer, de critiquer et d'alimenter mon découragement pour accueillir ce qui est et pour accepter d'effectuer en moi les changements nécessaires. *Chaque situation, chaque relation et chaque événement est une occasion merveilleuse d'être et d'exprimer le meilleur de moi-même*[99]. Chaque épreuve me rend plus forte en me permettant de dépasser certaines limites.

Je m'intéresse sincèrement aux autres et je les écoute sans tout ramener à mes expériences personnelles. J'apprécie la vie, les cadeaux comme les épreuves, mes aptitudes comme mes faiblesses, mon passé comme ma condition actuelle, mon enfant, mes amis, ma famille et mon corps. Je remercie pour tout ce que la vie m'a offert pour faire de moi ce que je suis et tout ce qu'elle m'offre à chaque jour pour améliorer ma condition dans la mesure de mes compétences afin qu'elle s'harmonise aux réels besoins de mon être.

---

[99] WALSCH, Neale Donald. *Conversations avec Dieu. Un dialogue hors du commun,* Ariane Éditions Inc., 1997.

Je prends conscience que peu importe le passé ou les tragédies qui m'entourent, je suis responsable de ma qualité de vie par les émotions, les perceptions, les croyances, les attitudes et les transformations que j'intègre à ma réalité. Avant de donner à qui ou à quoi que ce soit ma confiance, je m'assure d'être respectée en paroles, en gestes et en actions. J'apprends maintenant à faire confiance à mon intuition, à mon ressenti corporel et à compter sur mon bon sens sans vouloir être constamment rassurée ou approuvée de l'extérieur.

<u>Qu'est-ce que me libérer de la victimisation peut m'apporter ?</u> **La sagesse de remercier pour tout et de m'adapter harmonieusement.**

Lorsque j'arrive à voir la vie et les gens qui m'entourent comme le reflet de mon monde intérieur, je perçois à chaque instant toutes les possibilités qui me sont offertes pour grandir. Je vois des opportunités de m'améliorer, de développer de nouvelles habiletés et de vaincre certains traits de caractère dans les épreuves de la vie. La vie n'est plus toute noire ou toute blanche, mais colorée. Je ne tiens plus de rancune pour des fautes commises car je sais que chaque personne n'a fait que jouer son rôle pour me permettre d'évoluer et lorsque j'effectue des changements intérieurs, les situations extérieures se modifient.

De plus, j'ai toujours le choix de vivre en conscience, de choisir les gens avec qui je désire être en relation et partager ma vie ainsi que ce que je veux faire de mon temps et de mon énergie. Non seulement je crée mon monde par mes vibrations émotionnelles, j'influence les événements par les informations que j'ai assimilées comme étant des faits mais je peux aussi enfermer mon être en reproduisant des comportements répétitifs de survie. En libérant mes limitations émotionnelles, psychiques, comportementales et environnementales, j'augmente mon spectre de possibilités. Je cesse de me faire subir des engourdissements à la limite de provoquer la paralysie de mon âme pour m'empêcher volontairement d'évoluer et de m'épanouir.

**Transmuter les addictions en force**

Qu’est-ce que l’addiction ?

L'addiction est une dépendance, une forme d’esclavage, à une substance, à une activité ou à une personne qui nous procure du plaisir et dont on peut difficilement se passer malgré des malaises physiques et émotifs évidents. Suis-je imprudente en agissant sans réfléchir aux conséquences ? Est-ce que je mets ma vie ou celles des autres en danger en prenant des risques inutiles ? Est-ce que je manque de respect envers ma vie, mon énergie, ma santé, ma joie ? Est-ce que je prends en considération les besoins des autres ou j’agis égoïstement ?

Quelle nouvelle aptitude puis-je développer ? **Choisir à tout moment ce qui est bon, juste et libérateur sans céder au vertige.**

Je sens dans mon corps une forme de frénésie ou de vertige qui m’envahit lorsqu’une force envoutante cherche à me manipuler. J’apprends à la maîtriser en renouvelant mes vœux envers moi-même. Avant de céder, je vais me demander si cette tentation va me permettre d’augmenter mes énergies vibratoires, de poursuivre mon but et mes objectifs, de rendre justice à qui je veux être et à ce que je veux exprimer ? À chaque instant, je retrouve mon équilibre pour que chacune de mes décisions soit sincère, respectueuse et augmente ma vitalité. Et, si je cède pour une seconde, je peux me remettre debout l’instant d’ensuite. Je choisis à chaque moment !

Qu’est-ce que me libérer des addictions peut m’apporter ? **La liberté et la stabilité.**

Après avoir stoppé l’agitation de mon mental, calmé mes désirs pulsionnels et stabilisé mes énergies corporelles, je constate que je n’ai plus à vouloir maîtriser quoi que ce soit d’autre pour me voir me transformer. Je dois simplement accepter de me libérer de mes anciens conditionnements pour recevoir cette Grâce qui vient faire un travail sublime dans mes profondeurs.

Ma nature se transmute sous mes yeux comme si le fait d'être sincère envers moi-même et d'avoir fait un petit pas vers ma transformation mon effort était récompensé, *« aide-toi et le ciel t'aidera »*. Je constate soudainement que je n'éprouve plus de plaisir à fumer, à boire de l'alcool, à manger tel aliment ou à côtoyer tel endroit ou telle personne. Je fais l'expérience d'un changement au niveau de mon énergie vibratoire et de ma perception consciente. Je ne suis plus dominée par les plaisirs d'autrefois tout simplement parce qu'ils ne me procurent plus de satisfaction. Je n'ai plus qu'à m'adapter à cette nouvelle vibration et mes habitudes de vie se modifient.

**Transmuter les conventions en authenticité**

Qu'est-ce que les conventions ?

J'obéis à des conventions lorsque je me mens à moi-même en suivant une règle de conduite et de comportement socialement acceptable pour plaire à un groupe ou par orgueil même si cette règle brime ma volonté individuelle ou restreint mon pouvoir personnel. Je porte des masques et je joue des rôles pour garder certains privilèges réels ou illusoires associés à mon rang, à mes origines ou à ma culture. Les conventions sont des apparences trompeuses qui ne font que nourrir l'image que je projette mais, en fait, la seule personne que je trompe réellement avec cette mascarade, c'est moi-même. J'agis contre mon propre bon sens pour ne pas être jugée par les autres mais je ne tiens pas compte de ma conscience de vérité. Ce qui est sournois avec cette attitude c'est que mon mental égotique tente par tous les moyens de me convaincre que c'est MA décision et que ça sert MON bien-être personnel et MA culture. En fait, c'est un combat que se livre le mental égotique et la conscience d'unité.

Quelle nouvelle aptitude puis-je développer ? **La sincérité, la souplesse et prendre l'entière responsabilité de mes choix.**

La vérité est que je suis davantage constituée d'énergie vibratoire que de matière et que malgré toutes les fausses apparences, je ne peux me mentir à moi-même sans me blesser et me causer du tort. Si je m'empêche de vibrer mon essence, d'ouvrir mon cœur et mon esprit, de suivre ma voie intérieure, c'est une partie de moi que j'enferme dans une prison dorée et qui n'aura jamais la chance d'exprimer qui Je Suis véritablement. Je dois m'engager face à moi-même à être vraie et conséquente dans chacune de mes décisions. Je dois apprendre à rectifier mes comportements et mes habitudes tout en m'adaptant à ma réalité intérieure en continuelle transformation pour harmoniser ce que je veux faire vibrer de mon être et offrir au monde.

Qu'est-ce que me libérer des conventions peut m'apporter ? **Assumer véritablement qui Je suis et mes choix.**

Quelle liberté d'être extraordinaire nous procure cette force d'authenticité consciente, toutes les possibilités créatrices s'ouvrent à nous. Nous pouvons non seulement inventer notre idéal mais le créer. Les écluses sont grandes ouvertes et toutes les palettes de couleurs sont à notre disposition. Lorsque je suis en accord avec moi-même, je sens que tout s'aligne autour de moi pour que mon être réalise son plein potentiel. Je me sens guidée, protégée et soutenue par l'abondance et le mouvement de la vie.

**Transmuter les somatisations en vigilance**

Qu'est-ce que la somatisation ?

Lorsque mes choix ne sont pas en accord avec moi-même, mon corps peut se révolter en me faisant ressentir un stress intense qui peut provoquer des malaises physiques, des dépressions nerveuses, des débalancements émotionnels ou hormonaux, des céphalées, des migraines, des rhumatismes, de l'eczéma, etc., pour m'avertir que je me suis déconnectée de ma source de joie, de vie, de vérité et de conscience. L'intelligence de mon corps vient me signifier, par le malaise ou la douleur, un déséquilibre que je n'arrivais pas à conscientiser autrement. Mon inconscience ainsi remontée à la surface va me permettre de comprendre ce qui me cause ce déséquilibre et de trouver des solutions pour corriger la situation ou le comportement inapproprié.

Quelle nouvelle aptitude puis-je développer ? **Demeurer fidèle à mon ressenti corporel, à mon intuition et à ma guidance.**

Mon corps physique est un allié extraordinaire pour m'informer des désordres car il est celui qui reçoit les ondes d'énergies vibratoires, c'est mon paratonnerre, ma mise à la terre. Si je veux prendre une décision avec mon mental ou mes émotions, je risque de me leurrer mais si je porte une attention vigilante à mon ressenti corporel en visualisant les choix qui s'imposent à moi, celui-ci va toujours me donner la juste voie à suivre. À force d'être attentive à mon ressenti corporel, j'ai développé mon ressenti intuitif ainsi qu'une conscience à une subtile présence qui me guide. Elle se manifeste parfois par une petite voix qui vient m'informer d'un geste à poser ou à éviter juste au bon moment.

Qu'est-ce que me libérer des somatisations peut m'apporter ? **L'intégrité et la sérénité.**

Sachant que j'attire dans ma réalité les vibrations de mes croyances, de mes peurs, de mes mémoires génétiques et de mes blessures encore actives, il m'importe d'être à l'écoute de mes sensations et attentive aux sublimes hasards de la vie pour discerner ce qui peut être la manifestation de mon intention dans ce qui va se présenter à moi et ce qui peut être une merveilleuse occasion pour mon être de se libérer. Car tout ce qui se manifeste dans mon corps, dans mon monde extérieur comme dans toutes mes relations n'est que le reflet de mon monde intérieur. En m'harmonisant intérieurement grâce à mon ressenti, je vais sentir une paix émaner de mon corps, une liberté transparaître dans mes relations et une joie s'inscrire dans mon quotidien.

**Transmuter les attachements en amour désintéressé**

Qu'est-ce que l'attachement ?

L'attachement est un lien de conditionnement qui m'empêche d'aimer sans peur ou d'expérimenter du nouveau et qui entrave la liberté de mouvement dans mes relations ou l'espace de respiration créative. C'est ce qui me maintient prisonnière dans la bulle de mon égo, de mes habitudes, de mes expériences, de mes valeurs, du connu et qui prend toute perception d'écart de conduite comme une attaque personnelle. C'est une forme d'amour-propre déguisée qui conditionne mes rapports affectifs. Elle me fait dire : *« je t'aime tellement et j'ai tant investi en toi, je mérite que tu agisses de telle façon en retour et si par malheur tu déroges à ce que je considère être respectueux et aimant, je vais te retirer mon amour »*. L'attachement est un lien de dépendance affective qui tente par des moyens sournois de manipuler l'autre pour demeurer dans sa bulle de confort, de protection ou pour être rassuré afin d'éviter d'avoir à affronter une situation inconnue ou à créer une nouvelle base relationnelle.

Nous pouvons rester enfermés dans nos habitudes ou nous libérer. C'est selon que nous résistions ou non aux changements, ou selon que nous acceptions ou non de vivre de nouvelles expériences, ou que nous confrontions ou non nos croyances et que nous vainquions ou non nos peurs. Lorsque que j'ai l'impression que je n'ai pas le choix, c'est que je suis coincée ou enfermée soit dans une croyance mentale, une blessure émotive ou un tempérament ancré.

Quelles nouvelles aptitudes puis-je développer ? **Le lâcher-prise et le respect du rythme de chacun et de chaque chose tout en poursuivant fermement mon but.**

Je dois prendre suffisamment de recul vis-à-vis des gens et des événements pour leur laisser la liberté d'être selon leur conscience et leur permettre de se transformer à leur rythme sans m'attacher à des souvenirs ou à des résultats précis et en offrant le meilleur de moi-même de manière désintéressée. J'adore les paroles de Christiane Singer : *« Le cadeau que je peux te faire, c'est de retirer de toi toute volonté de transformation que j'y ai mise - par zèle ou par ignorance-, la retirer de toi pour la remettre où elle a sa vraie place : en moi. Ainsi, nous protégerons l'un et l'autre le secret lent et silencieux de nos gestations »*[100]. C'est en ouvrant mon cœur et en étant plus tolérante que je vais apprendre à donner sans attente et c'est aussi en me transformant moi-même au lieu de vouloir contrôler mon environnement que je vais recevoir le plus.

Je dois apprendre à surfer sur le mouvement des vagues de la vie, m'adapter aux situations en acceptant d'évoluer continuellement, et cesser de voir les événements en fonction de mes besoins personnels mais d'une manière plus étendue, plus globale. C'est comme si chacun et chacune avait son propre rôle à jouer dans le scénario de ma vie et que toutes ces situations changeantes permettaient au décor de la pièce d'évoluer pour changer de plan, de conscience et de vibration. Parfois, lâcher prise signifie couper les liens malsains, conflictuels ou vampirisants dans notre vie. Après avoir rompu les liens d'attachements, il est important de remercier les événements et les individus de nous avoir permis d'évoluer et d'invoquer la paix, l'équilibre et l'harmonie à s'installer chez tous et chacun.

Qu'est-ce que me libérer des attachements peut m'apporter ? **L'abondance et la créativité spontanée.**

Lorsque j'accepte de m'ouvrir généreusement le cœur en pardonnant et l'esprit en remerciant, et que j'accepte d'être déstabilisée dans mes habitudes pour un instant, quelque chose se modifie en moi et se dénoue pour me donner un nouvel équilibre. Soudain, les situations et les gens se

[100] SINGER, Christiane. *Éloge du mariage, de l'engagement et autres folies,* Éditions Albin Michel, 2000, p. 90.

transforment agréablement pour le mieux-être de tous. Lorsque je me libère de mes enfermements, je me libère d'informations contraignantes et j'élève par le fait même ma conscience. Plus j'harmonise mes pensées, mes paroles, mes gestes selon mes intentions, plus je mets en place, dans le réel, l'information, la vibration juste et nécessaire à l'élaboration de mon projet.

Depuis que mon fils est petit, je m'amuse à dire qu'il possède le pouvoir de l'intention. Lorsqu'il veut quelque chose, il le demande clairement et même si je lui refuse, il est persuadé qu'il l'obtiendra. Le plus merveilleux, c'est qu'il y parvient à tout coup. Je me souviendrai toujours de la fois où il m'a demandé un camion « Monster truck » rouge que je lui ai refusé en lui soulignant qu'il avait suffisamment de jouets. Il m'a dit qu'il allait quand même l'avoir et, le lendemain ou le surlendemain, il l'a trouvé dans un banc de neige sur la route le menant à la garderie. J'ai aussi en mémoire la fois où il tenait mordicus à manger dans un restaurant français plutôt chic même si j'essayais de le convaincre d'aller à un autre endroit moins cher. J'ai lâché prise en me disant que j'allais me permettre ce petit extra comme si j'étais en vacances. Après avoir mangé comme des rois, le serveur nous a offert le repas gratuitement parce que le système Interac était temporairement défectueux et qu'il avait été impressionné par les bonnes manières de mon fils à la table !!!

Ces petits exemples semblent banals à première vue, mais ils démontrent que si nous n'avons pas de croyances, de pensées, de paroles ou de gestes limitatifs, nos intentions pures semblent se manifester dans le détachement d'un résultat précis dans le temps et dans l'ouverture aux multiples possibilités que cette création puisse prendre forme. Il s'agit d'avoir la force de se libérer de nos enfermements, de savoir clairement ce que l'on veut, d'oser le demander et de se détacher du résultat pour le voir se manifester *comme par magie*.

**Transmuter l'illusion de séparation en conscience d'unité**

Qu'est-ce que l'illusion de la séparation ?

La séparation est l'inverse de l'union, de l'unité, c'est la dualité, ce qui est double en soi : le masculin et le féminin ; le jour et la nuit ; l'amour et la haine ; le chaud et le froid ; le bien et le mal ; l'expansion et la décrépitude ; la création et la destruction ; la conscience de vérité et le mensonge illusoire ; etc... Mais comme la lumière agit sur l'obscurité, les contraires se complètent et se servent mutuellement. C'est pourquoi, chaque épreuve une fois assimilée me renforce et plus je suis généreuse, plus je vis dans l'abondance. La vie semble remplie de contradictions mais elles ne sont pas en désaccord, ce sont les deux faces d'une même médaille qui ne demandent qu'à être unifiées. La maladie n'est-elle pas qu'une perception déformée de l'énergie de vie ? Un état vibratoire qui s'est renversée, l'envers de l'endroit ?

L'illusion de la séparation nous amène à croire que nous sommes seuls dans notre bulle alors que juste le corps humain renferme plusieurs milliards de cellules vivantes, de bactéries et de gènes qui collaborent au maintien quotidien de notre organisme et à la parfaite cohérence de ses différents systèmes. En plus, si nous croyons à la possibilité de vivre différentes expériences terrestres, cela implique que notre âme d'aujourd'hui est en relation avec ses nombreux vécus et est influencée par ceux-ci. Enfin, si nous prenons en considération l'énergie qui maintient toute chose en vie, la fréquence d'onde vibratoire qui, en produisant un rayonnement, interfère sur la matière qui l'entoure, nous constatons que nous sommes une organisation beaucoup plus vaste et interdépendante les uns des autres que notre illusion égotique nous amène à concevoir. Nous sommes, à nous seuls, tout un monde en soi.

Quelle nouvelle aptitude puis-je développer ? **Transmettre généreusement ce qui me fait vibrer et prendre la ferme décision de refaire à chaque**

**instant le choix qui mène à l'Unité.**

J'aspire à prendre chaque décision en fonction de l'évolution humaine, dans une perspective de mieux-être collectif, et non basée sur mes désirs égotiques ; d'augmenter à tout moment ou de maintenir mon degré de rayonnement et de rendre les gens que je côtoie et les objets que je touche énergétiquement meilleurs. Transmettre le meilleur de moi-même est ma priorité, car non seulement j'améliore la qualité de mon énergie vibratoire et l'évolution de ma conscience psychique et corporelle mais je contribue à l'élévation de la conscience psycho corporelle chez les gens qui sont appelés à venir vers moi.

Si j'évolue, le monde évolue et si j'aide le monde à devenir meilleur c'est aussi à moi-même que je fais du bien. Je veux transmettre le meilleur de moi-même par chacune de mes pensées, de mes perceptions, de mes visualisations, de mes paroles, de mes décisions, de mes gestes, de mes actions et de mes interprétations. Tout comme mon corps est composé de milliards d'organismes vivants qui collaborent au bon fonctionnement de la colonie, je souhaite collaborer au meilleur de mes capacités au bon fonctionnement et à l'harmonie des êtres vivants de ce monde.

Qu'est-ce que me libérer de l'illusion de la séparation peut m'apporter ?

**L'épanouissement et l'évolution de l'humanité.**

La matière, tout comme le corps humain, est constituée de fréquence vibratoire plus ou moins dense. Plus j'augmente mon énergie vibratoire, plus mon rayonnement prend de l'expansion. Je m'ouvre, je m'allège, je m'harmonise et j'intègre dans mon champ de conscience une vastitude de possibilités nouvelles qui facilitent ma vie personnelle et mon interaction avec le monde qui m'entoure.

Le corps humain est à la fois une antenne qui capte les ondes vibratoires et qui produit un champ énergétique. Plus mon attitude est dégagée de désirs égotiques, d'humeurs maussades, de résistances et d'enfermements, plus les astres semblent s'aligner. Lorsque je fissure ma bulle égotique d'enfermements pour m'ouvrir à l'énergie vibratoire qui soutient le monde, je n'ai plus l'impression de devoir faire un effort. Tout ce qui est favorable pour mon évolution se produit au bon moment et je reçois toutes ces bénédictions comme une pluie de Grâce qui se déverse dans ma vie à chaque instant.

Mon seul effort, si cela en est un, est d'être à chaque instant présente à mon ressenti corporel qui est l'indicateur de ma fréquence vibratoire et du changement d'attitude à opérer, en étant à tout moment la meilleure version de moi-même et persévérante ; de voir la perfection dans chaque événement et de remercier pour tout ; de choisir constamment ce qui est bon, juste et libérateur ; d'être sincère, souple et responsable de mes choix ; d'être fidèle à mon ressenti corporel, à mon intuition et à ma guidance ; de respecter mon rythme en poursuivant fermement mon but pour le bien de tous et de partager généreusement ce qui me fait vibrer.

Ainsi soit-il ;-)

Un mouvement immobile
Une masse sans poids
Une simple complexité
De silence vibratoire
Une bulle éclatée
Un vide bien rempli
Un rien comblé
D'un tout unifié

**Être ; Être ; Être**

## La Transmutation

### Être

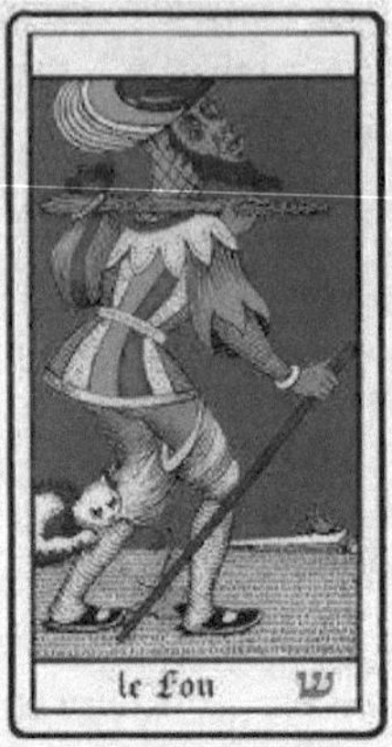


***« Il produit sans s'approprier, il agit sans rien attendre, son œuvre accomplie, il ne s'y attache pas, et puisqu'il ne s'y attache pas,***

***son œuvre restera »***

**Lao Tseu**

*Le Mat ou le Fou m'enseigne que si je veux changer le monde, je dois d'abord me transformer en dépassant ma condition et que mes changements vont modifier mon environnement. Il m'enseigne aussi à ne plus regarder le monde comme quelque chose d'extérieur à moi et que pour obtenir ma liberté je me dois d'être sincère et persévérante. Le Mat est libre parce qu'il a fait les trois pas sages* [101]. Il a d'abord trépassé en mourant à ses anciens états d'âme, en cessant l'agitation de son mental, en se détachant des lourdeurs du passé et des stress de l'avenir pour apprécier l'instant présent, puis en cessant de déformer la conscience de vérité en perçant les bulles d'illusions mensongères de son égo et enfin, en cessant de se limiter d'agir

[101] Inspiré de COLLEUIL, Georges. *Tarot l'Enchanteur. Une nouvelle vision du Tarot de Marseille,* Arkhana vox Éditeur, 1999.

en se libérant de ses enfermements.

*Le Mat représente le seigneur du voyage. Il part visiter des régions encore inexplorées. Plus connu sous le nom d'Hermès, messager de Zeus, il est seul à pouvoir descendre dans l'Hadès et en revenir*[102]. Qu'est-ce que l'Hadès sinon nos enfers personnels, nos blessures enfouies dans des profondeurs invisibles, nos endroits ombrageux remplis de cauchemars, de culpabilités et de peurs ? *Mais le Mat est aussi le « délié », celui qui débloque des situations figées, conflictuelles et qui permet l'accès à un tout autre niveau de conscience*[103].

Mais comment peut-on se rendre dans le royaume des enfers sans mourir ? Pour que la graine pousse, elle doit accepter de disparaître à sa forme pour renaître à son essence. Et c'est exactement là où je me suis retrouvée assez souvent, aux portes de mes enfers. J'ai dû apprendre à me déconstruire pour me recréer ! À modifier la structure de mes pensées, la nature de mes croyances, la cristallisation de mes mémoires et, même, les expériences transmises par mes ancêtres.

Tout comme le Mat, je suis partie à l'aventure afin d'être plus consciente de mes mondes intérieurs invisibles, cela en permettant à mon inconscient de se révéler à moi afin de me détacher de ce qui pouvait nuire à mon processus de réalisation personnelle. J'ose toujours avancer sur un chemin qui n'est pas tracé d'avance. Je désire évoluer librement dans un monde sans dualité, c'est-à-dire un monde dans lequel j'accepte ce qui est sans jugement ni résistance ou attente ; en disant oui à mon Être, oui à ma réalité et oui à ma vie ; un monde dans lequel j'accepte la responsabilité et les conséquences de mes choix et, aussi, un monde dans lequel j'utilise ma liberté d'agir pour

---

[102] Inspiré de COLLEUIL, Georges. *Tarot l'Enchanteur. Une nouvelle vision du Tarot de Marseille,* Arkhana vox Éditeur, 1999.

[103] Idem

transformer ce qui ne me convient pas. Mon objectif est de demeurer en accord avec moi-même, consciente de mes humeurs, attentive aux gestes que je pose et présente à ma réalité extérieure.

Effectivement, la route ne se termine pas avec le 22e Arcane ! Le voyage que j'ai effectué durant ces années n'a fait que me démontrer que j'ai accompli une belle, une grande et une très importante partie de mon chef-d'œuvre personnel mais qu'il me reste encore bien du chemin à parcourir pour réaliser la totalité de mon potentiel créateur. Les prises de conscience sont une étape importante mais ne sont pas suffisantes ! Je dois par la suite les concrétiser en étant vigilante, sincère et aimante tout en développant de nouvelles façons de faire selon mes goûts et ma créativité. Sinon, à quoi bon être consciente de ce que je porte en moi si je n'ose pas l'agir dans ma réalité, que je ne me sens pas libre d'être autrement et responsable de ce que je crée ?

Voici un exemple d'une semaine d'expériences créatives :

**Lundi: j'*ose quelque chose de nouveau*** comme prendre un autre chemin pour me rendre au travail

**Mardi: je *contemple silencieusement la beauté du monde*** en prenant une marche dans la nature afin d'harmoniser mon état intérieur

**Mercredi: je *rends gratuitement service*** *à quelqu'un en l'écoutant et le respectant*

**Jeudi: je *remercie avec gratitude*** *une personne pour ce qu'elle fait de bien pour les autres et je prends le temps d'apprécier ce que la vie m'offre aujourd'hui*

**Vendredi: je *communique paisiblement*** *et je m'efforce de dire le bien des gens*

**Samedi: je *prends soin*** *de moi et des autres* ***avec bienveillance***

**Dimanche**: ***je me réunis*** *en famille ou avec des amis et* ***je partage généreusement***

Vivre heureux c'est possible dans la mesure où l'on accepte le cheminement intérieur parfois déstabilisant et inconfortable pour atteindre cet espace de paix, de joie, de satisfaction et d'équilibre en soi-même que l'on appelle le bonheur. Il n'y a rien de trop beau, de trop grand, de trop confortable pour celui qui s'accorde le droit au bonheur. Toute manifestation extérieure est à l'image de notre splendeur ! Nous ne faisons que rayonner ce que nous portons déjà en nous-mêmes et attirer à nous ce qui est favorable à notre évolution. En fait, j'ai compris que personne ne peut nous rendre heureux pour la simple et bonne raison que le sentiment de bonheur vient d'un état intérieur et que chacun est responsable de son épanouissement. Le bonheur est la satisfaction d'apporter sa contribution unique au monde et de jouir des plaisirs simples de la vie en demeurant sincère et équilibré.

Enfin, j'ai suffisamment fait l'expérience des désirs, des attentes et des attachements pour en venir à la conclusion qu'ils ne sont pas compatibles avec le bonheur. Aussitôt que je veux quelque chose qui n'est pas là, que je n'apprécie plus l'instant à 100%, je m'éloigne de ma joie, de ma paix et de mon énergie créative et je perds l'équilibre. J'ai compris que tout ce qui est présent est la perfection même et que tout ce dont j'ai besoin arrivera en temps opportun si j'ai la sagesse de laisser ma conscience pénétrer le temps qui m'est offert et lui donner toute mon attention à chaque battement de cœur.

Je suis consciente que mes peurs, mes résistances et mes enfermements sont des panneaux indicateurs qui m'informent des prochains obstacles à traverser et j'ai confiance que je saurai faire les prises de conscience et oser les gestes nécessaires pour les délier lorsqu'ils se présenteront. Je fais le vœu que toutes les femmes et tous les hommes puissent réaliser les multiples facettes de leur Être en étant des personnes joviales, des amis chaleureux, des amants harmonieux, des parents cohérents, des gens épanouis et accomplis. Je souhaite que l'humanité comprenne que pour dépasser sa condition insatisfaisante, il est nécessaire de sauter dans le vide et de laisser le passé derrière soi, même si cela implique parfois de faire des choses bizarres et inhabituelles comme de laisser tomber le mental analytique pour suivre son intuition ou la justesse de son ressenti corporel. Il en va de notre satisfaction personnelle, de notre élévation spirituelle et de notre bonheur.

Petite conclusion poétique:

C'est à l'état de larve que ma conscience prit vie

Je regardai autour de moi avec un soupçon de mépris

Que venais-je faire dans ce tas de débris

Dans ce corps incomplet et vraiment trop petit

Entourée de carcasses d'insectes et de feuilles mortes pour abri ?

J'observai d'autres membres de ma communauté

Vivre autour de moi en ne semblant point s'inquiéter

De voir plusieurs de nos semblables s'entre-dévorer

Étais-je la seule à voir et à me questionner

De l'état des lieux et d'avoir envie de m'évader ?

Je cherchai rapidement une porte de sortie

Le plus loin possible de la misère supportable de mes amis.

Durant mon périple lugubre et désagréable, mon corps grossit.

Je pris des forces et avec courage, loin d'eux, je fuis
Deux possibilités ont spontanément ressurgi

Soit je creuserai pour m'enterrer, quitte à y rester
Soit je m'élèverai pour me distancier et mieux respirer
Ma rage et mon indignation me donnèrent la force de grimper
Au sommet d'une branche pour m'y agripper
Sans trop comprendre pourquoi je m'y serai installée

De ma salive un long fil fut sécrété
Je décidai, la tête en bas, de m'en entourer
Ainsi, au chaud, bien emmitouflée et en sécurité
Je fis un rêve dans lequel je pouvais voler
Guidée par la lumière, je trouverai l'amour et gagnerai en liberté

Soudain je m'éveillai
Mon nid douillet se mit à s'effondrer
Je pris conscience du changement opéré
Plus jamais je ne pourrai ramper
Ce sera l'Aventure, ma nouvelle réalité !

De nouvelles sensations furent éveillées
J'eus soudain une envie de goûter

À la sève des arbres et du matin la rosée
Attirée par la lumière et par la chaleur transportée
Poussée vers des horizons inexplorés

J'eus envie de partager mes nouvelles compréhensions
De rendre utile ma quête et mes remises en questions
Que mes épreuves, joies, peines, réussites et confusions
Puissent guérir chez d'autres souffrances et afflictions
Soient-ils larve, chenille ou papillon

Je retrouvai mes semblables en toute amitié
En donnant le meilleur de moi, l'amour j'ai rencontré !
Enfin, mon rêve devenu réalité...
Déguster, célébrer et partager
Ce bonheur que j'avais tant et tant désiré !

# CONCLUSION

Vivre est une expérience que l'on peut subir ou créer, selon que l'on participe ou non à son bonheur. Lorsque j'étais enfant, j'avais cette impression terrible de devoir subir une existence misérable et c'est pourquoi je m'étais fait la promesse de tout mettre en œuvre à l'âge adulte pour être heureuse. Aujourd'hui, je peux confirmer que j'y suis arrivée. Je me suis créé un monde intérieur à la fois paisible et joyeux, stable et en mouvement, léger et bien incarné, doux et ferme, libre et engagé qui teinte mon univers extérieur de manière à expérimenter toutes les couleurs de l'arc-en-ciel.

C'est en puisant à l'intérieur de moi-même pour y déloger mes humeurs, mes pensées et mes attitudes troublantes que je suis arrivée à faire l'expérience d'un mental immobile pour me reconnecter à ma flamme et permettre à ce feu intérieur et à la conscience éclairée de rectifier ma manière d'Être et de m'exprimer sincèrement dans ce monde en offrant le meilleur de moi-même.

Je suis partie à Paris sur le coup d'une inspiration. Je suis revenue à Montréal enchantée de mon voyage même si, à mon retour, je n'avais plus rien matériellement car je me sentais tellement mieux ! J'ai découvert durant cette demi-année de voyage la graine qui contenait toutes mes possibilités, une terre fertile pour la semer (mon cœur), près d'une bonne source d'eau (mon énergie vibratoire) et d'air frais (mon âme) et de lumière chaleureuse pour la faire croître (ma conscience).

C'est un autre périple qui allait commencer pour moi, découvrir ce que je trimbalais comme semence et ce que je pouvais produire. L'enveloppe était prête à éclater et la pousse à germer ; mon arbre s'est peu à peu révélé à moi. J'y ai découvert mon essence, mes parfums et aussi quelques fleurs prêtes à se métamorphoser en fruits.

Tout au long de ma transformation, j'ai été confrontée à mes peurs, mes vieilles souffrances d'enfance, mes grosses bibittes dégueulasses... Je me suis sentie la plupart du temps prisonnière de mes propres toiles d'araignée ! Je ne pouvais plus faire les choses comme par le passé mais je ne savais pas encore comment les faire autrement !

J'ai vécu dans le flou le plus total et dans l'inconfort pendant longtemps. J'ai dû accepter de mourir à mes anciennes habitudes pour apprendre à Être ce que Je Suis. J'ai senti à mon retour de Paris que c'était le bon moment pour moi de déposer ma graine de conscience dans la terre fertile de mes mondes intérieurs. Je me suis laissée aller à la transformation... Ai-je vraiment eu le choix ? J'étais tellement fatiguée de me battre, de vouloir tout contrôler. De toute façon, je savais que je ne pouvais plus reculer. Donc, j'ai plongé dans mes profondeurs...

*L'œuvre au noir* est une phase de détachement et de deuil face à soi-même. Un peu comme lorsque l'on déménage, j'ai fait le tri dans mes affaires pour choisir ce que je voulais garder et ce qui n'avait plus sa place dans ma vie. J'y suis retombée occasionnellement pour guérir des vieilles blessures. L'objectivation est, selon mon expérience, une phase importante du grand œuvre alchimique. Pour arriver à me transformer, j'ai dû m'observer. J'ai dû prendre du recul face à moi-même, face à mes émotions, à mes souffrances passées qui m'ont tenaillée avant de les extraire.

C'est pourquoi je me suis décidée à écrire ce témoignage sur les blessures qui me rongeaient en exprimant la profonde douleur qui me brûlait littéralement le corps, l'esprit, le cœur, l'âme et mon énergie de vie. Cette douleur, je l'ai rencontrée, je l'ai écoutée, je l'ai ressentie, je l'ai reconnue, je l'ai pleurée, même si c'était difficile pour moi d'admettre avoir subi du rejet, de l'injustice, de la maltraitance ou, encore pire, de me sentir envahie de culpabilité et de perfectionnisme maladif. L'écriture a été le meilleur moyen que j'ai trouvé pour me libérer tranquillement de la souffrance et trouver ma joie de vivre, car il était vraiment temps que j'arrête de fuir ma vie, que je cesse de me mentir à moi-même en me racontant des histoires d'horreurs et d'accepter enfin de voir au-delà du *voile de l'inconscience, de la mort, de la souffrance et du mensonge*[104].

En mettant le tout par écrit, j'ai été à même de mieux me voir pour comprendre que j'avais besoin d'équilibrer mes manques d'estime personnelle, de confiance en moi, de sincérité et de persévérance. J'ai compris l'importance de vivre sans résistance ni attachement en coupant mes liens malsains et en respectant le mouvement de la vie. J'ai fait le ménage dans mes croyances pour déloger mes limitations. J'ai développé ma conscience et j'ai compris l'importance d'appliquer des limites saines. Enfin, j'ai accepté la réalité sans porter de jugement en acceptant de mourir au passé et de changer de comportement.

Au cours de ces années, je me suis beaucoup observée. Ça a été long avant de me mettre au monde ! J'ai pris le temps qu'il me fallait pour accoucher de quelqu'un, moi-même, avec ma dualité et mes polarités intégrées. J'ai souvent réagi à ma blessure de rejet ; j'ai parfois senti l'impuissance me ronger et, bien malgré moi, j'ai aussi été affectée par la souffrance profonde de la maltraitance familiale. Durant ce voyage intérieur, j'ai compris l'importance de retourner à la source de mes malaises et de les guérir pour sortir au plus vite de cet état de survie, de cet état de morte vivante dans lequel je m'étais plongée.

J'ai dû reconnaître mes propres souffrances : problème fusionnel, manque de

---

[104] L'inconscience, la mort, la souffrance et le mensonge sont les quatre Asouras ou Forces obscures sur terre mentionnées dans l'Agenda de Mère. Voir : SATPREM. *L'Agenda de Mère 1951-1973*, Série de 13 volumes, Institut de Recherches Évolutives, Paris.

dignité, culpabilité d'être imparfaite, peur de prendre ma place et de vivre dans la réalité. J'ai réalisé que je devais manifester de la douceur et de la reconnaissance envers moi-même pour m'actualiser. J'ai pris conscience de mes faiblesses et particulièrement de mon talon d'Achille : la gamme de sensations fortes que me font vivre les plaisirs sensuels et me font trop souvent perdre mon équilibre ! Tout cela m'a amenée à développer ma vigilance.

J'ai dû accepter de mourir à mes illusions que « tout le monde il est beau et gentil » pour me rendre compte que nous vivons dans un monde complexe où le beau et le laid, le bon et le mauvais ainsi que le gentil et le malveillant se côtoient constamment. En fait, tout est relatif, bien au-delà du blanc et du noir, je dois dépasser la dualité pour me dégager des jugements limitatifs. J'ai dû, également, couper plusieurs liens malsains qui drainaient mon énergie. Il m'a fallu prendre conscience de ma responsabilité et me détacher de certains gains secondaires qui y étaient reliés.

J'ai découvert ma féminité, ma coquetterie, ma force d'amour et d'attention bienveillante en délogeant ma colère face à l'homme et à ce qu'il représentait de douloureux pour moi. J'ai appris à recevoir et à m'ouvrir à l'amour en toute confiance même dans des moments de vulnérabilité, sans vouloir tout contrôler, et à équilibrer mes polarités au point de ne plus avoir besoin d'un homme pour être heureuse.

De plus, j'ai pris conscience de ce qui me faisait souffrir, ce qui animait ma rage intérieure, c'est ce que les alchimistes appellent le « *Soufre* ». En fait, ma révolte était mon huile essentielle, mon essence de propulsion. Soit je l'utilisais pour m'accomplir à travers mes passions, soit elle allait me détruire : aucune force ne se perd ! Il m'est devenu primordial de canaliser cette énergie et impératif que j'agisse avant d'imploser ou de devenir folle... de rage. La colère que je portais me rongeait par en dedans et me rendait impatiente en toute chose en plus de brouiller ma vision du monde. Je devais absolument oser faire quelque chose de différent pour m'en sortir... Oser avoir du plaisir à vivre ma Vie !

Après l'introspection de *l'œuvre au noir*, j'ai poursuivi mon cheminement à la conquête de mon unicité. *L'œuvre au blanc* est la phase du grand nettoyage et de reconstruction dans laquelle je me suis lancée après m'être libérée de toutes mes scories. Les cendres de mes mémoires dévastatrices devenues blanches comme neige, j'ai eu une vision claire de moi-même et de ce que je pouvais offrir au monde en toute simplicité. Pour obtenir un changement notable et durable, il a été important que je prenne conscience de mes besoins et que je repère ce qui me plaisait. De quel type d'espace j'avais besoin ? Dans quel environnement je voulais vivre ? J'ai dû choisir les gens, le décor et la couleur qui me convenaient pour me sentir bien et à ma place.

Je me suis laissée guider intuitivement par « *Mercure* », le messager des dieux, devenu un guide intérieur. J'ai rencontré sur ma route des personnes qui m'ont aidée, des lectures qui m'ont apaisée, des événements qui m'ont fait bouger. J'ai changé des comportements, des façons de penser, des relations et je me suis retrouvée. J'ai fini par aimer le ménage que j'ai fait dans ma vie. Je suis bien avec moi-même, mon entourage, mon lieu de résidence et j'aime mon travail.

Je crois que le bonheur est aussi une question d'attitude. Il faut oser penser autrement, voir la vie différemment, développer de nouvelles habiletés et vouloir innover. Même dans les petites choses du quotidien, je constate l'importance de changer de comportement, de façon de penser et même parfois de peau. J'ai l'impression d'être en constante mutation : non seulement je dois m'adapter à la réalité de mon environnement souvent influencé par mes changements intérieurs, mais je dois l'assumer.

J'ai exercé mon pouvoir en intégrant mes parties obscures au lieu de les fuir. J'ai pris ma place sans peur de déranger. J'ai fait valoir mes droits et fait respecter mes limites en sauvegardant mon intégrité. J'ai compris que j'avais la responsabilité de répondre à mes besoins tout en étant consciente de mes désirs contradictoires. Sans attente, sans reproche, j'ai appris à vivre ma vie de manière responsable. J'ai trouvé l'équilibre entre « savoir-donner » et « savoir-recevoir » et je manifeste de la gratitude face au don qu'est la vie.

Après avoir fait le tri dans mes affaires et avoir aménagé mon lieu de vie à mon goût, je devais apprendre à y vivre le plus sereinement possible. Pour ce faire, je me suis libérée de mes enfermements et, ce faisant, j'ai pris conscience que certains de mes rêves correspondaient à des désirs inculqués par ma culture et non à de réels besoins. J'ai compris que je n'avais pas à prendre les autres en charge pour partager mon bonheur. Ma générosité masquait souvent un désir de contrôle, de prise en charge, dans l'espoir de me sentir aimée. J'ai eu besoin de me réajuster en me réappropriant mon pouvoir et en laissant aux autres la liberté de vivre leur vie consciemment ou non...

Mon aventure m'a amenée à harmoniser mes besoins physiques, psychiques, émotionnels et spirituels pour atteindre mon équilibre et respirer le bonheur. En continuant d'approfondir ma vie et en étant calme, complète, conciliante et constante, je manifeste dans mon quotidien la confiance, le respect et la vérité ; toutes des valeurs si importantes pour moi. Je me libère de mes enfermements pour vivre mon bonheur dans l'amour, la sagesse et la liberté.

J'ai d'abord eu besoin d'être éclairée pour me reconnecter à ma propre conscience lumineuse, sentir profondément l'amour qui m'habite, retrouver ma liberté d'être et exprimer sincèrement qui Je Suis afin de devenir l'architecte de ma vie. *L'œuvre au rouge* est une phase d'innovation dans mes réalisations personnelles. Une fois réunifiée et harmonisée, je peux agir sur ma vie en concordance avec mon Être. En osant faire les choses autrement, je me suis non seulement reconstruite, j'ai pu me réinventer en transmutant mes tempéraments, attitudes et comportements résistants à l'épanouissement.

Les trois phases du grand Œuvre alchimique que sont *l'œuvre au noir, l'œuvre au blanc* et *l'œuvre au rouge* se sont vécues en moi dans une cohérence désordonnée et ont abouti à un résultat inattendu, mais tout à fait magnifique comme une œuvre d'art. En me rapprochant de ce que Je Suis profondément, j'ai touché au bonheur véritable. Celui de ne rien désirer pour moi-même si ce n'est que de faire évoluer la conscience planétaire et d'élever l'énergie vibratoire de ce qui vit en moi et autour de moi dans l'unité et la sincérité.

Ce n'est pas l'aboutissement d'une quête mais le début d'une nouvelle façon de vivre où je ne laisserai plus l'agitation de mon mental analytique me guider mais l'immobilité de mon ressenti sincère s'incarner avec attention dans mon corps et ma vie. Je souhaite de tout cœur manifester la perfection que je choisis de créer, tout en appréciant chaque parcelle lumineuse d'instant de vie.

Je souhaite avoir la force consciente de me voir avec sincérité, la sensibilité pour ressentir ma vérité, la créativité pour m'adapter à la réalité et la persévérance de poursuivre ma réalisation en beauté.

Ainsi soit-il pour nous tous !

C'est avec un grand respect envers la démarche, les épreuves et les choix de chacun que je vous ai témoigné de mon expérience d'un voyage initiatique. Maintenant, j'aimerais vous inviter à vous exprimer en me partageant vos expériences, en me posant vos questions et en me faisant part de vos commentaires sur la page Facebook de la Quête du Bonheur. C'est avec un grand plaisir que je vais vous lire et répondre personnellement à chacun et chacune d'entre vous.

Sincèrement,

*Brigitte*

# BIBLIOGRAPHIE

BAILEY, Alice Ann. *De Bethléem au Calvaire. Les initiations de Jésus.* Ed. Association Lucis Trust, Genève, 1974.

BÉRIAULT, Marc. *Cours de Tarot pour débutants. Notes de cours*, Montréal, 1992-2008, 57 pages.

BOLTE-TAYLOR, Jill. *Vidéo sur Internet*, Californie, Février 2008. http://www.dailymotion.com/video/x8agq2_jillbolte-taylor-soustitre.

BOWEN, Will. *21 jours sans se plaindre. Changez d'habitude, changez votre vie, changez le monde.* Les Éditions de l'Homme, Montréal, 2015.

BURENSTEINAS, Patrick. *De la matière à la Lumière. Pierre Philosophale, modèle du monde*, France, Le Mercure Dauphinois, 2008.

Site Internet, http://www.orifaber.fr/patrick-burensteinas

______________________ . *La Trame; Se soigner par l'énergie du monde*, France, Le Mercure Dauphinois, France, 2006.

______________________ . *Les Éléments, première partie janvier 2010 – You Tube, https://www.youtube.com/watch?v=9fWgVuSPpFw*

COLLEUIL, Georges. *Tarot l'Enchanteur. Une nouvelle vision du Tarot de Marseille,* Arkhana vox Éditeur, 1999.

_________________ . *Tarot ; La Fontaine Intérieure. Le Référentiel de Naissance-tarot. Méthode de thérapie et de croissance personnelle*, Arkhana vox Éditeur, 2000.

CRÈVECOEUR, Jean-Jacques. *Relations et jeux de pouvoir. Comprendre, repérer et désamorcer les jeux de pouvoir par la DYNARSYS,* Équinox 21 Éditeur, 1999.

DAS, Surya. *Contes Tibétains,* Le Courrier du Livre, 1999.

DRAPEAU, Brigitte. *Passion souffrance. Passion jouissance*, La revue Cheminement. Thématique: L'Être dans ses passions, Éditions Montréal, Volume 12, numéro 1, Septembre-octobre 2008. Pages 7 et 9.

DR LEN, Ihaleakala Hew. *Ho'oponopono, un outil thérapeutique hors du commun,* http://www.cecilecaccamo.com/hooponopono-un-outil-therapeutique-hors-du-commun

GAUTHIER, France ; LESSARD, Pierre. *Le Maître en soi,* Éditions La Semaine, 2007.

GRAY, John. *Comment obtenir ce que nous désirons et apprécier ce que nous possédons,* J'ai lu - Bien-être/Psychologie no 7253, 2000.

HARVEY, Suzanne. *Bien dans sa vie. Comment se libérer de ce qu'on n'est pas,* Les Éditions Logiques, 2008.

JUNG, Carl Gustav. *L'homme et ses symboles.* Robert Laffont Éditeur, 1964.

LABONTÉ, Marie Lise. *Au cœur de notre corps. Se libérer de nos cuirasses*, Montréal, Les Éditions de l'Homme, 2000.

__________________. *Mouvements d'éveil corporel – Naître à son corps, Méthode de libération des cuirasses MLC©*, Montréal, Les Éditions de l'Homme, 2004.

LABORIT, Henri. *Éloge de la fuite,* Édition Robert Laffont, 1976.

LENOIR, Frédéric. *L'Âme du monde,* Paris, Nil Éditions, 2012.

LESSARD, Pierre. *Manifester ses pouvoirs spirituels. Vivre en équilibre dans un monde en mutation,* Ariane Éditions Inc., 2009.

MASLOW, Abraham. *Devenir le meilleur de soi. Besoins fondamentaux, motivation et personnalité*, Éditions Evrolles, 2008.

MELCHIZEDEK, Drunvalo. *Vivre dans le cœur. Comment entrer dans l'espace sacré du cœur*, Ariane Éditeur, 2004.

ODOUL, Michel. *Dis-moi où tu as mal, je te dirai pourquoi. Les cris du corps sont des messages de l'âme,* Éditions France Loisirs autorisation des Éditions Albin Michel, 2002.

RICHO, David. *Les cinq choses qu'on ne peut pas changer dans la vie,* Payot, 2010.

SARTRE, Jean-Paul. *La transcendance de l'Ego - Esquisse d'une description phénoménologique*, Librairie Philosophique J. Vrin, 1992.

SATPREM. *L'Agenda de Mère 1951-1973*, Série de 13 volumes, Institut de Recherches Évolutives, Paris.

SINGER, Christiane. *Éloge du mariage, de l'engagement et autres folies,* Éditions Albin Michel, 2000.

STERNBERG, Robert. *Théorie de l'amour*, Site Internet,

http://reseauuniversel.over-blog.com/article-la-theorie-de-l-amour-selon-sternberg-70636148.html

TOLLE, Eckhart. *Nouvelle Terre. L'avènement de la conscience humaine,* Ariane Éditeur, 2005.

WALSCH, Neale Donald. *Conversations avec Dieu. Un dialogue hors du commun,* Ariane Éditions Inc., 1997.

WIRTH, Oswald. *Tarot. Le seul jeu original d'Oswald Wirth*, Suisse, Imprimé par AG Muller & Cie, Copyright 1976 par Stuart R. Kaplan, 78 cartes.

# TABLE DES MATIÈRES

FSC
www.fsc.org
MIX
Papier | Fördert
gute Waldnutzung
FSC® C083411

Kolibri 360 GmbH
Ferdinand-Jühlke-Straße 7
99095 Erfurt, Deutschland
produktsicherheit@kolibri360.de

Druck:
CPI Druckdienstleistungen GmbH
im Auftrag der
Kolibri 360 GmbH
Ferdinand-Jühlke-Str. 7
99095 Erfurt

# EU Digital Law in the AI Era

Tatiana-Eleni Synodinou
Philippe Jougleux • Christiana Markou
Thalia Prastitou Merdi
Editors

# EU Digital Law in the AI Era

Springer

*Editors*
Tatiana-Eleni Synodinou
Law Department
University of Cyprus
Nicosia, Cyprus

Philippe Jougleux
School of Law
European University Cyprus
Nicosia, Cyprus

Christiana Markou
School of Law
European University Cyprus
Nicosia, Cyprus

Thalia Prastitou Merdi
School of Law
European University Cyprus
Nicosia, Cyprus

ISBN 978-3-031-96742-9 ISBN 978-3-031-96743-6 (eBook)
https://doi.org/10.1007/978-3-031-96743-6



This Springer imprint is published by the registered company Springer Nature Switzerland AG
The registered company address is: Gewerbestrasse 11, 6330 Cham, Switzerland

# Contents

# Introduction

**Philippe Jougleux, Eleni-Tatiani Synodinou, Christiana Markou, and Thalia Prastitou Merdi**

The legal framework surrounding digital transformation has, in its relatively short history, already undergone profound shifts. Disruptive technologies have steadily emerged since the 1980s, starting with the rise of software as a foundational architecture of a rapidly evolving digital economy. This technological momentum gained further traction with the popularization of the internet in the 1990s, which drastically altered social, commercial, and legal landscapes worldwide. The turn of the century brought social media, which reshaped social dynamics and introduced a new level of complexity to issues of privacy, information dissemination, and freedom of expression.

Subsequent advancements such as peer-to-peer technology, the Internet of Things (IoT), and blockchain further challenged the delicate balance of legal interests among the diverse stakeholders of the digital ecosystem. These innovations not only broadened the scope of digital interactions but also intensified the need for adaptable legal responses to accommodate evolving relationships between users, service providers, and regulatory bodies.

While each new wave of technology introduced distinct legal dilemmas, they often compounded existing ones, highlighting enduring tensions between innovation and regulation. In recent years, however, an unprecedented element has been added to this ongoing narrative: the advent of a new generation of Artificial Intelligence (AI). Unlike previous technological shifts, AI has brought a deeply transformative force that has prompted a digital revolution with sweeping legal implications. This

P. Jougleux (✉) · C. Markou · T. Prastitou Merdi
School of Law, European University Cyprus, Nicosia, Cyprus
e-mail: p.jougleux@euc.ac.cy; c.markou@euc.ac.cy; t.prastitou@euc.ac.cy

Eleni-Tatiani Synodinou
Law Department, University of Cyprus, Nicosia, Cyprus
e-mail: synodinou.eleni-tatiani@ucy.ac.cy


T.-E. Synodinou et al. (eds.), *EU Digital Law in the AI Era*,
https://doi.org/10.1007/978-3-031-96743-6_1

revolution demands an exploration of uncharted legal questions, from algorithmic accountability and bias to liability in autonomous decision-making and the ethical use of machine learning in public and private sectors.

As we move forward, the digital law landscape will continue to evolve, compelling lawmakers, scholars, and practitioners to address complex questions: How should law accommodate and shape the influence of AI? What frameworks can protect individual rights while fostering innovation? This collective work, written by various experts in European digital law, provided a comprehensive horizontal analysis of various legal challenges presented by digital transformation and the critical role law canplay in navigating through the uncertainties of the digital age.

Chapter, entitled "The AI Liability Puzzle: Rethinking Defective Product Liability for AI", by Teresa Rodríguez de las Heras Ballell, discusses the transformative implications of Artificial Intelligence across various sectors. While AI promises numerous benefits, its widespread application also introduces risks, unintended consequences, and complex legal challenges. This chapter examines whether traditional liability frameworks are equipped to address the damages caused by AI and explores potential policy options to bridge any identified gaps. Through an analysis of recent European Union legislative proposals, including revisions to the Product Liability Directive, Rodríguez de las Heras Ballell highlights the importance of adapting liability rules to effectively address the unique challenges AI presents, thus contributing to a comprehensive strategy for resolving the "AI Liability" Puzzle.

Chapter, "Regulating Algorithmic Management of Work at EU Level: The Adequacy of the Platform Work Directive and the AI Act", by Stamatina Yannakourou, explores the implications of the European Commission's adoption of two groundbreaking legislative measures in 2024: the Platform Work Directive (PWD) and the Artificial Intelligence Act (AI Act). These legal initiatives aim to address the challenges posed by algorithmic management in both gig and traditional economies, particularly its impact on fundamental worker rights such as dignity, privacy, equal treatment, and freedom of association. Yannakourou critically analyzes the strengths and limitations of these texts, contrasting their differing conceptual foundations—a rights-based approach versus a risk regulation framework. The chapter ultimately argues that the risk-based rationale weakens protections for workers, highlighting the necessity of supplementary rights-based legislation and civil recourse mechanisms to effectively address the use of AI in employment settings.

Chapter, "EU Digital Law in the Artificial Intelligence (AI) Era: Towards a New Privacy Maturity Methodology", by Kosmas Pipyros, addresses the challenges of implementing Data Protection Impact Assessments (DPIAs) under the GDPR, particularly the ambiguity surrounding the concept of "privacy risk." The chapter critiques existing guidelines and methodologies from Data Protection Authorities like CNIL and ICO for their lack of a comprehensive, step-by-step framework and proposes a novel Privacy Maturity Methodology (PMM). By integrating GDPR principles, best practices, and risk management techniques from information security, the PMM seeks to fill critical gaps, ensuring robust compliance and effective risk mitigation.The proposed methodology introduces a structured, multi-attribute approach to evaluating an organization's privacy maturity. This includes defining twelve privacy domains aligned with GDPR requirements, incorporating a five-tiered maturity model to assess compliance levels, and employing both qualitative and quantitative metrics. Chapter, "The Impact of AI on Data Protection: Evolution of Court of Justice of the European Union Case Law Regarding the General Data Protection Regulation (GDPR) in the Artificial Intelligence Era", by Athina Moraiti and Charalampos Stamelos, examines the intricate interplay between artificial intelligence and data protection within the framework of the GDPR. Although the GDPR does not explicitly reference AI, its principles of fair and transparent data processing apply to AI applications, creating unique compliance challenges. The chapter discusses the role of recent Court of Justice of the European Union (CJEU) case law in clarifying key issues, including the lawful bases for data processing, international data transfer requirements, and the responsibilities of data controllers and processors in the AI context.. This chapter highlights the evolving legal landscape, offering insights into how businesses and regulators can navigate the intersection of AI technologies and data privacy.

Chapter, "Building Transparent Smart Cities: Informational Self-Determination in Interconnected Ecosystems", by Apostolos Vorras, Vasileios Karkatzounis, and Lilian Mitrou, investigates the privacy challenges inherent in smart city ecosystems. These systems heavily rely on real-time data collection through signal-based sensors and other techniques to monitor citizen movements, enabling data-driven urban management. While these applications offer significant benefits for business and public administration, their seamless and often opaque operation raises concerns about individuals' ability to identify privacy risks and intrusive practices effectively. This chapter highlights issues such as the creation of behavior-based profiles through continuous tracking, which can lead to targeted advertising, discrimination, and security risks. Against the backdrop of European privacy regulations, the authors explore the principle of transparency as a key safeguard in smart cities. They emphasize the importance of ensuring that interconnected technologies, sensors, and databases uphold individuals' rights to informational self-determination, thus balancing urban innovation with privacy protection.

Chapter, "The EU Right of Communication to the Public Against Creativity in the Digital World: A Conflict at the Crossroads?", by Zoi Krokida, explores the tension between copyright enforcement and fostering online creativity within the EU's legal framework. The chapter focuses on the application of the right of communication to the public, particularly in the context of linking activities and the regulation of online platforms. Krokida critically examines how this right has been interpreted and identifies inconsistencies that may hinder creative expression in the digital realm. She argues for a more balanced and narrowly tailored interpretation of the right, ensuring that the fundamental rights of all parties involved are respected. This approach aims to reconcile the protection of intellectual property with the promotion of innovation and creativity online.

Chapter, titled "IP Protection for AI-Generated Content in the "Post-AI Act" Era", by Eleni Tzoulia, addresses the implications of the AI Act on generative AI and its treatment under intellectual property law. The chapter examines how the EU currently classifies AI-generated content as a copyright-ineligible private asset and evaluates the targeted measures introduced to address related challenges.The authoridentifies inconsistencies in the proprietary status of AI-generated content under existing law and argues for the creation of a sui generis intellectual property right to bridge the gaps. She outlines the potential scope of such a right, including its personal, material, and territorial dimensions, as well as its term of protection. Drawing inspiration from Article 15 of Directive (EU) 2019/790, the proposed framework seeks to balance innovation with the need for legal clarity in a rapidly evolving technological landscape.

Chapter, entitled "Data as Remuneration in Digital Copyright Licensing: Some Reflections on the Concept of 'Appropriate and Proportionate Remuneration' Under Art. 18 EU Directive 2019/790 in the Data Era", by Theodoros Chiou, explores the economic value of data as a commodity in the digital economy. It examines the possibility of data serving as a legally valid form of author remuneration within the framework of EU copyright law, particularly in licensing agreements.Focusing on the "principle of appropriate and proportionate remuneration" established under Article 18 of Directive 2019/790, Chiou provides an overview of its parameters before assessing whether non-monetary forms of remuneration, such as data, can meet the directive's requirements. This chapter evaluates the conditions under which data could be considered suitable and proportionate compensation for authors, contributing to the broader discourse on the role of data in the evolving digital copyright landscape.

Chapter, "Vulnerable Consumers in the Digital Era: How the UCTD Can Evolve to Combat Tech Exploitation?", by Mateja Durovic and Matthew Dacoronias-Marina, examines the adequacy of the EU's Unfair Contract Terms Directive (UCTD) in addressing challenges posed by the digital economy, particularly concerning vulnerable consumers like minors. The chapter contrasts the UCTD with other EU consumer protection frameworks, including the Digital Markets Act and the General Data Protection Regulation, highlighting their respective strengths and weaknesses.Focusing on high-profile cases involving tech giants such as TikTok, Meta, and X, the authors analyze issues such as unfair contract terms, targeted advertising exploiting minors' vulnerabilities, and data privacy violations. By critiquing TikTok's terms and privacy policies and exploring its responses to legal challenges, the chapter underscores gaps in the current legal framework.To address these challenges, the authors propose reforms to the UCTD, including upgrading the indicative list of unfair terms to a binding blacklist, introducing a grey list for terms requiring scrutiny, enhancing transparency through improved presentation, and implementing a personalized tiered disclosure system.

Chapter, "Consumer Protection in the AI Era: A First Reading of the Proposal for the AI Liability Directive", by Eleftheria Papadimitriou, examines the European Commission's Artificial Intelligence Liability Directive (AILD) and its role in addressing non-contractual civil liability issues arising from AI systems. Complementing the AI Act and the revised Product Liability Directive, the AILD seeks to harmonize liability rules across EU member states, targeting legal uncertainty and fragmentation. Two primary mechanisms, the presumption of non-compliance and the rebuttable presumption of causality, aim to ease the evidentiary burden on claimants in cases involving AI-caused damage. Papadimitriou explores these mechanisms, critiquing their application scope and highlighting challenges posed by the complexity and opacity of AI systems, particularly regarding high-risk and non-high-risk classifications.From a consumer protection perspective, the AILD raises concerns about the limited application of its mechanisms to high-risk AI systems and the absence of clear definitions for essential concepts like "fault" and "damage." These gaps could result in legal fragmentation and uneven protection across EU jurisdictions. Papadimitriou argues that consumers may struggle to meet evidentiary requirements and concludes that the ambiguities of the AILD need to be addressed to ensure effectiveconsumer protection in the AI era.

Chapter, "Lawful Interception of Communications, Serious Crimes and the EU Law", by Philippe Jougleux, explores the legal framework governing lawful interceptions by law enforcement agencies (LEAs) in the European Union. The chapter chapter outlines the democratic safeguards integral to this regime, which is positioned as an exception to the principle of confidentiality in electronic communications. More specifically, Jougleux examines the challenges of lawful interception in the digital age, identifying both practical and theoretical vulnerabilities, particularly the legal ambiguities surrounding advanced cryptographic circumvention tools used by LEAs. The chapter also scrutinizes the evolving concept of "serious offences" as a safeguard, arguing that it is fundamentally flawed. As an alternative, Jougleux advocates for enhanced transparency measures, such as generalized disclosure of intercepted data upon conclusion, to reinforce democratic accountability and safeguard individual rights.

In Chapter, entitled "e-Evidence Regulation: a contemporary Trojan Horse in Criminal Proceedings?", Vagia Polyzoidou delves into the groundbreaking e-Evidence package, comprising Regulation (EU) 2023/1543 and Directive (EU) 2023/1544, which will come into force in August 2026. This new regulatory framework represents a significant advancement in the realm of cross-border access to electronic evidence in criminal proceedings. The authorexplores the key components of this framework, examining the motivations behind its creation and the necessity for these new mechanisms. The chapter also provides an overview of the extensive process that culminated in the current legal framework, which is rooted in International Judicial Cooperation and Mutual Legal Assistance. Additionally, the innovative concept of Mutual Trust, reimagined through direct cooperation between private entities, such as Internet Service Providers (ISPs), and third-party states is discussed. Furthermore, this chapter raises important questions about the compatibility and coherence of the new "Absolute Mutual Trust" system with fundamental EU principles and human rights. These concerns are particularly relevant in the context of European Criminal Law, focusing on legal interests at stake, and Procedural Criminal Law, emphasizing the right to a fair trial and effective remedies.

The final chapter, Chapter, by Yianna Danidou entitled "ChatGPT, a Life-Changing Phenomenon with Cyber-Security Implications", delves into the dual nature of large language models (LLMs) like ChatGPT, which offer groundbreaking applications but pose significant cybersecurity risks. By examining crimes facilitated by and targeting LLMs, the chapter highlights vulnerabilities and the potential exploitation of these technologies. Danidou critiques the EU's AI Act and the Directive on liability for defective products, arguing that the rules as they currently stand inadequately address the unique challenges posed by generative AI. She calls for nuanced legal adaptations to ensure the responsible deployment of AI while mitigating cybersecurity threats and safeguarding public trust in these transformative tools.

In conclusion, as we navigate the complex landscape of digital transformation, this collective work serves as both a compass and a map for legal professionals, policymakers, and scholars. The challenges posed by the new disruptive digital technologies are unprecedented, but so too are the opportunities for creating more equitable, efficient, and innovative legal frameworks.

The convergence of AI, IoT, blockchain, and other emerging technologies demands a fundamental rethinking of traditional legal concepts and principles. Our contributors demonstrate that while the European Union has taken significant steps toward addressing these challenges through initiatives like the AI Act, the Digital Services Act, and the Digital Markets Act, much work remains to be done.

The future of digital law will require continued collaboration between legal experts, technologists, and policymakers. It will demand frameworks that are both robust enough to protect fundamental rights and flexible enough to accommodate rapid technological change. Most importantly, it will require us to maintain a delicate balance between innovation and regulation, between progress and protection, between the promise of technology and the preservation of human dignity.

This volume represents not just a collection of academic analyses, but a roadmap for navigating the digital future. Through these diverse perspectives and detailed examinations, we hope to contribute to the ongoing dialogue about how law can shape and be shaped by the digital revolution, ensuring that technological progress serves the broader interests of society while protecting individual rights and freedoms.

# The AI Liability Puzzle: Rethinking Defective Product Liability for AI

**Teresa Rodríguez-de-las-Heras Ballell**

**Abstract** The impetus of AI is revealing numerous, incredibly diverse, and cross-sector applications. The benefits associated with the use of AI and expected from their systematic and extensive application are multiple, extremely promising, and to a certain extent overwhelmingly positive. Nevertheless, the expansive and growing use of AI in our society can also be a source of new risks, lead to undesired outcomes and unintended consequences, or raise legal concerns and social challenges of many different kinds. In the face of such potentially negative effects, the fundamental question is whether traditional legal regimes are equipped to manage the risks and effectively resolve the conflicts arising from these situations in complex technological environments. The adequacy and completeness of civil liability regimes in the face of technological challenges have an extraordinary societal relevance. Should the liability system reveal insufficiencies, flaws and gaps in dealing with damages caused by AI, in particular, victims can remain uncompensated or, at least, only partly compensated. The social impact of a potential inadequacy of existing legal regimes to address new risks created by AI might then compromise the expected benefits. This Chapter discusses first the inadequacies detected in the existing civil liability regimes in the face of AI to explore the different policy options to consider with the aim of accommodating the liability system to scenarios of damages caused by, or with the intervention of, AI systems. Subsequently, the Chapter analyses the European Union's response to the AI liability challenges with the adoption of two legislative proposals to accommodate product liability rules as well as some civil liability ones to damages caused by, or with the intervention of, AI systems (the latter was finally withdrawn in 2025). The Chapter focuses on the finally adopted revision of the Product Liability Directive, identifying the main challenges,

T. Rodríguez-de-las-Heras Ballell (✉)
Catedrática de Derecho Mercantil/Full Professor of Commercial Law, Departamento de Derecho Privado, Universidad Carlos III de Madrid, Madrid, Spain

Private Law Department, University Carlos III of Madrid, Madrid, Spain
e-mail: tla@der-pr.uc3m.es



T.-E. Synodinou et al. (eds.), *EU Digital Law in the AI Era*,
https://doi.org/10.1007/978-3-031-96743-6_2

and exploring the primary solutions, and elaborates on the idea that the revised rules play a key role in the policy strategy to resolve the AI Liability puzzle.

## 1 Setting the Scene: A Risk-Based Regulatory Response to AI

The incorporation of Artificial Intelligence (hereinafter, AI) systems in a growing number of increasingly diverse socioeconomic activities, for performance of tasks, execution of actions, automation of processes, fulfilment of obligations, interaction with people, content generation of any kind, and even negotiation, conclusion and execution of contracts, in addition to bringing innumerable advantages, adds a new source of risk.

In fact, the exponential development of AI and, in particular, its irruption into the market with astonishing decision-making capabilities and an impressive content-generation potential have been accompanied by a growing and, sometimes alarming, perception of risks[1] that has marked the regulatory debate, the public opinion and the societal acceptance of its advances. Social[2] and ethical[3] considerations, concerns about discrimination and biases, risks arising from lack of transparency or poor explainability, the impact on sustainability,[4] its role in triggering, or aggravating, a labour market crisis,[5] or even the danger for democratic values, have captured media, scientific[6] and societal attention and aroused the interest of regulators and

[1] World Economic Forum (2018) Fourth Industrial Revolution for the Earth Series Harnessing Artificial Intelligence for the Earth, World Economic Forum. The risks of "unguided" AI fall into six categories: *performance risks, security risks, control risks, ethical risks, economic risks, societal risks.*

[2] Bonnefon et al. (2016), pp. 1573–1576.

[3] Floridi et al. (2021), pp. 19–39.

[4] Strubell, E, Ganesh, A, Mccallum, A (2019) Energy and Policy Considerations for Deep Learning in NLP. ArXiv:1906.02243. Some examples compared to other sectors illustrate the magnitude. It is estimated that the training process of a single deep learning and natural language model can generate approximately the equivalent carbon dioxide emissions of 5 cars over its entire lifecycle of use. Google's AlphaGo Zero generated 96 tonnes of CO2 during 40 days of training, equivalent to 1000 hours of air travel. Jones (2018), pp. 163–216; Van Wynnnsberghe (2021), pp. 213–218, https://doi.org/10.1007/s43681-021-00043-6.

[5] OECD (2023) OECD Employment Outlook 2023: Artificial Intelligence and the Labour Market; Nagano, A (2018) Economic growth and automation risks in developing countries due to the transition toward digital modernity. In: Proc. 11th International Conference on Theory and Practice of Electronic Governance-ICEGOV '18, 2018, https://doi.org/10.1145/3209415.3209442.

[6] Woodrow and Pagallo (2020) and Scholz et al. (2018), pp. 2001–2049. https://doi.org/10.3390/su10062001.

legislators, and global actors.[7] Prominently, the European Union (hereinafter, EU) is playing a leading role in establishing a regulatory framework for the use of AI.

The emergence of new risks or the aggravation of others represents the first facet of risk deriving from massively incorporating AI solutions and systems into economic activity, and social life. Thus, with a risk-mitigating goal, the regulatory framework for AI sets certain limits for its use, imposes requirements or establishes duties along the AI value chain on the basis of the specific use, or purpose (intolerable risks, high-risk, and minimum risk AI applications). This is essentially the regulatory model adopted by the EU in its landmark Regulation establishing a risk-based legal framework for AI uses (hereinafter, AI Act).[8]

Alongside the regulatory response that has been crystallised in the adoption of the AI Act, the EU has paid particular attention to the adequacy and sufficiency of liability systems to confront AI damages.[9] Indeed, promoting safe, reliable and high-quality AI in Europe had become one of the backbones of the EU Digital Strategy defined in the strategic package adopted on 19 February 2020. The White

---

[7] OECD (2019) Recommendation of the Council on Artificial Intelligence, OECD/LEGAL/0449, adopted 22 May 2019 and amended 8 November 2023; Policy paper *The Bletchley Declaration by Countries Attending the AI Safety Summit, 1–2 November 2023.* Published 1 November 2023, https://www.gov.uk/government/publications/ai-safety-summit-2023-the-bletchley-declaration/the-bletchley-declaration-by-countries-attending-the-ai-safety-summit-1-2-november-2023.

The adoption in the United States of America of the *Executive Order on the Safe, Secure, and Trustworthy Development and Use of Artificial Intelligence,* 30 October 2023 - https://www.whitehouse.gov/briefing-room/presidential-actions/2023/10/30/executive-order-on-the-safe-secure-and-trustworthy-development-and-use-of-artificial-intelligence/.

[8] PE-CONS 24/24, 21 May 2024, Regulation of the European Parliament and of the Council laying down harmonised rules on artificial intelligence and amending Regulations (EC) No 300/2008, (EU) No 167/2013, (EU) No 168/2013, (EU) 2018/858, (EU) 2018/1139 and (EU) 2019/2144 and Directives 2014/90/EU, (EU) 2016/797 and (EU) 2020/1828 (Artificial Intelligence Act).

[9] *Expert Group on Liability and New Technologies*, Published in the register of expert groups on 9 March 2018—https://ec.europa.eu/transparency/expert-groups-register/screen/expert-groups/consult?lang=en&do=groupDetail.groupDetail&groupID=3592. The expert group's mission was to "provide the Commission with expertise on the applicability of the Product Liability Directive to traditional products, new technologies and new societal challenges (Product Liability Directive formation) and assist the Commission in developing principles that can serve as guidelines for possible adaptations of applicable laws at EU and national level relating to new technologies (New Technologies formation)". The author of this Chapter, Teresa Rodríguez de las Heras Ballell, was member of the Expert Group, as an individual expert appointed in her personal capacity. All the views expressed in this Chapter are the personal ones of the author and do not necessarily represent neither the opinions of the Expert Group as a whole or its members, not the view of the Commission.

Paper on AI[10] and the Report on the safety and liability implications of AI, IoT and Robotics[11] defined the coordinates for the Europe's digital future.[12]

Against this background and to such an end, the publication of two proposals of Directives on 28 September 2022 was the EU response to the findings of this ambitious initiative[13] aimed to assess the adequacy of liability rules in the digital age and adapt them, where necessary, to the challenges of emerging, transformative and disruptive digital technologies, in particular AI systems. These two proposals are the result of a process of testing the adaptability of liability rules to damage caused by AI systems, identifying gaps and inadequate solutions, calibrating existing legal rules to respond to the distinctive features of second-generation[14] technologies and weighing up possible legislative policy options.

Thus, the Proposal for a Directive on the adaptation of non-contractual fault-based liability rules to artificial intelligence[15] (AILD) and the Proposal for a revision of the Directive of the European Parliament and of the Council on liability for defective products[16] (revPLD) were key pieces in the legislative review effort to

---

[10] White Paper on *Artificial Intelligence -A European approach to excellence and trust*, COM(2020) 65 final, Brussels, 19.2.2020.

[11] Report from the Commission to the European Parliament, the Council and the European Economic and Social Committee, *Report on the safety and liability implications of Artificial Intelligence, the Internet of Things and robotics*, COM(2020) 64 final, Brussels, 19.2.2020.

[12] Communication from the Commission to the European Parliament, the Council, the European Economic and Social Committee and the Committee of the Regions. *Shaping Europe's Digital Future.* COM/2020/67 final, Brussels, 19.2.2020.

[13] Communication from the Commission to the European Parliament, the European Council, the Council, the European Economic and Social Committee and the Committee of the Regions, *Artificial Intelligence for Europe, COM*(2018) 237 final; Commission Staff Working Document, *Liability for emerging digital technologies* - Accompanying the document Communication from the Commission to the European Parliament, the European Council, the Council, the European Economic and Social Committee and the Committee of the Regions, *Artificial Intelligence for Europe*, SWD(2018) 137 final; *Ethics Guidelines For Trustworthy AI* from the High-Level Expert Group on Artificial Intelligence, 8.4.2019; White Paper on Artificial Intelligence - *A European approach to excellence and trust, COM(2020) 65* final, Brussels, 19.2.2020; Report from the Commission to the European Parliament, the Council and the European Economic and Social Committee, *Report on the implications of artificial intelligence, the Internet of Things and robotics for security and liability,* COM(2020) 64 final, Brussels, 19.2.2020; Communication from the Commission to the European Parliament, the Council, the European Economic and Social Committee and the Committee of the Regions, Shaping Europe's digital future, COM(2020) 67 final, Brussels, 19.2.2020. The creation in 2018 of the *Expert Group on Responsibility and New Technologies,* divided into two formations: New Technologies Training and Product Liability Training. The New Technologies formation published its report in November 2019 *Report on Liability for Artificial Intelligence and other emerging technologies* (https://op.europa.eu/en/publication-detail/-/publication/1c5e30be-1197-11ea-8c1f-01aa75ed71a1/language-en).

[14] As defined and described by the author in previous publications. Rodríguez De Las Heras Ballell (2020a), pp. 381–421; Rodríguez De Las Heras Ballell (2020b), pp. 1223–1233; or Rodríguez De Las Heras Ballell (2020c), pp. 255–288.

[15] COM/2022/496 final.

[16] COM/2022/495 final.

shape a comprehensive and coherent liability regime for damages caused by AI systems.[17] While the AILD was finally withdrawn, as no agreement was reached on the final text, [18]the revPLD was approved by the European Parliament on 12 March 2024 and adopted 23 October 2024.[19]

All efforts to collate, evaluate and assess the adequacy and sufficiency of the existing rules in the facing of the new AI scenario start from a prior question: only to the extent that the IA systems prove to have structural, functional or operational characteristics that, firstly, are particularly distinctive and differential and, secondly, influence in some way or significantly affect the application, or the interpretation of the existing liability rules or the exercise of claims actions, a case for law reform is justified and advisable. That is, there is a problem to address and solve if the liability rules cannot produce an equivalent and equitable result in compensating the injured person when the damage has been caused by or with the intervention of AI systems. The response of the Union to this question crystallizd in the two legislative proposals. Thus, Part II is devoted to a critical review of the proposals of reform in the EU (AILD and revPLD), with a special focus on the revision of the product liability regime. The Chapter concludes in Part III with some final remarks on the central role of the revised Directive (revPLD) in the strategy to address and solve, with higher levels of European harmonisation, the liability challenge for damages caused by AI systems.

## 2 Policy Dilemmas and Policy Options

In devising a legislative response to AI liability, there are several policy dilemmas to face and untangle, and various policy options to explore and consider.

First, whether to opt for the formulation of specific liability rules for AI or to accommodate the general liability rules to the specificities of AI. Second, whether to defend a strict liability regime in case of damage caused by AI systems or to maintain and preserve a fault-based approach as the main, and by default, liability

[17] Rodríguez De Las Heras Ballell, T (2023) The revision of the product liability directive: a key piece in the artificial intelligence liability puzzle. ERA Forum. https://doi.org/10.1007/s12027-023-00751-y.

[18] In February 2025, the Commission presented its 2025 Work Programme, where the withdrawal of AI Liability Directive was announced, due to the lack of agreement on a final text. Nonetheless, the Commission reserved the right to assess whether to table another proposal or choose a different approach

[19] P9_TA(2024)0132. European Parliament legislative resolution of 12 March 2024 on the proposal for a directive of the European Parliament and of the Council on liability for defective products (COM(2022)0495—C9-0322/2022–2022/0302(COD)); and subsequently, and finally upon adoption, Directive (EU) 2024/2853 of the European Parliament and of the Council of 23 October 2024 on liability for defective products and repealing Council Directive 85/374/EEC (Text with EEA relevance) PE/7/2024/REV/1, OJ L, 2024/2853, 18.11.2024

model. Third, to decide on the level of legal uniformity and harmonisation to be achieved at European level for damage caused by AI systems.

Tracing the series of proposals along the legislative process reveals how these policy dilemmas have been confronted and solved.

The European Parliament Resolution on liability for the operation of artificial intelligence systems[20] of October 2020, which contained a set of recommendations for a Regulation of the European Parliament and of the Council on civil liability for damage caused by the operation of AI systems, represented a very ambitious position in terms of legislative harmonisation and a radical one to solve the three legislative policy dilemmas described above. It consisted of a proposal for a specific liability regime for AI on two levels (strict liability for high-risk systems and fault-based liability for non-high-risk systems) with a high potential for harmonisation at European level through the proposed adoption of a Regulation. This proposal did not take its course and has not led to any specific formulation by the Commission in the terms envisaged. Instead, the Commission proposed, using a substantially different approach, the tandem of proposals for a Directive published on 28 September 2022, aimed at revising product liability rules to accommodate "smart products" and (standalone) AI systems, on the one hand (revPLD), and to lighten the burden of proof in fault-based liability actions under national laws on damage caused by AI systems, on the other (AILD).

By departing from the Parliament's 2020 proposal, the Commission takes a clear, and to a certain extent diverging, position on the three policy dilemmas concerning the solution of the AI liability dilemma.

The Commission's approach is less drastic and much less forceful in proposing a specific approach to AI. Despite the revealing name of the proposed Directive - *the Directive on the adaptation of the rules on non-contractual civil liability to artificial intelligence (Artificial Intelligence Liability Directive)* - it was not in fact a Directive establishing liability rules for artificial intelligence. The objective and expected effect were more modest and certainly more pragmatic and realistic in legislative terms: to establish common rules on disclosure of evidence and burden of proof in non-contractual civil claims for damage caused by an AI system. The modesty of the proposal in the extent (a Directive instead of a Regulation) and the scope (exclusively rules on disclosure of evidence and burden of proof) was indeed imposed by the low level of harmonization in the EU on civil liability rules, that still remain largely national.

Interestingly, the proposed Directive bridged the gap between the AI Act[21] and national fault-based liability laws. While the AI Act, as a regulation, constitutes a

[20] Report with recommendations to the Commission on a civil liability regime for artificial intelligence (2020/2014(INL)), 5 October 2020, at https://www.europarl.europa.eu/doceo/document/A-9-2020-0178_EN.html.

[21] PE-CONS 24/24, 21 May 2024, Regulation of the European Parliament and of the Council laying down harmonised rules on artificial intelligence and amending Regulations (EC) No 300/2008, (EU) No 167/2013, (EU) No 168/2013, (EU) 2018/858, (EU) 2018/1139 and (EU) 2019/2144 and Directives 2014/90/EU, (EU) 2016/797 and (EU) 2020/1828 (Artificial Intelligence Act).

decisive attempt to achieve high harmonisation at EU level, the rules on fault-based tort liability are essentially national and thus hardly unified. While the AI Act is based on a regulatory approach, the AILD aims to close the "redress gap" revealed by the AI Act and to improve the application of regulatory requirements for high-risk AI systems by enhancing their role for the purposes of civil liability claims. In doing so, non-compliance with such requirements triggers the easing of the burden of proof, one of the identified weaknesses of the legacy liability regime that needs to be addressed, by establishing a number of rebuttable presumptions. Unlike Parliament's approach in the 2020 Resolution, the risk-based categorisation of the AI system does not lead to strict liability, but rather contributes to the rebuttable presumptions. The list-based approach adopted by Parliament's proposal in the 2020 Resolution to categorise high-risk AI systems was not necessarily linked to the AI Act, whereas the AILD consistently bridged the gap by relying on the risk categorisation of the AI Act.

As regards the dilemma at the level of harmonisation, the Commission, in its proposal of 2021[22] for an AI Act, renounces achieving maximum harmonisation with the adoption of a Regulation on liability rules. Instead, a complex scheme of interactions is devised between the AI Act, the proposed new Directives and national rules on fault-based liability for negligence. The Commission builds two bridges that create an interwoven framework of liability rules for AI systems, although not fully compact at EU level: a bridge between the AI Act and national fault liability rules; and a bridge of complementarity between the product liability regime and fault liability rules.

In this context, the revision of the PLD, that is the second component of the reform duet, plays a key role, with a harmonising potential that is likely to go beyond the traditional and formal effect of a Directive. By extending the scope of the PLD to include products enabled by AI systems and standalone AI systems, and by adapting some rules of the product liability regime to accommodate the characteristics of such AI systems, the harmonisation potential of the PLD is reinforced, extended and leveraged: although this implies proceeding by means of a directive, it is a directive with an express full harmonisation clause (Article 3 revPLD).[23]

The policy strategy adopted by the EU Commission to face the AI liability dilemmas crystallized in two main legislative actions. On the one hand, the profound revision of the product liability regime to accommodate the digital economy, in

---

[22] Proposal for a Regulation of the European Parliament and of the Council laying down harmonised rules on Artificial Intelligence (Artificial Intelligence Act) and amending certain Union Legislative Acts COM/2021/206 final.

[23] Article 3 revPLD sets out the level of harmonisation:

> Member States shall not maintain or introduce, in their national law, provisions diverging from those laid down in this Directive, including more stringent or less stringent provisions, to achieve a different level of protection for consumers and other natural persons, unless otherwise provided for in this Directive.

The explicit clarification that this instrument aims at full harmonisation in its scope of application is to be welcomed.

particular, the use of AI systems, and the circular economy.[24] The Commission proposal has been approved by the European Parliament on 12 March 2024, preceding the subsequent approval of the AI Act on 13 March 2024. And finally, the revPLD was adopted on 30 October 2024 and published on 18 November 2024, while the AI Act had been adopted on 13 June 2024 and published on 12 July 2024. Thus, the EU legal framework for the AI is gaining scale and density. On the other hand, the more modest effort, forced by the EU-Member State competency distribution scheme on the matter, to reach a less ambitious level of harmonization and with less substantial, albeit still relevant and laudable, scope in those rules of national fault-based liability rules that are more bluntly impacted by the AI distinctive features: disclosure of evidence and burden of proof.

In this policy strategy of the EU, the revision of the PLD is a central piece and plays a very enticing role in the attempts to rethink current rules to the challenges of AI.

## 2.1 *Product Liability Rules Under Review: Limits and Opportunities*

In deciding to focus on the product liability rules[25] as the preferred route to face and address the challenges posed by AI to liability rules and to use the revision of the Directive as the most realistic way to harmonise AI liability as much as possible, a conceptual dilemma had to be unravelled. Extending the scope of the PLD to include AI systems implies broadening the concept of "product". How far can the concept of "product" be extended without denaturing it? How much strain can the product liability regime be put under to accommodate AI without altering its fundamentals and tenets?

The decision to subject the PLD to a revision by extending its scope was essentially endorsed by the harmonising potential that such a policy option could obtain. The PLD is highly accepted and applied by industry actors, courts, and public authorities. It is settled core of the EU acquis. In a way, by extending the PLD to cover AI systems rather than shifting the focus towards an alternative legislative initiative specific to AI (as the Parliament Resolution of 2020), the Commission is

[24] Recital 3 revPLD:

> Directive 85/374/EEC has been an effective and important instrument, but it would need to be revised in light of developments related to new technologies, including artificial intelligence (AI), new circular economy business models and new global supply chains, which have led to inconsistencies and legal uncertainty, in particular as regards the meaning of the term 'product'.

[25] Council Directive 85/374/EEC of 25.7.1985 on the approximation of the laws, regulations and administrative provisions of the Member States concerning liability for defective products, OJ L 210, 7.8.1985, pp. 29–33.

relying on a harmonising instrument already accepted by industry and widely adopted by national legislators. The revision of the PLD strengthens and broadens the scope of application of EU rules in a harmonised mandate that is already largely uncontested. Fault-based liability rules remains largely national, but Member States have already left the product liability regime to EU rules. Ensuring that this widely accepted model, both by legislators and industry, continues to work well in the digital age should be less contentious than recalibrating the EU-Member States equilibrium in the liability-specific competency landscape.

The decision to accommodate the PLD to AI systems and other challenges of the digital age could not have been achieved simply by an interpretation effort of existing provisions to force them to cover digital and smart products. Conceptual and practical hurdles had to be overcome. The market needed and expected explicit and clear solutions to ensure legal certainly and improve predictability. Hence, the revision of the PLD entails a process of terminological clarification (of terms such as "product" and "defective") and conceptual recognition of AI systems, as well as the addition of new rules and the incorporation of AI-specific considerations.

Therefore, the revision had to start from the core of the product liability system: the concept of product and the assessment of defectiveness.

Since its adoption in 1985,[26] the PLD has established a definition, for the purposes of the Directive, of a "product"[27] (definition slightly amended in 1999),[28] thereby determining its scope of application. The meaning and scope of this central concept of "product"[29] to cover future technological and market developments is decisive for assessing the versatility of the rules and the full achievement of long-term policy objectives. Moreover, the concept of "product"—its definition, judicial interpretation and application—permeates the entire product liability mechanism and determines, directly or indirectly, the meaning, scope and functioning of its other components (notions such as "defect", "producer" or "manufacturer", as well as issues such as defences and causation, in addition to the idea of placing a product on the market).

---

[26] Fairgrieve et al. (2016), pp. 17–108.

[27] Article 2 PLD:

> For the purposes of this Directive, "product" shall mean any movable property, with the exception of primary agricultural products and game, even if incorporated in other movable property or in immovable property. Primary agricultural products" means products of the soil, of stock farming and of fisheries, excluding products which have undergone primary processing. "Product' includes electricity.

[28] Directive 1999/34/EC of the European Parliament and of the Council of 10.5.1999 amending Council Directive 85/374/EEC on the approximation of the laws, regulations and administrative provisions of the Member States concerning liability for defective products, OJ L 141, 4.6.1999, p. 20–21. The amendment consisted in deleting the exclusion of primary agricultural products and hunting. Subsequently, the scope was explicitly extended by amending the definition in 1999.

[29] For the purposes of this Directive, "'product' means any movable property, even if it is incorporated into other movable property or into immovable property. The term 'product' includes electricity".

The challenges posed by technological progress and market developments therefore challenge the core conceptual element of the product liability system, but also extend over other elements of the system. The emergence and increasing market penetration of AI-enabled goods, smart products and AI systems are timely catalysts for a profound reflection on the revision (or re-reading) of the PLD through digital lenses. Smart products go beyond the practical and conceptual perimeters of the classical concept of "products" as they were traditionally conceived, devised and constructed in 1985,[30] and even expanded and updated in subsequent years. This inherent limitation of the conceptualization of "product" is despite the clear aspiration of the PLD to produce adaptable standards, and that it because the PLD transpired a rather recognisable industrial and post-industrial flavour.

AI-enabled products and AI systems embody distinctive and differential characteristics[31] (opacity, vulnerability, data-dependency, complexity, autonomy, openness) that have the potential to impact on traditional liability rules. The advent and widespread proliferation of smart products in modern life means that "products" have been transformed into complex ecosystems of interconnected data-driven AI-enabled devices. Indeed, modern economies produce, depend upon and rely on "open products" (more specifically, "open product ecosystems") that interact with the environment, grow as new devices and components are added, evolve as they are upgraded and improved, and constitute an indistinguishable fusion of services and products. The question that arises is whether the product liability regime can cover an AI system as a "product", without distorting the rationale of the latter concept and without denaturing its essence.

## *2.2 Conceptualizing Product and Component in the Era of AI*

The stylised definition of "product" in its original wording (Article 2 PLD) covers all movable property, including property incorporated in, affixed to or associated with other movable or immovable property. It is a broad and malleable definition that effectively covers the diverse typology of products derived from industry and market innovation. It is indeed comprehensive and reasonably future-proof, but it is still somewhat constrained by an underlying industrial logic. Thus, smart products, AI systems and even software—whose coverage by the initial definition was amply discussed and lacked consensus—[32] call into question not only the concept of "prod-

[30] European Law Institute, Guiding Principles for Updating the Product Liability Directive for the Digital Age (ELI Innovation Paper Series, 2021) https://www.europeanlawinstitute.eu/fileadmin/user_upload/p_eli/Publications/ELI_Guiding_Principles_for_Updating_the_PLD_for_the_Digital_Age.pdf.

[31] As described in Rodríguez De Las Heras Ballell (2020b), pp. 1223–1233.

[32] Whether the definition was intended to cover incorporeal products like software or not was lively debated and there was no agreement among scholar (Howells et al. 2017, pp. 189–190). However, the European Commission had expressed its opinion that software was actually covered by the

uct" itself in the PLD, but also and fundamentally the distinction between products and services,[33] between assets and data[34] and between objects and subjects in the modern economy, and thus, in the formulation and application of legal rules as well. This is precisely why smart products invite a bold revision of the conceptual basis and policy vectors underpinning the PLD.

AI-enabled products challenge the legacy system of product liability because they blur the line between products and services,[35] blur the contours of products as single units by transforming them into complex ecosystems, that evolve throughout their lifecycle by way of updating and upgrading, that are fed by data and interact with the environment as if they were, metaphorically, "*quasi-living* beings".[36] These are the disruptive aspects of AI-enabled products that perfectly capture the specific characteristics of AI systems—opacity, data-dependency, (levels of) autonomy, vulnerability, complexity, openness.[37]

Accordingly, the decision of the revised PLD to amend the definition of "product" and to explicitly include "software" therein[38] is crucial and to be welcomed.

---

PLD. Nonetheless, the question remained open and, therefore, the explicit clarification has significantly enhanced the interpretation of the legal regime. Howells et al. (2017), pp. 183–195.

[33] Hojnik (2017), pp. 63–84.

[34] The applicability of the Product Liability Directive to software has been the subject of intense and lengthy debate among scholars. Their reflections and views have been of great value for the purposes of this paper, although the main thesis is that smart products pose challenges that go beyond this fundamental and traditional debate. Gemignani (1980), p. 173; Green and Saidov (2007), pp. 161–181; Stapleton (1989), pp. 147–164; Weber (2012), pp. 469–486.

[35] Under the trend towards a "servitisation of the firm" - Vandermerwe and Rada (1998), pp. 314–324; Araujo and Spring (2006), pp. 797–805; Gadrey (2000), pp. 369–387; Hill (1999), pp. 426–446; Parry et al. (2011), pp. 19–29; Rathmell (1966), pp. 32–36.

The characterisation as goods or services is also of vital importance for legal purposes (taxation, consumer protection, conformity, liability). ECJ case law has addressed this distinction of relevance for various purposes of EU internal market legislation: Case 7/68, *Commission v. Italy* (Art), ECLI:EU:C:1968:46; Case C-2/90, *Commission v. Belgium* (Walloon waste), ECLI:EU:C:1992:310; Case 155/73, *Giuseppe Sacchi*, ECLI:EU:C:1974:40, paragraphs 6–7; Case 52/79, *Debauve*, ECLI:EU:C:1980:83; Case 6/64, *Flaminio Costa v ENEL, ECLI:EU:C*:1964:66; Case C-393/92, *Commune d'Almelo and Others v NV Energiebedrijf Ijsselmij*, ECLI:EU:C:1994:171; Case C-158/94, *Commission v Italy*, ECLI:EU:C:1997:500, paras 14–20; Case C-97/98, *Jägerskiöld*, ECLI:EU:C:1999:515.

[36] An idea had previously been developed to understand the particularities of software for the purposes of liability rules, as it interacts with the digital environment, is subject to user action and depends on updates and upgrades. The metaphor was then proposed that software acts as "*quasi* living beings". Rodríguez De Las Heras Ballell (2000), pp. 83–110.

[37] Commission Staff Working Document, *Responsibility for emerging digital technologies*. Accompanying this document is the Communication from the Commission to the European Parliament, the European Council, the Council, the European Economic and Social Committee and the Committee of the Regions, *Artificial Intelligence for Europe*, SWD (2018) 137 final.

[38] Art. 4(1) revPLD:

'product' means all movables, even if integrated into, or inter-connected with, another movable or an immovable; it includes electricity, digital manufacturing files, raw materials and software

But even more telling is the express clarification in the explanatory note (p. 5) of the first proposal of the Commission[39] and Recital 13 of the final revPLD[40] that AI systems and products based on AI are "products" for the purposes of the PLD.

Accordingly, providers of AI systems (according to the AI Act)[41] will be considered manufacturers. This strong drafting solution, by explicitly mentioning "software" in the definition of product, provides significant clarification, although, unfortunately, as with any drafting change, some uncertainties are alleviated while new ones are created. Thus, as the European Law Institute pointed out,[42] it remains unclear whether other digital content that may be functionally equivalent to software is included as a product despite not performing specific tasks on its own, as well as whether SaaS (software as a service) is also included or not, provided that from the victim's perspective no distinction in the marketing model (provided as a stand-alone product or under a subscription contract) is relevant when it comes to securing compensation. In the final version as approved by the Parliament on March 13, 2024, clarification in that sense has been added in the recitals,[43] confirming that, for the purposes of the PLD, software is a product irrespective of the mode of its supply or usage, including SaaS models.

Beyond the broadening of the meaning given to the concept of "product", the amended definition of "component" is certainly much more revolutionary and

---

[39] COM(2022) 495—Proposal for a directive of the European Parliament and of the Council on liability for defective products:

in respect of AI in particular, this proposal confirms that AI systems and AI-enabled goods are "products" and therefore fall within the PLD's scope, meaning that compensation is available when defective AI causes damage, without the injured person having to prove the manufacturer's fault, just like for any other product.

[40] Recital 13 revPLD:

Products in the digital age can be tangible or intangible. Software, such as operating systems, firmware, computer programs, applications or AI systems, is increasingly common on the market and plays an increasingly important role for product safety. Software is capable of being placed on the market as a standalone product or can subsequently be integrated into other products as a component, and it is capable of causing damage through its execution.

[41] Art.3 (3) AI Act:

'provider' means a natural or legal person, public authority, agency or other body that develops an AI system or a general-purpose AI model or that has an AI system or a general-purpose AI model developed and places it on the market or puts the AI system into service under its own name or trademark, whether for payment or free of charge.

[42] ELI comments on the European Commission's proposal for a revised Product Liability Directive, Koch et al. (2022), pp. 25–63.

[43] Recital 13 revPLD:

In the interest of legal certainty, it should be clarified in this Directive that software is a product for the purposes of applying no-fault liability, irrespective of the mode of its supply or usage, and therefore irrespective of whether the software is stored on a device, accessed through a communication network or cloud technologies, or supplied through a software-as-a-service model.

tempting. According to the revised text (Art. 4(4) revPLD), "component part" means any item, whether tangible or intangible, or raw material or any related service, that is integrated into, or inter-connected with, a product. This definition, along with the following definition of "related service" (Art. 4(3) revPLD)—"means a digital service that is integrated into, or inter-connected with, a product in such a way that its absence would prevent the product from performing one or more of its functions"—is full of elements that emerge from the AI-driven paradigm shift: interconnection, integration, performance and fulfilment of expected functions and, of course, related service. Thus, as in the definition of products with digital elements in the context of the consumer sales, this notion penetrates the PLD regime. Services are conquering the terrain of "products". And this conquest is visible, explicit, and revealing of the progressive dilution of conceptual boundaries.

The categorization of "related service" as a component for the purposes of product liability rules is also embodying the definitive irruption of smart products in the market and the necessary adaption of the traditional liability rules to the peculiar characteristics of such classes of products. While the revised product liability regime (as stresses in Recital 17 revPLD) persists in distinguishing products and services—perpetuating a common approach to other directives that differentiation between products and digital content—and excluding the latter from its scope of application, it cannot ignore how new products operate. The safety of smart products largely depends upon integrated, embedded or interconnected digital services as much as they do upon physical components. Therefore, such "related services" must be considered components for the purposes of product liability, otherwise the consistency of the liability rules would be undermined and the coherence of the regime would be fractured.

Once the then indelible line between products and services is, to a certain extent, erased, a constellation of scenarios opens up that required a rather subtle and case-by-case analysis. Thus, data supply services or monitoring services are covered by the modernized notion of "component" (such as the continuous supply of traffic data in a navigation system, or a temperature control service that monitors and regulates certain functions of a smart home system). More nuanced has to be the categorization of the general internet access services. In principle, these services are not "related services" as they are not under the manufacturer's control. Nevertheless, as explained in Recital 17 revPLD, should a product that relies on internet access services fail to maintain safety in case of loss of connectivity, the liability rules may find such product defective.

In addition, and as further explained below, another key element of the new logic underlying the revision appears is the idea of "manufacturer's control". This is a factor that helps the revised rules to recalibrate the scope of the manufacturer's liability in a market of evolving and learning (AI-based) products.

### 2.3 *Contextualizing Defectiveness in Inter-Connected, Learning, Evolving AI-Driven Products*

As a premise, complexity, opacity, increasing autonomy, openness, vulnerability and data dependence are hallmarks of AI-driven systems. They are present with varying intensity in the constellation of AI systems and AI-driven products. Indeed, complexity, opacity or autonomy are scale-dependent factors. The revision of the PLD has recognised these challenging features and addressed their impact on the existing rules with different solutions. In addition to the fundamental changes in the core material notions of the product liability regime (namely, product and component), as early explained, the pivotal concept of "defectiveness" does also need reconsideration.

The wording of Article 7 revPLD on defectiveness clearly shows that attention is paid to the specificities of smart products and AI systems. Defectiveness is defined in relation to *the safety that a person is entitled to expect or that is required by the aplicable law.* Thus, defectiveness is gauged against safety expectations. It is an objective assessment of the safety that the public at large is entitled to expected, on the basis of certain factors. The very special features of AI systems and AI-driven products does precisely impact on those factors to be taking into account in the assessment of the safety expectations.

The solution implemented in the revision of the PLD has been to extend the list of factors to be taken into account in the assessment of the defectiveness of a product and to include those more effectively acknowledging the distinctive and differential features of AI systems and smart products. The new factors included in the list significantly engross the previous wording of the former (shorter) Article 6 of the PLD[44] before the revision. The selected new factors transpire the distinctive features of AI. This is particularly revealing in, *inter alia,* (a) (...) the instructions for its assembly, installation, use and maintenance; (c) the effect on the product of any ability to continue to learn or acquire new features after it is placed on the market or put into service; (d) the effect on the product of other products that can reasonably be expected to be used together with the product, including by means of interconnection; or (f) relevant security requirements of the product, including security-relevant cybersecurity requirements.

---

[44] Former Article 6 PLD:

> 1. A product is defective when it does not provide the safety which a person is entitled to expect, taking all circumstances into account, including:
>
> (a) the presentation of the product;
> (b) the use to which it could reasonably be expected that the product would be put;
> (c) the time when the product was put into circulation.
>
> 2. A product shall not be considered defective for the sole reason that a better product is subsequently put into circulation.

This drafting solution is well received and seems to succeed in improving clarity and providing guidance in the assessment of defectiveness with regard to AI-based products.

With the same unconcealed intention to address the challenges related to artificial intelligence, the second paragraph of Article 7 addresses the particularities of smart products as "*quasi-living* beings" that evolve in the market, learn and are updated and upgraded, clarifying that "a product shall not be considered to be defective for the sole reason that a better product, including updates or upgrades to a product, has already been or is subsequently placed on the market or put into service".

This idea of "evolving products" is not only enticing, but also substantially impactful on the product liability rationale and paradigms. On the one hand, besides profoundly transforming the notion of component, as previously elaborated, it provides a singular perspective of the scope of defectiveness that may consist, in certain cases, in the lack of software updates or upgrades necessary to address cybersecurity vulnerabilities and maintain the safety of the product. The lack of such update or upgrade, that is the omission or the failure to fulfil an action, triggers and becomes the source of the resulting damage or harm. Such a two-fold dynamic approach (actions and omissions) aligns with the perspective applied to contractual liability when updates are necessary for the product to be or remain in conformity with the subjective and objective requirements. On the other hand, it forces a paradigmatic reconsideration of the economic operators' defences from liability.

## 2.4 *Rethinking the Exemption from Liability: The Key Role of Manufacturer's Control*

Two features of AI-based products are particularly disconcerting and challenging to the traditional logic of product liability: data dependence and openness.

Unlike traditional products, smart products are enriched with updates, additions and upgrades throughout their lifecycle and after their circulation. Updates and upgrades can be delivered not simultaneously at different times in relation to different interconnected devices. Different manufacturers may react asymmetrically in providing updates, releasing security patches or fixing vulnerabilities. And proactive user or operator cooperation may be required to complete or enforce their implementation. All these considerations call into question the appropriateness of the timing of "release" in a universe of smart products. This factor is relevant when assessing defectiveness in the light of the average consumer's expectations of safety,[45] as discussed above, and in relation to certain defences and limitations of liability.

---

[45] Machnikowski (2016).

This has an impact on the applicable liability rules, but also affects the traditional role of the manufacturer in control of the product. Indeed, the manufacturer's role is diluted by a multitude of other actors contributing to the design, operation and use of the AI-enabled product, but at the same time it extends beyond the time when the product is placed on the market. The product is not a "finished product", at least in the classical sense. On the contrary, it is (metaphorically) an "open, unfinished product",[46] fed by multiple data streams, personalised by the user and "trained" in the course of its operation on the basis of self-learning capabilities.

The placing the product on the market or the putting it into service does not draw the final line on the producer's oversight and interaction with the product. This concerns the reasonableness of the defence against subsequent defects and the adequacy of a defence against development risk in a world of "open" smart products. Indeed, the need to preserve a defence against development risk is questioned, but no such radical modification has been proposed in the review.

These difficult issues have not gone unnoticed in the revision of the PLD. Article 7(2)(e) revPLD explicitly includes in the list of factors to be taken into account for the assessment of defectiveness "the time when the product was placed on the market or put into service or, where the manufacturer retains control over the product after that moment, the moment in time when the product left the control of the manufacturer". This idea of the manufacturer's control plays a key role in the reconfiguration of the later- effect defence. With undoubted reference to the particular openness and "*quasi-living*" nature of AI systems, in particular, the second paragraph of Article 11 revPLD excludes from the exemption from liability those situations where the defectiveness of the product, although occurring after the time when the product was placed on the market, is due to a related service, software updates or upgrades, or precisely the lack of software updates or upgrades that are necessary to maintain safety. This limitation applies to the extent that such defect triggers are within the manufacturer's control.

As anticipated, manufacturer control plays a role in the new operational and conceptual logic of the product liability regime. According to Article 4 (revised PLD), manufacturer's control means that the manufacturer of a product performs or authorises or consent to (a) the integration, interconnection or supply by a third party of a component, including software updates or upgrades, or (b) modification of the product, including substantial modification". It is the calibrator between the old logic of defence against later defects and the new logic of open, evolving and learning-based products.

[46] Rodriguez De Las Heras Ballell (2022), pp. 201–216.

## 2.5 *Alleviating the Burden of Proof in the Product Liability Rules and in the Non-fault Liability Rules*

It has been convincingly argued[47] that the opacity, autonomy and complexity of AI systems call into question the balance of interests underlying the current distribution of the burden of proof in the former PLD (Article 4)[48] as well as in any claim for damages. The injured party will face significant difficulties in proving a defect and the causal link between a defect and the damage in the face of very opaque and complex decision-making based on AI. Mere transparency ("opening the black box") may not succeed in improving the victim's position due to the complexity of the underlying algorithmic bases if these are not clarified by an effective explanation of the reasons, the trajectory of decision-making and possible critical deviations or biases. Similarly, efforts to gather relevant evidence, trace actions along the causal chain and collect data may be fruitless, deterrent or unaffordable without the cooperation of the actors involved in the functioning of the technology ecosystem and along the AI supply chain.

As mentioned above, with the proposal for the AILD, the Commission intended to address one of the most visible sticking points in accommodating damage caused by AI systems in traditional fault-based liability rules, namely the disclosure of evidence and the burden of proof.

The product liability model required similar modification to rebalance the resulting asymmetry as well.

Recognising the asymmetry that the disruptive features of AI systems can cause to the detriment of the injured party, the legal logic underpinning the product liability regime must be reviewed. Shifting, alleviating or lowering the standard of proof in favour of the weaker party are reasonable responses to remedy the imbalance.

Articles 9 and 10 revPLD combine two of the methods aimed at facilitating proof by the victim: rules on disclosure of evidence (Art. 9) and rebuttable presumptions (Art. 10). Thus, the PLD also benefits from techniques aimed at easing the burden of proof such as those incorporated in the proposed AILD, albeit finally withdrawn. While the burden to prove the defectiveness of the product, the damage suffered and the causal link is still on the claimant, where certain conditions are met, defectiveness, causal link or both shall be presumed. Thus, the burden of proof is alleviated where technical or scientific complexity, or opacity render the evidential efforts of the victim excessive, or unreasonable and may lead to an unfair apportionment of risk.

[47] The *Report on Liability for Artificial Intelligence and other Emerging Technologies* highlights the shortcomings of the classical assumptions regarding the burden of proof in the treatment of artificial intelligence systems and underlines the need to remedy asymmetries in this burden with mitigating solutions - European Commission, Directorate-General for Justice and Consumers (2019), https://data.europa.eu/doi/10.2838/573689.

[48] Article 4 PLD before the revision:

> The injured person shall be required to prove the damage, the defect and the causal relationship between defect and damage.

## 3 Liability Rules for AI Systems: An Initial Assessment and Future Work on Generative AI

The constellation of AI applications is today almost immeasurable, and is clearly expanding. AI is pervading the entire economy and the society in all its facets. Therefore, possible prospective uses are incalculable and growing. As promises multiply, risks are also pervasive, multiple, and largely varied.

This Chapter has acknowledged first how the distinctive features of AI system significantly impact on the classical non-fault liability rules and on the product liability concepts and rules. The EU's legislative actions on these two areas are specially enticing and invite further analysis and reflections.

The revision of the PLD, together with the proposal for an AILD, represents a fundamental policy decision to address and solve the "AI liability" challenges. The EU has thus chosen to reward the proven effectiveness of the product liability system after decades of operation in the market and to reinvigorate the harmonisation potential of the PLD as a widely accepted EU piece in the liability model. The policy strategy to address liability for AI thus largely revolves around a modernised, updated and ambitiously extended PLD defying the classical distinction between products and services, and adopting innovative solutions.

Product liability is a key and central piece in the strategy deployed to face the challenges posed by the distinctive and differential features of AI systems and address the risk of the "compensation gap". But its role must be assessed in relation to the other components of this increasingly dense legal framework for damage caused by, or with the intervention of, AI systems. The revised PLD thus functions in a triangular structure in a complementary interplay with national fault-based liability rules (to be partially and modestly harmonised through the proposed AILD, whose approach did not reach agreement and was withdrawn in 2025) and in conjunction with a skilfully constructed bridge between the AI Act, which lacks a distinct redress mechanism though, and liability rules that operate through a set of rebuttable presumptions.

The adoption of the AI Act does however invite further consideration and future research on the adequacy and the completeness of the AI liability framework. While the legislative progress of the revPLD has been rather parallel to the AI Act, so coordination may be assumed, the draft AILD predated the final text of the Regulation and showed certain misalignments. The popularity and incredibly impetus gained by Generative AI have caught the attention of the EU in the drafting and enactment progress of the AI Act. Although the terminology has evolved along the latest versions of the text, from "foundation models" to "general-purpose AI models or systems", the AI Act decisively embraces Generative AI and acknowledges part of its challenges. Beyond the terminological options and the conceptual recognition,

Generative AI represents a paradigm shift in the AI landscape. Its functional characteristics visibly have regulatory and legal implications.[49]

## 3.1 *Generative AI in the AI Act: Functional Characteristics*

One of the most visibly differential features of Generative AI, as the chosen terminology bluntly unveiled (general-purpose AI models), is generality. Advanced models can perform a broad array of tasks. Unlike task-specific, or purpose-specific AI system, task-agnostic models, as they are also described, can serve multiple downstream tasks. As a matter of fact, the possibility that a single model can perform and serve for a wide range of tasks is deemed to mark the beginning of the era of foundation models.[50] The generality and the versatility of these models are perfectly staged by the performance of advanced language models that prove to be adapted to any downstream task in response to a provided prompt, where the prompt represents a description of the task in natural language. Impressively, the prompt triggers an emergent property that the model has not trained for and, even in some cases, it can be affirmed that the task was not anticipated to arise.

The feature of generality and diversity of performed tasks has substantial implications in the regulatory logic. A model that can perform a variety of tasks, even unanticipated ones, disrupts the risk-based approach underlying the regulatory strategy that the AI Act embodies. The risk classification is linked to the purpose, the use or the application. Both in the classification of prohibited AI practices (Art. 5 AI Act) as well in the list of high-risk AI system in Annex III as referred to in Article 6(2) AI Act, the use or the intended use is pivotal to the application of the regulatory framework. General-purpose AI models provoke the fracture of this risk-based purpose specific regulatory model. That is an obvious challenge. Therefore, the integration of multiple-purpose AI models in the AI Act was a crucial step forward that required important efforts to ensure coherence and consistency.

The definition of general-purpose AI model and of general-purpose AI system in the AI Act (Art. 4(63) and (66) AI Act) acknowledges the feature of generality—"displays significant generality and is capable of competently performing a wide range of distinct tasks" and "has the capability to serve a variety of purposes". Should the purpose be general, multiple, or unanticipated, the risk classification does not work. Therefore, the AI Act needs to find a proper and coherent approach to embrace and address the risks of these models.

Compliance requirements based on intended purposes may fail or prove to be unsuited to Generative AI. Random outputs and unintended actions obscure the efforts to predict and anticipate concrete impacts. Hence, risk management systems

---

[49] Hacker, P, Engel, A & Mauer, M (2023) Regulating ChatGPT and Other Large Generative AI Models. arXiv. https://doi.org/10.48550/arXiv.2302.02337.

[50] Bommasani R and others (2021) On the Opportunities and Risks of Foundation Models (manuscript), in p. 4 and 5, https://arxiv.org/abs/2108.07258.

and transparency obligations may lose effectiveness in the landscape of Generative AI.[51]

The idea of multiple possible tasks to be performed by the model places Generative AI in a challenging position for liability purposes. It instils a disconcerting level of unpredictability not only as for the harmful potential of a specific output, but on the entire extent, risk involved, and type of tasks that the model turns out to perform. Besides, assuming unanticipated outputs and/or unexpected our unlikely effects arising from tasks or uses the model has not specifically trained for has strong implications in the liability narrative too. Causality is weakened, while the foreseeability of consequences may be justifiably deemed rather remote.

From the perspective of the AI supply chain, general-purpose AI models are essential components of AI systems. As the descriptive term of "foundation" reveals, they play a key role by serving as the common basis from which many task-specific models are built via adaptation. Thus, these models are further fine-tuned and adapted to multiple applications. The power of "foundations models" is precisely their potential to grow, expand, and be integrated into a number of AI systems. That powers a strong homogenization capability. Concurrently, scalability and scale are also triggers of possible viral risks. In operating as the bedrock of subsequent applications and further development of AI systems throughout the supply chain, defects, biases, or vulnerabilities of few foundation models might be inherited by and span by all AI systems based on them.

Such a scale effect of general-purpose AI models is acknowledged by the AI Act with the categorization of models that can pose systemic risks. The notion of systemic risk is underpinned by the ideas of criticality, adverse effects, extent of risks, replicability potential, public safety and global security. Thus, systemic risks comprise any actual or reasonably foreseeable negative effects in relation to, among others, disruptions of critical sectors; serious consequences to public health and safety; threats to democratic values, public and economic security; serious biases that may harm individuals or communities; severe privacy infringements; or promotion of misinformation or disinformation (Recital 110 AI Act).

In a liability-centered reading, foundations models can reveal points of failure in the AI supply chain, and act as sources of virality while replicating a defect in downstream application or "infecting" AI systems integrating the model with biases or harmful failures.

On a technical level, general-purpose AI models are based on the idea of transfer learning. Under this training trend, the "knowledge" learned from one task (object recognition in images) is transferred and applied to another task (activity recognition in videos) and, as a result, the model learns to deploy its capabilities in a wide range of tasks, even in unexpected ones. To that end, scale is critical. Foundation models are trained on large amounts of data through various methods from supervised to unsupervised or reinforcement learning, but generally these models use

---

[51] Novelli, C and others (2024) Generative AI in EU Law: Liability, Privacy, Intellectual Property, and Cybersecurity (January 14, 2024). Available at SSRN: https://ssrn.com/abstract=4694565 or https://doi.org/10.2139/ssrn.4694565.

self-supervision at scale. Subsequently, they are adapted and fine-tuned to a wide range of downstream tasks. These technical considerations are indeed pertinent and relevant for a legal analysis. Not surprisingly, a training model based on vast amounts of data raises challenges in the field of privacy and data protection. Whereas it also arouses concerns and disquiet as far as protection of copyright and other intellectual property rights are concerned.

Yet, as the term Generative AI prioritizes, these AI models show an extraordinary and impressive generative potential. The capability to generate content is moreover intensifies by an expanding multimodality of these models. Many models (also defined as Large Multimodal Models) can process text, audio, image, or video and generate outputs in various types of formats.

From a legal perspective, the generative power of these models is absolutely fascinating and challenging. This potential multiplies the sources of risks and diversifies the scenarios of liability, as the legal categorization of possible generated outputs may lead to rather diverse situations—an original creation, a scientific contribution, an offer to deal, a "deep fake", hatred speech, a settlement agreement, news, a misleading advertisement, a recommendation, etc. Therefore, in the attempt of mapping possible risk scenarios, and relevant liability regimes, the catalogue is ample and to a certain extent comprising of any plausible harmful effect on rights or interests. Not only multimodality provides high levels of versatility to the impact of the models' performance on the environment, but also the most advance capabilities to imitate and model human language, creations, and reactions exacerbate the vulnerability and the exposure of humans interacting with these models.

Furthermore, the significance of these models for the legal analysis is very much influenced by two elements. On the one hand, there is the notion of emergence. Emergent behavior instils substantial uncertainty about unanticipated outputs, but they do also raise fundamental legal questions ranging from the applicability of human-centric notions of creator or inventor to the attribution of liability.[52] On the other hand, the risk of *hallucinations*[53] that challenges the effectiveness of the policy decisions and the regulatory requirements aimed to prevent and mitigate risks. Suited and effective strategies and methods to prevent harmful outputs need to be devised and implemented accordingly (Annex IX, Section 2, 2 on read teaming).[54] Legal rules and regulatory requirements should be sensitive to these peculiarities and consistent with the methods that prove to be effective in generative AI models.

---

[52] Boden (2009), pp. 23–34. doi: 10.1609/aimag.v30i3.2254; Grimmelmann (2015), pp. 657–681; Sartor, G and others (2018) The Use of Copyrighted Works by AI Systems: Art Works in the Data Mill (October 11, 2018). Available at SSRN: https://ssrn.com/abstract=3264742 or https://doi.org/10.2139/ssrn.3264742 Volokh (2023), p. 489. Available at SSRN: https://ssrn.com/abstract=4546063.

[53] Ye, H and others (2023) Cognitive Mirage: A Review of Hallucinations in Large Language Models. arXiv. https://doi.org/10.48550/arXiv.2309.06794.

[54] Ganguli, D and others Red Teaming Language Models to Reduce Harms: Methods, Scaling Behaviors, and Lessons Learned", arXiv:2209.07858v2 [cs.CL]: *using manual or automated methods to adversarially probe a language model for harmful outputs, and then updating the model to avoid such outputs.*

## *3.2 Liability Rules and Generative AI: An Initial Assessment*

The first issue to consider is whether Generative AI falls under the scope of application of the (withdrawn) proposal for an AILD and/or revPLD.

On the one hand, due to the strong dependency of the draft AILD on the AI Act,[55] the material scope of the draft rules is delimited by the notion of "AI system" as defined in the AI Act (Art. 2(1) AILD). As the drafting decision to effectively integrate Generative AI in the logic of the AI Act has been a terminological bifurcation with the addition of "general-purpose AI models" and "general-purpose AI system", the limited referral of the draft AILD to "AI systems" as per the AI Act invites to be restrictive and literal in the interpretation. In principle, the draft rules would not be intended to apply to general-purpose AI models/systems. Nonetheless, there are two relevant points that should not be disregarded. First, a time factor, for the draft AILD was released before the latest version of the AI Act, therefore, it can be asserted that the text might have been plausibly updated if it were continued the legislative route, and aligned with the approved version of the AI Act. Second, a conceptual factor, as any AI system, considering the insights from the explanatory note of the OECD definition, can have generative capabilities (as "content" is explicitly included as a possible output). Nevertheless, the content-generation capability is a feature but, as proposed in this Chapter, it is not capturing in its entirety the differential functional characteristics of Generative as foundation, general-purpose, multimodal models.

On the other hand, the drafting option taken in the revision of the PLD provides less conclusive insights about the intended or actual coverage of Generative AI by the product liability regime. The wording of the scoping provision (adding "software") is not straightforward and the interpretative aids of the recitals are generally referring to "AI systems". Again, the terminological bifurcation of the AI Act adds complexity to the debate (general-purpose AI models or systems are not covered under the primary notion of "AI system").

Therefore, a functional approach is more advisable. Should the AI Act define general-purpose AI models as essential components of downstream AI systems, at least two possible scenarios can be envisioned. On the one hand, the provider of the general-purpose AI model is deemed as the manufacturer of a component (Art. 8(1) revPLD) that turns out to be defective. On the other hand, as the general-purpose AI models is to be fine-tuned and adapted to downstream applications, the notion of "substantial modification" may apply (Art. 8(2) revPLD). The downstream fine-tuning process might be read as a "refurbishing" process. Hence, the provider of the AI system integrating and adapting the general-purpose AI models becomes a manufacturer for the purposes of the revPLD.

[55] The draft AILD aims to bridge the AI Act with non-contractual national liability rules and partially fill the redress gap in the Regulation. Rodríguez De Las Heras Ballell, T (2023) The revision of the product liability directive: a key piece in the artificial intelligence liability puzzle. ERA Forum https://doi.org/10.1007/s12027-023-00751-y.

In addition to the limitations inherent to the sole use of the term "AI system", the draft AILD assumes the main risk classification of the AI Act (high-risk, low-risk) that differs from the alternative risk model underpinning the legal regime for general-purpose AI models (standard, systemic risks, free and open source). As it has been alerted,[56] such a risk classification may fail to take into account the real impact of downstream applications and therefore, lead to over-inclusive or under-inclusive risk categories. As a matter of fact, once the general-purpose AI models are not any more considered high-risk by default (as in previous versions) and are subjected to a separate tiered risk classification, the interplay between the AILD and the AI Act seizes.

Beyond the unresolved question of the scope of application, in delving into the liability rules as set out both in the AILD and in the revPLD, other points of inconsistency or friction surface.

The list-based drafting solution adopted in Article 7 revPLD does not seem suited to Generative AI. The generality of these models misaligns with the "reasonably foreseeable use" of the product (Art. 7(2)b revPLD). Even the idea of "reasonable safety expectations" as the yardstick to assess defectiveness loses efficacy in the context of general-purpose AI models, as it might not be easily anticipated such expectations due to the generality factor.

Therefore, it is advocated[57] that the assessment of defectiveness (for the revPLD) and fault (for the AILD if it had been adopted) should be rather focused on monitoring measures that prioritize oversight and supervision of random or unexpected outputs instead of more "static" compliance requirements.

Yet, both the draft AILD and the revPLD spotlighted the need to face the asymmetry and complexities that AI's features allocate on the victim, as for the disclose and exhibition of evidence and the burden of proof. Articles 9 and 10 revPLD and the draft AILD articulated the adopted solutions with rules on disclosure of evidence and a set of rebuttable presumptions.

These two solutions are not poised to seamlessly apply to Generative AI. First, as there are specific references to high-risk systems what does not match with the tiered risk classification applicable to general-purpose AI models. Second, as the available information to be disclosed by general-purpose AI models depends upon their own risk classification (standard, systemic risk, free and open-license), the content of the disclosure is not homogeneous and varies. Third, as the AILD misaligned with the AI Act in respect of the disclosure obligations that are relevant for the presumption but that are not applicable to general-purpose AI models in the final version of the text.

While Generative AI is, nevertheless, neither ignored nor disregarded in the final version of the AI Act, their differential, functional features raise new issues, pose distinct legal concerns, and invite further work on liability aspects.

---

[56] Novelli et al. (2024). https://doi.org/10.1007/s44206-024-00095-1.

[57] Novelli, C and others (2024) Generative AI in EU Law: Liability, Privacy, Intellectual Property, and Cybersecurity" (January 14, 2024), in p. 6. Available at SSRN: https://ssrn.com/abstract=4694565 or https://doi.org/10.2139/ssrn.4694565.

# 4 Conclusion

Along with an expanding universe of applications and uses with promising benefits, AI in our society is also perceived with worry and scepticism as a source of new risks, with potential to unleash undesired outcomes and unintended consequences of many different kinds. Then, the crucial question is whether traditional legal regimes are suitable, effective, and sufficient to effectively allocate risks and liability in complex AI-powered environments. The adequacy, effectiveness, and completeness of civil liability regimes have an extraordinary societal relevance, insofar as if they fail, victims can remain uncompensated or, at least, only partly compensated solely on grounds of the technology used. Such a risk of underperformance of the liability rules when AI is used might paradoxically compromise the expected benefits.

This Chapter discusses first the distinctive and differential characteristics of AI that may impact, and how, on traditional liability rules may: opacity, vulnerability, data-dependency, complexity, autonomy, openness. Subsequently, the Chapter analyses the European Union's response to the AI liability challenges with two legislative actions to accommodate product liability rules as well as some civil liability ones—exhibition of evidence and burden of proof—to damages caused by, or with the intervention of, AI systems. In reaching such a policy decision and devising the legislative strategy, several dilemmas were addressed and solved: specific liability rules for AI versus general liability rules adapted to AI; strict liability regime versus fault-based approach as the main, and by default, liability model; and domestic versus harmonized or unified rules at the European level for damage caused by AI systems.

As the proposal for an AILD was finally withdrawn, the Chapter is primarily focused on the challenges, the amendments, and the innovations implemented in the revPLD. The revision of PLD has recognised the distinctive features of AI-driven products and AI systems and articulated an array of solutions to ensure that product liability embraces technological progress, in particular, powered by AI. Thus, the Chapter explains how the revision wisely assessed the adequacy of notions such as product, component, defectiveness, or manufacturer, and added the necessary elements in the legislative framework to face data dependence, openness, opacity, autonomy and complexity of AI systems.

Yet, the Chapter tests and evaluates the applicability and the sufficiency of the legislative strategy, in particular, the revised PLD, to allocate liability when damages are caused by Generative AI (general-purpose AI models).

# References

Araujo L, Spring M (2006) Services, products and the institutional structure of production. Ind Mark Manag 35(7):797–805

Boden MA (2009) Computer models of creativity. AI Mag 30(3):23–34. https://doi.org/10.1609/aimag.v30i3.2254
Bonnefon J-F et al (2016) The social dilemma of autonomous vehicles. Science 352:1573–1576
European Commission, Directorate-General for Justice and Consumers (2019) Liability for artificial intelligence and other emerging digital technologies. Publications Office, Luxembourg. https://data.europa.eu/doi/10.2838/573689
Fairgrieve D, Howells G, Mogelvang-Hansen P, Straetmans G, Verhoeven D, Machnikowski P, Janssen A, Schulze R (2016) Product liability directive. In: Machnikowski P (ed) European product liability: an analysis of the state of the art in the era of new technologies. Principles of European tort law. Intersentia, Cambridge, pp 17–108
Floridi L et al (2021) An ethical framework for a good AI society: opportunities, risks, principles, and recommendations. Ethics Governance Policies Artificial Intell 2021:19–39
Gadrey J (2000) The characterization of goods and services: an alternative approach. Rev Income Wealth 46(3):369–387
Gemignani M (1980) Product liability and software. Rutgers Comp Technol Law J 8:173
Green S, Saidov D (2007) Software as goods. J Bus Law 161:161–181
Grimmelmann J (2015) Copyright for literate robots. Iowa Law Rev, pp 657–681
Hill P (1999) Tangibles, intangibles and services: a new taxonomy for the classification of output. Can J Econ Revue Canadienne D'Economique 32(2):426–446
Hojnik J (2017) Technology neutral EU law: digital goods within the traditional goods/services distinction. Int J Law Information Technol 25(1):63–84
Howells G, Twigg-Flesner C, Willett C (2017) Product liability and digital products. In: Synodinou TE, Jougleux P, Markou C, Prastitou T (eds) EU internet law: regulation and enforcement. Springer International Publishing, Cham, pp 183–195
Jones N (2018) How to stop data centres from gobbling up the world's electricity. Nature 561:163–216
Koch B, Borghetti J-S, Machnikowski P, Pichonnaz P, Rodriguez De Las Heras Ballell T, Twigg-Flesner C, Wendehorst C (2022) Response of the European law institute to the public consultation on civil liability—adapting liability rules to the digital age and artificial intelligence. J Eur Tort Law 13:25–63
Machnikowski P (ed) (2016) European product liability: an analysis of the state of the art in the era of new technologies. Intersentia, Cambridge
Novelli C et al (2024) AI risk assessment: a scenario-based, proportional methodology for the AI act. DISO 3(13). https://doi.org/10.1007/s44206-024-00095-1
Parry G et al (2011) Goods, products and services. In: Macintyre M et al (eds) Service design and delivery. Springer, Cham, pp 19–29
Rathmell JM (1966) What is meant by services? J Mark 30(4):32–36
Rodríguez De Las Heras Ballell T (2000) La responsabilidad por *software* defectuoso en la contratación mercantil. Revista Aranzadi de Derecho y Nuevas Tecnologías 10:83–110
Rodríguez De Las Heras Ballell T (2020a) The layers of digital financial innovation: charting a regulatory response. Fordham J Corporate Financ Law XXV:381–421
Rodríguez De Las Heras Ballell T (2020b) Embracing technological disruption in international transactions: challenges for legal harmonization. In: National, International, Trasnational: Harmonischer Dreiklang Im Recht, Festschrift Für Herbert Kronke, Zum. 70 Geburstag. Giesekin Verlag, Bielefeld, pp 1223–1233
Rodríguez De Las Heras Ballell T (2020c) Los estratos de la innovación tecnológica. Una teoría para definir la respuesta regulatoria a Fintech. Derecho del Sistema Financiero—Mercados. Operadores y Contratos (RDSisFin) 0:255–288
Rodriguez De Las Heras Ballell T (2022) Product liability for beyond-product ecosystems—is the product liability directive ready to accommodate smart products? In: Smart products. Nomos-Hart, Baden-Baden, pp 201–216

Scholz RW, Bartelsman EJ, Diefenbach S et al (2018) Unintended side effects of the digital transition: European scientists' messages from a proposition-based expert round table. Sustainability 10(6):2001–2049. https://doi.org/10.3390/su10062001

Stapleton J (1989) Software, information and the concept of product. Tel Aviv University Studies in Law 9:147–164

Van Wynnnsberghe A (2021) Sustainable AI: for sustainability and the sustainability of AI. AI and Ethics 1:213–218. https://doi.org/10.1007/s43681-021-00043-6

Vandermerwe S, Rada J (1998) Servitization of business: adding value by adding services. Eur Manag J 6(4):314–324

Volokh E (2023) Large libel models? Liability for AI output. J Free Speech Law 3:489

Weber LA (2012) Bad bytes: the application of strict products liability to computer software. St John's Law Rev 66(2):469–486

Woodrow B, Pagallo U (2020) Advanced introduction to law and artificial intelligence. Elgar Publishing, Cheltenham

# Regulating Algorithmic Management of Work at EU Level: The Adequacy of the Platform Work Directive and the AI Act

**Stamatina Yannakourou**

**Abstract** Algorithmic management is rising with an increasing spread both in the gig and regular economies and is becoming a central point of academic analysis and EU regulatory interventions. The European Commission has adopted, in 2024, two novel pieces of legislation which impact on algorithmic management of work, the Platform Work Directive (hereinafter 'PWD') (Directive (EU) 2024/2831 of the European Parliament and of the Council of 23 October 2024 on improving working conditions in platform work, [2024] OJ L, 11.11.2024, pp. 1–26) and the Artificial Intelligence Act (hereinafter 'AI Act') (Regulation (EU) 2024/1689 of the European Parliament and of the Council of 13 June 2024 laying down harmonised rules on Artificial Intelligence (Artificial Intelligence Act), [2024] OJ L., 12.7.2024, pp. 1–144). In the context of these legal initiatives, a crucial question arises: are such regulatory tools adequate to tackle the harms stemming from algorithmic management practices for workers' fundamental rights (e.g. right to dignity, right to privacy, right to equal treatment, freedom of association)? To answer this question, the chapter examines the content and limits of each of the two regulatory texts, in the light of their different conceptual approach, juxtaposing a traditional in law rights-based method to a less conventional risk-based method. It concludes that the risk regulation driven rationale weakens the protection of the workers' rights and, thus, creates a need for a complementary rights-based and civil recourse legislation to tackle the use of AI in an employment context.

This article is up-to-date as of 11 November 2024. All links were checked on 31 October 2024.

S. Yannakourou (✉)
School of Law, European University Cyprus, Nicosia, Cyprus
e-mail: s.yannakourou@euc.ac.cy



T.-E. Synodinou et al. (eds.), *EU Digital Law in the AI Era*,
https://doi.org/10.1007/978-3-031-96743-6_3

## 1 Algorithmic Management, Demystifying a New Concept for Labour Law

There is no official legal definition of algorithmic management at EU level, neither in labour law nor in any other legal field. Although the PWD mentions among its specific objectives " promoting transparency, fairness, human oversight, safety and accountability in algorithmic management in platform work ",[1] and contains a separate chapter (Chapter III) in relation to algorithmic management, a clear statutory definition of the term is missing from the text. Instead, the PWD delineates algorithmic management as a practice of using automated systems powered by algorithms to "replace functions that managers usually perform in businesses",[2] and shapes a generic concept that encompasses two common managerial tools, the "automated monitoring systems" and the "automated decision-making systems",[3] closely interconnected albeit artificially separated.[4] A more vague approach method is followed by the AI Act, which classifies as "high-risk" some practices of algorithmic management of work, without using explicitly this specific term or any other equivalent legal label.[5] Therefore, the definition of algorithmic management should be sought in international literature outside law.

The term "algorithmic management" was coined in 2015 by authors who attempted to capture innovative practices of planning, organising and managing employees through digital labour platforms.[6] Although it emerged in the gig economy, it quickly spread to sectors of standard economy, the pandemic crisis of COVID-19 having acted as an accelerator. Algorithmic management can be broadly defined as the use of algorithmic and AI automated procedures for the delegation of managerial functions to automated decision systems in an organisation.[7] It should be conceptualised as a specific way of combining and using digital technologies, such as big data, people analytics and machine learning, to automate organisational functions traditionally carried out by human management for the coordination of work.[8]

According to Mateescu and Nguyen,[9] algorithmic management is a set of diverse technological tools and techniques that structure working conditions and manage the workforce remotely, relying on data collection and surveillance of workers to enable fully automated (without human assistance) or semi-automated (which informs and shapes) human decision making. These authors isolate the following

[1] PWD, Article 1 (1) (b).

[2] Preamble of PWD, Recital 8.

[3] Chapter III—Art. 7 (1) of PWD.

[4] Aloisi and Potocka-Sionek (2022), pp. 29–50 (37).

[5] Annex III (4) of AI Act.

[6] Lee et al. (2015).

[7] Jarrahi et al. (2021).

[8] Wood (2021).

[9] Mateescu and Nguyen (2019), p. 3.

five typological features of the concept: a. Prolific data collection and surveillance of workers through technology; b. real-time response to data that feed into management decisions; c. automated or semi-automated decision-making; d. transfer of performance evaluations to rating systems or other metrics; and e. use of nudges and sanctions to indirectly adjust employee behavior.

The collection and processing of vast amounts of data at a tremendous speed and in real time for the purpose of exercising employers' managerial powers has become the dominant feature of algorithmic management both inside and outside the digital working environment.[10] Although this development may increase efficiency, it can also generate risks for employees,[11] because automated decisions may be opaque, complex, biased and incomprehensible. Thus, regulation of algorithmic management and AI at work cannot be left to self-regulation and to fragmented national legislative frameworks; instead, it requires coordinated and horizontal regulatory intervention at EU level.

## 2 Regulatory Approaches at EU Level: A Rights-Based Approach vs a Risk-Based Approach

Existing EU instruments such as general data protection law (hereinafter 'GDPR'[12]) and anti-discrimination law are rather adequate[13] but remain insufficient to address these risks, either because they have an omnibus approach which does not fit for the working environment, or they are circumvented by broad exceptions.[14] The latest European Commission's response to these challenges comes through two parallel legislative acts: the PWD, which aims, among other objectives, to establish rules for algorithmic management in platform work, and the AI Act, a comprehensive and, so far, the first legal attempt worldwide to regulate artificial intelligence, which, impacts significantly on algorithmic management of work, although it does not contain labour law rules. The first adopts a rights-based approach, which identifies platform workers, regardless of their employment status, as rights-holders entitled to rights borrowed by the general data protection law (GDPR) and further specified, refined, and strengthened by the provisions in question (A). On the other hand, the

[10] ILO and European Commission (2022), p. 6. In the same vein Aloisi (2023), pp. 15–34. The processing of employees' data through algorithms with the aim to obtain or support the exercise of the managerial right is also pointed out as a primary feature of algorithmic management by Adams-Prassl (2019), p. 123 seq.

[11] For an overview De Stefano and Taes (2023), pp. 21–36.

[12] 'GDPR' stands for the Regulation (EU) 2016/679 (General Data Protection Regulation), OJ L 119, 04.05.2016, pp. 1–88.

[13] Aloisi (2024), pp. 37–70; Kelly-Lyth (2023), pp. 152–171, 154 seq.

[14] Concerning the limits of Article 22 of GDPR, especially contractual exceptions and consent, see Abraha (2023), p. 190.

AI Act adopts a debatable strategy of risk identification, classification by intended use and mitigation, in line with the safety product legislation paradigm (B).

## *2.1 A Rights-Based Approach: The Platform Work Directive*

The original draft of the European Commission text dates back in 2021.[15] A trilogue provisional agreement reached on 13 December 2023[16] failed to secure Member States' qualified majority in the Committee of Permanent Representatives (Coreper) of the 22nd December 2023,[17] presaging a nebulous future for the PWD Proposal as it standed at that time. Unexpectedly, a political agreement was reached in March 2024 with the opposition of France and the abstention of Germany, and the text was finalised a few months later.[18]

Going back to the departure point, the PWD Proposal was conceived with an ambitious twofold objective: to address misclassification of platform workers as self-employed and to regulate the use of algorithms in the work-related decisions.[19] Regarding the second objective which enters in the scope of this paper, the text is structured around two policy axes: (a) the accommodation of individual rights already enshrined in the GDPR within the area of digital platform work, as well as the recognition of new rights, including collective ones, to platform workers, and (b) the promotion of human oversight in monitoring the implementation and impact evaluation of automated decisions (human above the loop) and in the stage of their review and revision (human after the loop).[20] The Commission Proposal did not secure human intervention at the critical stage of automated decision making (human in the loop); however, the European Parliament managed to include in the final agreement that any suspension of account, deactivation of a platform worker from an app, or termination of his contract, or any decision of equivalent detriment through automated processes, will be prohibited and can be made only with human involvement.[21] This is a very well accepted modification, which strengthens the objectives pursued by the EU legislator.

---

[15] Proposal for a Directive of the European Parliament and of the Council on improving the working conditions of platform workers, COM (2021) 762 final.

[16] https://www.euractiv.com/section/gig-economy/news/eu-lawmakers-nail-down-rules-for-platform-workers/.

[17] https://www.euractiv.com/section/economy-jobs/news/member-states-deal-heavy-blow-to-platform-work-deal/.

[18] De Stefano (2024) and Cataldo (2024).

[19] For a comprehensive analysis see De Stefano (2022), pp. 107–117, 107.

[20] See Articles 10 and 11 respectively of the PWD. As pointed out by Abraha et al. (2022), in the language of machine learning systems, human oversight can employ three diverse forms, serving different regulatory purposes: human above the loop, human after the loop and human in the loop.

[21] See Article 10 (5) and Recital 48 of the PWD.

The PWD either introduces new or enhances existing rights already provided for in the GDPR for persons performing work in or through a digital platform. These rights are grouped into six thematic axes: (a) a prohibition of processing specific categories of personal data which goes beyond the GDPR provisions, (b) promotion of transparency rights, (c) establishment of human oversight in monitoring and evaluating the impact of automated decisions, (d) introduction of a right to explanation and a right to request a human review of automated decisions, (e) ex ante assessment of psychosocial and ergonomic risks and related measures and (f) recognition of collective participatory rights (information and consultation) to platform workers' representatives.

In the light of the above taxonomy, the PWD's provisions read as follows:

(a) The collection of personal data which is neither intrinsically linked to nor strictly necessary for the performance of the contract between the platform worker and the digital labour platform is prohibited (Article 7 (1) (c)). This provision acts as a specification of the horizontal principle of data minimisation, which runs through all the provisions of the GDPR. Platforms should not collect personal data if the platform worker does not offer to perform or does not perform platform work. However, this Article goes beyond the provisions of the GDPR[22] by banning the processing of data concerning the emotional or psychological state of a platform worker, personal data from private discussions, including exchanges of views with platform workers' representatives, and personal data that could predict the exercise of fundamental rights, as freedom of association, the right to collective bargaining and the right to information and consultation (Article 7 (1) (a), (b) and (d)). It is also prohibited to process biometric data to establish one's identity (Article 7 (1) (f)). Moreover, prohibitions are extended on the processing of data to extract information on race or ethnic origin, migration status, political opinions, religious or philosophical beliefs, disability, state of health, union membership and sexual orientation (Article 7 (1) (e)). The above limitations shall be included in the impact assessment provided for by Article 35 GDPR, in order to align the obligations set out by the PWD with the ones established by GDPR.[23]

These legal bans, reflecting precautionary tactics, were necessary and are judged positive. However, it is not clear why only the processing of the above sensitive data is prohibited, while the collection of the same data is permitted. It is more than obvious that if various sophisticated algorithms and AI software are programmed to collect such data, this is not accidental• it will be used in critical decisions concerning the employees affected.

(b) The promotion of transparency rights in the use of automated monitoring systems and automated decision-making systems, in Article 9 of PWD, addresses

---

[22] Regarding the inadequacy of Articles 12–14 of GDPR in the context of algorithmic management see Abraha (2023), pp. 172–191, 175 seq.

[23] Article 8 of the PWD. Cataldo (2024), p. 142.

information and power asymmetries in the employment relationship intensified by the ubiquitous use of algorithmic management tools. Information on automated monitoring systems extends to the type of actions monitored, supervised or evaluated by such systems, including operations outsourced (offshoring). This right is secured both as an individual information right to each platform worker and as a collective right to his representatives. Regarding the first dimension, Article 9 of the PWD is an adaptation of the GDPR provisions on the right of the data subject to be informed about the processing of his or her personal data (Articles 12–14) in the context of employment. The collective dimension is a genuine right which oversteps the limits of the GDPR.

The PWD sets out an extensive list of elements to be communicated. Apart from disclosing the intention to adopt such elements, employees must also be informed of the categories of decisions taken or supported by such systems, the main parameters that these systems consider and of their relative weight. In addition, they must be informed of the reasons for suspension or withdrawal of their account, of any refusal to pay for work they performed, of their contractual scheme, or "of any decision of equivalent or detrimental effect".[24]

The information must be provided prior to the introduction of changes, no later than the first working day, and at any time at the worker's request. The same information must also be provided to the workers' representatives, to the competent national labour authorities at their request, and to persons undergoing a selection or recruitment procedure but with limited reference to automated systems used in such procedures. Platforms are obliged to disclose all the information required in a written document and present it "in a transparent, intelligible and easily accessible format, using clear and plain language".[25]

A right of personal data portability for platform workers, including rating, irrespective of their employment status, is foreseen by Article 9. When required by platform workers, data generated through their work performance in the context of automated systems must be transmitted directly to a third party. This right refers to the possibility of transferring personal data from one platform to another and, although it was already introduced under Article 20 of GDPR, it has remained ineffective.[26]

(c) A right to monitor the impact of automated systems by humans is also secured (Article 10). Platforms are required to commit human resources to regularly oversee and assess the impact on working conditions of decisions taken or supported by automated monitoring and decision-making systems. The Council general approach added the very critical clarification that the persons responsible for the above procedures should receive relevant training and be able to circumvent automated decisions, enjoying protection against dismissal,

[24] Article 9 (1) (b) (iv) of the PWD.

[25] Article 9 (2) and (4) of the PWD.

[26] Cataldo (2024), p. 143.

disciplinary proceedings, or unfavourable treatment in the performance of their duties. Platform workers and their representatives will be compulsorily informed of the results of the evaluation, while the same information will be available to the competent national authorities at their request. When a high risk of discrimination at work or a violation of platform workers' rights is identified, the digital platform must take all necessary steps to avoid such situations in the future, including system modification or discontinuance of its use.

(d) Some other rights, as the right to human review of automated decisions and the right to obtain an explanation, are of significant importance (Article 11). This article enshrines the right of a platform worker to receive explanations from the digital platform for any decision *taken or supported* by an automated system without undue delay,[27] as well as the right to a human review and to obtain rectification.

The express recognition of a "right to explanation" is a breakthrough that goes beyond what is laid down in Article 22 GDPR.[28] Article 22 establishes the right of the data subject not to be subject to a decision taken solely on the basis of automated processing, including profiling, which produces legal effects concerning it or significantly affecting it in a similar way.[29] Article 22 (1) lays down a general prohibition on taking decisions based solely on automated processing, but this rule is subject to the exhaustively listed exceptions in Article 22 (2). One of these exceptions is that a decision made by automated processing is allowed if it is necessary for the conclusion or performance of a contract. The interpretation of this exception with regard to the employment relationship is that it enables the taking of a fully automated decision when there is a need to draw up or to execute a contract of employment,[30] e.g. when a large number of CVs submitted for a job need to be examined and the task of drawing up a shortlist of the most suitable candidates to be invited in an interview proves to be extremely time-consuming. If one of these exceptions applies, Article 22 provides safeguards in the form of preventive measures securing the data subject's rights, freedoms, and legitimate interests. Such measures are, as a minimum, the right of the data subject and in particular the worker to obtain human intervention from the controller, to express his/her point of view and to challenge the decision.[31]

Neither Article 22 nor any other Article of the GDPR makes express reference to the right of the data subject to explanations, that is why it is disputed in the legal

[27] Unlike Article 22 GDPR, Article 11 of the PWC does not restrict human intervention only to significant decisions affecting the worker. A wide range of decisions affecting the contractual relationship are covered, such as refusal of payment, modification of employment status, negative evaluation, suspension or termination of account.

[28] Aloisi and Potocka-Sionek (2022), p. 36.

[29] For an interpretation of art. 22 GDPR see De Hert and Lazcoz (2021).

[30] Article 29 Data Protection Working Party (2017), p. 23.

[31] Article 22 (3) GDPR.

literature whether the precautionary measures listed above include that right.[32] It has been argued that the employee cannot exercise the right to challenge the decision if he/she has not previously received explanations for a fully automated decision taken by the employer, so a right to explanations derives from Article 22(3) GDPR.[33] Another point of view claims that the legal basis of the right is found in Article 15(1) GDPR, in the right of the data subject to receive "significant information about the logic followed" in cases where automated decision-making and profiling are permitted under the exceptions of Article 22 of the GDPR.[34] It is noteworthy that a judgement of the Amsterdam District Court delivered in 2021 (Ola Case)[35] held, for the first time in the Member States' case-law, that there is an obligation for an organisation to provide useful information on the underlying logic of an algorithmic automated decision using AI, pursuant to Article 15(1)(b) of the GDPR.[36]

In view of the above analysis, it becomes evident that by explicitly securing, in Article 11, the right of platform workers to receive an explanation for automated decisions, the PWD adds standards beyond the ones drawn from the GDPR. First, the right to explanation under this Article does not only cover any decisions (and not only the 'significant ones') *taken* solely on the basis of automated processing systems, as mentioned in Article 22 GDPR, but extends as well to any decisions *supported* by such systems, which are more frequent in practice. Second, the right to explanation is complemented by two additional rights, the right of the digital worker to request a review of these decisions by a human being and the right to obtain a written justification, which both specify in the field of platform work the general right to challenge the decision referred to in Article 22 of the GDPR.

The substantive elements of the review in the PWD Proposal are more elaborate than the GDPR's.[37] The process of reviewing important decisions by a human starts at the employee's request. The platform must have appointed a reference person with whom the employee can discuss the facts, circumstances and reasons that led to the decision. In addition, the platform must provide a written justification for any automated or semi-automated decision related to the employment relationship, such as the restriction, suspension or termination of the platform worker's account, any decision to refuse remuneration for work performed by the platform worker, any

---

[32] Wachter et al. (2017), pp. 76–99. Contra Aloisi and Potocka-Sionek (2022), p. 27, who consider that this right derives from a purposive interpretation of Article 22 GDPR under the light of recital 71 of its Preamble, which serves as an interpretative benchmark for the provisions of the GDPR. Recital 71 of the GDPR states that such processing should be 'subject to suitable safeguards, which should *include specific information to the data subject* and the right to obtain human intervention, the right to express his or her point of view, to obtain an explanation of the decision reached after such assessment and to challenge the decision "(emphasis added). The reference to "specific information" is considered as an implicit reference to a right to explanation.

[33] Abraha (2023), p. 181.

[34] See the analysis of Selbst and Powles (2017), pp. 233–242.

[35] Rb. Amsterdam—C/13/689705/HA RK 20–258.

[36] Gellert et al. (2021).

[37] Veale et al. (2023), p. 318.

decision on the contractual status of the platform worker, or any decision with similar effects. If the worker is not satisfied with the explanations or written justification, or considers that his/her rights are affected, he/she shall have the right to request the platform to reconsider the decision. The digital labour platform shall respond to that request by providing the platform worker with a substantiated response without undue delay, and, in any event, within 2 weeks of receipt of the request. Where it is found that the decision referred to in paragraph 1 infringes the rights of the platform worker, the digital labour platform shall rectify that decision without delay, or, if such correction is not possible, offer appropriate compensation. The vigorous standards established with this PWD provision support individual redress and remedy and promote the enforcement of existing and new rights.[38]

(e) Article 12 requires an ex-ante risk assessment, which couples with the AI risk regulation tools deployed by the AI Act.[39] It obliges platforms to assess ex ante the risks of automated monitoring and decision-making systems to the safety and health of platform workers—notably with regard to potential risks of accidents at work, psychosocial and ergonomic risks—and to take preventive and protective measures, among others against violence and harassment; in addition, an indirect ban is introduced on platforms to use automated monitoring and decision-making systems in a way that puts undue pressure on platform workers or otherwise puts their physical and mental health at risk, without this ban being accompanied by specific sanctions, which weakens its effectiveness. A shortcoming of the obligations set out in Article 12 is that they are foreseen only for those who have an employment relationship with the platform and not for the self-employed.

The novelty of the provision lies in its explicit reference to psychosocial risks.[40] This is a particularly important development, since surveys have revealed that platform workers face specific psychosocial risks linked to three aspects of their work: workers' physical and/or social isolation, blurred boundaries between professional and private life, and intensive algorithmic management manifested through permanent and persisting supervision.[41] The digital labour platform should make their risk evaluation and the assessment of the mitigating measures available to platform workers, their representatives, and the competent authorities.

(f) The right to information and consultation of platform workers' representatives (Articles 8 to 13) is a real evolution compared to the crooked assumption of the GDPR that privacy harms are only individual and "can be mitigated by giving individuals control over their personal data".[42] This assumption neglects the collective harms of data collection and processing and the need to empower workers

[38] Ibid.

[39] See below under Sect. 2.2.

[40] Ponce del Castillo and Naranjo (2022), p. 5.

[41] European Agency for Health and Safety at Work (2022) and Todolí and Signes (2021).

[42] Abraha (2023), pp. 172–190, 184.

with collective participatory rights in the context of algorithmic management, paving the way to a "participatory AI governance".[43] The workers' representatives, and, in their absence, the workers themselves (Article 14), should be informed and consulted on automated monitoring and decision-making systems that could potentially lead to substantial adverse modifications of platform workers' working conditions. However, the lack of know-how and best practices for consultation in digital labour platforms, especially when there are no workers' representatives, may put in question the useful effect of the consultation obligations and undermine its implementation.[44] Because of that, platform workers' representatives may be "assisted by an expert of their choice", whose expenses, if they are proportionate, must be taken in charge by the platform in cases the workforce exceeds 250 in each Member State.[45] Member States may provide for a limit on the frequency of relevant employee requests, while ensuring the effectiveness of assistance.

Most of the worker representatives' prerogatives foreseen in Articles 8 to 13 are extended to representatives of genuinely self-employed platform workers.[46] However, Article 15 reserves some collective labour rights only to those employed under an employment relationship status.[47] Self-employed platform workers are deprived of the right to be assisted by representatives in monitoring the impact of automated monitoring and decision-making systems (Article 10 (1)), and the information, consultation and participation rights in relation to occupational safety and health risk assessment (Article 12 (2)), on one hand, and on decisions related to the introduction of, or substantial changes in the use of, automated systems, on the other hand (Article 13).[48] In those cases, platform workers are expected to enjoy relevant rights under the Platform to Business Regulation, insofar as such individuals are 'business users' within the meaning of that Regulation.[49]

According to Article 15, self-employed platform workers are granted the right to receive the data protection impact assessment (Article 8); some transparency rights (Article 9 (1) and (4)); the right to be informed about the impact of individual decisions taken or supported by automated systems (Article 10 (4)); the right to request a review of automated decisions (Article 11 (2)).[50]

Although the PWD has made a step forward regarding self-employed platform workers' collective participatory rights, it is not clear how these provisions will become in line with the European Commission's Guidelines clarifying that solo self-employed platform workers may be exempted from antitrust regulations

[43] Aloisi and De Stefano (2023), pp. 283–307, 307.

[44] On this point see also Veale et al. (2023), p. 323.

[45] Article 13 (3) of PWC.

[46] Article 15 and Recital 54 of PWD.

[47] Rainone and Aloisi (2024), p. 7.

[48] Idem, see Table 1 elaborated by authors.

[49] Recital 54 of PWD.

[50] Cataldo (2024), pp. 145–146.

enforcement for the purposes of collective bargaining,[51] which would justify the extension by analogy of other collective participatory rights to them, such as the right to collective bargaining.

## 2.2 *A Risk-Based Approach: The EU AI Act in the Algorithmic Management Context*

The EU AI Act is a flagship regulation proposed by the European Commission in 2021,[52] agreed in December 2023, finalised in Spring 2024 and entered into force on August 1st, 2024.[53] This text aims to establish a uniform horizontal regulatory framework for artificial intelligence in the EU, with a cross-sectoral scope of application, which will apply to all types of artificial intelligence. The regulation does not apply to areas outside the scope of EU law and will not apply to systems which are used exclusively for military or defense purposes, for the sole purpose of research and innovation or for people using AI for non-professional reasons. The definition of AI has been a controversial issue since the beginning because it is a multilayered technical and evolving concept which is difficult to transplant in a legal text.[54] The definition finally adopted is quite broad and closely aligns with the one provided by the updated Organisation for Economic Co-operation and Development's (hereinafter "OCDE) guidelines.[55] It covers machine-based systems that are designed to operate with varying levels of autonomy (from full autonomy to human input), systems that may adapt after deployment and, based on the information received, learn how to generate outputs like productions or decisions.[56]

---

[51] European Commission (2022) Guidelines on the application of Union competition law to collective agreements regarding the working conditions of solo self-employed persons (Communication) OJ C 374/2 (Collective Agreement Communication), paras 28–31.

[52] Proposal for a Regulation laying down harmonised rules for artificial intelligence, COM (2021) 206 final.

[53] Supra at footnote no 2.

[54] Ruschemeier (2023), pp. 361–376. Departing from the broad definition of AI systems included to the initial Commission proposal, this author explains the legal problems in defining AI, claiming that existing definitions fail to meet requirements for legal certainty, protection of legitimate expectations, precision, inclusiveness, practicability, and permanence as elements of the rule of law principle.

[55] The OECD definition as updated in November 2023 reads as follows: "An AI system is a machine-based system that, for explicit or implicit objectives, infers, from the input it receives, how to generate outputs such as predictions, content, recommendations, or decisions that [can] influence physical or virtual environments. Different AI systems vary in their levels of autonomy and adaptiveness after deployment". See OECD updates definition of Artificial Intelligence 'to inform EU's AI Act', https://www.euractiv.com/section/artificial-intelligence/news/oecd-updates-definition-of-artificial-intelligence-to-inform-eus-ai-act/.

[56] According to Article 3 (1) of the AI Act "'AI system' means a machine-based system that is designed to operate with varying levels of autonomy and that may exhibit adaptiveness after deployment, and that, for explicit or implicit objectives, infers, from the input it receives, how to

The AI Act reflects the strategy of risk identification, grading, and management, a 'risk-based' approach[57] aligned on the product safety paradigm, although the latter does not appear as the optimal choice.[58] The risk-based approach is a method selected to ensure compliance in highly technical sectors in which prescriptive regulation does not keep pace with constant evolutions.[59] Building on this techno simplistic approach, the AI Act fails to consider the complex adaptive nature of AI systems, which can be easily re-coded and 'employed for completely different purposes from those for which they were designed'.[60] Further, this same method fails to address what is called -in the language of technology- 'function creep',[61] which it occurs when a system develops a deviated used for a purpose which is not the originally specified one. So, the AI Act neglects this capacity of evolution and expansion and regulates AI systems based on the task they have been designed to perform (the intended use). Based on this static criterion, it classifies them by levels of risk—from minimal to unacceptable-, setting scalable obligations and responsibilities according to the level of risk that AI systems can pose for individuals.

For the purposes of this study, analysis will focus on AI systems that are likely to pose a high risk to health, safety, and fundamental rights and potentially harm the environment, democracy, and the rule of law in the EU.[62] Such systems can access the EU market if they meet a set of legal requirements. Filtering conditions have been added to ensure that 'only' genuine high-risk applications are subject to legal requirements,[63] excluding, for example, AI systems intended to perform a narrow procedural, or preparatory, or accessory task regarding the relevant action or decision to be taken, or providing an additional layer to human activity. These escape clauses are likely to create loopholes for circumventing the application of AI Act safeguards to AI systems used in the sensitive employment area.

The AI Act identifies exhaustive lists of AI systems falling into the category of high-risk categories listed, among which enters "employment, management of workers and access to self-employment".[64] The general category of AI systems used

generate outputs such as predictions, content, recommendations, or decisions that can influence physical or virtual environments".

[57] Recitals 26 and 27 of AI Act. See also European Commission, 'Explanatory Memorandum to the AI Act Proposal' COM (2021) 206 final, p. 3. On the appropriateness of the risk-based approach in the employment context see Aloisi and De Stefano (2023), pp. 283–307, 293 seq.

[58] Almada and Petit (2023), p. 7.

[59] Mahler (2021), pp. 245–267, 258.

[60] Raposo (2022), pp. 66–73, 68.

[61] Koops (2021), pp. 29–56.

[62] Recital 7 and Article 6 (1) and (2) of AI Act. Article 6 specifies that a system is classified as high-risk if it meets one of two criteria. A system is a high-risk system if it is a product that falls into the purview of existing EU product safety law, or a safety component of such a product. Alternatively, any system destined for the applications listed in Annex III AI Act is a high-risk system.

[63] The final text adopted the Council general approach on this issue. See Article 6(3) of AI Act.

[64] Annex III (4). Recital 57 of the AI Act sets out in detail the reasons justifying the inclusion of AI systems used in employment and algorithmic management in the category of 'high risk' systems. Emphasis is put on the fact that their use entails risks of discrimination against vulnerable groups

in employment is divided into two sub-categories: systems used to recruit, advertise, and evaluate candidates; and systems used to make decisions on the promotion or termination of employment-related contractual relationships, for the allocation of tasks based on individual behaviour or personal characteristics and for the supervision and evaluation of the performance and behaviour of persons in such relationships. Work-related contractual relationships include platform-based employment relationships.[65] While the Commission's initial proposal qualified as high-risk systems all AI applications involving the allocation of tasks in employment relationships, without further clarification, the AI Act now requires that the allocation of tasks be linked to individual behaviour or to personal characteristics for integration to take place. This unnecessary specification restricts the number of algorithmic management systems that can be classified as high-risk. To sum up, Article 6 (2) in conjunction with Annex III (4) covers systems which *are intended* to be used for recruitment, promotion, and termination of employment regardless of any non-foreseeable, deviated use in practice.

Where an AI system falls within the scope of the updatable Annex III,[66] providers/developers must conform with a set of technical requirements[67] and the creation of organisational mechanisms to monitor risks related to that system.[68] These requirements are destinated to the providers of the systems, i.e. natural or legal persons who develop artificial intelligence systems or entrust their development with a view to their placing on the internal market,[69] and not so much to the 'deployers' of these systems, i.e. natural legal persons, including a public authority or organisation or body under whose authority the system is used.[70] Employers and digital platforms are generally viewed as "deployers" of the AI systems because said systems are used under their direction to enable algorithmic management. On the contrary, employees and their representatives are not considered as "deployers" within the meaning of the AI Act.

The afore-mentioned legal requirements are modelled on the Product Accreditation and Market Surveillance Regulation, known as the "New Legislative Framework" (NLF).[71] The philosophy of the NLF is that '[t]he manufacturer, having detailed knowledge of the design and production process, is best placed to carry

and risks to data protection and privacy. Bearing in mind that the impact of these risks on fundamental rights is permanent, AI systems used in the employment and management of workers should be automatically classified as high-risk systems, without any possibility of revision.

[65] Recital 57 of AI Act.

[66] The Commission has been delegated to issue acts to amend Annex III by adding or modifying cases of high-risk AI systems (Article 7 of AI Act). See Ponce del Castillo (2024).

[67] Articles 10 to 15 AI Act.

[68] Article 9 of the AI Act.

[69] Art 3(3) of the AI Act.

[70] Article 3(4) of the AI Act.

[71] Recital 46 and Article 7 (2) of the AI Act. The New Legislative Framework, adopted in 2008, aims to improve the internal market for goods and to strengthen the conditions for placing a wide range of products on the EU market. This is a package of measures aimed at improving market

out the complete conformity assessment procedure. Conformity assessment should therefore remain the obligation of the manufacturer alone'.[72] This explains why the bulk of the determined obligations lies most with the provider and less with the deployer, and, in this specific case, the employer or the digital labour platform.[73] However, the Parliament has built on the Commission's proposal and placed additional transparency obligations on deployers as will be examined below.[74]

If AI systems are following the above technical requirements setting procedural standards, a presumption of trustworthy AI is produced, allowing AI systems to be released on the market and enjoy free movement and use throughout the EU.[75] Regarding most high-risk systems, including those developed in the context of employment and algorithmic management, this said regulation entrusts the providers themselves, i.e. the manufacturers, to proceed to an ex-ante internal self-assessment, without the involvement of external authorities (market surveillance or national supervisory authorities).[76] Self-assessment is obviously anemic compared to licensing and notified bodies' certification.[77] Given the intrusive nature of such systems and their potential harm to workers' fundamental rights, it is quite hazardous to leave the conformity assessment in the hands of the providers, instead of assigning it to an external certification authority.[78] Not to neglect that internal conformity control may be completely omitted and substituted by the providers' alignment with harmonised common standards elaborated by private standardisation bodies. In fact, there are three European Standardisation Organisations (ESOs)[79] that the Commission can mandate to develop harmonised standards the providers could follow, instead of looking for compliance with the essential requirements set by the AI Act. If they meet such standards, the providers will enjoy a presumption of conformity of their AI products similar to the one produced via self-assessment control.[80]

As far as transparency obligations are concerned, measures were initially proposed to ensure transparency and information for deployers of high-risk AI systems, especially employers, but not the 'end-users' i.e. workers and their representatives, because, as mentioned above, the concept of 'deployer' under the AI Act applies

---

surveillance and enhancing the quality of conformity assessments. It also clarifies the use of the CE marking and creates a toolbox of measures for use in product legislation.

[72] Veale and Zuiderveen Borgesius (2021), pp. 97–112, 102.

[73] Kelly-Lyth (2021).

[74] https://www.eipa.eu/blog/protecting-fundamental-rights-in-the-age-of-ai-how-parliaments-latest-version-of-the-eus-ai-act-safeguards-fundamental-rights/.

[75] Article 42 of AI Act.

[76] See Article 43(2) with reference to Annex VI of AI Act.

[77] Kaminski (2023), pp. 1381, 1382.

[78] Kelly-Lyth (2021), p. 7. On the inadequacy of self- assessment control see Smuha et al. (2021), pp. 37–40.

[79] CEN (European Committee for Standardisation), CENELEC (European Committee for Electrotechnical Standardisation) and ETSI (European Telecommunications Standards Institute).

[80] Adams-Prassl (2022), pp. 30–50.

only to employers and not workers. The European Parliament succeeded in extending transparency to end-users by establishing a right of individuals—including workers—to be informed if they are subject to a high-risk AI system deployed for taking or supporting automated decisions and a right to an explanation if they are adversely affected by such systems.[81] Following European Parliament's amendments, an important obligation to inform workers and their unions before introducing AI into the workplace was also included in the text.[82] But the most vigorous responsibility for deployers is that they must carry a fundamental rights impact assessment, among other requirements, before putting high-risk AI into service.[83] This is a very vague obligation, because the text does not define either which fundamental rights need to be assessed or the method of impact assessment. There is no guarantee that this essential but heavy obligation will not be reduced to a technical control by specialised agencies that will develop predetermined light standards under the form of checklists.

The AI Act contains no individual rights and no redress mechanisms and leaves liability issues out of view. Although the final text has consolidated the proliferation of employers' obligations under the AI Act, digital labour platforms will remain subject to much more intense obligations under the PWD, than under those established by the AI Act for employers, since the PWD represents a more specific regulation for platform workers compared to the general regulatory provisions of the AI Act.[84] On the issue of data collection and processing rules particularly, platform workers will be in a more favourable position than workers in traditional companies, as the PWD Proposal goes far beyond the GDPR[85] and potentially even some national legislations.

When the initial Commission proposal was published, serious concerns about the impact of the AI Act on the level of protection of workers as guaranteed by national regulations had emerged, due to the choice of its legal basis (Article 114 of the Treaty on the Functioning of the European Union hereinafter 'TFEU'). Article 114 enables the EU to adopt measures for the approximation of the provisions laid down by law, regulation or administrative action in Member States which have as their object the establishment and functioning of the internal market.[86] For Article 114 TFEU to serve as legal basis, it is required that the measure adopted refers to approximation of laws. Approximation is possible under three conditions: Firstly, there must be heterogeneous domestic laws. Secondly, this domestic diversity must create obstacles and/or significant distortion of competition affecting the internal market. And, lastly, the measure adopted under Article 114 TFEU must harmonise national laws eliminating the distortion and/or the obstacles that are affecting the

[81] Article 50, Recital 171 Article 86 of AI Act.

[82] Article 26 (7) of the AI Act.

[83] Article 27 of AI Act.

[84] De Stefano (2022), p. 115 qualifies PWD as a lex specialis compared to AI Act.

[85] On this point see also Abraha (2023), p. 187.

[86] Craig and De Burka (2020), p. 9, 649 seq.

establishment or functioning of the internal market, but there is a rigid constraint connected that the measure adopted cannot create new legal forms; otherwise, it would fall out the scope of Article 114 TFEU.

After the adoption of such a 'harmonisation' measure, if a Member State deems it necessary to maintain national provisions relating to the working environment, it shall inform the Commission and notify it of the reasons for maintaining them.[87] Within six (6) months, the Commission shall approve or reject these national provisions, after verifying whether they are a means of arbitrary discrimination or a disguised delimitation of trade between Member States and whether they constitute an obstacle to the functioning of the internal market.[88] The rationale of the AI Act is that if an AI system (e.g. video surveillance, automated programming of work, automated evaluation etc.) is compatible with the requirements introduced by the Act itself,[89] it is allowed to be placed on the market and used freely. It will not have to meet other additional conditions, such as those which may be laid down by national legislation, e.g. to be subject to consultation of workers representatives, to co-determination or to collective bargaining, or satisfying a proportionality test or be used in a way that does not infringe constitutional fundamental rights and freedoms. Such national measures aiming to protect workers against the arbitrary use of AI automated decision making or monitoring systems are inclined to be considered as obstacles to the functioning of the internal market. Under the initial version of AI Act, this could lead to a narrowing down of the higher level of protection workers enjoyed under their national legislation. Therefore, it had been argued that an 'opening clause' towards national law, like the one contained into Article 88 of the GDPR, should be included in the text.[90] Following the European Parliament's arduous efforts, an opening clause was, indeed, granted to the Member States and the EU, authorising them to maintain or introduce legislative, regulatory, or administrative provisions more favourable for workers as regards the protection of their rights regarding AI's workplace use or to implement more favourable collective agreements.[91] This means that the application of more protective national and EU laws, like the PWD, will not be precluded.

[87] Article 114 (4) TFEU.

[88] Article 114 (6) TFEU.

[89] Articles 10–15 AI Act.

[90] De Stefano and Wouters (2022), p. 49 et seq.

[91] Art. 2 (11) of AI Act: "This Regulation does not preclude the Union or Member States from maintaining or introducing laws, regulations or administrative provisions which are more favourable to workers in terms of protecting their rights in respect of the use of AI systems by employers, or from encouraging or allowing the application of collective agreements which are more favourable to workers".

## 3 A First Attempt, But Not the Right Attempt in the Employment Context?

Although important improvements were brought to the AI Act by the European Parliament, which were later consolidated in the text entered into force, the rationale of this piece of legislation is far removed from labour law standards at EU and national levels. To a certain extent this is normal since the AI Act is not a labour law legislation but an internal market rules harmonisation tool. It pursues the satisfaction of internal market goals via a precautionary risk-based approach, instead of entitling individuals with individual and collective rights and powerful redress mechanisms, like the PWD. The AI Act falls under the models of risk regulation described by Kaminski and, precisely, is identified as a form of "centralized allocation of enforcement resources by risk".[92] Such risk regulation models have the following characteristics[93]: i. they reflect a techno-correctional approach, aiming to assess and fix systems posing risks so that they can be deployed, ii. they assess risks at a collective level and determine the acceptable risk in relation to the average white man, leaving aside all categories whose profile does not match this benchmark; iii. They are adapted to quantifiable risks, so that non quantifiable risks, like the ones inherent to fundamental rights, are either ignored or inadequately addressed.

The risk classification of AI systems and practices based on their functions and intended use is an indeterminate factor that undermines legal certainty. Developers cannot safely predict the breadth and depth of these AI applications, nor their use once released on the market. Moreover, the AI Act is inadequate to address the harms to workers' rights stemming from the use of AI systems in the context of employment and algorithmic management, which are not quantifiable and, thus, escape to metrics. It reflects a 'laissez faire' economic logic, which favours the introduction and free placement of AI systems in the employment area, under the condition that the provider self-assesses and guarantees it has received a trustworthy certification. But it leaves out the radar that AI-enabled managerial tools pose significant risks to workers' fundamental rights, and, for this reason, it is debatable whether consistency is ensured with the EU Charter of Fundamental Rights and the secondary EU legislation concerning consumer protection, equality and non-discrimination, and health and safety.[94]

Fundamental rights were mentioned in the Recitals and the Commission's explanatory document since the launch of the Proposal. Their integration in the initial text was rather weak since they appeared as vague guidelines or as a complement of health and safety standards guaranteed by the EU product safety legislation.[95] The aspect of fundamental rights protection was strengthened following the

---

[92] Kaminski (2023), pp. 1405, 1410.

[93] Idem, pp. 1392,1393, 1397 and seq.

[94] Aloisi and De Stefano (2023), pp. 287–307, 305.

[95] Almada and Petit (2023), p. 12.

Parliament amendments embraced in the final political agreement.[96] But remains an underlying conceptual loophole in the text, deriving from the fact that AI Act pursues fundamental rights protection through the logic of the product safety regulation and not through the proportionality test, which tolerates a limitation or restriction of fundamental rights and freedoms only if it is necessary, adequate, and proportionate to the legitimate reasons for such limitation, leaving intact the essence of the right. Although fundamental rights impact assessment is an important step forward, which goes beyond technical certification standards, it is, by definition, not targeted to workers' fundamental rights and is not subject to judicial control. It remains elusive, because many organisations introducing AI systems in the working environment do not have the necessary capabilities to assess the risks in terms of labour and social fundamental rights, which are varied, not quantifiable, largely contested and not predictable. Failure to comply with this duty will fall into the competence of the regulatory bodies to be established at national level, but their task will not be an easy one, given the technical and processual nature of the AI Act. Thus, this well accepted obligation for a fundamental rights impact assessment leaves room for arbitrariness when it comes to its implementation, mainly in the employment relationship.

On the other hand, the regulation of algorithmic management in platform work through the PWD provides for a higher and more specialised level of protection for platform workers in relation to both the GDPR and the AI Act. Coupled with the option for Member States to design a more strongly protective framework that is enshrined in Article 26, it can be argued that the PWD should be read as a lex specialis to both the 'horizontal' AI Act and, to a certain extent at least, the GDPR, as already argued elsewhere.[97] This means that, under the PWD, platform workers who have an employment relationship would enjoy more protection than traditional employees.[98]

Other strong elements of the PWD are that it extends the scope of most—unfortunately not all—algorithmic management regulations to all platform workers, regardless of their employment status. Further, it increases and clarifies the transparency regime of the GDPR regarding automated monitoring and decision-making systems and expands it to cover not only fully but also semi-automated decisions which are left outside the scope of GDPR. It enhances existing GDPR information rights and establishes new ones as the right to explanation, the right to review a decision, and the right to rectification. It establishes for the first time a collective right to information and consultation remedying the gap of the GDPR. For the first time it sets an obligation for an ex-ante system impact assessment to the safety and health of platform workers, mainly regarding potential risks of accidents at work, psychosocial and ergonomic risks, which is specific and targeted in respect to the vague and indeterminate AI Act's fundamental rights assessment. It also prohibits the

[96] Article 27 and Recital 96 of the AI Act.

[97] De Stefano (2022), p. 115.

[98] Abraha (2023), p. 188.

processing of a broad spectrum of sensitive personal data not intrinsically connected to and strictly necessary for the performance of the contract.

The critical provision analysis of both recent EU acts brought in light the value of a rights-based method as legal technique in the field of labour law. A classical rights-based approach is the most pertinent to remedy the information and power asymmetries in the field of work, since it invests workers as enforceable rights-holders, granting them access to redress mechanisms, including the most essential one, the issuance of an enforceable judicial decision. No doubt that the PWD is a first and bold attempt to regulate the use of AI and algorithmic management at work but has a narrow scope of application. It does not extend the boundaries of platform work and, thus, lacks a "universalistic approach".[99] Despite any shortcomings, this legislative initiative moves in the right direction and should act as a precursor to a special legislation aimed to regulate the effects of the introduction of AI in the field of employment and work. While waiting for the EU to step in and take further legislative action, the opening clause in the AI Act, authorising Member States and the EU to maintain or introduce a higher legal standard for workers as regards AI's use in the workplace, currently appears as a promising avenue for securing workers' fundamental rights protection from algorithmic management harms.

## References

Abraha H (2023) Regulating algorithmic employment decisions through data protection law. Eur Labour Law J 14(2):172–191

Abraha H, Adams-Prassl J, Kelly-Lyth A (2022) Finetuning the EU's Platform Work Directive. Oxford Business Law Blog. Available via https://blogs.law.ox.ac.uk/business-law-blog/blog/2022/05/finetuning-eus-platform-work-directive

Adams-Prassl J (2019) What if your boss was an algorithm? Rise Artif Intelligence Work Comp Labor Law Policy J 41(1):123–146

Adams-Prassl J (2022) Regulating algorithms at work: lessons for a "European approach to artificial intelligence". Eur Labour Law J 13(1):30–50. https://doi.org/10.1177/20319525211062558

Almada M, Petit N (2023) The EU AI Act: A Medley of Product Safety and Fundamental Rights?. Robert Schuman Centre for Advanced Studies Research Paper No. 2023/59, pp. 7–27. Available via SSRN: https://ssrn.com/abstract=4308072 or https://doi.org/10.2139/ssrn.4308072

Aloisi A (2023) Boss ex machina: employer powers in workplaces governed by algorithms and artificial intelligence. In: Lo Faro A (ed) New technologies and labour law. Selected topics. Giappichelli, Torino, pp 15–34

Aloisi A (2024) Regulating algorithmic Management at Work in the European Union: data protection, non-discrimination and collective rights. Int J Comp Labour Law Indus Relations 40(1):37–70. Available via SSRN: https://ssrn.com/abstract=4235261

Aloisi A, De Stefano V (2023) Between risk mitigation and labour rights enforcement: assessing the transatlantic race to govern AI-driven decision making through a comparative lens. Eur Labour Law J 14(2):287–307

[99] Kelly-Lyth and Adams-Prassl (2021).

Aloisi A, Potocka-Sionek N (2022) De-gigging the labour market; an analysis of the 'algorithmic management' provisions in the proposed platform work directive. Italian Labour Law E-J 15(1):29–50. https://doi.org/10.6092/issn.1561-8048/15027

Article 29 Data Protection Working Party (2017) Guidelines on Automated individual decision-making and Profiling for the purposes of Regulation 2016/679. Eur. Comm'n Doc. 17/EN WP251rev.01. Available via https://ec.europa.eu/newsroom/article29/document.cfm?doc_id=49826

Cataldo L (2024) Improving working conditions in platform work. A comment about the agreement reached on the European directive. Italian Labour Law e-Journal 17(1):131–152

Craig P, De Burka G (2020) EU law: text, cases and materials, 7th edn. Oxford University Press, Oxford

De Hert P, Lazcoz G (2021) Radical rewriting of Article 22 GDPR on machine decisions in the AI era. European Law Blog. Available via https://europeanlawblog.eu/2021/10/13/radical-rewriting-of-article-22-gdpr-on-machine-decisions-in-the-ai-era/

De Stefano V (2022) The EU Commission's proposal for a directive on platform work: an overview. Italian Labour Law e-Journal 15(1):107

De Stefano V (2024) It takes three to tango in the EU: the new European Directive on Platform Work, Available via https://lawofwork.ca/it-takes-three-to-tango-in-the-eu-the-new-european-directive-on-platform-work/

De Stefano V, Taes S (2023) Algorithmic management and collective bargaining. Transfer Eur Rev Labour Res 29(1):21–36. https://doi.org/10.1177/10242589221141055

De Stefano V, Wouters W (2022) AI and digital tools in workplace management and evaluation: An assessment of the EU's legal framework, Osgoode Legal Studies Research Paper No. 4144899. Available via SSRN: https://ssrn.com/abstract=4144899

European Agency for Health and Safety at Work (2022) Occupational safety and health risks related to the work of online content moderation through digital labour platforms. Available via https://osha.europa.eu/sites/default/files/2022-03/OSH_implications_of_online_content.pdf

Gellert R, van Bekkum M, Zuiderveen Borgesius F (2021) The Ola & Uber judgments: for the first time a court recognises a GDPR right to an explanation for algorithmic decision-making. EU Law analysis blog. Available via http://eulawanalysis.blogspot.com/2021/04/the-ola-uber-judgments-for-first-time.html

ILO and European Commission (2022) Algorithmic management of work and its implications in different context. Background Paper n. 9, p. 6

Jarrahi MH et al (2021) Algorithmic management in a work context. Big Data Soc 2:1–14. https://doi.org/10.1177/20539517211020332

Kaminski ME (2023) Regulating the risks of AI. Boston Univ Law Rev 103(5):1347–1411

Kelly-Lyth A (2021) The AI Act and Algorithmic Management, Dispatch no 39—European Union. Comp Labor Law Policy J. Available via https://cllpj.law.illinois.edu/content/dispatches/2021/Dispatch-No.-39.pdf

Kelly-Lyth A (2023) Algorithmic discrimination at work. Eur Labour Law J 14(2):152–171

Kelly-Lyth A, Adams-Prassl J (2021) The EU's Proposed Platform Work Directive: A Promising Step (VerfBlog, 14 December 2021). Available via https://verfassungsblog.de/work-directive/

Koops B-J (2021) The concept of function creep. Law Innov Technol 13(1):29–56

Lee MK, Kusbit D, Metsky E, Dabbish L (2015) Working with machines: the impact of algorithmic and data-driven management on human workers. In: Proceedings of the 33rd annual ACM conference on human factors in computing systems, pp 1603–1612

Mahler T (2021) Between risk management and proportionality: the risk-based approach in the EU's artificial intelligence act proposal. Nordic Yearb Law Informatics:245–267

Mateescu A, Nguyen A (2019) Algorithmic management in the workplace, Data & Society. Available via https://datasociety.net/wp-content/uploads/2019/02/DS_Algorithmic_Management_Explainer.pdf

Ponce del Castillo A (2024) The EU's AI Act: Governing through uncertainty and complexity, identifying opportunities for action. Available via https://global-workplace-law-and-policy.kluwerlawonline.com/2024/06/20/the-eus-ai-act-governing-through-uncertainty-and-complexity-identifying-opportunities-for-action/

Ponce del Castillo A, Naranjo D (2022) Regulating Algorithmic Management: An Assessment Of The EC's Draft Directive On Improving Working Conditions In Platform Work. ETUI Research Paper - Policy Brief 8. Available via https://papers.ssrn.com/sol3/papers.cfm?abstract_id=4243530

Rainone S, Aloisi A (2024) The EU Platform Work Directive: what's new, what's missing, what's next?, Policy Brief 2024.06, ETUI

Raposo VL (2022) The European draft regulation on artificial intelligence: Houston, we have a problem in: Progress in artificial intelligence. In: 21st EPIA conference on artificial intelligence, EPIA 2022, Lisbon, Portugal, august 31–September 2, 2022, proceedings. Springer International, Cham, pp 66–73

Ruschemeier H (2023) AI as a challenge for legal regulation—the scope of application of the artificial intelligence act proposal. ERA Forum 23:361–376. https://doi.org/10.1007/s12027-022-00725-6

Selbst AD, Powles J (2017) Meaningful information and the right to explanation. Int Data Privacy Law 7(4):233–242. Available via SSRN: https://ssrn.com/abstract=3039125

Smuha N et al (2021) How the EU Can Achieve Trustworthy AI: A Response to the European Commission's Proposal for an Artificial Intelligence Act (LEADS Lab @University of Birmingham, 5 August 2021)

Todolí A, Signes A (2021) Making Algorithms Safe for Workers: Occupational Risks Associated with Work Managed by Artificial Intelligence. Transfer: European Review of Labour and Research. Available via SSRN: https://ssrn.com/abstract=3915718

Veale M, Zuiderveen Borgesius F (2021) Demystifying the draft EU artificial intelligence act. Comp Law Rev Int 22:97–112

Veale M, 'Six' Silberman M, Binns R (2023) Fortifying algorithmic management provisions in the proposed platform work directive. Eur Labour Law J 14(2):308–332

Wachter S, Mittelstadt B, Floridi L (2017) Why a right to explanation of automated decision-making does not exist in the general data protection regulation. Int Data Privacy Law 7(2):76–99. https://doi.org/10.1093/idpl/ipx005

Wood AJ (2021) Algorithmic management: consequences for work organisation and working conditions. JRC Working Paper Series, WP No 7. Available via https://ideas.repec.org/p/ipt/laedte/202107.html

# EU Digital Law in the Artificial Intelligence (AI) Era: Towards a New Privacy Maturity Methodology

**Kosmas Pipyros**

**Abstract** Article 35 of the GDPR lays down the legal obligation of data controllers to execute a Data Protection Impact Assessment (DPIA) when processing activities are likely to pose a significant risk to individual rights and freedoms. The GDPR outlines only the fundamental requirements for performing a DPIA, without detailing the process for its execution. Moreover, while National Privacy Authorities globally (such as CNIL, ICO., etc.) have issued guidelines for (D)PIAs, these primarily take the form of checklists and lack a full-fledged framework for step-by-step implementation of a DPIA and for evaluating the overall maturity level of an organization.

This chapter introduces a novel, multi-faceted approach to privacy maturity that serves as a mechanism for the assessment and management of data protection risks. The methodology is designed to unlock the full potential of DPIAs in safeguarding fundamental rights as envisaged by the GDPR and to act as an all-encompassing instrument for legal compliance. This is achieved by integrating the GDPR's legal requirements and best practices, with a qualitative and quantitative methods of analysis drawn from the field of information security.

## 1 Introduction

The European Union's General Data Protection Regulation (GDPR or the Regulation) represents a pivotal shift in the paradigm of data privacy laws.[1] Enacted to modernize the old data protection framework, the GDPR revolutionized the prin-

[1] Regulation (EU) 2016/679 of the European Parliament and of the Council of 27 April 2016 on the protection of natural persons with regard to the processing of personal data and on the free movement of such data and Directive 95/46/EC.

K. Pipyros (✉)
Department of Computing & Information Technology, CTL Eurocollege, Limassol, Cyprus
e-mail: kpipyros@ctleuro.ac.cy



T.-E. Synodinou et al. (eds.), *EU Digital Law in the AI Era*,
https://doi.org/10.1007/978-3-031-96743-6_4

ciples and practices surrounding the acquisition, utilization, storage, disclosure, and destruction of personal data. The legislation imposed increased obligations on those who oversee and process personal data. Key stipulations, as encapsulated in Article 5 of GDPR, include obtaining user consent for data processing, anonymizing personal data to safeguard privacy, mandating notifications of data breaches, ensuring the secure cross-border transfer of data, and the mandatory appointment of a data protection officer, under specific conditions, to monitor adherence to GDPR.[2] Moreover, it is required upon organisations to implement necessary technical and organizational strategies to affirm compliance. This encompasses the adoption of data protection and privacy policies, embedding privacy considerations into the design of products and services (privacy by design and by default), ensuring documentation of data processing activities is kept, enacting robust security controls, recording, and reporting data breaches when necessary, and performing Data Protection Impact Assessments (DPIAs) for processing activities that pose a significant risk to the rights and freedoms of individuals.

Accountability is a significant parameter under the GDPR. The regulation highlights a shift towards a more accountable approach where organisations must not only comply with GDPR but also demonstrate compliance through various means, including DPIAs.[3] This involves a careful analysis of the processing operations, the purposes of processing, and the risks to individuals, as well as measures to address those risks, illustrating the Regulation's intent to embed privacy and data protection risk considerations into the very fabric of organizational processes. The Regulation affects every business process that handles personal data, compelling a re-evaluation of risk management strategies and the introduction of new operational efficiencies to enhance the protection of vulnerable data assets.

In order to help organisations assess the impact of their data processing activities, Article 35 of the GDPR introduces a new legal obligation and prescribes the execution of a DPIA as an instrument to identify and prioritize privacy risks.[4]

More specifically, this assessment is a crucial tool for evaluating how data processing might pose risks to individuals, particularly in how technology or systems might impact their privacy in various societal roles, such as consumers, patients, or citizens.[5] However, the legal concept of 'privacy risk' is not concretely defined in the GDPR, leaving ambiguity around the parameters of what constitutes a risk, the criteria for determining a 'high risk' scenario in data protection, and the methods for gauging its probability and potential impact.[6] Article 35(7) sets forth only a basic framework for executing a DPIA and stop short of detailing the methodology, leaving a gap in the understanding of the DPIA process execution or implementation.

---

[2] Article 5 of GDPR.

[3] See also Art. 29 Data Protection Working Party, WP 173 (2010), p. 8.

[4] Article 35 of GDPR.

[5] Gellert (2018b), pp. 279–288.

[6] Bieker et al. (2016).

Data Protection Authorities (DPAs), such as the Information Commissioner's Office of the UK (ICO.),[7] the France National Commission on Informatics and Liberty (CNIL)[8] and the Federal Commissioner for Data Protection and Freedom in Germany (BfDI)[9] have issued guidelines for conducting a DPIA. However, these primarily offer a checklist-style approach and fall short of providing a comprehensive framework that delineates a step-by-step DPIA process or explicates how to assess an organization's maturity level concerning privacy risk. Conclusively, there is a pressing need for a more robust framework that goes beyond mere checklists to aid organizations in conducting thorough DPIAs. This would involve developing a clear understanding of privacy risk, establishing criteria for 'high-risk' scenarios, and quantifying the likelihood and severity of potential impacts. A comprehensive framework would also include a systematic, step-by-step process for conducting DPIAs and a methodology for evaluating an organization's privacy risk maturity level.

The main objective of this chapter is to provide a comprehensive privacy maturity methodology for data protection risk assessment and management. The proposed methodology will provide the full potential of DPIAs regarding the protection of fundamental rights, as envisaged by the GDPR, and a holistic compliance instrument to comply with legal requirements. This will be achieved by incorporating legal requirements and best practices, as described in the GDPR (PIAs, DPIAs, privacy by design and by default) with qualitative and quantitative methods of analysis as retrieved from the field of Information Security.

In the following section the notion of 'privacy risk' is explained and a number of academic perspectives on the transition of the GDPR towards a risk-based approach are critically analyzed (Sect. 2). Afterwards, the research analysis delves into the examination of risk assessment from the viewpoint of data subject scrutinizing prevailing best practices and existing methodologies for conducting a DPIA, alongside pertinent industry standards for risk assessment (Sect. 3). Building upon these foundational approaches, the last part of the charter introduces a new systematic privacy maturity methodology for data protection risk assessment and management and for evaluating the overall privacy maturity level of an organisation (Sect. 4). The concluding segment of the chapter will offer a synthesis of the key insights, highlighting the advantages of integrating this novel privacy maturity methodology within specific organisational frameworks or contexts, thus underscoring its practical relevance and applicability (Sect. 5).

---

[7] Information Commissioner's Office (ICO) Data Protection Impact Assessments, available at: https://ico.org.uk/for-organisations/uk-gdpr-guidance-and-resources/accountability-and-governance/guide-to-accountability-and-governance/accountability-and-governance/data-protection-impact-assessments/.

[8] Commission Nationale de l'Informatique et des Libertés (CNIL) PIA methodology, available at: https://www.cnil.fr/en/privacy-impact-assessment-pia.

[9] Bundesbeauftragte für den Datenschutz und die Informationsfreiheit (BfDI), available at: https://www.bfdi.bund.de/DE/Home/home_node.html.

## 2 The "Privacy Risk" Explained

The GDPR establishes a comprehensive framework for data protection in the EU, with a particular emphasis on the assessment and mitigation of risks to personal data. Previous directives, such as the Data Protection Directive 95/46/EC, implied a notion of risk but did not explicitly address the evaluation or management of privacy risks.[10] The objective of GDPR, in this regard, is to ensure a high level of protection of personal data to the rights and freedoms of individuals. Article 35 of the GDPR specifies that '*where a type of processing, in particular using new technologies, and taking into account the nature, scope, context and purposes of the processing, is likely to result in a high risk to the rights and freedoms of natural persons, the controller shall, prior to the processing, carry out an assessment of the impact of the envisaged processing operations on the protection of personal data. A single assessment may address a set of similar processing operations that present similar high risks*'.

A DPIA is necessary whenever there is a possibility of a high privacy and data protection risk to individuals caused by a new project under development. It should consider the nature, scope, context, and purpose of the project. Furthermore, it should incorporate at a minimum a systematic description of the envisaged processing operations including, where applicable, the legitimate interest pursued by the controller. Moreover, it should provide an assessment of the necessity and proportionality of the processing operations in relation to the purposes and more importantly an assessment of the severity and the likelihood of risks to the rights and freedoms of data subjects. Finally, it should analyze the sources of the risk and provide measures addressing the risks, including safeguards, security measures and mechanisms to ensure the protection of personal data and to demonstrate compliance with GDPR, considering the rights and legitimate interests of data subjects and other persons concerned.[11]

The approach of the GDPR to risk assessment is both proactive and dynamic. It reflects a shift from a prescriptive to a risk-based approach, placing responsibility on data controllers to identify and assess risks associated with data processing activities.[12] Furthermore, it provides data controllers with the flexibility to determine the precise structure and form of a DPIA which should be a genuine assessment of risk, allowing controllers to take measures to address them. Moreover, article 35 (3) delineates scenarios where data processing activities are recognized to inherently possess high risk factors. Namely, when the processing activity entails detailed and automated evaluations of personal characteristics associated with individuals (which may involve the use of profiling techniques), when the processing activity refers to

[10] Directive 95/46/EC of the European Parliament and of the Council of 24 October 1995 on the protection of individuals with regard to the processing of personal data and on the free movement of such data.

[11] Voigt and von dem Bussche (2017).

[12] Recital 76 of GDPR.

a large scale of special categories of data (biometric data, ethnic and origin data, health data, political beliefs, sexual orientation, etc.) or when we have a systematic monitoring of a publicly accessible area on a large scale. This can encompass various surveillance activities, such as the widespread deployment of CCTV cameras (which can be indicative of significant privacy implications due to the extensive collection and potential analysis of individuals' data).

However, in the privacy context, the term 'risk' lacks a definitive legal interpretation, leading to varying applications and understandings within the data protection domain.[13] The absence of a universally accepted definition of 'privacy risk', particularly in the context of 'high-risk' to the rights and freedoms of individuals, remains a significant point of contention and ambiguity within the field of data protection. The GDPR's approach to risk is rooted in its broader principle of accountability[14] and the notion of risk-based processing, yet it falls short of providing a specific definition or concrete criteria and guidelines on how to interpret or measure 'privacy risk'. In addition, the regulation advances this by requiring risk assessment as part of its accountability principle but does not detail the criteria for assessing the severity or likelihood of harm, leaving to data controllers and processors to interpret what constitutes 'high risk'.

Moreover, in the Regulation, the concept of 'risk' to the rights and freedoms of individuals is frequently mentioned but not explicitly defined. For example, Recital 75 details potential negative outcomes of violating the rights of natural persons, suggesting that risks can result in physical, material or non-material harm, lead to significant economic or social disadvantages, or the deprivation of rights and freedoms.[15] In addition, a number of Recitals emphasize that risk-based mechanisms are first and foremost addressed towards achieving—higher—levels of compliance. This is the case with Recital 84, which provides that DPIAs are instruments designed to 'enhance compliance with this Regulation', thus suggesting that the role of the risk-based approach is to address issues of compliance. In addition, Recital 78 is maybe the most explicit as far as the articulation between the risks to the data subjects' rights and freedoms and compliance is concerned. It provides that 'the protection of the rights and freedoms of natural persons require that appropriate technical and organisational measures to be taken in order to ensure that the requirements of this Regulation are met'.[16] This shows well that compliance is an integral element of the risk analysis exercise.

Furthermore, the Article 29 Working Party (now the European Data Protection Board) emphasizes that 'compliance should never be a box-ticking exercise but should really be about ensuring that personal data is sufficiently protected'.[17] In addition, the WP29, in order to provide some 'real', practical, 'on the ground' pro-

[13] Demetzou (2019).

[14] Article 5 Sec. 2 of GDPR.

[15] Recital 75 of GDPR.

[16] Recital 78 of GDPR.

[17] Art. 29 WP, 2013b, pp. 2–3.

tection, as opposed to approaching compliance as a mere box-ticking exercise, released guidance on how to perform a DPIA and determined when data processing might pose a 'high risk'.[18] However, this guidance discusses when DPIAs should be conducted and their essential elements, but it does not provide a precise definition of 'privacy risk'. This gap has sparked scholarly debate and has necessitated a closer examination of risk in the realm of privacy.

Wright and Raab (2014) in their work prior to the implementation of the GDPR, foresaw the challenges in evaluating 'high-risk' scenarios. They posited that risk assessment in data protection requires a balance between subjective judgment and objective criteria. They investigated the foundational principles of privacy protection centered on the individual's right to privacy and addressed the adequacy of these principles in covering broader privacy concerns and protecting collective entities. The authors presented additional privacy principles that could expand the focus from data protection to encompass other privacy facets, thereby improving the assessment of privacy risks and harms not only to individuals but also to groups and society at large. They further advocate for risk assessment methods that are not only grounded in quantitative analysis but also take into consideration the qualitative aspects of personal data processing, such as the context and nature of data, the purposes of processing, and the scope of impact on individuals. Finally, they proposed developing a framework to identify potential harms or risks to these wider privacy principles, which could serve as an essential tool for conducting more comprehensive PIAs (since DPIAs were not yet introduced).[19]

Kuner et al. (2017) suggested that the concept of 'high-risk' should be viewed through the lens of potential harm to individuals' rights and freedoms. They argued that 'risk' in data protection should be assessed not just on the likelihood of harm but also on the severity of the impact that such harm could have on the personal data and social dimensions of individuals' lives.[20] Furthermore, Lynskey (2017) focused on the GDPR's broader regulatory context discussing the implications of its risk-based approach for data protection law. He highlighted the challenges in operationalizing this approach, particularly the subjective nature of determining what constitutes 'high risk' and the discretionary power it grants to data controllers.[21] On the same wavelength, Gellert (2018a, b) critically assessed the GDPR's treatment of 'risk' and suggested that the absence of a clear definition may lead to inconsistent practices. He asserts that a more structured approach to risk assessment is necessary, one that incorporates both the probability and severity of potential harm, akin to methodologies used in financial risk assessment. This would offer a more objective basis for determining when a DPIA is required and for assessing the sufficiency of measures to mitigate identified risks.[22]

[18] Art. 29 WP, Working Paper 248.

[19] Wright and Raab (2014), pp. 277–298. https://doi.org/10.1080/13600869.2014.913874.

[20] Kuner et al. (2017), pp. 73–75. https://doi.org/10.1093/idpl/ipx009.

[21] Lynskey (2017), pp. 793–814. ISSN 0307–5400.

[22] Gellert (2018a). https://doi.org/10.2139/ssrn.3284493.

These academic perspectives contribute to a deeper understanding of the GDPR's DPIA requirements, illustrating the Regulation's intent to embed privacy and data protection risk considerations into the very fabric of organisational processes. Considering these perspectives, it becomes clear that a comprehensive understanding of 'privacy risk' within the GDPR framework remains an evolving aspect in data protection as it is crucial for ensuring that the protective measures stipulated by the GDPR are applied consistently and effectively.

Conclusively, there is a lack of common understanding of what constitutes a 'risk' in the field of data protection and on how to identify and evaluate which processing activities are likely to result to a 'high-risk' to the rights and freedoms of natural persons. The GDPR's methodological approach to DPIA has been subject to critical analysis. Scholars argue that the lack of a detailed methodology in the GDPR leads to a reliance on subjective interpretations by data controllers, potentially undermining the uniformity and effectiveness of the assessments. Nevertheless, even though the Regulation and the relative legislative bodies, such as the Working Party 29 provide a respective amount of information on how to conduct a DPIA, the procedure as such, is open to interpretations and challenges for both academic researchers and privacy professionals. Open issues include, for example, how different types of harms should be considered, how risk probabilities and impacts can be measured quantitatively, how individual vs organisational impacts should be considered, and how effective current frameworks and guidelines are. The DPIA process is often viewed as compliance-driven rather than as a holistic assessment of privacy risks, which may limit its scope in addressing broader privacy concerns.

In conclusion, the concept of risk within the GDPR should be considered from the fundamental rights perspective, which is central to the Regulation. This calls for a multi-faceted approach to risk assessment, one that goes beyond mere compliance and considers the broader impact of data processing on individuals' rights and freedoms by integrating quantitative data with qualitative judgments, to adequately address the complex nature of 'high-risk' scenarios in the processing of personal data.[23] The need for a multidimensional approach to risk that encompasses legal, technical, and human rights perspectives would not only clarify the concept of 'privacy risk' but also align GDPR's risk-based processing with international standards and best practices in risk management.[24] This would enhance the GDPR's ability to protect individual's rights and align data protection practices with the evolving landscape of risks in the digital age.

In the following section, the research analysis is focused on the examination of established (D)PIA methodologies, along with the predominant industry standards for risk assessment. Building upon these foundational approaches, a new privacy maturity framework will be introduced which is designed for the assessment and management of data protection risks for evaluating the overall privacy maturity level of an organisation.

---

[23] Hoofnagle et al. (2019), pp. 65–98, DOI: 10.1080/13600834.2019.1573501.

[24] He Li and He (2019), pp. 1–6, DOI: 10.1080/1097198X.2019.1569186.

## 3 Existing (D)PIA Methodologies and Relevant Industry Standards

The evolution of privacy protection mechanisms has brought forward a range of strategic processes aimed at preempting and mitigating the risks associated with personal data processing. At the forefront of these mechanisms are the Privacy Impact Assessment (PIA) and the Data Protection Impact Assessment (DPIA). While both serve as pivotal tools in the privacy risk management arsenal, their interrelation is crucial for a comprehensive understanding of the current data protection landscape.

The GDPR's introduction of DPIA is a testament to the evolving data protection regime that necessitates a more nuanced approach towards addressing privacy risks. DPIAs are a subset of PIA, tailored to meet the specific requirements of the GDPR. In fact, the PIA has been developed as a data protection regulatory tool long before the implementation of the GDPR.[25] It has been utilized as a process to identify and reduce privacy risks emerging from new projects, policies, or systems. It was initially developed and implemented in countries such as Canada, New Zealand, and Australia.[26] The EU Data Protection Directive 95/46/EC did not explicitly anticipate the utilization of PIA. Furthermore, the absence of a requirement for such a procedure and the presence of cultural disparities resulted in various ways being adopted in deferent member states when it came to implementing PIA. Examples of these approaches include the UK Information Commissioner's Office (ICO.) handbook on PIA, the Commission Nationale de l'Informatique et des Libertés (CNIL) PIA methodology and the Bundesbeauftragte für den Datenschutz und die Informationsfreiheit (BfDI) in Germany.

The UK ICO released its PIA Handbook in 2007[27] which was updated in 2009 and replaced by the Code of Practice in 2014.[28] ICO's (D)PIA methodology provides a structured yet user-friendly and flexible approach for conducting (D)PIAs. The methodology outlines a clear process that begins with identifying the need for a (D)PIA, following by describing the information flows, identifying data protection and related risks, and determining measures to mitigate those risks. It includes nine steps, as highlighted in Fig. 1, and covers the process from initial assessment to identify the need for a (D)PIA, through full-scale or small-scale assessments, to the final review and compliance checks. The process emphasizes the importance on identifying and managing privacy risks, engaging stakeholders, and ensuring compliance. Furthermore, it focusses on consultation, both internal and external, to

[25] Zarrabi et al. (2023). ArXiv./abs/2304.11876.

[26] Clarke 2009, pp. 123–135, https://doi.org/10.1016/j.clsr.2009.02.002.

[27] ICO (2007), The U.K. Information Commissioner's Office's 'Privacy impact assessment handbook'.

[28] ICO (Information Commissioner's Office): Conducting privacy impact assessments code of practice. ICO (2014). https://ico.org.uk/media/for-organisations/documents/1595/pia-code-of-practice.pdf.

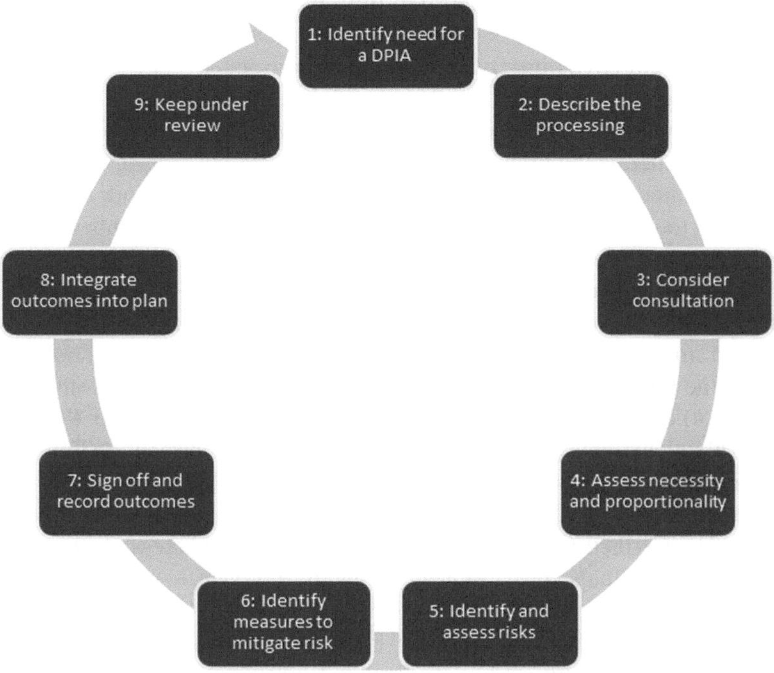


**Fig. 1** UK ICO's DPIA Methodology

gather diverse insights on privacy concerns and to guide on evaluating and implementing privacy solutions, ensuring decisions are well-documented, transparent, and integrated into the overall project plan. The ICO also offers a (D)PIA template,[29] which is particularly helpful for organisations seeking practical tools to facilitate their assessments.

The France's CNIL PIA methodology[30] was initially introduced in 2012 and updated in 2015. It outlines a structured approach for conducting a (D)PIA. The process rests on two pillars: (a) The fundamental principles and rights, which are 'non-negotiable', established by law and which cannot be subject to any variation regardless of the nature, severity, and likelihood of the risks; (b) Management of data subjects' privacy risks, which determines the appropriate technical and organizational controls to protect personal data. It emphasizes the identification and evaluation of privacy risks, including feared events and potential threats. The approach covers four main areas: (a) Context: define the scope of the PIA and describe the processing(s) of personal data under consideration; (b) Controls: identify existing or

[29] ICO (Information Commissioner's Office): Sample DPIA Template https://ico.org.uk/media/2258461/dpia-template-v04-post-comms-review-20180308.pdf.

[30] CNIL (Commission Nationale de l'Informatique et des Libertés): Privacy Impact Assessment: Methodology (how to carry out a PIA). CNIL 2015). http://www.cnil.fr/fileadmin/documents/en/CNIL-PIA-1-Methodology.pdf.

planned risk-treatment controls (those to fulfil the legal requirements, and those to threat the privacy risks; (c) Risks: assess the risks that are related to the security of data and that could have impacts on individuals' privacy, to check if the risks have been treated adequately, and (d) Validation: validate the process and decide whether to accept the manner in which it is planned to fulfill the legal requirements and to treat risks, or reiterate the previous steps.

CNIL's methodology is robust, providing a systematic framework that includes a risk mapping tool known as the PIA software, which guides data controllers through the DPIA process. This tool facilitates the systematic identification and rating of risks, considering the nature, scope, context, and purposes of processing. It helps in visualizing and assessing risks by considering various factors such as severity, likelihood, and impact. The methodology emphasizes legal compliance, risk management, and the involvement of various stakeholders, including data controllers and protection officers. It also provides guidance on documenting the PIA process, offering a practical framework for ensuring privacy and data protection. Furthermore, the methodology includes templates and provides a knowledge base, offering guidance on various aspects like typologies of personal data, risk sources, and control measures. The CNIL framework is particularly detailed in assessing the rights and freedoms of individuals, providing an in-depth approach to risk evaluation and mitigation.

Moreover, the German Federal Data Protection Authority provides a detailed methodology[31] for advising and controlling data protection based on uniform protection goals. It integrates GDPR legal requirements with practical technical and organisational measures, emphasizing principles like data minimization, transparency, and accountability. The Standard Data Protection Model (SDM)[32] is a significant framework in the realm of data protection and privacy, designed to operationalize the legal requirements of the GDPR and to ensure a high standard of data protection. It introduces the concept of 'protection goals' extending the classic triad of confidentiality, integrity and availability (CIA) to include unlinkability, transparency, and intervenability, thereby addressing broader concerns of privacy and data protection. Furthermore, tt integrates legal, technical and organisational aspects of data protection, by providing a holistic approach to compliance with GDPR while emphasizing on the technical and organisational measures for risk mitigation. Finally, it proposes a detailed strategy for implementing data protection measures, including risk assessment, identification of technical and organisational measures, and ongoing evaluation and improvement. In general, the methodology balances regulatory compliance with technological advancement and encourages iterative assessments throughout the data processing lifecycle to standardize the assessment and implementation of data protection measures and to promote consistency across different sectors and organisations.

---

[31] Bundesbeauftragte für den Datenschutz und die Informationsfreiheit (BfDI), https://www.activemind.legal/law/de-dpia/.

[32] The Standard Data Protection Model adopted in April 2020 by the Conference of the Independent Data Protection Supervisory Authorities of the Federation and the Lander.

Even though the aforementioned PIA methodologies are the most representative, several Supervisory Authorities in both EU and non-EU countries (Spain,[33] Canada,[34] Australia[35]) as well as individual organisations (European Data Protection Board,[36] Asia-Pacific Economic Cooperation,[37] International Association of Privacy Professionals,[38] Centre for Information Policy Leadership[39]) have set up guidelines for (D)PIA. However, so far there is no comprehensive view of these guidelines. As a matter of fact, these guidelines vary in their approach and focus, reflecting the diverse needs of different sectors and legal requirements across regions. While some are very specific, others provide a more general framework that can be adapted to various contexts. Furthermore, organizations often choose guidelines that best match their operational context, regulatory environment, and the nature of the data processing activities they undertake.

Conclusively, while (D)PIA methodologies provide a structured approach and a comprehensive framework to deal with privacy risks, sometimes might make it complex and time-consuming, especially for smaller organisations with limited resources. Moreover, the specific methodologies require a certain level of expertise in data protection and privacy, which might not be readily available in all organisations. Finally, the most important drawback of the specific methodologies is that, while focusing on legal compliance, it might underemphasize practical aspects of privacy risk management from a broader perspective.[40]

Taking into consideration the specific drawbacks, especially in the evolving landscape of data protection and privacy, the DPIA methodologies can be significantly enhanced from the integration of established industry standards, providing a systematic approach to estimate, evaluate and mitigate privacy risks while maintaining a balance between risk management and operational efficiency.[41]

By incorporating information security frameworks such as the ISO Standards, the ENISA risk management framework or the NIST framework, not only aligns DPIA procedures with recognized best practices but also fortifies the assessment's

---

[33] The Spain Data Protection Authority (AEDP), https://www.dataguidance.com/news/spain-aepd-publishes-new-risk-management-and-dpia-guide.

[34] Office of the Privacy Commissioner of Canada, https://www.priv.gc.ca/en/privacy-topics/privacy-impact-assessments/.

[35] Office of the Australian Information Commissioner, https://www.oaic.gov.au/privacy/privacy-guidance-for-organisations-and-government-agencies/privacy-impact-assessments.

[36] Art. 29 Data Protection Working Party, WP 248 (2017).

[37] Asia Pacific Economic Cooperation (APEC) Privacy Framework, https://www.apec.org/publications/2005/12/apec-privacy-framework.

[38] International Association of Privacy Professionals (iapp) Data Protection and Privacy Impact Assessments, https://iapp.org/resources/topics/privacy-impact-assessment-2/.

[39] Centre for Information Policy Leadership, 'Risk, High Risk, Risk Assessments and Data Protection Impact Assessments under the GDPR, 2016, https://www.huntonprivacyblog.com/wp-content/uploads/sites/28/2016/12/cipl_gdpr_project_risk_white_paper_21_december_2016.pdf.

[40] Binns (2017).

[41] Cate et al. (2017). https://www.repository.law.indiana.edu/facpub/2633.

ability to identify and mitigate risks effectively.[42] These industry standards offer distinct but complementary perspectives and tools for identifying, analyzing, and mitigating data protection risks. While DPIAs specifically focus on the impact of data processing activities on individual's privacy rights, these industry standards provide broader frameworks for risk management, security measures, and compliance, applicable to various organisational contexts. This integration not only ensures compliance with legal and regulatory requirements but also enhances the overall effectiveness of privacy and data protection strategies, adapting them to the unique needs and challenges of each organization. Consequently, this synergy between DPIAs and industry standards represents a critical step towards fostering a culture of data privacy and security in the digital age.

To provide a comprehensive analysis of the interrelation between industry standards for risk assessment and DPIAs, I'll first focus on ISO Standards, as they are widely recognized and used globally. The International Organization for Standardization (ISO) provides several standards relevant to risk assessment and data protection, which can be integrated into the DPIA process. For example, ISO/IEC 27001:2022[43] is an international standard for information security management systems (ISMS). It provides a systematic approach to managing sensitive information, ensuring it remains secure. This standard includes aspects of risk assessment and management, which are crucial for identifying and addressing security risks that could impact data protection. Furthermore, ISO/IEC 27005:2022[44] provides guidelines for information security, cybersecurity, and privacy protection. It supports the general concepts specified in ISO/IEC 27001:2022 and it is designed to assist the satisfactory implementation of information security based on a risk management approach. Finally, ISO/IEC 31000:2018,[45] while not specific to information security, provides guidelines of risk management. It offers a comprehensive framework for managing risk across various organizational activities, which can be applied to data protection.

In practical terms, DPIAs require the identification and assessment of risks to personal data. ISO/IEC 27005 and ISO/IEC 31000 provide methodologies for risk identification and evaluation, which can be directly applied to DPIAs. They help in understanding the nature of data processing activities and the potential impact on data subjects' rights and freedoms. In addition, ISO/IEC 27001 outlines a set of security controls that can be implemented to mitigate identified risks. These controls are highly relevant to DPIAs, as they provide practical measures to protect personal data from security threats. Furthermore, considering that DPIAs are not standalone processes, they should be integrated into the organization's overall risk management and data governance framework. ISO standards, particularly ISO

[42] Alan Wilhite and Robert Lord (2006), pp. 3–10, DOI: 10.1080/10429247.2006.11431698.

[43] ISO/IEC 27001:2022, Information Security, Cybersecurity and Privacy Protection, Information Security Management Systems (ISMS), Requirements. https://www.iso.org/standard/27001.

[44] ISO/IEC 27005:2022, Information Security, Cybersecurity and Privacy Protection, Guidance on Managing Information Security Risks. https://www.iso.org/standard/80585.html.

[45] ISO/IEC 31000:2018, Risk Management, Guidelines. https://www.iso.org/standard/65694.html.

31000, offer guidance on integrating risk management processes into the organization's governance structure.

Both DPIAs and ISO standards emphasize the importance of compliance with legal and regulatory requirements. ISO standards provide a framework for continual improvement, which is essential for maintaining compliance in the dynamic field of data protection. Finally, ISO standards require documentation of risk assessment and management processes. This documentation supports the DPIA process by providing evidence of compliance and of the steps taken to identify and mitigate risks. In conclusion, ISO standards for risk assessment provide a robust framework that can significantly enhance the DPIA process. By integrating these standards into DPIAs, organizations can ensure a comprehensive, systematic, and compliant approach to identifying and mitigating risks to personal data. This integration not only helps in protecting data subjects' rights but also aligns with broader organizational risk management strategies, contributing to overall data governance and security.

Moreover, the European Union Agency for Cybersecurity (ENISA) provides a risk management framework that is designed to address the complexities of cybersecurity risks in Information and Communication Technologies (ICT) environments.[46] This framework is particularly relevant to organizations operating within the EU but can also serve as a guideline for others globally. The ENISA risk management framework is tailored to address cybersecurity risks. It provides comprehensive guidelines for identifying, assessing, managing, and mitigating risks in ICT systems and infrastructures. The framework advocates a structured approach to risk management, including risk assessment (identification, estimation, and evaluation) and risk treatment (selection and implementation of security measures). It emphasizes the importance of involving all relevant stakeholders in the risk management process, ensuring a comprehensive understanding of risks and appropriate responses. The framework is designed to be adaptable to various contexts and flexible enough to accommodate different types and sizes of organizations and diverse ICT environments.

DPIAs, which are essential for assessing risks to personal data privacy, can benefit from the structured risk assessment methodology provided by the ENISA framework. This synergy allows for a more thorough understanding and mitigation of risks affecting data protection. The ENISA framework's comprehensive approach to risk management can be integrated into DPIAs to ensure that both cybersecurity risks and data protection risks are adequately addressed. For example, DPIAs require input and collaboration from various stakeholders, including data protection officers, IT staff, and department heads. ENISA's emphasis on stakeholder involvement aligns well with this requirement, ensuring a more holistic assessment. In addition, the ENISA framework's focus on compliance and legal aspects of cybersecurity can complement DPIAs, especially under GDPR, by ensuring that data

[46] European Union Agency for Cybersecurity (ENISA), 'Online Tool for the Security of Personal Data Processing', https://www.enisa.europa.eu/risk-level-tool.

protection measures also align with cybersecurity best practices. The risk treatment strategies advocated by ENISA can inform the selection of technical and organizational measures during DPIAs, ensuring effective mitigation of identified privacy risks. Finally, both ENISA's framework and DPIAs emphasize the importance of documentation and ongoing risk management. Integrating these aspects ensures continuity and adaptability in the face of evolving threats and changing data processing activities. Conclusively, the ENISA risk management framework can significantly enhance the DPIA process by providing a structured and comprehensive approach to risk assessment and mitigation, specifically in the context of cybersecurity. By integrating this framework into DPIAs, organizations can ensure a more robust and holistic approach to managing risks associated with data processing activities, thereby enhancing compliance, security, and privacy protection.

Finally, the National Institute of Standards and Technology (NIST) Risk Management Framework[47] is a widely recognized framework in the field of risk management and especially information security. It is used predominantly in the US, but its principles are applicable globally. Understanding its interrelation with DPIAs can provide valuable insights for organizations seeking to enhance their data protection practices. The NIST framework outlines a thorough process for conducting risk assessment, which includes preparing for the assessment, conducting the assessment, communicating the results, and mitigating the assessment. It considers a variety of risk factors, including threats, vulnerabilities, impact, and likelihood, to determine the level of risk associated with information system operations. The framework is designed to be scalable and flexible, allowing for customization to fit different organizational sizes and complexities.

DPIAs require a comprehensive analysis of the risks to personal data. The NIST methodology for identifying and evaluating risks, particularly its focus on treat and vulnerability analysis, can be instrumental in identifying potential privacy risks in data processing activities. Understanding the impact of data breaches or privacy violations on individuals is a critical component of DPIAs. The NIST approach to assessing impact aligns well with this requirement, as it emphasizes the potential consequences of security events. DPIAs are not just about identifying risks; they also involve managing these risks. The NIST framework provides a structured process for risk management, which can guide the development of measures to mitigate identified privacy risks in DPIAs. Both DPIAs and NIST framework emphasize the importance of communicating risk assessment findings and maintaining proper documentation. This is essential for organizational accountability and regulatory compliance. NIST advocates for ongoing risk monitoring and review, which is a principle that is also important in DPIAs, especially given the dynamic nature of data processing technologies and practices.

Conclusively, while the NIST framework is not specifically tailored to data protection laws like the GDPR, its comprehensive approach to risk assessment can

---

[47] National Institute of Standards and Technology (NIST), Risk Management Framework. https://csrc.nist.gov/projects/risk-management.

support compliance with DPIAs by ensuring that all aspects of data-related risks are adequately addressed. The NIST provides a robust framework for conducting risk assessments that can significantly enhance the DPIA process. By leveraging its comprehensive approach to risk identification, analysis, and management, organizations can ensure a thorough evaluation of privacy risks associated with data processing activities. Furthermore, integrating the NIST framework into DPIAs can lead to more informed decision-making, better risk mitigation strategies, and enhanced compliance with data protection regulations.

After critically reviewing current best practices and established procedures for performing a DPIA as well as the relevant industry standards for risk assessment, the next step is the formulation of a comprehensive Privacy Maturity Methodology (PMM) that aims to enhance data protection risk assessment and management practices.

## 4 Towards a New Privacy Maturity Methodology

Building upon these foundational approaches of existing DPIA methodologies and guidelines as well as relevant industry standards, the main objective of this chapter is to develop a multi-attribute Privacy Maturity Methodology (PMM) for data protection risk assessment and management. The proposed methodology will provide the full potential of DPIAs regarding protecting fundamental rights as envisaged by the GDPR and a holistic compliance instrument to comply with legal requirements. This will be achieved by incorporating legal requirements and best practices, as described in the GDPR, with qualitative and quantitative methodologies of analysis as retrieved from the field of information security.

The first step towards the new PMM is the identification of privacy domains and alignment of the specific domains with GDPR requirements. Twelve privacy domains are defined namely:

*Governance and Operating Model* where the organisational structure as well as roles and responsibilities for managing the collection, use, retention, disclosure, and disposal of personal data are identified.

*Data Inventory* where the organization's repository of data processing activities is identified.

*Risk and Control* where are identified the respective privacy risks to which an organisation is exposed.

*Regulatory Management* where current privacy and data protection requirements are assessed to enable the organization to adapt appropriate processes and controls.

*Information Life Cycle* where the respective processes and controls related to personal data are identified as it moves throughout its lifecycle (from collection, use, retention, disclosure, and disposal).

*Policies* where the organisational policies that detail how employees across the organisation are expected to collect, use retain, disclose, and dispose personal data are identified.

*Processes, Procedures, and Technologies* where privacy specific processes, procedures and the supporting technologies that are required to ensure that the organisation processes personal data in line with GDPR requirements.

*Security for Privacy* where the physical and logical security measures that are applied to maintain confidentiality, integrity and availability of persona data are identified.

*Third Party Oversight* where the processes that provide comfort and legal protection over how third parties manage privacy risks on behalf of the organisation are identified.

*Training and Awareness* where general and tailored training related to the organization's collection, use, retention, disclosure, and disposal of personal data is provided.

*Monitoring* where the ongoing processes by which the organization assesses the design and operational effectiveness of the embedded privacy and security controls are defined.

*Incident Management* where the organization's procedure for identifying, assessing, and responding to incidents is defined.

The next step in the development of the PMM involves correlating the 12 established privacy domains with the corresponding articles of GDPR to ensure that all aspects of data protection are covered. Furthermore, a qualitative hierarchy scale consisting of low, medium, and high priority levels will be integrated. This allows the identification, assessment, and prioritization of the essential actions that an organization must undertake to demonstrate compliance with the GDPR requirements. The following Tables 1 and 2 present the qualitative hierarchy scale alongside the corresponding alignment of the GDPR. This information is designed to assist in discerning, evaluating, and arranging the actions an organization needs to prioritize to ensure compliance with GDPR standards.

**Table 1** The Privacy Domains and GDPR alignment

| Domain | Art. | GDPR Readiness |
|---|---|---|
| Governance and Operating Model | 27 | Representatives of controllers not in EU |
| | 37 | Designation of DPO |
| | 38 | Position of DPO |
| | 39 | Tasks of DPO |
| Data Inventory | 30 | Records of processing activities |
| Risk and Control | 32 | Security of processing |
| | 35 | Data protection impact assessment |
| | 36 | Prior Consultation |
| Regulatory Management | 31 | Cooperation with the supervisory authority |
| Information Life Cycle Management | 5 | Principles for processing of PI |
| | 6 | Lawfulness of processing |
| | 7 | Conditions for consent |
| | 8 | Child's consent |
| | 9 | Processing of special categories of PI. |
| | 10 | Info. about criminal convictions and offences |
| | 12 | Transparent information, comms, modalities |
| | 13, 14 | Information to be provided to data subject |
| | 20 | Rights to data portability |
| | 21 | Right to object |
| | 22 | Automated individual decision-making |
| Policies | 24 | Responsibility of controller |

| Domain | Art. | GDPR Readiness |
|---|---|---|
| Processes, Procedures and Technologies | 11 | Processing which does not require identification |
| | 15-18 | Right of access, rectification, erasure, restriction |
| | 19 | Obligation for rectification, erasure, restriction |
| | 21 | Right to object |
| | 22 | Automated individual decision-making |
| | 25 | Data protection by design |
| | 35 | Data protection impact assessment |
| | 36 | Prior consultation |
| | 44 | Principles for transfer |
| | 45 | Transfers based on adequacy |
| | 46 | Transfers subject to safeguards |
| | 49 | Derogations for specific situations |
| Security for Privacy | 25 | Data protection by design |
| | 32 | Security of processing |
| Third Party Oversight | 26 | Joint controllers |
| | 28 | Processor |
| | 29 | Processing under authority of controller |
| Training and Awareness | 39 | Tasks of the DPO |
| Monitoring | 39 | Tasks of the DPO |
| Incident Management | 33 | Notification of breach to authority |
| | 34 | Notification of breach to individual |

**Table 2** The qualitative hierarchy scale

| | |
|---|---|
| N.A. | |
| Low priority actions | |
| Medium priority actions | |
| High priority actions | |

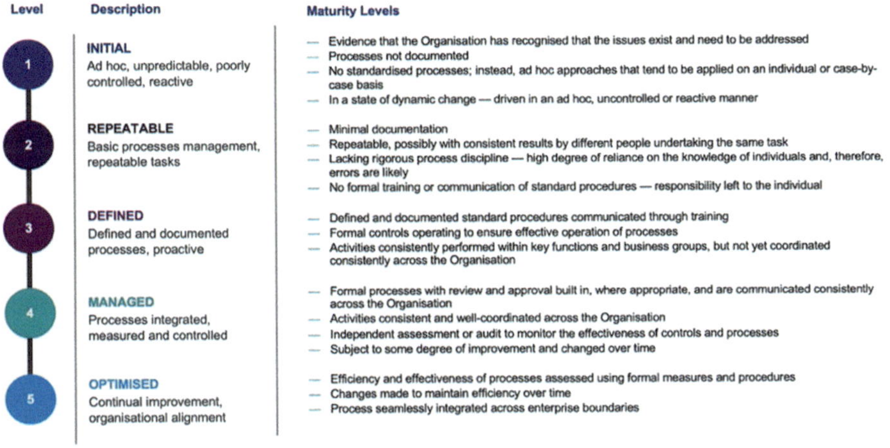


**Fig. 2** 5-tiered maturity model

Furthermore, a five-tiered maturity model (Fig. 2) is established with each level reflecting escalating degrees of sophistication in meeting specific privacy requirements.

In the maturity model, each level is described by certain characteristics and associated with specific maturity stages:

The first level identifies an initial, unpredictable, and poorly controlled privacy maturity level where the organization recognizes the existence of issues that need to be addressed but lacks documented processes. The organization's approach is ad hoc and reactive, tailored to individual or case-by-case situations, rather than a standardized process.

The second level identifies a repeatable privacy maturity level where the organization performs basic process management and repeatable tasks. Even though there is minimum documentation regarding the privacy processes and some tasks may be repeatable, they lack rigorous process discipline. In this case, there is a high reliance on individual knowledge, there is no formal train, and the privacy procedures are not formally communicated within the organization.

The third level identifies a defined privacy maturity level where the procedures are formally defined and documented within the organization. Controls and training ensure the effective operation of these processes, but they are not yet fully coordinated across the organization.

The fourth level identifies a managed privacy maturity level where processes are formally integrated with review and approval mechanisms. In this case, there is consistent performance across the organization and independent assessments may occur to monitor and improve controls and processes.

Finally, the fifth level identifies an optimized privacy maturity level where the organisation performs continual privacy improvements and organizational alignment. Privacy processes and procedures are integrated across the enterprise boundaries and there are ongoing efforts to maintain and enhance efficiency over time. The organization at this level represents the highest level of efficiency and effectiveness in privacy processes, with formal measures and procedures for assessment of privacy risks.

When applying this to the PMM, each level could correspond to the stages of maturity in an organization's privacy management processes. For instance, at the initial level, an organization might only be responding to data protection issues as they arise, without a proactive or structured approach. As the organization moves to a repeatable level, it may have some basic data protection processes in place, but there may not be uniformly applied or fully developed. Reaching the defined level, it would involve establishing comprehensive data protection policies and procedures that are well communicated throughout the organisation. Furthermore, at a managed level, the organization would have a robust data protection management system that includes regular reviews, audits, and controls to ensure compliance and effectiveness. Finally, the optimized level would see the organization not only complying with current data protection standards but also continuously seeking ways to improve data privacy practices and staying alighted with regulatory changes. Of course, the privacy maturity assessment assumes the development of a maturity assessment tool or questionnaire which will define specific criteria and measures, based on the proposed maturity levels and privacy domains.

Moving forward, the final step to implement the PMM is to conduct a comprehensive privacy maturity risk assessment, to establish a baseline for each domain. Table 3 provides a representation of such a privacy maturity risk assessment to an organization.

By conducting a privacy risk assessment, following best (D)PIA practices and guidelines, we can have an estimation regarding the overall maturity level of the organization. Furthermore, by integrated best practices and techniques (ISO Standards, NIST and ENISA frameworks), we will be able to propose specific technical and organisational measures in order to reduce privacy and associated information security risks.

## 5 Conclusion

Following this systematic approach, the overall objective of the PMM is to provide controllers with a holistic view of the privacy maturity level of an organisation. By following the specific PMM, an organisation can develop a comprehensive view of

**Table 3** Privacy Maturity Assessment

| Overall Maturity (average) | (3 being the aeared maturity at operational day 1) | High |
|---|---|---|
| Privacy principle | Maturity | Risk |
| 1. Governance and Operating Model | 1 | H |
| 2. Inventory/Data Mapping | 2 | M |
| 3. Risk and Control | 1 | H |
| 4. Regulatory Management | 2 | L |
| 5. Information Life Cycle Management | 1 | H |
| 6. Policies | 1 | M |
| 7. Processes, Procedures and Technology | 1 | H |
| 8. Security for Privacy | 2 | M |
| 9. Third Party Oversight | 1 | M |
| 10. Training and Awareness | 1 | M |
| 11. Monitoring | 1 | L |
| 12. Incident Management | 2 | L |

Maturity level 1 2 3 4 5 Risk level H M L

its privacy maturity, ensure compliance with legal requirements, implement data protection at the core of its operations, and manage privacy risks in a structured manner.

Consequently, controllers will be enabled to identify risks, find weaknesses and legal infringements for the rights and interests of individuals within the organisation. The adoption of the methodology aims to be used as an important instrument to demonstrate compliance with legal requirements through business processes and services. The proposed multi-attribute privacy methodology will help to implement data protection at the core of the operations and build trust between the controller, customers, and employees. The methodology could be adjusted in a particular sector by taking into consideration the qualitative elements and the types of processing operations of the particular sector and can be used as a means for managing the identified privacy risks in a structured manner by implementing the most appropriate privacy controls for a particular context.

## References

Alan Wilhite & Robert Lord (2006) Estimating the risk of technology development. Eng Manag J 18(3):3–10

Bieker F, Friedewald M, Hansen M, Obersteller H, Rost M (2016) A process for data protection impact assessment under the European general data protection regulation. In: Schiffner S, Serna J, Ikonomou D, Rannenberg K (eds) Privacy technologies and policy. Springer, Cham

Binns R (2017) Data protection impact assessments: a meta-regulatory approach. Int Data Privacy Law 7(2)

Cate, Fred H.; Kuner, Christopher; Svantesson, Dan Jerker B.; Lynskey, Orla; and Millard, Christopher, "The Rise of Cybersecurity and Its Impact on Data Protection" (2017). Articles by Maurer Faculty. 2633

Clarke R (2009) Privacy impact assessment: its origins and development. Comp Law Secur Rev 25(2):123–135

Demetzou K (2019) Data protection impact assessment: a tool for accountability and the unclarified concept of 'high risk' in the general data protection regulation. Comp Law Secur Rev 35

Gellert R (11 June 2018a) Data Protection and Notions of Information: A Conceptual Exploration

Gellert R (2018b) Understanding the notion of risk in the general data protection regulation. Comp Law Secur Rev 34:279–288

He Li LY, He W (2019) The impact of GDPR on global technology development. J Glob Inf Technol Manag 22(1):1–6

Hoofnagle CJ, van der Sloot B, Borgesius FZ (2019) The European Union general data protection regulation: what it is and what it means. Inf Communications Technol Law 28(1):65–98

Kuner C et al (2017) The rise of cybersecurity and its impact on data protection. Int Data Privacy Law 7:73–75

Lynskey O (2017) Aligning data protection rights with competition law remedies? The GDPR right to data portability. Eur Law Rev 42(6):793–814

Voigt P, von dem Bussche A (2017) The EU general data protection regulation (GDPR), a practical guide. Springer, Cham

Wright D, Raab C (2014) Privacy principles, risks and harms. Int Rev Law Comp Technol 28(3):277–298

Zarrabi F, Wagner I, Boiten E (2023) Changes in Conducting Data Protection Risk Assessment and After GDPR implementation

# The Impact of AI on Data Protection: Evolution of Court of Justice of the European Union Case Law Regarding the General Data Protection Regulation (GDPR) in the Artificial Intelligence Era

**Athina Moraiti and Charalampos Stamelos**

**Abstract** This paper explores the complex relationship between AI and data privacy, with a focus on the implications of GDPR principles and pertinent case law from the Court of Justice of the European Union (CJEU). Even if the GDPR doesn't specifically mention AI, its rules for fair and transparent data handling still apply to AI applications. CJEU rulings shed light on GDPR compliance in the context of AI technologies. Organizations must implement specialized techniques that handle the unique problems presented by AI systems to successfully navigate the junction of AI and data protection.

Organizations must implement specialized techniques that handle the unique problems presented by AI systems to successfully navigate the junction of AI and data protection. Businesses can preserve people's rights while utilizing AI by putting strong organizational and technical safeguards in place, such as encryption, access limits, and frequent audits, as specified by the GDPR.

Finally, adhering to GDPR principles promotes ethical AI deployment, trust, and transparency, all of which support sustainable innovation and the welfare of society. Compliance with GDPR principles not only fosters trust and transparency but also ensures ethical AI deployment, ultimately contributing to sustainable innovation and societal well-being.

A. Moraiti (✉)
Scientific Collaborator, School of Humanities, Social and Education Sciences, European University Cyprus, Nicosia, Cyprus
e-mail: a.moraiti@external.euc.ac.cy

C. Stamelos
Assistant Professor, School of Law, European University Cyprus, Nicosia, Cyprus
e-mail: c.stamelos@euc.ac.cy



T.-E. Synodinou et al. (eds.), *EU Digital Law in the AI Era*,
https://doi.org/10.1007/978-3-031-96743-6_5

Recent CJEU case law has focused on delineating legitimate bases for processing personal data in the context of AI, elucidating the requirements for international data transfers, and clarifying the roles and responsibilities of data controllers and processors.

## 1 Introduction

In the last decade, Artificial Intelligence (hereinafter AI) has gone through rapid development. AI is a general-purpose technology that has the potential to improve the welfare and well-being of people, contribute to positive sustainable global economic activity, increase innovation and productivity, and help respond to key global challenges. It is deployed in many sectors ranging from production, finance and transport to healthcare and security.[1]

It provides opportunities for economic, social, and cultural development; energy sustainability; better health care; and the spread of knowledge. The advent of AI has ushered in a new era of possibilities and challenges, particularly in the realm of data protection. These opportunities are accompanied by serious risks, including unemployment, inequality, discrimination, social exclusion, surveillance, and manipulation. At the same time when AI is used, the guard of individual privacy rights, the General Data Protection Regulation (hereinafter GDPR) in the European Union stands as a crucial framework. The evolution of case law from the Court of Justice of the European Union (hereinafter CJEU) provides insights into how the GDPR is adapting to the complexities of the AI landscape.

Businesses and individuals alike need to comprehend how AI and data privacy are related as AI becomes more prevalent. Artificial intelligence has the capacity to automate operations and give data-driven insights, which is greatly changing how businesses function. In this chapter we will examine the relationship between artificial intelligence and data privacy, going over possible dangers, legal requirements, and organizational strategies for adhering to applicable privacy rules. The right of individuals to govern the use of their personal information is known as data privacy, and it is crucial that businesses take this into consideration while implementing and using AI.

AI is not explicitly mentioned in the GPDR, but many provisions in the GDPR are relevant to AI, and some are indeed challenged by the new ways of processing personal data that are enabled by AI. While the GDPR does not explicitly mention artificial intelligence (AI), several provisions are relevant to AI systems and their use of personal data.

It's important to note that compliance with the GDPR principles is context-dependent, and organizations using AI systems need to assess their specific situations to ensure compliance with the regulation. Additionally, there may be future developments or guidelines specifically addressing AI and data protection.

[1] OECD (2019).

Understanding the Court of Justice of the European Union (hereinafter CJEU) case law in the context of the GDPR is crucial for several reasons: Firstly, the Court's case law provides authoritative interpretations of the GDPR provisions. The court's rulings clarify the legal framework and guide how the GDPR should be applied in practice. The CJEU plays a key role in ensuring uniform interpretation and application of EU law across all member states. This helps in maintaining consistency and predictability in data protection practices throughout the European Union. CJEU decisions contribute to shaping the broader data protection culture within the European Union. The court's interpretations reflect the EU's commitment to safeguarding individuals' privacy and ensuring responsible data processing practices. As AI and related technologies evolve, new legal questions arise. CJEU judgments clarify how existing data protection principles apply to specific situations involving AI.

Furthermore, it is important to know that the CJEU's decisions contribute to understanding the scope and validity of consent in the context of AI. It clarifies when consent is freely given, specific, informed, and unambiguous, as required by the GDPR. Understanding these cases is crucial for comprehending the scope and limits of data subjects' rights and controllers' responsibilities.[2]

In summary, understanding CJEU case law in the context of the GDPR is significant for establishing a clear and consistent framework for data protection in the European Union. It provides legal guidance, resolves legal uncertainties, ensures uniformity across member states, and helps businesses and individuals navigate the complex landscape of data privacy in an increasingly digital and interconnected world.

## 2 GDPR Principles and Their Relevance to AI

Since its enactment on May 25, 2018, the GDPR has given individuals greater control over their personal data and established guidelines for how organizations should collect, process, and store data.

Though many of the GDPR's rules are applicable to AI and several are really challenged by the novel ways that AI-enabled personal data processing has allowed for, AI is not specifically referenced in the GPDR.[3]

For example, Article 5(1)(a) of the GDPR provides that personal data shall be processed lawfully, fairly and in a transparent manner in relation to the data subject ('lawfulness, fairness and transparency'). This means that AI systems must process personal data in a lawful and transparent manner. Individuals should be informed about how their data is used, especially when AI algorithms make decisions that affect them.

[2] For controllers' interest see: Kamara and De Hert (2019).

[3] See STOA (2020).

A cornerstone at the nexus of data protection and artificial intelligence (AI) is Article 22 of the General Data Protection Regulation (GDPR), which emphasizes the need to protect individuals from automated decision-making processes that have substantial legal or similarly substantial effects Brkan (2019) . This clause states that people have the right to be free from choices that are made exclusively on the basis of automated processing, including profiling, that have a substantial impact on them or that have legal effects. Article 22 goes beyond data protection to require accountability, transparency, and justice in automated decision-making systems by integrating ethical issues into the very fabric of AI deployment.

The scope of Article 22 extends beyond mere data protection, embedding ethical considerations into AI deployment, thereby mandating transparency, fairness, and accountability in automated decision-making systems. This article essentially acts as a bulwark against potential harms emanating from opaque AI systems, ensuring that the deployment of such technologies does not undermine fundamental human rights.

Interpretation of Article 22 necessitates a nuanced understanding of its operative clauses and exceptions. The prohibition of automated decision-making is not absolute; it is subject to several exceptions that reflect a balance between innovation and protection. Specifically, Article 22(2) allows for automated decisions if they are necessary for entering into or performing a contract between the data subject and a data controller, authorized by Union or Member State law, or based on the data subject's explicit consent. These exceptions, however, are tightly coupled with stringent safeguards to mitigate risks, including the right to obtain human intervention, express one's point of view, and contest the decision. This interpretive framework underscores a dual commitment to fostering technological advancement while safeguarding individual autonomy and agency in the face of algorithmic governance Collenette et al. (2023).

There are no ambiguities in the language of the article that would require further interpretation with regard to the minimum requirements that must be met by data controllers. As long as these requirements are met, automated decision-making is lawful and in compliance with the GDPR.[4]

Moreover, the broader implications of Article 22 within the GDPR's regulatory schema highlight its role in shaping the ethical deployment of AI. The requirement for transparency in automated decision-making processes compels entities to elucidate the logic involved, significance, and envisaged consequences of such processing for individuals. This mandate for clarity not only promotes informed consent but also facilitates trust in AI systems by demystifying their operational mechanisms. Furthermore, Article 22 intersects with other GDPR provisions, such as data minimization, purpose limitation, and accountability, creating a comprehensive regulatory environment that rigorously oversees the deployment of AI. Thus, Article 22 serves as a pivotal reference point, ensuring that the integration of AI within societal

[4] Wachter et al. (2017).

frameworks aligns with overarching principles of data protection and human-centric governance Rodrigues (2020).

According to an analysis of Dreyer and Schulz "Article 22 GDPR's scope of applicability with respect to ADM systems is quite restricted. In the few cases where the Algorithmic Decision Making Systems specific provisions apply, it can to some extent create transparency and verifiability and thus help safeguard individual rights. However, regarding group-related and societal goals such as non-discrimination and social inclusion, the GDPR has little to offer. Discussing complementary regulatory tools beyond the GDPR is therefore necessary".[5]

Furthermore, according to Article 5 (1) (b), personal data collected for a specific purpose should not be processed in a way incompatible with that purpose. AI systems should adhere to the specified purposes for which personal data was collected and according to articles 5 (1) (c) and (d) AI systems should only collect and process personal data that is necessary for the intended purpose and should ensure the accuracy of the personal data they process. Unnecessary data should not be processed.

Article 13(2)(f) and 14(2)(g) GDPR address a key aspect of AI applications, i.e. automated decision-making. The controller has the obligation to provide:

(a) information on 'the existence of automated decision-making, including profiling, referred to in Article 22(1)' and
(b) 'at least in those cases meaningful information about the logic involved, as well as the significance and the envisaged consequences of such processing for the data subject.

This provision has been at the centre of a vast debate in the research community, where this legal requirement has been related to the more general, and indeed fundamental issue of explaining AI systems and their outcomes. Indeed, according to the AI explainability (or explicability) is indeed one of the principles that should inspire the development of AI, along with beneficence, non-maleficence, autonomy and justice. In the current discussion on explainability, different perspectives have been put forward.[6]

According to Article 32 of the GDPR, "*Taking into account the state of the art, the costs of implementation and the nature, scope, context and purposes of processing as well as the risk of varying likelihood and severity for the rights and freedoms of natural persons, the controller and the processor shall implement appropriate technical and organizational measures to ensure a level of security appropriate to the risk, including inter alia as appropriate*".

This means that AI systems must implement appropriate technical and organizational measures to ensure the security of personal data, protecting it from unauthorized or unlawful processing, accidental loss, destruction, or damage.

---

[5] Dreyer and Schulz (2019).

[6] European Parliament (2020).

An example of how an AI system might implement security measures in line with the GDPR's Article 32 is the following: we imagine a retail business that uses a facial recognition system as part of its customer service and security measures. Facial recognition technologies (FRTs) represent one of the cutting-edge applications of artificial intelligence and big data for surveillance purposes. The uses of these biometric technologies are widespread in our cities. However, they may result in serious abuses against the rights of people and minorities, or even in new kinds of mass surveillance.[7] Law enforcement authorities (LEAs) are massively leveraging these new information and data-generating sources as automated policing tools.[8]

By implementing these security measures, the retail business aims to ensure the confidentiality, integrity, and availability of the personal data processed by its facial recognition system, aligning with the GDPR's Article 32 requirements.

It's important to note that compliance with the GDPR principles is context-dependent, and organizations using AI systems need to assess their specific situations to ensure compliance with the regulation. Additionally, there may be future developments or guidelines specifically addressing AI and data protection.

## 3 Challenges and Risks for Personal Data Posed by AI Applications

AI applications can bring numerous benefits, but they also present challenges and risks for the privacy and security of personal data.

AI systems often require large datasets for training, and this data may contain sensitive personal information. The collection of such data raises privacy concerns, especially if individuals are not fully aware of how their data is being used. Secondly storing vast amounts of personal data increases the risk of unauthorized access, hacking, or data breaches. The potential exposure of sensitive information poses a significant threat to individuals' privacy.

A challenge is for example the security risks that may arise using technology. AI applications are susceptible to cyberattacks. If attackers exploit vulnerabilities in the system, they may gain unauthorized access to personal data, compromise the integrity of the AI models, or disrupt the functioning of the application.

Furthermore, some AI models may produce biased or discriminatory results, based on biased[9] data inserted in AI models. This can lead to unfair and inequitable treatment of individuals, especially in areas such as law enforcement. AI systems learn to make decisions based on training data, which can include biased human decisions or reflect historical or social inequities, even if sensitive variables such as

[7] Mobilio (2023).

[8] Bowling and Iyer (2019).

[9] AI bias is an anomaly in the output of machine learning algorithms, due to the prejudiced assumptions made during the algorithm development process or prejudices in the training data.

gender, race, or sexual orientation are removed. For instance, the company Amazon stopped using a hiring algorithm after finding it favoured applicants based on words like "executed" or "captured" that were more commonly found on men's resumes.[10]

It is common for some users not to fully understand the implications of providing consent for their data to be used in AI applications. This lack of consent combined with the possibility of a lack of transparency may hinder clear communication about data usage.

Addressing these challenges and risks requires a multifaceted approach involving technical advancements, regulatory frameworks, and ethical considerations to ensure that AI applications respect individuals' privacy and protect their personal data.

The role of the CJEU is very important in shaping GDPR interpretations for AI. It helps strengthen the protection of individual privacy rights. As AI technologies become more sophisticated and prevalent, it is essential for legal frameworks to provide robust safeguards against potential privacy infringements and the challenges described above.

## 4 The Evolving Jurisprudence of the CJEU on AI and Data Protection

One of the central pillars of the GDPR is the requirement for a legitimate basis for processing personal data. In the AI era, where algorithms process vast datasets to make decisions, the CJEU is debating what exactly qualifies as a legitimate basis for such processing. Cases before the court are delving into the intricacies of consent, contractual necessity, and legitimate interests in the context of AI applications. The evolution of CJEU case law in response to AI developments demonstrates the court's commitment to adapt to technological advancements. This adaptability is crucial for ensuring that data protection regulations remain relevant in the rapidly changing landscape of artificial intelligence De Hert & Gurtwirth, (2009).

CJEU has issued several judgements on personal data. Under the previous legal system, there were 119 cases. Pertaining to personal data, and under the GDPR, there are 87 cases. CJEU rulings can have implications for international data transfers, an issue relevant to AI systems that involve the transfer of data across borders. It is crucial to make clear the standards by which we selected the Court's most significant case law, which is examined below. The overall standard was related to recency. Because they represent the most recent legal developments and interpretations, more recent instances are usually more pertinent. Newer case law offers updated guidance as laws and regulations change. Present Use: The technology setting and the legal environment ought to be comparable. Cases resolved under the GDPR, for example, are more pertinent than those adjudicated under the prior Data

[10] Manyika et al. (2019).

Protection Directive. When selecting case law relevant to GDPR and AI, especially in the context of automated decision-making, it was essential to consider additional specific criteria beyond the general legal principles and jurisdictional factors. Key criteria tailored to the intersection of GDPR and AI were the following: as regarded the Automated Decision-Making it was important that the case should especially address problems with automated decision-making systems. Decisions that are made exclusively by automated processing, such as profiling, and have a substantial impact on individuals are specifically covered by Article 22. Furthermore, particularly pertinent cases are those that have interpreted the rights of data subjects under Article 22. Another important criterion we used is the nature and extent of the impact on individuals due to AI-driven decisions. This includes cases where the automated processing leads to significant consequences like credit scoring, hiring decisions, or personalized advertising. We also searched for cases dealing with data breaches involving AI systems and the obligations of data controllers and processors in responding to such incidents under Articles 33 and 34. Applying these specific criteria, we tried to identify case law that provides meaningful guidance on the application of GDPR principles to AI and automated decision-making processes.

In its decision "Schrems II", the Court has had significant implications for the EU-U.S. privacy Shield and the transfer of personal data to the U.S. The ruling had broad implications for data processing activities and the protection of personal data under GDPR. The Schrems II case is highly significant for AI and automated decision-making processes under the GDPR. It highlights the critical importance of ensuring robust protections for cross-border data transfers, maintaining high data protection standards and addressing privacy and security concerns in AI systems, demonstrating accountability and compliance with data protection laws, promoting transparency to build user trust in AI technologies, preparing for increased regulatory scrutiny and potential changes in data protection regulations. As AI continues to evolve and integrate into various aspects of society, these principles will be essential in ensuring that AI technologies are developed and used in a manner that respects individuals' privacy and upholds fundamental data protection rights.

On July 16, 2020, the Court of Justice of the European Union published its judgment in the Data Protection Commissioner v. Facebook Ireland Limited, Maximillian Schrems (C-311/18) (the Schrems II case).[11]

It is interesting to note that this case originated from a declined complaint by Max Schrems to the Irish Data Protection Commission (DPC) which was rejected by the Irish DPC as baseless. The complaint was against Facebook Ireland Ltd., in which Mr. Schrems argued that his personal data was being transferred to the US company Facebook Inc., not only without his consent but also to a jurisdiction with broad surveillance laws which are in conflict with EU privacy laws.

In its judgment, the CJEU declared the EU-US Privacy Shield—one of the primary data transfer mechanisms for the safe and free flow of data between EU and

[11] Judgment of the Court of 16 July 2020, Data Protection Commissioner v. Facebook Ireland Limited and Maximillian Schrems Case C- 311/18, ECLI:EU:C:2020:559.

US organizations—invalid. The judgment did uphold the use of Standard Contractual Clauses (SCCs), however, it cast some doubt over this method of transferring personal data outside of the EU. The outcome of the judgment left many organizations having to re-think the way they handle personal data transfers and whether the transfer mechanisms they have in place were compliant with EU data protection law.

In addition to advising the Irish DPC on how to carry out its duties, CJEU upheld the initial complaint and the conclusions of the Court in paragraph 65, which form the basis of this ruling:

As regards judicial protection, the referring court states that EU citizens do not have the same remedies as US citizens with respect to the processing of personal data by the US authorities, since the Fourth Amendment to the Constitution of the United States, which constitutes, in United States law, the most important cause of action available to challenge unlawful surveillance, does not apply to EU citizens. In that regard, the referring court states that there are substantial obstacles with respect of the causes of action open to EU citizens, in particular that of locus standi, which it considers to be excessively difficult to satisfy. Furthermore, according to the findings of the referring court, the National Security Agency's activities based on Executive Order 12333 are not subject to judicial oversight and are not justiciable. Lastly, the referring court considers that, in so far as, in its view, the Privacy Shield Ombudsperson is not a tribunal within the meaning of Article 47 of the Charter, US law does not afford EU citizens a level of protection essentially equivalent to that guaranteed by the fundamental right enshrined in that article.[12]

As AI knows no borders, the GDPR's provisions on international data transfers come into play. CJEU rulings are clarifying the conditions under which personal data can be transferred to non-EU countries, especially when AI technologies are involved. The court is considering the adequacy of data protection standards in the recipient country, ensuring a balance between global data flows and individual privacy rights.

In addition to the above, CJEU decisions are providing guidance on the powers and responsibilities of the national supervisory authorities in the AI landscape. National authorities play a pivotal role in enforcing GDPR provisions. The court is addressing the need for proactive oversight to ensure AI applications comply with data protection regulations and safeguard individual rights.

In Case C-230/14 "Weltimmo s.r.o. v Nemzeti Adatvédelmi és Információszabadság Hatóság",[13] the Court of Justice of the European Union handed down a landmark judgment in October 2015 on data protection legislation, tackling the issue of jurisdiction when a company is headquartered in one EU country and operates its business in another. The ruling has extended the meaning of "established" as to a company under EU Directive 95/46/EC to include "real and

[12] Judgement of the Court in case C-311/18. Paragraph 65).

[13] Judgement of the Court of October 1rst 2015, Case C-230/14, Weltimmo s.r.o. v Nemzeti Adatvédelmi és Információszabadság Hatóság, ECLI:EU:C:2015:639.

effective activity" through stable arrangements. The decision is likely to have important implications for companies operating across multiple EU countries.

The facts of the case relate to Weltimmo, a company registered in Slovakia that operates a Hungarian real estate advertising website concerning Hungarian properties and processes the personal data of the advertisers. When many advertisers failed to pay for this service, Weltimmo forwarded the advertisers' personal data to debt collection agencies. After receiving complaints from these advertisers, the Hungarian Data Protection Authority ("NAIH") fined Weltimmo HUF ten million (approximately EUR 32,000) for violating the Hungarian law transposing EU Directive 95/46/EC. Weltimmo appealed the fine to Hungary's domestic courts, arguing that NAIH was not competent under Article 4 of Directive 95/46/EC to apply Hungarian data protection law to a company established in another member state, Slovakia. The Hungarian Supreme Court referred the case to the EU Court, which ruled in favour of NAIH. This ruling is decisive because it allows the application of the data protection law of a Member State to a foreign company that has representatives in that country and offers a service in the native language of that country, even though its headquarters are located in another country.

Going forward, this decision will affect countries in many jurisdictions that have chosen to set up their business in a particular European country (as Facebook did in Ireland), knowing that they will only be subject to the data protection laws of that country. Now these companies are also responsible before the authorities of other Member States, where they carry out "genuine and effective activities" and if they are considered as an "authority" in that territory.

In case C-210/16, "Unabhängiges Landeszentrum für Datenschutz Schleswig-Holstein v Wirtschaftsakademie Schleswig-Holstein GmbH" (2018),[14] the Court examined the definition of a "controller" and "processor" under the Data Protection Directive.

Wirtschaftsakademie ('W') was an online education provider. It established and administered a Facebook 'fan page' to promote its business, which allowed it to obtain anonymous statistical information about its customers. The supervisory authority in Schleswig-Holstein (Germany) ('ULD') ordered W to deactivate the fan page on the ground that neither W nor Facebook Ireland Ltd. ('Facebook') informed visitors that—by placing cookies on the devices of visitors to the fan page—Facebook was collecting and processing their personal data.

W brought a complaint against the decision, which the ULD dismissed. W then brought a successful action in the Verwaltungsgericht (Administrative Court), which the ULD appealed to the Oberverwaltungsgericht (Higher Administrative Court) and then to the Bundesverwaltungsgericht (Federal Administrative Court). The Federal Administrative Court considered that W was not a 'controller' within the meaning of Article 2(d) of Directive 95/46 ('the Directive'). It also expressed doubts as to the powers of the ULD with respect to Facebook Germany GMbH, given that

[14] Judgment of the Court (Grand Chamber) of 5 June 2018, Case C-210/16, Unabhängiges Landeszentrum für Datenschutz Schleswig-Holstein v Wirtschaftsakademie Schleswig-Holstein GmbH", ECLI:EU:C:2018:388.

Facebook Ireland was responsible for the collection and processing of personal data for Facebook within the EU. It referred the proceedings to the CJEU under the preliminary ruling procedure.

The ruling clarified that entities using Facebook's "Like" button on their websites could be considered joint controllers with Facebook regarding the data collection.

This decision is consistent with the broad approach to 'controller' in Article 2(d), which is intended to ensure effective and complete protection of data subjects: *Google Spain* C-131/12 (analyzed below).[15] However, the CJEU held that "*the existence of joint responsibility does not necessarily imply equal responsibility*", and "*the level of responsibility of each of them must be assessed with regard to all the relevant circumstances of the particular case*". This highlights the need for fact-sensitive assessment of the tasks performed by each controller at different stages of the data processing—and may mean that at a particular stage, there is only one controller.

The Court of Justice of the European Union (CJEU) determined that both the administrator of a Facebook fan page and Facebook itself are "joint controllers" of the personal data processed via the fan page. This means they share responsibility for compliance with data protection obligations. The CJEU clarified also that a "controller" is any entity that determines the purposes and means of the processing of personal data. Even if an entity does not have full control over the data processing, if it contributes to defining the purposes and means, it can be considered a controller. Furthermore, the Court emphasized the necessity for transparency in informing users about data processing practices and obtaining informed consent where required. Fan page administrators must ensure that visitors are aware of the data processing and the roles of each controller.

The outcome is an important reminder to the administrators of fan pages to take active steps to notify data subjects and/or obtain consent, rather than relying on the social networking platform to do so. The CJEU emphasized that Facebook fan pages can be accessed by persons who are interested in the administrator's business but are not members of Facebook. In these circumstances, the CJEU considered that the responsibility of the administrator was "*even greater*".

It should be noted that the Directive did not use the term "joint controllers", although Article 2(d) defined controller as a body which alone or jointly determined the means and processing of personal data. The concept of "joint control" is now formalized in Article 26 of the GDPR, which requires joint controllers to determine their respective responsibilities for compliance in a transparent manner and make this arrangement available to data subjects.

AI systems often involve multiple entities that contribute to the processing of personal data. For instance, an AI-driven service might use third-party data providers, cloud service providers, and various integrators. The concept of joint

[15] Judgment of the Court (Grand Chamber), of 13 May 2014 Google Spain SL and Google Inc. v Agencia Española de Protección de Datos (AEPD) and Mario Costeja González, Case C-131/12, ECLI:EU:C:2014:317.

controllership as established in Case C-210/16 is highly relevant here. Each entity involved in the AI system that influences the purposes and means of data processing can be deemed a joint controller. This means they share responsibility for ensuring GDPR compliance, including implementing appropriate data protection measures and respecting data subject rights.

Moreover, in AI applications, defining the roles and responsibilities of different entities involved in data processing is crucial. The CJEU's decision emphasizes the importance of delineating who the controllers are and ensuring that all parties involved understand and fulfill their data protection obligations. This is particularly important in complex AI ecosystems where multiple stakeholders interact, including developers, service providers, and users.

The aforementioned judgement reinforces the principle of accountability, which is central to the GDPR. AI systems must have robust governance frameworks to ensure that all parties involved in data processing comply with data protection laws. This includes conducting impact assessments, maintaining records of processing activities, and ensuring that data protection principles are embedded in the design and operation of AI systems.

As AI technologies continue to evolve, these principles will be essential in ensuring that AI systems are compliant with data protection laws and that the rights of individuals are adequately protected.

Furthermore, in its decision in case C-40/17 (Fashion ID GmbH & Co. KG v Verbraucherzentrale NRW eV)[16] in July 2019, the CJEU adjudicated the assessment of responsibilities under data protection legislation in the context of embedding third-party features commonly found on websites.

The German online clothing retailer, Fashion ID, incorporated the Facebook "Like" button into its website. Consequently, whenever visitors accessed the Fashion ID website, their IP address and browser data were automatically transmitted to Facebook Ireland Ltd. ('Facebook Ireland'). This occurred irrespective of whether the visitor engaged with the Like button, held membership with Facebook, or was cognizant of the transmitted data. The Claimant, a consumer organization, sought an injunction against Fashion ID to cease the transmission of personal data in this manner.

The CJEU ruled that the website operator could be deemed a joint controller with Facebook concerning the collection and transmission of users' personal data through the plugin. The CJEU took a broad perspective on the scenarios where "joint controllership" can arise, asserting that, under EU data protection legislation, the operator of a website featuring the Facebook 'Like' button, a social plugin causing the transmission of website users' personal data to Facebook, can qualify as a controller, jointly with Facebook. Consequently, the website operator is directly accountable for complying with legal obligations, including informing users that their personal data will be transferred to Facebook.

[16] Judgement of the Court (Second Chamber) of 29 July 2019, in Case C-40/17, Fashion ID GmbH & Co.KG v. Verbraucherzentrale NRW eV, ECLI:EU:C:2019:629.

Crucially, the CJEU clarified that the website operator's role as a controller, along with its corresponding legal obligations, is confined to the collection and transmission of data to Facebook. It does not encompass any subsequent processing of personal data undertaken by Facebook. As emphasized in the judgment, information to data subjects "must be given by the controller immediately, that is to say, when the data are collected." It is noteworthy that such information must be as user-friendly as possible, particularly for websites employing cookies or similar technologies, which may necessitate specific efforts to elucidate these activities in a readily understandable manner.

In case C-131/12 "Google Spain SL, Google Inc. v Agencia Española de Protección de Datos",[17] that concerned an individual, Mario Costeja González who requested that Google remove links to a 1998 newspaper article about the forced sale of his property. Mr. Costeja Gonzalez was involved in insolvency proceedings relating to social security debts in the late 1990s. These proceedings were reported in a regional newspaper in Spain in 1998 and the article was later made available online. Mr. Costeja Gonzalez, who was named in the report, asked the newspaper to delete the piece arguing that the insolvency proceedings were concluded, and it was no longer of relevance. The newspaper refused to erase the data on the basis that the Ministry of Labour and Social Affairs had ordered its publication. Mr. Costeja Gonzalez also asked Google Spain to remove links to the newspaper in its search results when his name was entered as a search term in the Google search engine: Google Spain sent this request to Google Inc. in the United States. Mr. Costeja Gonzalez then addressed a complaint to the Spanish Data Protection Authority (DPA). The DPA rejected the complaint against the newspaper on the grounds that the publication of such data in the press was legally justified. However, the DPA upheld the complaint against Google Spain and Google Inc., requesting that the contested links be removed from Google's index of search results. Google sought the annulment of this decision before the *Audencia Nacional* which stayed the proceedings in order to refer a number of questions to the Court of Justice. The questions referred to the Court can be grouped into three sets of issues relating to, first, the material scope of application of the Data Protection Directive; second, its territorial scope of application; and third, the application of the data subject's right to delete personal data under existing data protection rules. Advocate General Jääskinen was tasked with delivering an Opinion on the proceedings. The Court and the Advocate General agreed on the Directive's territorial scope of application.

The CJEU determined the circumstances in which a search engine is obliged to remove links to data pertaining to an individual from the results displayed by its search engine. The Court also considered the material and territorial scope of the EU data protection rules. The broad scope of application of data protection rules and the right of individuals to have their data deleted when certain conditions are

[17] Judgment of the Court (Grand Chamber), of 13 May 2014 Google Spain SL and Google Inc. v Agencia Española de Protección de Datos (AEPD) and Mario Costeja González, Case C-131/12, ECLI:EU:C:2014:317.

fulfilled both play a part in granting individuals effective control over their personal data—an objective of EU data protection law.[18]

However, this was one of the rare instances in which the Court departed from the Advocate General's Opinion: its findings differed significantly from those of the Advocate General on the material scope of the Directive and, ostensibly, on the substantive issue concerning the data subject's right to delete.

The Court ruled that individuals have the right to request the removal of links to personal information that is outdated or no longer relevant, giving rise to the "right to be forgotten." Even though this judgment was issued before the implementation of GDPR it shows the emphasis of the Court to the protection of personal data.

Data subject rights, including the right to access, rectification, and erasure, are cornerstones of the GDPR. The CJEU is scrutinizing how these rights apply in the AI era. Questions surrounding the right to explanation—where individuals can understand the logic behind automated decisions—and the right to be forgotten in the context of AI-generated information are emerging as focal points in the evolving jurisprudence Dreyer & Schulz (2019).

As mentioned above, a cornerstone at the nexus of data protection and artificial intelligence (AI) is Article 22 of the General Data Protection Regulation (GDPR), which emphasizes the need to protect individuals from automated decision-making processes that have substantial legal or similarly substantial effects. The Court recently issued its judgment SCHUFA Holding.[19]

The case involves SCHUFA, a large German credit reporting agency, and its use of automated processes to generate credit scores. These scores are used by banks and other entities to make decisions about lending and other financial services. SCHUFA provides credit information about individuals to lenders using a probability-based scoring system. An individual, OQ, was denied credit after SCHUFA supplied credit information about her. OQ made an access and erasure request to SCHUFA and while it provided data, it refused to provide details on how it determined the score, citing trade secrets. OQ lodged a complaint with the Hamburg DPA, the Commissioner for Data Protection and Freedom of Information, which rejected her claim. OQ appealed the decision, and the Administrative Court handling the appeal referred the case to the CJEU for a ruling on whether the SCHUFA scoring system constituted an automated individual decision under Article 22(1) GDPR.

As regards article 22 the Court examined whether SCHUFA's credit scoring process constituted non automated decision-making and whether it adhered to the safeguards outlined in the GDPR. The case also delved into the right to explanation, whereby individuals should be able to understand the logic behind automated decisions. This is crucial in ensuring transparency and accountability in AI-driven processes. The rights to access, rectify, and erase personal data, as enshrined in GDPR

[18] Lynskey (2015).

[19] Judgment of the Court (first chamber) of 7 December 2023, OQ v. Land Hessen, SCHUFA Holding AG, Case C-634/21, ECLI:EU:C:2023:957.

articles 15, 16, and 17, respectively, were also central to the case. OQ argued that SCHUFA's automated processes did not sufficiently accommodate these rights, particularly in rectifying inaccurate data or understanding how decisions were made.

In its judgment the Court emphasized the following: The court underscored that purely automated decisions must include meaningful human intervention to ensure compliance with Article 22 of the GDPR. This means that any significant decision based solely on automated processing must allow for human review and input. As regards the transparence and explanation, the court highlighted the necessity for transparency in automated decision-making processes. Individuals must be provided with clear and understandable explanations of how such decisions are made and the logic behind them. Furthermore, the court reaffirmed the importance of the rights to access, rectify, and erase data in the context of automated decision-making. It stressed that organizations using such processes must ensure that individuals can exercise these rights effectively.

This case has significant implications for AI contracting and automated decision-making processes. AI systems used in contracting and other decision-making processes will face increased scrutiny to ensure they comply with GDPR provisions, particularly regarding transparency and human oversight. Moreover, organizations must develop mechanisms to provide clear explanations of automated decisions, ensuring that the individuals will be in a position to understand how their data is used and how decisions affecting them are made. Finally the decision reinforces the need for robust mechanisms to protect data subject rights, including access to data, rectification of inaccuracies, and the ability to challenge and seek human review of automated decisions.

Overall, the ECJ's ruling in this case underscores the evolving nature of data protection law in the AI era. It highlights the critical balance between the innovative use of AI and the protection of individual rights under the GDPR. It serves as a roadmap for compliance and a catalyst for ethical AI practices, marking a new era where technology and privacy co-exist in harmony. The judgment stands as a testament to the evolving legal landscape in AI and data protection, guiding entities towards responsible and transparent use of AI technologies.[20]

## 5 Trends and Recommendations for the Future of AI Within the GDPR Framework

In navigating the evolving landscape of AI within the GDPR framework, careful consideration of AI technology's unique aspects and its potential impact on individual privacy is crucial. To address emerging challenges effectively, a comprehensive approach is needed.

[20] See comments of Alessandra Silveira (2023), pp. 74–85, Centre of Studies in European Union Law, School of Law—University of Minho.

First and foremost, transparency in AI systems must be bolstered. This involves ensuring that individuals are well-informed about how their data is utilized in AI applications. This heightened transparency should extend to mandating clear and understandable explanations of AI decision-making processes, shedding light on the logic, significance, and consequences of such decisions Wachter et al. (2018).

A critical step forward involves reinforcing the principles of data minimization and purpose limitation. Organizations should collect only the data necessary for the intended purpose, avoiding its use for unrelated purposes. This not only protects individual privacy but also aligns with GDPR principles.

Simultaneously, individuals' rights regarding their data processed by AI systems need to be clarified and reinforced. This includes the right to access, rectify, and erase personal data. Moreover, empowering individuals to opt out of automated decision-making processes, particularly those with legal or similarly significant implications, is imperative for preserving autonomy.

International cooperation is paramount in this globalized era. Developing frameworks for AI regulation on an international scale ensures that cross-border data flows adhere to GDPR principles. Clear guidelines should be established to determine which data protection authority has jurisdiction in cases involving AI applications, fostering consistency and accountability.

To maintain compliance and accountability, regular audits and compliance checks are indispensable. Organizations must be subject to periodic assessments to ensure their adherence to GDPR principles throughout the development and deployment of AI systems. This ongoing oversight is essential in adapting to the dynamic nature of AI technology and safeguarding individuals' privacy rights effectively. These recommendations aim to strike a balance between fostering innovation in AI and safeguarding individuals' privacy rights under the GDPR. Legal and regulatory adjustments should be dynamic, adapting to the evolving landscape of AI technology and its implications for data protection. Collaboration between policymakers, industry stakeholders, and privacy advocates is essential to create effective and future-proof regulatory frameworks.

## 6 Conclusion

The intertwining dynamics of Artificial Intelligence and data protection within the framework of the General Data Protection Regulation have ushered in a new era of challenges and opportunities. Over the last decade, AI has rapidly evolved, offering promises of improved welfare, economic activity, and innovation across various sectors. However, with these opportunities come significant risks such as privacy infringements, discrimination, and surveillance, making the GDPR a crucial safeguard for individual rights.

The Court of Justice of the European Union has played a pivotal role in shaping the GDPR's adaptation to the complexities of the AI landscape. Through its authoritative interpretations and rulings, the CJEU has provided clarity on GDPR provisions, ensuring uniformity and predictability in data protection practices across the European Union. This is crucial as AI technologies continue to evolve, posing new legal questions and challenges.

Examining GDPR principles in relation to AI reveals their inherent relevance. Provisions such as lawfulness, fairness, and transparency, purpose limitation, and data accuracy are essential considerations for organizations deploying AI systems. The GDPR's emphasis on informed consent, meaningful information about automated decision-making processes, and the implementation of security measures align with the demands posed by AI applications.

Challenges and risks associated with AI applications, such as large-scale data requirements, security vulnerabilities, and biased outcomes, necessitate a comprehensive approach (Carriço 2018). Technical advancements, robust regulatory frameworks, and ethical considerations are crucial in ensuring AI applications respect privacy and protect personal data [21].(Butterworth (2018).

The CJEU's involvement in GDPR interpretation extends to the international realm, impacting data transfers and the powers of national supervisory authorities. Landmark cases like "Schrems II" highlight the importance of assessing data protection standards in recipient countries, especially in the context of AI technologies.

Future trends and recommendations underscore the need for transparency, reinforced data minimization principles, and clarified individual rights. International cooperation and clear jurisdictional guidelines for AI regulation are vital for consistency and accountability. Regular audits and compliance checks are indispensable to ensure ongoing adherence to GDPR principles amid the evolving landscape of AI technology.

The GDPR allows for inferences based on personal data, provided that appropriate safeguards are adopted. Profiling is in principle prohibited, but there are ample exceptions (contract, law or consent). Uncertainties exist concerning the extent to which an individual explanation should be provided to the data subject. It is also uncertain to what extent reasonableness criteria may apply to automated decisions.

The GDPR provisions on preventive measures, and in particular those concerning privacy by design and by default, do not hinder the development of AI systems, if correctly designed and implemented, even though they may entail some additional costs. It needs to be clarified which AI applications present high risks and therefore require a preventive data protection assessment, and possibly the preventive involvement of data protection authorities.

In conclusion, the evolution of CJEU case law and the interplay between AI and the GDPR reflect the commitment to balancing innovation with privacy protection. As AI continues to shape the digital landscape, collaborative efforts between policymakers, industry stakeholders, and privacy advocates are essential to create adaptive and robust regulatory frameworks that safeguard individual privacy rights in an increasingly digital and interconnected world.

## References

Bowling B, Iyer S (2019) Automated policing: the case of body-worn video. Int J Law Context 15(2):140–161. https://doi.org/10.1017/S1744552319000089

Brkan M (2019) Do algorithms rule the world? Algorithmic decision-making and data protection in the framework of the GDPR and beyond. Int J Law Inf Technol 27, 91, 112:118. https://doi.org/10.1093/ijlit/eaz001

Butterworth M (2018) The ICO and artificial intelligence: the role of fairness in the GDPR framework. Comput Law Secur Rev 34:257–268. https://doi.org/10.1016/j.clsr.2018.01.002

Carriço G (2018) The EU and artificial intelligence: a human-Centered perspective. Eur View 17(1):29–36. https://doi.org/10.1177/1781685818764820

Collenette J, Atkinson K, Bench-Capon T (2023) Explainable AI tools for legal reasoning about cases: a study on the European court of human rights. Artif Intell 317:103861. https://doi.org/10.1016/j.artint.2023.103861

De Hert P, Gutwirth S (2009) Data protection in the case law of Strasbourg and Luxemburg: Constitutionalisation in action. In: Gutwirth S, Poullet Y, De Hert P, de Terwangne C, Nouwt S (eds) Reinventing data protection? Springer, Cham, pp 3–44

Dreyer S, Schulz W (2019) The General Data Protection Regulation and Automated Decision-making: Will it deliver? Potentials and limitations in ensuring the rights and freedoms of individuals, groups and society as a whole. ReframeTech. https://doi.org/10.11586/2018018

European Union Parliament (2020) European Parliamentary Research Service, Scientific Foresight Unit (STOA): The impact of the General Data Protection Regulation (GDPR) on artificial intelligence

Kamara I, De Hert P (2019) Understanding the balancing act behind the legitimate interest of the controller ground: a pragmatic approach. In: Selinger E, Polonetsky J, Tene O (eds) The Cambridge handbook of consumer privacy. Cambridge University Press, Cambridge

Lynskey O (2015) Control over personal data in a digital age: Google Spain v AEPD and Mario Costeja Gonzalez. Mod Law Rev 78(3):522–534. https://doi.org/10.1111/1468-2230.12126

Manyika J, Silberg J, Presten B (2019) What do we do about the biases in AI? Harvard Business Review. Retrieved from https://hbr.org/2019/10/what-do-we-do-about-the-biases-in-ai

Mobilio G (2023) Your face is not new to me—regulating the surveillance power of facial recognition technologies. Internet Policy Rev 12(1). https://doi.org/10.14763/2023.1.1699

OECD (2019) Recommendation of the Council on Artificial Intelligence

Rodrigues R (2020) Legal and human rights issues of AI: gaps, challenges and vulnerabilities. J Responsible Technol

Silveira A (2023) Automated individual decision-making and profiling on case C-634/21 - SCHUFA (Scoring). UNIO - EU Law J 8(2):74–85

Study Panel for the Future of Science and Technology, EPRS | European Parliamentary Research Service, Scientific Foresight Unit (STOA) (2020) The impact of the General Data Protection Regulation (GDPR) on artificial intelligence (PE 641.530). https://www.europarl.europa.eu/RegData/etudes/STUD/2020/641530/EPRS_STU(2020)641530_EN.pdf

Wachter S, Mittelstadt B, Floridi L (2017) Why a Right to Explanation of Automated Decision-Making Does Not Exist in the General Data Protection Regulation (2016). International Data Privacy Law. Available at SSRN: https://ssrn.com/abstract=2903469 or https://doi.org/10.2139/ssrn.2903469

Wachter S, Mittelstadt B, Russell C (2018) Counterfactual explanations without opening the black-box: automated decisions and the GDPR. Harv J Law Technol 31:841, 843, 863. https://doi.org/10.2139/ssrn.3063289

# Building Transparent Smart Cities: Informational Self-Determination in Interconnected Ecosystems

**Apostolos Vorras, Vasileios Karkatzounis, and Lilian Mitrou**

**Abstract** Smart city models rely significantly on crowd and people surveillance, namely on systems collecting information about citizens' location in near-real time using signal-based sensors or other techniques and processing this data to generate insights about the movement and behavior of people within a specific area in order to facilitate data-driven decision-making. While these data-gathering innovative applications can offer valuable insights for business management, the fact that they capture and process data in a seamless and often invisible way undermines the ability of individuals to effectively identify intrusive practices and associated privacy risks. Continuous tracking and analysis of individuals' movements may result in the creation of behavior-based profiles, raising severe concerns about potential misuse, from targeted advertising and privacy violations to discrimination and security risks. This paper discusses, in light of the European privacy regulatory framework, the application of the transparency principle in the interconnected data ecosystem of smart cities, where various technologies, sensors, devices, and databases are integrated in order to collect, analyze and share data for urban management and improvement.

## 1 Introduction

In the last years, we experienced a transformation of the urban development models, with the integration of new technologies, such as Artificial Intelligence, Distributed Ledger Technology, Internet of Things ("IoT"), Big Data and the emergence of Smart Cities. The latter is a generic and variable term, assuming diverse forms and identities, which, however, in most cases defines an urban area that leverages technology and data-driven solutions embedded in the environment, monitors and

A. Vorras (✉) · V. Karkatzounis · L. Mitrou
Department of Information and Communication Systems Engineering,
University of the Aegean, Samos, Greece
e-mail: L.mitrou@aegean.gr



T.-E. Synodinou et al. (eds.), *EU Digital Law in the AI Era*,
https://doi.org/10.1007/978-3-031-96743-6_6

optimizes infrastructure, services, and communications, addressing, thus, urban challenges, enhancing efficiency and sustainability, and improving the well-being of the citizens.

Smart city models rely significantly on crowd and people surveillance, namely on systems collecting information about citizens' location in near-real time using signal-based sensors or other techniques and processing this data to generate insights about the movement and behavior of people within a specific area in order to facilitate data-driven decision-making. For example, the detection and tracking of Wi-Fi-enabled devices, including smartphones, tablets, and other gadgets, that actively or passively emit Wi-Fi signals in different areas within a shopping mall, helps the management of the mall understand, among others, foot traffic patterns and identify high-traffic or/and popular zones. This information can be further analyzed and used for the optimization of tenant placement, advertising, and promotional activities within the mall. While these data-gathering innovative applications can offer valuable insights for business management, the fact that they capture and process data in a seamless and often invisible way undermines the ability of individuals to effectively identify intrusive practices and associated privacy risks. Continuous tracking and analysis of individuals' movements may result in the creation of behavior-based profiles, raising severe concerns about potential misuse, from targeted advertising and privacy violations to discrimination and security risks.[1]

This paper discusses, in light of the European privacy regulatory framework, the application of the transparency principle in the interconnected data ecosystem of smart cities, where various technologies, sensors, devices, and databases are integrated in order to collect, analyze and share data for urban management and improvement.

## 2 The Concept of Smart Cities

An increasing number of cities worldwide initiate actions to integrate new technologies in their urban development.[2] Without doubt, this is the outcome of the booming technology that affects every aspect of our daily lives and activities and promises to support (mainly data-driven) solutions for better managing the increased

[1] Berg et al. (2019), p. 3.

[2] An indicative initiative is the CCDR, an international alliance of global cities that was formed in 2018 by the Barcelona, Amsterdam, and New York City (NYC) city councils to promote citizens' digital rights on a global scale. This broad movement has gradually expanded under the leadership of Barcelona, Amsterdam, and NYC. Today, the movement comprises an additional 46 cities—including Athens, Balikesir, Berlin, Bordeaux, Bratislava, Cluj-Napoca, Dublin, Glasgow, Grenoble, Helsinki, La Coruña, Leeds, Leipzig, Liverpool, London, Lyon, Milan, Moscow, Munich, Nice, Porto, Rennes Metropole, Rome, Stockholm, Tirana, Turin, Utrecht, Vienna, and Zaragoza in Europe; Amman in the Middle East; Atlanta, Austin, Cary, Chicago, Guadalajara, Kansas City, Long Beach, Los Angeles, Montreal, Philadelphia, Portland, San Antonio, San José, Sao Paulo, and Toronto in the Americas; and Sydney in Australia. See Calzada et al. (2023).

complexity of urban living. Major urbanisation demands new ways to successfully face problems of overcrowding, energy consumption, resource management and environmental protection. It is in this context that smart cities emerge not just as an innovative modus operandi for future urban living, but also as a key strategy to tackle the challenges deriving from it.[3]

Despite the vivid public and scientific debate on the value, function and future of smart cities, as a concept, it resists easy definition in academia.[4] At its core, a smart city can be further defined along five pillars: Smart Environment, Smart Living, Smart Economy, Smart Mobility and Smart Governance.[5] In order to make it easier to understand the legal implications of smart cities, this paper provides a brief reference to each fundamental pillar along with indicative use cases[6]:

## *2.1 Pillar 1: Smart Environment*

Smart Environment includes intelligent solutions primarily in the realm of smart energy, emphasizing the use of renewable energy sources and the implementation of information and communication technology (ICT)-enabled energy grids and meters. Smart Environment in this context encompasses thoughtful urban planning with a focus on environmentally friendly practices, such as the development of green buildings and efforts to enhance resource use efficiency. In practical terms, the application of Smart Environment can be observed in pollution control and monitoring initiatives, waste management systems, water monitoring technologies, energy-efficient street lighting, intelligent drainage systems and the use of risk management platforms and alert services (flood, industrial risks, etc).

[3] Millard (2017), p. 427.

[4] See also European Parliamentary Research Service (2023), p. 4, regarding the evolution of the concept of smart cities from a more traditional high-tech based conception, to more contemporary approaches that link innovation with sustainability, and finally a concept that takes a more holistic approach encompassing a human and socially centered foundation.

[5] See also Directorate General for Internal Policy (2014), which classified initially smart cities along six main pillars. This categorization has been narrowed down to five components: smart & safe living, smart governance and e-citizen, smart mobility, smart environment and smart economy. "Smart people" pillar is not included in this classification, since it deems to be a cross-cutting aspect that is relevant for the inclusiveness and effectiveness of all other components.

[6] The description and the use cases of the pillars are based on the two key reports of the European Parliament on smart cities, i.e. the European Parliamentary Research Service (2023) and the Directorate General for Internal Policy (2014).

## 2.2 Pillar 2: Smart Living

Smart Living includes intelligent solutions that enhance the overall well-being of individuals. These solutions are designed to address not only security and health concerns of our daily lives, but also social aspects, education, and lifestyle choices. Therefore, Smart Living is evident in various use cases, such as interactive applications that facilitate communication between the smart city and its residents or/and visitors, applications for the management of cultural and educational events and entertainment, telehealth and homecare assistance services (incl. remote patient monitoring), e-learning platforms, and CCTV surveillance for physical security. This pillar aims to create a connected, secure, and multi-dimensional environment, ultimately contributing to a higher quality of life for the citizens of a city.

## 2.3 Pillar 3: Smart Economy

Smart Economy includes intelligent solutions, related to e-business and e-commerce, fostering innovation through ICT applications and leading to the development of new products, services, and business models. The paradigm extends to the establishment of smart clusters and hybrid ecosystems, emphasizing digital business and entrepreneurship. Practical applications of the Smart Economy can be observed in smart homes and offices, the operation of e-commerce platforms, on-demand work facilitated by digital platforms, and the utilization of sharing economy applications. The integration of electronic payment methods, including mobile payments and applications, further contributes to the realization of a technologically advanced and interconnected economic landscape.

## 2.4 Pillar 4: Smart Mobility

Smart Mobility includes intelligent solutions, which incorporate ICT to support sustainable, safe and interconnected transportation and logistics systems. The implementation of Smart Mobility envisions transportation systems that seamlessly integrate various modes such as trams, buses, trains, metros, cars, cycles, and pedestrians, with a focus on prioritizing clean and often non-motorized options. Practical use cases include traffic and crowd monitoring, the implementation of smart parking solutions, intelligent street lighting, efficient traffic management, and the promotion of bike, car, and van-sharing initiatives. Furthermore, Smart Mobility encompasses solutions for monitoring road conditions and facilitating optimal route planning.

## 2.5 Pillar 5: Smart Governance

Smart Governance can be defined as a governance structure aiming to improve decision-making and inclusivity through technology and smart approaches that facilitate more efficient collaboration among different stakeholders, and in particular between authorities and citizens. As such, the use of ICT enables increased citizen engagement and provides potential for transparent collaborative governance practices. In practical terms, this means open service platforms, essentially digital interfaces, that grant access to data and services to the public. Citizens gain access to a wealth of information that allows them to actively engage with and contribute to governance processes, while entrepreneurs can leverage this data to develop innovative solutions and services that address societal needs.

One of the key use cases of Smart Governance is the facilitation of citizen portals, providing e-services for administrative procedures. By digitalizing these procedures, governmental, municipal or/and other public authorities can reduce bureaucracy, improve accuracy, and offer citizens a more user-friendly experience. Additionally, Smart Governance encourages citizen participation in legislative initiatives through e-legislation platforms, where individuals can contribute insights and opinions, thus fostering a more inclusive and representative governance. In the same context, Smart Governance encourages transparent online decision-making processes. By making the decisional processes visible and accessible online, citizens can stay informed about government actions, providing a foundation for trust and accountability. Smart Governance in essence leverages technology to create a more open, transparent, and participatory government, where the collaboration between government bodies, entrepreneurs, and citizens contributes to the co-creation of innovative solutions and the overall improvement of public services.

Common ground in most of the aforementioned pillars and use cases is the fact that they are data-enabled and powered solutions, whereas the data gathering may use several tools: streetlights fitted with license plate readers for traffic monitoring or for occupancy tracking at parking places; sensors that detect passing smartphones in order to pop-up advertising material; closed circuit cameras or thermal cameras and heatmaps for crowd monitoring; mobile applications asking users to provide their personal data as a prerequisite in order to receive a digital service, e.g. issuance of a digital certificate from a public registry. In these cases, citizens are not simply using smart services and applications but produce and provide, to a considerable degree, the necessary data input, namely as far as it is derived from human behavior.[7] Therefore, many of these smart city technologies capture data about individuals that may be qualified as "personal", including their characteristics, their location and movements, and their activities.[8]

It is of utmost importance that even if the use of one smart service per se does not directly identify an individual in the meaning of privacy/data protection law, there

[7] Van Zoonen (2020).

[8] Georgescu and Popescul (2016), p. 31.

is always the risk that this information, especially including location data, may be correlated with other information and thus be capable of linking to or identifying indirectly an individual. Especially tracking technologies in mobile phones, cars and location-based services, including Wi-Fi tracking, can compile a very detailed picture of an individual's movements, carrying a wireless device that communicates its location to network operators. The associated risks and the potential impact of abuse of this information are significant and range from unsolicited commercial advertisements to the mobile phones of passers-by, to more serious concerns, such as employers tracking and using the location information of their employees in order to assess their performance.

## 3 Key Privacy Implications of Smart Cities

Smart city applications and IoT platforms may pose serious concerns from a privacy perspective and the Wi-Fi tracking case assessed by the Dutch Data Protection Authority in 2021 is an indicative example thereof.[9] In this case, the Municipality of Enschede was fined €600,000 for processing the personal data of 1.8 million unique mobile device owners by using Wi-Fi tracking in the city center in breach of GDPR.[10] In particular, the Municipality had placed sensor equipment in the shopping streets that detected the Wi-Fi signals from the mobile phones of passers-by in order to measure how crowded the city centre was and assess indirectly the effectiveness of municipal investments. Each phone was registered and given a unique code, which made it possible to measure how many phones were near a sensor at a particular time. That "counting", however, over a longer period of time becomes tracking and therefore people could be tracked and information about their exact location or/and patterns about their daily routes and habits or even sensitive data (e.g. religious beliefs) could be revealed.

The key issue revealed from the Wi-Fi tracking case is that most of the smart applications rely on data collected from electronic devices without the users' consent or/and knowledge.[11] It has to be noted that to the extent that these applications

[9] Dutch Data Protection Authority (2021). The Decision is available at https://autoriteitpersoonsgegevens.nl/en/current/dutch-dpa-fines-municipality-for-wi-fi-tracking.

[10] Regulation (EU) 2016/679 of the European Parliament and of the Council of 27 April 2016 on the protection of natural persons with regard to the processing of personal data and on the free movement of such data, and repealing Directive 95/46/EC (GDPR).

[11] In a similar case the Italian Data Protection Authority sanctioned the Municipality of Trento for conducting two scientific research projects using cameras, microphones, and social networks, in violation of data protection regulations. The projects, funded with European funds, aimed to develop technological solutions to improve safety in urban areas, following the paradigm of "smart cities". The Italian Data Protection Authority ruled that acquiring footage and audio from surveillance cameras installed in the municipal territory for urban security purposes without adequate information to the public infringes among others the transparency principle. See Garante Per la Protezione dei Dati Personali (2024).

collect among others location data, both GDPR and the e-Privacy Directive[12] apply. In this context, the e-Privacy Directive, as implemented across the EU, currently provides for several restrictions on the collection of location data without the user's consent and therefore challenges the lawfulness of these practices in principle. It is noteworthy that the withdrawn proposal for an e-Privacy Regulation (Recital 25 and Art. 8 of the draft text) had explicitly acknowledged the emergence of service providers offering physical movement tracking based on equipment-related information, including functionalities such as people counting (e.g., monitoring the number of individuals in a queue or within a defined area for statistical purposes). Under that draft framework, such processing would not have required end-user consent, provided that the counting was strictly limited in time and space to what was necessary for the intended purpose. Following the Commission's withdrawal of the proposal in February 2025, this legislative approach has not crystallised into binding EU law. The regulatory landscape therefore continues to be defined by the e-Privacy Directive (2002/58/EC) as transposed into national legal orders, in conjunction with the General Data Protection Regulation (2016/679). From a doctrinal perspective, this means that while the draft Regulation appeared to signal a move towards a transparency-based rather than consent-based model for such limited forms of tracking, the legal status quo remains anchored in a more fragmented regime. Importantly, if such data (location or otherwise) is subsequently used for additional purposes- such as the operation of smart applications or the provision of services - GDPR principles on lawful basis, purpose limitation, and data minimization continue to apply.

Another inherent legal risk for smart city ecosystems is the identification of roles & responsibilities among the involved stakeholders. Provided that smart city initiatives are often implemented as public-private partnerships, which involve both, public and private actors, it is a challenge to identify, which entity is the actual data controller in the meaning of the data protection framework. This becomes even more complicated, taking into consideration that IoT platforms may collect data from several different sources within the city—including "machine to machine" ("M2M") exchange of data—processed by different actors (e.g. device manufacturers, sometimes also acting as data platforms; data aggregators or brokers; application developers; social platforms; device lenders or renters etc.) for different purposes.

In a real-life scenario of a city implementing a smart traffic system, in which cars are able to communicate with smart traffic lights, several privacy issues arise in this context. Who is allowed to collect personal data in a public space? Public or/and private entities? Are public entities allowed to share this data with private actors and, if yes, under which conditions? What happens, when several municipalities, either jointly or independently, enter into an agreement with a vendor to this end and

[12] Directive 2002/58/EC of the European Parliament and of the Council of 12 July 2002 concerning the processing of personal data and the protection of privacy in the electronic communications sector (e-privacy Directive); See also EDPB (2019) on the interplay between the e-Privacy Directive and the GDPR.

they exchange data with each other? Determining roles among the involved entities and identifying, which one defines the purpose and provides the means of data processing can, therefore, become quite challenging and critical.[13] In smart cities, one of the focal points is to "regulate" how the rights and powers with regard to data needed for/produced by smart cities applications will be distributed and used without violating citizens' rights. Therefore, defining roles is not just a prerequisite for the transparency obligation (e.g. in order to publish the contact details of the data controller in a privacy notice), but also for the accountability principle, so that each stakeholder acknowledges and fulfils its obligations deriving from a processing activity.

At the same time, another significant dimension of this issue is related to the potential further use of this data from the private partners/vendors to the extent that in several use cases, such data is understood as a marketable economic good. This legal issue may be resolved through a data-sharing agreement or/and be part of a negotiation among the parties, however, in practice private technological vendors (especially with dominant positions) do not seem to be willing to share the collected data with the city or/and other stakeholders. In this context, vendors may become "monopolies", whereas data concentration and private data silos may prevent access to high-value data for the city. It is a critical matter for the sustainability of a city to ensure the opportunities for scientific, community, or alternative economic actors to develop socio-ecologically meaningful applications through sufficient access to data produced by smart city applications provided that appropriate technical and organizational controls are in place, including data anonymization.[14]

Smart Cities applications refer to a city's core infrastructure and operations and it is therefore also important to safeguard the confidentiality, integrity and availability of these data and systems. In practice, many questions arise around the vulnerability of the fragmented IoT landscape, since its applications may be based on different architectures, standards and software platforms of significant complexity. Smart cities develop proprietary technological solutions, which are not interconnected and standardized, creating technological silos; also, a lot of actors, as discussed, are involved, and various parts of the systems are controlled by different organizations. Imagine a city developing in parallel two smart projects assigned to two different vendors, i.e. the development of a system for smart buses that includes real-time tracking, passenger information and payment processing on one side, and a traffic monitoring project on the other side. While both solutions aim to enhance urban mobility, they will be operated by different vendors as distinct technological silos with no interoperability. The lack of standardized communication protocols and integration frameworks means that valuable data from the smart buses, such as traffic patterns and passenger density, is not easily shared with the traffic monitoring system. Apart from the operational impact, it is evident that each vendor will develop its own system independently, with unique architectures, communication

[13] VUB Chair "Data Protection On the Ground" (2019), p. 5.

[14] Franke and Gailhofer (2021).

protocols and security controls. As a result, technological silos and lack of uniformity across different parts of a city can lead to vulnerabilities and gaps in security coverage, making it easier for attackers to exploit weaknesses. The fragmentation can lead to limited visibility, making it difficult for the city to detect and respond promptly to security threats. Complexities in security management, difficulties in compliance adherence, and dependencies on various vendors contribute to the overall security problem. Therefore, the impressive heterogeneity, ubiquity, miniaturization, autonomous and unpredictable behavior of objects interconnected in IoT, the real data deluges generated by them and, on the other side, the new hacking methods based on sensors and short-range communication technologies transform smart cities into complex and risky environments.[15]

## 4 The (in)Applicability of the Transparency Principle

In a smart ecosystem, all privacy/data protection principles as per article 5 GDPR shall be under scrutiny.[16] Having presented some key informational privacy issues arising in practice from the implementation of a smart city, we will focus on the applicability of the transparency principle. Transparency is the cornerstone of any data processing activity and in the context of a smart city, it is intended to satisfy the public interest in information, enable improved control of the administration or/and its vendors, allow individuals keep control of their data and exercise their rights.[17]

As per principle transparency refers to the overarching obligation of the data controller applying in three key domains: (1) provision of information to data subjects related to their data processing; (2) communication with data subjects in relation to their rights under the GDPR; and (3) assistance to data subjects in exercising their rights.[18] The underlying reasoning is that data subjects should be aware of any processing operations of their data and consequently the potential risks, in order to preserve control over their data, take their own decisions and exercise the rights granted to them. Therefore, to the extent that personal data is processed directly or indirectly via a smart application, art. 5,12, 13 and 14 of GDPR form the basis for the application of transparency principle.

Especially in the context of interconnected ecosystems, the Article 29 Working Party back in 2014 issued its Opinion on Recent Developments on the Internet of Things, which however had a very limited scope.[19] The Article 29 Working Party had focused on three specific IoT developments (i.e. Wearable Computing,

---

[15] Georgescu and Popescul (2016), p. 29.

[16] Lawfulness, fairness, transparency, purpose limitation, data minimization, accuracy, storage limitation integrity and confidentiality.

[17] Bass et al. (2018).

[18] Article 29 Working Party (2018), p. 4.

[19] Article 29 Working Party (2014).

Quantified Self and Domotics), which (1) are directly interfaced with the user and (2) correspond to devices and services that are actually in use, thus actually lending themselves to an analysis under data protection laws. This Opinion did not deal specifically with B2B applications and more global issues like smart cities as well as M2M developments. Yet, the principles and recommendations in this Opinion may apply outside its strict scope and cover other developments in the IoT. In this context the Article 29 Working Party acknowledges the obstacles of applying the transparency principle on IoT and suggests that "*depending on the applications, this information could be provided on the object itself, using the wireless connectivity to broadcast the information, or using location through privacy preserving proximity testing done by a centralised server to inform users that are located close to the sensor. For instance, the device manufacturer could print on things equipped with sensors a QR code, or a flashcode describing the type of sensors and the information it captures as well as the purposes of these data collections.*"

Following the GDPR entering into force, the Article 29 Working Party has further issued its Guidelines on the transparency principle to enable controllers to understand, at a high level, what the transparency obligations entail in practice and to indicate the approach which controllers should adopt while embedding fairness and accountability into their transparency measures. These Guidelines make several references to the IoT environment and suggest relevant measures, such as layered privacy notices or "push" and "pull" practices including privacy dashboards[20] and "just-in-time" notices.[21]

In the case of IoT devices capturing personal data, appropriate alternative means should be considered, e.g. privacy notices in hard copy, icons, QR codes, voice alerts, videos, SMS, visible boards, public signage or public information campaigns. A similar approach has been adopted by the Information Commissioner's Office which suggests pop-ups to deliver privacy notices; voice, sound and vibration (or haptic feedback) alerts to indicate certain uses of data (e.g. Wi-Fi or location tracking); pressure-sensitive displays to allow individuals to access additional layers of privacy information without leaving the page they are on; and common mobile device gestures, e.g. swiping, to reveal more detailed information or to control different uses of data (e.g. swipe right to consent to marketing).[22]

Two recent and supplementary pieces of legislation are expected to affect also data sharing in smart environments or/and to make things even more complicated

[20] A privacy dashboard is a single point from which data subjects can view 'privacy information' and manage their privacy preferences by allowing or preventing their data from being used in certain ways by the service in question.

[21] A just-in-time notice is used to provide specific 'privacy information' in an ad hoc manner, as and when it is most relevant for the data subject to read.

[22] Information Commissioner's Office (2022).

(?), i.e. the Data Governance Act[23] and the Data Act.[24] The first one is a cross-sectoral instrument that aims to make more data available by regulating horizontally the re-use of publicly held/protected data, boosting trustworthy data sharing through the regulation of novel data intermediaries; facilitating data sharing across sectors and borders and enabling suitable targeted applications; and by encouraging the sharing of data for altruistic purposes. The principle of data altruism or data solidarity refers to the need to share data held by citizens and businesses in order to support solutions to societal problems. Beyond mere transparency requirements, data solidarity, thus, calls for sharing and providing (privately held) data to promote the public/common interest. Data solidarity can be exercised in different ways, e.g., through individual data donations or data cooperatives, and it may also be enforced through (statutory or contractual) sharing obligations. Data solidarity furthermore calls for an equal distribution of the social benefits of digitization. This includes reducing information asymmetries as well as avoiding discrimination and de-solidarization.[25]

On the other side, the Data Act aims to create the necessary overarching governance framework for a data-agile economy and to address common data-sharing issues between different sectors, actors and domains. For increasing legal certainty for companies and consumers, the Act provides a) measures indicating what types of data can be used, by whom and under which circumstances and b) incentives for manufacturers to continue investing in high-quality data generation. In particular, the Data Act includes measures that: (i) allow users of connected devices (electronic devices potentially connected to other devices or networks) to gain access to data they generate and share these data with third parties; (ii) allow public sector institutions to access and use data held by private companies under particular circumstances (e.g. emergencies); (iii) rebalance negotiation power for small and medium-sized enterprises (SMEs) by preventing abuse of contractual imbalances in data sharing contracts; and (iv) allow customers to switch between different providers of cloud data processing services.[26]

In terms of transparency, the Data Act establishes a clear requirement for information disclosure.[27] Prior to finalizing a contract for purchasing, renting, or leasing a product or associated service, the user must be provided with specific details in an easily understandable format. This information encompasses the type and extent of data likely to be generated, the potential continuous and real-time generation of

---

[23] Regulation (EU) 2022/868 of the European Parliament and of the Council of 30 May 2022 on European data governance and amending Regulation (EU) 2018/1724 (Data Governance Act).

[24] Regulation of the European Parliament and of the Council on harmonized rules on fair access to and use of data and amending Regulation (EU) 2017/2394 and Directive (EU) 2020/1828 (Data Act).

[25] Franke and Gailhofer (2021).

[26] For a criticism of the effect of Data Act, see also Kerber (2023) stating that "*therefore, a far-reaching rebalancing in favor of easier and increased data sharing and user empowerment is necessary, especially for enabling more innovation in the data economy*".

[27] See art. 3 Data Act.

data, user access methods to such data, the intentions of the manufacturer or service provider regarding data usage, the identity of the data holder if different from the seller, renter, or lessor, communication channels with the data holder, user options for requesting data sharing with third parties, and the user's right to file a complaint in case of alleged violations of the relevant provisions. Therefore, it seems that following the evolution of technology, the regulatory framework evolves as well, in order to address the challenges deriving from this evolution, an observation that brings to mind, once more, the Collingridge Dilemma.[28]

It has to be noted that both legislative acts are part of the ambitious policy agenda set by the European Strategy for Data ("Strategy")[29] with the objective to achieve the full potential of data-driven innovation in the European Union, which is currently hampered by issues including fragmentation of both infrastructures and data-sharing practices. Apart from this horizontal approach, the Strategy envisages the establishment of common European data spaces in strategic sectors and domains of public interest, aligned with European ambitions, rules and values. Common European data spaces are decentralised infrastructures where diverse actors can share, access and use data in a secure, reliable and trustworthy manner, following common governance, organisational, regulatory and technical mechanisms. They will interconnect various data ecosystems in a demand-driven process, which is key to achieving data exchange across societal actors. Common European data spaces could thus ensure that more data becomes available for use in the economy and society, while companies, organisations and individuals who generate the data retain control.[30] Data spaces for smart cities could take into consideration the multitude and variety of possible cross-domain interactions (energy, transport, health, etc.), as well as citizen engagement practices, and enable efficient and transparent processing of data.

Nevertheless, the key question remains: Is the current or/and upcoming legal framework sufficient enough to govern data processing in complicated smart city ecosystems and how should someone today apply the transparency principle, provided that smart cities are not a theoretical concept anymore, but have already become a part of our reality? Transparency in the context of "provision of information to data subjects" can take several forms. In a simplified digital environment, e.g. when the individual registers in a platform to receive a smart service, it might be easy for a data controller to use the platform in order to provide the respective privacy notice. The situation, though, can become much more complicated if: (a) the smart application is based on an IoT platform, in other words when the platform collects information from interconnected systems that exchange information with

[28] Collingridge (1980).

[29] The European Strategy for data sets out a vision for a "single European data space", which it describes as "a genuine single market for data—open to data from across the world—where personal and non-personal data, including sensitive business data, are secure and businesses have easy access to high-quality industrial data, boosting growth and creating value". See more at https://digital-strategy.ec.europa.eu/en/policies/strategy-data.

[30] Farrell et al. (2023), p. 10.

each other regarding an individual, or (b) the data collection is performed outside a digital platform. Indicatively, most of the devices used to collect data in such environments have scarce resources; some of them do not have any user interface, are battery-operated or/and are passive (they collect data but do not emit any signal).[31] In this case, it might become quite challenging to inform end users when they enter an area of surveillance.

Is it, therefore, sufficient to apply one of the aforementioned solutions, e.g. placing warning labels, stickers or wall signs, or such measures are ineffective since they remain unnoticed from most data subjects? Should we apply further available notification options, e.g. voice, sound and vibration (or haptic feedback) alerts to indicate certain uses of data (e.g., Wi-Fi or location tracking)? Do these practices, indeed, meet the requirements of Articles 12-14 of the GDPR or/and ensure that the data subjects will not have to take active steps to seek the mandatory information?

## 5 Redefining the Concept of Transparency

As a starting point, it seems that the transparency obligation in relation to new technologies and innovations has to be redefined. Transparency, as per principle, is intended on one side to empower individuals to invoke their rights and on the other side it includes putting in place internal oversight, oversight by regulators and oversight by third parties. Therefore, transparent smart cities do not necessarily mean or/and are not limited to the provision of privacy notices in an insightful and really informative way, but they have a much wider objective: smart cities shall not process information as "black boxes" jeopardizing informational self-determination. To this end, transparency shall have the meaning of "qualified" transparency, namely a system of targeted revelations of different degrees of depth and scope aimed at different recipients.[32] In this context, a holistic approach involving all stakeholders in fostering transparency as an integral part of the accountability principle is required.

Cities and municipalities that want to deploy smart applications shall ensure transparency throughout the deployment process of the application so that users of the application are informed about the processing of their data. In particular, the procurement departments shall integrate privacy requirements and privacy by design principles in tendering processes and perform data protection or/and algorithmic (to the extent that AI applications are involved) impact assessments. Through the impact assessment process, someone can deep dive into the operational and technical specifications of the respective applications and understand the modus operandi, as well as the risks of an application. Public consultation is also a significant part of algorithmic impact assessments, since it is performed to include diverse

[31] Morel et al. (2018), p. 2.

[32] See also Vorras and Mitrou (2021) on transparency and artificial intelligence.

perspectives, identify potential biases or unintended consequences, build trust, and ensure transparency, fostering responsible and inclusive development and deployment of algorithms. Furthermore, cities shall be actively involved in the publication of such information in public registries,[33] seek standardization and interoperability by collaborating with other smart cities and set up projects to improve awareness and data literacy among citizens, including minorities and vulnerable groups.[34]

Technology vendors and service providers on the other side shall embed privacy and data protection mechanisms in the product development process to ensure that these products respect the principles of privacy/data protection by design and by default and are equipped with the privacy friendly defaults expected by EU citizens. They shall put mechanisms in place that ensure transparency, explainability and traceability of their inner workings and methods and they shall cooperate with other key stakeholders, as required per applicable legislation.

Regulators and lawmakers shall provide further guidance and assistance with regard to (a) identification of roles between controllers and processors in complicated ecosystems (b) conditions for data (re)use between public and private partners (c) legislation on sensor registration, (d) contracts standardization for partnerships.[35] The development of sectoral data spaces—especially through participatory approaches tackling the vast inequalities that still exist in terms of access to services and digital literacy—may result in more transparent and structured smart environments.

## 6 Closing Remarks

In conclusion, the advent of smart cities, driven by technological advancements, has revolutionized urban development. The integration of the new technologies promises enhanced efficiency, sustainability and well-being. However, the success of smart cities relies heavily on a systematic collection of data from individuals, which raises intricate concerns related to privacy and informational self-determination. Mass surveillance, the new "Panopticon",[36] undermines the ability of individuals to effectively identify privacy risks associated with the collection and processing of

[33] Some cities have already explored public registers of processing activities, such as the Sidewalk Labs smart city development in Toronto and the Amsterdam Algorithm Register. See also International Working Group on Data Protection in Technology (2022).

[34] See indicatively the Data Space for Smart and Sustainable Cities and Communities, an EU-funded Initiative, available at https://www.ds4sscc.eu/.

[35] International Working Group on Data Protection in Technology (2022).

[36] The infamous Panopticon, conceived by Jeremy Bentham and thoroughly analyzed by Michel Foucault, is emblematic of architecture's role in surveillance and discipline - a blueprint for the perfect prison. It allows a watchman to observe inmates without them being able to tell whether anyone is actually watching them, generating an eerie sense of being monitored all the time. Zinnbauer (2013) available at https://www.thepolisblog.org/2013/07/reversing-panopticon-designing-for.html. It is also interesting to see the transition from the panopticon to the expository

data. It is, therefore, a major challenge to safeguard the right to informational self-determination and prevent harm to individuals. The application of the transparency principle in smart cities is crucial, considering the complex interconnected data ecosystem and the risks associated with individuals' privacy.

Nevertheless, the effectiveness of transparency in smart cities goes beyond traditional privacy notices and its concept needs to be redefined to encompass a qualified transparency system, as an integral part of the accountability principle, involving targeted revelations to different stakeholders. These stakeholders, including cities and municipalities, technology vendors, service providers, regulators and lawmakers have their own responsibilities within this ecosystem with regard to transparency. Ultimately, a holistic approach is essential to ensure that smart cities operate transparently, respecting the principle of privacy by design and by default and empowering individuals to exercise their rights in this evolving urban landscape.

The recent and upcoming European legislation is expected to shed more light on the non-transparent, "dark side" of technology. The ambitious European Data Strategy is being enforced, however, the practical implications of transparency obligation remain unanswered. Without a doubt from a regulatory perspective, we live in a very dynamic era and to quote Edgar Morin "we should learn to navigate in an ocean of uncertainties, sailing in and around islands of certainty".[37]

## References

Article 29 Working Party (2014) Opinion 8/2014 on Recent Developments on the Internet of Things, available at https://ec.europa.eu/justice/article-29/documentation/opinion-recommendation/index_en.htm

Article 29 Working Party (2018) Guidelines on transparency under Regulation 2016/679, adopted on 29 November 2017 as last revised and adopted on 11 April 2018, available at https://ec.europa.eu/newsroom/article29/items/622227

Bass T, Sutherland E, Symons T (2018) Reclaiming the smart city: personal data, trust and the new commons, available at: https://media.nesta.org.uk/documents/DECODE-2018_report-smart-cities.pdf

Berg K, Spil T, Effing R (2019) The privacy paradox of utilizing the internet of things and Wi-fi tracking in smart cities. In: Dwivedi Y, Ayaburi E, Boateng R, Effah J (eds) ICT unbounded, social impact of bright ICT adoption. TDIT 2019. IFIP advances in information and communication technology, vol 558. Springer, Cham. https://doi.org/10.1007/978-3-030-20671-0_25

Calzada I, Pérez-Batlle M, Batlle-Montserrat J (2023) PeopleCentered smart cities: an exploratory action research on the cities' Coalition for Digital Rights. J Urban Aff 45(9):1537–1562. https://doi.org/10.1080/07352166.2021.1994861

Collingridge D (1980) The social control of technology. St. Martin's Pres, New York

Directorate General for Internal policies, Policy Department, Economic and Scientific Policy (2014) Mapping Smart Cities in the EU, https://www.europarl.europa.eu/RegData/etudes/etudes/join/2014/507480/IPOL-ITRE_ET(2014)507480_EN.pdf

---

society, i.e. our contemporary era where individuals disclose freely their data online. Harcourt (2018).

[37] Morin (1999).

Dutch Data Protection Authority (2021) Dutch DPA fines municipality for Wi-Fi tracking, available at https://autoriteitpersoonsgegevens.nl/en/current/dutch-dpa-fines-municipality-for-wi-fi-tracking

European Data Protection Board (2019) Opinion 5/2019 on the interplay between the ePrivacy Directive and the GDPR, in particular regarding the competence, tasks and powers of data protection authorities available at https://edpb.europa.eu/sites/default/files/files/file1/201905_edpb_opinion_eprivacydir_gdpr_interplay_en_0.pdf

European Parliamentary Research Service (2023) Social approach to the transition to smart cities, Panel for the Future of Science and Technology, https://www.europarl.europa.eu/RegData/etudes/STUD/2023/737128/EPRS_STU(2023)737128_EN.pdf, pp 1–103

Farrell E, Minghini M, Kotsev A, Soler-Garrido J, Tapsall B, Micheli M, Posada M, Signorelli S, Tartaro A, Bernal J, Vespe M, Di Leo M, Carballa-Smichowski B, Smith R, Schade S, Pogorzelska K, Gabrielli L, De Marchi D (2023) European data spaces: scientific insights into data sharing and utilisation at scale. Publications Office of the European Union, Luxembourg. https://doi.org/10.2760/400188. JRC129900. [Citation –

Franke J, Gailhofer P (2021) Data governance and regulation for sustainable smart cities. Front Sustain Cities 3:763788. https://doi.org/10.3389/frsc.2021.763788

Garante Per la Protezione dei Dati Personali (2024) Provvedimento dell'11 gennaio 2024, available at https://www.garanteprivacy.it/home/docweb/-/docweb-display/docweb/9977020

Georgescu M, Popescul D (2016) The Importance of Internet of Things Security for Smart Cities, in Smart Cities Technologies edited by Ivan Nunes Da Silva and Rogerio Andrade Flauzino, p. DOI: https://doi.org/10.5772/65206

Harcourt BE (2018) Virtual transparency: from the Panopticon to the expository society and beyond. In: Alloa E, Thomä D (eds) Transparency, society and subjectivity. Palgrave Macmillan, Cham. https://doi.org/10.1007/978-3-319-77161-8_18

Information Commissioner's Office (2022) What methods can we use to provide privacy information?, available at https://ico.org.uk/for-organisations/uk-gdpr-guidance-and-resources/individual-rights/the-right-to-be-informed/what-methods-can-we-use-to-provide-privacy-information/

International Working Group on Data Protection in Technology (2022) Working Paper on "Smart Cities" available at https://www.bfdi.bund.de/SharedDocs/Downloads/EN/Berlin-Group/20230608_WP-Smart-Cities.html

Kerber W (2023) Governance of IoT data: why the EU data act will not Fulfill its objectives. GRUR Int 72(2):120–135. https://doi.org/10.1093/grurint/ikac107

Millard J (2017) Cities and Urban Living at the Crossroads, International Federation for Information Processing 2017 Published by Springer International Publishing AG 2017. All Rights Reserved A.K. Kar et al. (Eds.): I3E 2017, LNCS 10595, pp. 427–433, 2017. https://doi.org/10.1007/978-3-319-68557-1_37

Morel V, Métayer D, Cunche M, Castelluccia C (2018) Enhancing Transparency and Consent in the IoT, IWPE 2018 - International Workshop on Privacy Engineering, London, United Kingdom. pp.116–119, ff10.1109/EuroSPW.2018.00023ff. ffhal-01709255v2

Morin E (1999) Les sept savoirs nécessaires à l'éducation du futur. UNESCO, Paris

Van Zoonen L (2020) Data governance and citizen participation in the digital welfare state. Data Policy 2:e10. https://doi.org/10.1017/dap.2020.10

Vorras A, Mitrou L (2021) Unboxing the black box of artificial intelligence: algorithmic transparency and/or a right to functional Explainability, in EU internet law in the digital single market. Springer, Cham

VUB Chair "Data Protection On the Ground" (2019) Personal data protection in smart cities, Roundtable report, available at https://smit.vub.ac.be/wp-content/uploads/2019/09/Report-roundtable-data-protection-in-smart-cities_def.pdf

Zinnbauer D (2013) Reversing the Panopticon, available at https://www.thepolisblog.org/2013/07/reversing-panopticon-designing-for.html

# The EU Right of Communication to the Public Against Creativity in the Digital World: A Conflict at the Crossroads?

**Zoi Krokida**

**Abstract** This article discusses the EU right of communication to the public and its application in the digital word. More specifically, it critically examines the application of the right in the context of linking activities and online platforms' regulatory framework and then addresses its implications for online creativity. Having discussed and identified potential discrepancies, the article argues that a balanced interpretation of the act of communication to the public is needed. This could be achieved through a narrow interpretation of the right of communication to the public. In that way, the fundamental rights of the parties involved would be taken into consideration.

## 1 Introduction

The rise of digital technologies and the emergence of new business models in the area of content dissemination have challenged the traditional copyright paradigm. The Information Society Directive[1] along with the Digital Copyright Directive[2] and the newly adopted Digital Services Act[3] aim to ensure that the interests of the copyright holders keep up with the evolving demands of the Information Society.

[1] Directive 2001/29/EC of the European Parliament and of the Council of 22 May 2001 on the harmonisation of certain aspects of copyright and related rights in the information society, OJ L 167, (Hereinafter: InfoSoc Directive).

[2] Directive (EU) 2019/790 on copyright and related rights in the Digital Single Market, OJ L 130, (Digital Copyright Directive).

[3] Regulation (EU) 2022/2065 of the European Parliament and of the Council of 19 October 2022 on a Single Market For Digital Services and amending Directive 2000/31/EC, OJ L 277. (Digital

Z. Krokida (✉)
AI, Innovation and Law, Brunel University of London, London, UK
e-mail: zoi.krokida@brunel.ac.uk



T.-E. Synodinou et al. (eds.), *EU Digital Law in the AI Era*,
https://doi.org/10.1007/978-3-031-96743-6_7

In light of the Internet and the new services being provided by online platforms in the recent years, at the European level, the courts and EU policymakers have applied the act of communication to the public. The right of communication to the public as set forth in Article 3 of the InfoSoc Directive[4] constitutes one of the exclusive authors' rights and amounts to the dissemination of copyright protected works to an audience. This means that rights holders need to give their permission in order for a work to be disseminated online. Otherwise, a copyright infringement occurs.

More specifically, EU courts have confirmed that the provision of links qualifies to communication to the public by violating its exclusive making available right as set forth in Article 3 of the InfoSoc Directive. Whilst linking constitutes a core element of online platforms' activities and creates an inducive environment for content exchange online, the Court of Justice of the European Union (CJEU) has overstretched the scope of the act of communication to the public, thus situating it within the linking activities.[5] Crucially, this understanding might have a negative effect on the operation of online platforms as spaces of creative expression, thereby threatening the positive sides of creativity in the online ecosystem overall.

At the same time, the act of communication to the public has been introduced in the context of providers that act as online content sharing service providers.[6] Indeed, the Digital Copyright Directive has applied the act of communication to the public in order to attribute primary liability to online platforms. More specifically, Article 17 (1) states:

Member States shall provide that an online content-sharing service provider performs an act of communication to the public or an act of making available to the public for the purposes of this Directive when it gives the public access to copyright-protected works or other protected subject matter uploaded by its users.

This means that once copyright infringement (unauthorized downloading or uploading of content) takes place, online platforms are liable. This understanding might jeopardize online platforms' interests and transform their business models. At the same time, online platforms need to remove information as soon as possible in order to avoid liability increasing the impact of such infringement. Given the difficulties in distinguishing between legitimate and illegitimate content, online

---

Services Act).

[4] Directive 2001/29/EC of the European Parliament and of the Council of 22 May 2001 on the harmonisation of certain aspects of copyright and related rights in the information society, OJ L 167.

[5] C-466/12, Nils Svensson and Others v Retriever Sverige AB, ECLI:EU:C:2014:76; Case C-348/13BestWater International GmbH v Michael Mebes and Stefan Potsch (21 October 2014); Case C-160/15, GS Media BV v Sanoma Media Netherlands BV, Playboy Enterprises International Inc., Britt Geertruida Dekker, ECLI:EU:C:2016:644.

[6] Article 2 (6) of the Digital Copyright Directive states that 'online content-sharing service provider' means a provider of an information society service of which the main or one of the main purposes is to store and give the public access to a large amount of copyright-protected works or other protected subject matter uploaded by its users, which it organises and promotes for profit-making purposes.'

platforms might take down lawful content. Therefore, users' access to creative works and arts might be jeopardized.

Against this background, this article argues that a maximalist copyright protection might have implications for creativity online. More specifically, this article begins with discussing the rationale underpinning the right to communicate copyright works to the public in light of the relevant provisions in the InfoSoc Directive, the Digital Copyright Directive, and the TRIPS Agreement. The narrative then moves to an interpretation of the right to communication to the public in the digital world. Firstly, I critically examine the act of communication to the public in the context of linking activities; following the CJEU line of case law. Secondly, I refer to the ascription of primary liability rules to online platforms through the act of communication to the public, as set forth in Article 17 of the Digital Copyright Directive. Having critically discussed the judicial interpretation of the right to communication to the public in the context of online services available, as well as in light of the aforementioned Article 17, I address the implications for creativity online, namely on online platforms as spaces which promote creativity, the access of internet users to artistic works, and the rights of creators (amateurs and professionals) in the online realm. As a way forward, a narrow interpretation of the act of communication to the public is suggested. Otherwise, there is a risk that the right of communication to the public will place creativity online in peril.

## 2 The Rationale of the Right of Communication to the Public

At an international level, the right of communication to the public has been addressed in several provisions of the Berne Convention for the Protection of Literary and Artistic Works of 1886, namely the right to broadcast, i.e., the right to the use of articles in newspapers or broadcasts and public recitation. It was in 1996 when the right of communication was crystallized into a single consolidated right; more specifically, in Article 8 of the WIPO Copyright Treaty it is stated that, 'authors of literary and artistic works shall enjoy the exclusive right of authorizing any communication to the public of their works, by wire or wireless means, including the making available to the public of their works in such a way that members of the public may access these works from a place and at a time individually chosen by them'.

At the European level, the same approach has been reinforced in the InfoSoc Directive. More specifically, Article 3(1) states:

Member States shall provide authors with the exclusive right to authorise or prohibit any communication to the public of their works, by wire or wireless means, including the making available to the public of their works in such a way that members of the public may access them from a place and at a time individually chosen by them.

The right of communication to the public comprises two parts. The first is the original communication to the public and the second is the making available right. The latter, albeit encompassed with the right of communication to the public in EU Law, is considered by scholars as either a sub- right[7] or a separate right[8]; it constitutes an innovative provision because it incorporates Article 8 of the WIPO Copyright Treaty into Article 3 of the Infosoc Directive. In this way, the author does not only have an exclusive right to grant permission to a work being communicated to the public. Rather, the author also has an exclusive right to authorize a work's availability to members of public who can then access the work at a time and in a manner of their choosing.

The right of communication to the public gained 'pre-eminent' position in the last years.[9] This is mainly due to the rise of technology and the new forms of exploitation of works. Indeed, Recital 5 of the InfoSoc states that 'Technological development has multiplied and diversified the vectors for creation, production and exploitation. While no new concepts for the protection of intellectual property are needed, the current law on copyright and related rights should be adapted and supplemented to respond adequately to economic realities such as new forms of exploitation.' For instance, if the work is broadcasted to the public, only members of the public that have a suitable device can watch or listen to the broadcast. However, with the evolution of Internet, the broadcast of the work can be disseminated online but how can the copyright holders protect their rights? Would this activity require the conclusion of a licence? Lack of a licence might place the economic rights of copyright holders in jeopardy in the online environment.

This understanding stems from a number of theories upon which the intellectual property rights are based; economic[10] and natural-rights theories.[11] More specifically, economic theories refer to the incentives that rights holders have in order to produce works. Pioneers in the area include Landes and Posner who argue that copyright saves 'costs in time and effort of expressing the idea'[12] for the creators. Likewise, Spence highlights that 'For economic theorists, the intended beneficiary of the copyright system is the community as a whole, which demands the production of, and access to, as many creative works as possible.'[13] At the same time, such incentives could also attract intellectual creativity by reference to democratic civil society. For instance, Netanel argues that 'copyright does not serve merely to induce a greater quantity of creative production. It also is designed to secure the qualitative

---

[7] Papadaki (2017), p. 4.

[8] Hugenholtz and Velze (2016), p. 4.

[9] Bently et al. (2018), p. 160.

[10] 'Intellectual Property Law is a natural field for economic analysis of law' in Landes and Posner (1989), p. 325.

[11] Karapapa and McDonagh (2019), p. 1.

[12] Landes and Posner (1989), p. 349.

[13] Spence (2002), pp. 389–390.

conditions for creative autonomy and expressive diversity'.[14] This means that intellectual property rights entail elements of a democratic framework where individuals are free to create and express themselves. Finally, natural-rights theories stem from Locke's and Hegel's theories on the assumption that every person has a property for herself and that property enables personal development for individuals. In the context of copyright, 'if a creator can show a close connection with a particular work, then respect for her personal autonomy may require that she be given at least some degree of control over its use.'[15]

For an act of communication to the public to take place, there must be an act of original communication and a public. Interestingly, those requirements are subject to broad interpretations. Indeed, Recital 23 states: 'This Directive should harmonise further the author's right of communication to the public. This right should be understood in a broad sense covering all communication to the public not present at the place where the communication originates'. This is mainly due to the need to adjust the act of communication to the public to the new technological developments, and therefore preserve the rights of rights holders. Also, Recital 2 notes 'the need to create a general and flexible legal framework at Community level in order to foster the development of the information society in Europe' while the Green Paper published by the European Commission reveals that '[a] large majority emphasized the potential of copyright and related rights to adapt to technological changes'.[16]

This understanding has opened the door for multiple interpretations of the right of communication to the public by the CJEU in light of new technological developments in the digital environment. The following section delves into the right of communication to the public and how this has been construed in the context of linking activities and the primary liability rules to online content sharing service providers for copyright infringements that occur within their networks. It also aims to identify potential flaws.

## 3 The Right of Communication to the Public and Linking: Trends and Evolution

Linking is a core element for the operation of many online platforms. A number of search engines and online content sharing service providers operate on the basis of its use. For instance, Facebook and Twitter platforms direct users to content by embedding links, while Google uses web links in order to provide accurate results through its PageRank algorithm. At the same time, a number of scholars illustrate the vital role of linking for the infrastructure of the internet. More specifically, Park

[14] Netanel (1996), p.339.

[15] Spence (2002), pp. 389–403.

[16] COM (1995), p. 16.

and Thelwall, citing the study initiated by Arasu and others, notes that 'links and co-links are part of the armory of a modern search engine'[17] while Mezei describes linking as a method to facilitate the access of internet users to information; noting 'The primary objective of linking is to facilitate access to information on the World Wide Web that has virtually become impossible to untangle by now.'[18]

The recent trend of the CJEU concludes that linking activities may result in primary infringements.[19] This is mainly because linking is considered to be a clear act of communication to the public. As already explained, the right of communication to the public constitutes the author's exclusive right. This means that the creator must provide permission for the work to be communicated to the public.

However, it is debatable whether linking amounts to treat linking as an act of communication to the public has been subject to severe criticism; indeed, it has been argued that linking should be seen as a footnote, much like a citation that enables the user to locate the source. For instance, the European Copyright Society argues that 'hyperlinks do not transmit a work, (to which they link) they merely provide the viewer with information as to the location of a page that the user can choose to access or not'.[20] At the same time the report of the Association Littéraire et Artistique Internationale takes a critical stance towards the application of an act of communication to the public in the context of linking, i.e., it views linking as a reference when it does not make a copyrighted material available.[21]

Nevertheless, it appears that the CJEU invented ways to qualify linking as the act of communication to the public. In doing so, the CJEU added novel requirements to the notion of the act of communication to the public by adding novel requirements. More specifically, the CJEU identified the criterion of a new public, introduced the principle of the assumption of knowledge and profit as well as the use of technological restrictions to access copyrighted works.

---

[17] Arezzo (2014), p. 28; Arasu (2001), pp. 2–4.

[18] Mezei (2016), pp. 778–794.

[19] Case C-160/15, GS Media BV v Sanoma Media Netherlands BV, Playboy Enterprises International Inc., Britt Geertruida Dekker, ECLI:EU:C:2016:644.

[20] European Copyright Society, 'Opinion on the Reference to the CJEU in Case C-466/12 Svensson' Opinion on the Reference to the CJEU in Case C-466/12 Svensson – European Copyright Society.

[21] Report and Opinion on the making available and communication to the public in the internet environment—focus on linking techniques on the Internet (2013) 9 where it is stated 'It is just as clear that such a result is not reached when the link does not make a specific protected material available, but merely works as a reference to a source where it may be possible to access it and where access to the specific work itself or otherwise protected material is not achieved.'

## 3.1 New Public

Given that there is no interpretation of the concept of the public in the InfoSoc Directive, the CJEU moved forward and construed the notion of the public by introducing the concept of a new public. More specifically, the *Svensson* case[22] was about a website that redirected its users via links to articles that were published on the websites belonging to journals and a number of journalists. The thorny question that the CJEU was asked to examine was whether hyperlinking constitutes an act of communication to the public within the meaning of Article 3 (1) of the InfoSoc Directive. The CJEU held that hyperlinking constitutes communication to the public if two requirements are fulfilled, namely if there is an act of communication and if there is a new public. The concept of a new public, as the CJEU noted, addresses the public to whom the rights holder did not include in the initial transmission of her work. Therefore, if those two cumulative requirements are to be fulfilled, an online platform can be held primarily liable for copyright infringement.

The rationale for introducing a new public is to be found in the concept of remuneration. As Oprysk argues, this means that every use of a work, regardless of whether it has been initiated by the rights holders, must be rewarded.[23] This is mainly because any use of the work is correlated with the exclusive rights of copyright holders to exploit their works as per Articles 2, 3, and 4 of the InfoSoc Directive. Otherwise, any lack of remuneration might violate the economic rights of the rights holders.

However, this interpretation has drawn severe criticism from scholars and civil society associations. More specifically, Hugenholtz and van Velze outline the implications of the concept of a new public. For instance, they highlight that the new public requirement has been rejected by the Brussels Revision Conference and been replaced with the more precise concept of 'an organisation other than the organisation that conducted the initial communication'.[24] This means that a new act of communicating the work to the public will take place if the communication is conducted by an organisation other than the organisation that conducted the initial communication. Likewise, Rosati explains that 'using the 'new public' as a requirement, was both unnecessary and misleading'.[25]

[22] C-466/12, Nils Svensson and Others v Retriever Sverige AB, ECLI:EU:C:2014:76.

[23] Oprysk (2000), para. 36.

[24] Hugenholtz and Van Velze (2016), pp. 808–811.

[25] Rosati (2020), p. 19.

### 3.2 Profit-Making Nature of Linking and Presumption of Knowledge

Following the introduction of the concept of a new public, the CJEU took a step forward by adding a new requirement. More specifically, in the *GS Media* case,[26] which was a dispute between GS Media (an online site for celebrity news) and a magazine, the CJEU held that the posting of unauthorized material in a profit-making platform amounts to copyright infringement. To the Court's reasoning, the profit-making platform knew, or ought to have known, that the material was illegal because it was duty-bound by the online platforms to make regular checks which would ensure that links do not direct internet users to illicit content. This means that the CJEU put forward a presumption of full knowledge of the illicit content communicated via linking if the platform is operating for profit-making purposes. Otherwise, if the online platforms are not operating on a commercial basis, the presumption of knowledge would not be applicable. In other words, lack of profit might enable online platforms to escape from liability for copyright infringements.

However, this ruling has been subject to criticism. For instance, one might reasonably demand the threshold for the profit gain requirement be set out and question what type of knowledge this threshold could trigger, i.e., actual or effective? Moreover, the potential threshold of profit must take into consideration the size of the online platform's business model and the traffic generated within its network. For instance, YouTube has more than 122 million users who engage with the online platform, while a less popular blog (for example) might attract a very low number of page views. The lack of a clear threshold might impede new players from entering the market, while it might also lead to unfair outcomes in terms of holding online platforms liable for directing users through linking to unauthorised content. Finally, one might wonder if the presumption of knowledge can be rebutted if the online platform can demonstrate that it undertook all the appropriate measures necessary to terminate or prevent the linking to unauthorised content. For instance, as per Article 17 of the Digital Copyright Directive, the online content sharing service provider must demonstrate that best efforts have been made to prevent the availability of infringing content within its services. Yet, in the case of the nature of profit-making online platforms and linking, more granularity about the threshold for the profit gain and the type of knowledge are required.

---

[26] Case C-160/15, GS Media BV v Sanoma Media Netherlands BV, Playboy Enterprises International Inc., Britt Geertruida Dekker, ECLI:EU:C:2016:644.

## *3.3 Technological Access Restrictions*

Another ruling by the CJEU injects an additional requirement for the concept of communication to the public in the context of linking activities. More specifically, in the case of *VG Bild-Kunst*,[27] a German visual arts collective management organisation filed a lawsuit against an online library operated by the German cultural heritage organisation, arguing that the online library 'contains links to digitised content stored on the internet portals of participating institutions'. In the agreement between the two parties there is a clause which required the online library to deploy effective technological measures in order to prevent the inline linking of the works, otherwise known as framing, to third party websites. However, the online library argued that this was an unreasonable clause and challenged the agreement in front of the judiciaries. The German Court sent a preliminary reference to the CJEU and sought guidance for the following question, 'Does the unauthorized framing and display of protected content lawfully hosted on a third-party website constitute an act of communication to the public by the link provider (in this case: SPK) under Article 3(1) of the InfoSoc Directive, if this is done by circumventing measures against framing taken or requested by the rightholder (in this case: VG Bild-Kunst)?'

Interestingly, unlike the AG's opinion,[28] the CJEU held that if copyright holders require the use of technical restrictions, such as a login request or a paywall, to redirect users to content via framing, any circumvention of those measures would amount to the violation of their exclusive right to communication to the public and therefore amounts to copyright infringement. Otherwise, if the rights holders consent to the publication of the work through framing without the use of technological protection, the act does not fall within the scope of Article 3 of the InfoSoc Directive.[29] This means that it is up to the rights holders to decide to impose technical restrictions for access to content through hyperlinking when licensing their works. Whether those restrictions amount to the imposition of formalities would be subject to debate. On the one hand, it could be argued that the Court imposes formalities by bringing the use of effective technological measures within the scope of communication to the public.[30] On the other hand, Schwemer notes that 'it seems that in VG Bild-Kunst, however, rather than introducing such—prohibited—for-

---

[27] Opinion of AG Maciej Szpunar in Case C-392/19, *VG Bild-Kunst v. Stiftung Preußischer Kulturbesitz*, EU:C:2020:69, para. 45.

[28] Case C-392/19, *VG Bild-Kunst v. Stiftung Preußischer Kulturbesitz*, ECLI:EU:C:2020:696, para. 130, 'Thirdly and lastly, the solution of linking the scope of the author's exclusive rights to the application not of technological measures to restrict access but of technological measures to protect against certain practices on the internet would, in my view, push EU copyright in a dangerous direction. Such a solution would in fact mean that the application of technological protection measures would be a prerequisite for the legal protection conferred by copyright and would run counter to the principle that the protection conferred by copyright is unconditional.'

[29] Case C-392/19, VG Bild-Kunst v. Stiftung Preußischer Kulturbesitz, ECLI:EU:C:2020:696.

[30] Rosati (2021), pp. 1875–1894; See also Schellekens (2021), p. 439 where it has been stated that 'In its recent decision in VG Bild-Kunst case, the CJEU has arguably introduced a new formality.'

malities on the scope of protection, the CJEU merely lays out boundaries for the exploitation of works.'[31]

In any case, any imposition of formalities may be in conflict with the principles of copyright, and with the provisions in both the Berne Convention and the WIPO Copyright Treaties. This is because the Berne Convention provisions do not introduce formalities for copyright protection, with von Gompel reinforcing that 'subjecting copyright to constitutive formalities would conflict with the Berne Convention as it would make the enjoyment of rights conditional on their compliance'.[32]

What is more, the requirement of restriction access measures might place copyright protection on unguided pathways. Indeed, the AG noted the following in this opinion in *VG Bild-Kunst* para. 130:

The solution of linking the scope of the author's exclusive rights to the application of technological measures to protect against certain practices on the internet would, in my view, push EU copyright in a dangerous direction. Such a solution would, in fact, mean that the application of technological protection measures would be a prerequisite for the legal protection conferred by copyright and would run counter to the principle that the protection conferred by copyright is unconditional.[33]

This means that it is up to the rights holders to supervise the dissemination of their content online and take the necessary precautions in order to avoid the infringement of their works. This might increase the transaction costs for rights holders because they would need to invest more time and money in order to safeguard their rights, instead of relying simply on the act of licensing their work to third parties.

Overall, it seems that the CJEU added new requirements, resulting in an overstretched interpretation of the EU right of communication to the public. Crucially, apart from squeezing the act of linking activities within the scope of communication to the public, the EU policy makers used the act of communication to the public in the context of the regulation of online platforms. The following section critically discusses Article 17 of the Digital Copyright Directive which states that online content service providers perform an act of communication to the public of the works and therefore imposes primary liability rules on online content sharing service providers for copyright infringements committed by their users.[34]

---

[31] Schwemer (2021), pp. 637–638.

[32] Van Gompel (2013), p. 1439.

[33] Case C-392/19, Opinion of the AG on *VG Bild-Kunst v Stiftung Preußischer Kulturbesitz*, para. 130.

[34] Article 2 (6) states that 'online content-sharing service provider' means a provider of an information society service of which the main or one of the main purposes is to store and give the public access to a large amount of copyright-protected works or other protected subject matter uploaded by its users, which it organises and promotes for profit-making purposes.'

## 4 Primary Liability Rules to Online Platforms Via Communication to the Public

The new liability framework for online content sharing service providers has been endorsed in Article 17 of the Digital Copyright Directive. Such provision imposes primary liability rules to online content sharing service providers for copyright infringements via the act of communication to the public as set forth in Article 3 of the InfoSoc Directive. This means that online content sharing service providers are liable once a work is communicated to the public without the permission of the copyright holder.

The introduction of primary liability rules has been confirmed by the CJEU in the ruling of *Poland v Parliament and the Council,*[35] which was about the annulment action that Poland filed against the Council and the EU Parliament for Article 17 of the Digital Copyright Directive. The CJEU held that article 17 of the Digital Copyright Directive endorses new liability rules in the digital environment. More specifically, the CJEU clarified, in para. 29 of its judgment, that in light of the complex operation and massive dissemination of online content 'it was necessary to provide for a specific liability mechanism in respect of the providers of those services in order to foster the development of the fair licensing market between rightholders and those service providers'. This means that online content sharing service providers communicate the work to the public when they actively engage with the dissemination of the unauthorized content, not simply by making it available to internet users through their platform.

This understanding has already been reinforced by the Advocate General in para. 33 of this opinion stating, 'the EU legislature took the view that it was appropriate to provide for a specific liability mechanism for those providers' while in para. 137 of the opinion it is noted that, 'Those aspects tend, to a certain extent, (166) to bring those providers into line with traditional intermediaries such as editors, and therefore it may be proportionate, so far as they are concerned, to adopt a specific liability regime which is different from that applicable to other host providers'.

Nevertheless, a number of scholars has raised questions with regard to the appropriateness of using the act of communication to the public in the context of online platforms. For instance, Dussolier argues:

I would be of the opinion that technicalities put aside, the service offered by YouTube and the like is an exploitation of creative works that should enter in the realm of copyright and lead to remuneration to creators and other rightholders.[36]

In similar fashion, Hanuz aptly points out, 'Doctrinally, the appropriateness of Article 3 (1) to regulate hosting platforms is shaky as it is unclear how the regulation of platforms via Article 3 (1) may reflect the balance of interests of rights holders, of platforms and internet users'.[37]

---

[35] C-401/19, *Poland v Parliament and Council*, ECLI:EU:C:2021:613.

[36] Dussolier (2020), pp. 979–1030.

[37] Hanuz (2020), p. 315.

This understanding has been reinforced in the summary request for a preliminary ruling at the *YouTube/Cyando* case. More specifically, in its preliminary reference, while the German referring Court did endorse liability for communication to the public for hosting platforms under certain conditions, it expresses doubts on attributing primary liability rules to online platforms, stating, 'It is doubtful whether, under the circumstances established in the case in dispute, the activity of the third defendant constitutes an act of communication within the meaning of Article 3(1) of Directive 2001/29'.[38]

What is more, the imposition of the act of communication to the public to online content sharing service providers' activities might not be in line with the rationale of the safe harbour regime upon which the regulatory framework of online platforms has been established.[39] For instance, Article 14 of the E-Commerce Directive, which regulated prior to the adoption of Article 17 of the Digital Copyright Directive, the liability of host internet service providers for copyright infringements and Article 6 of the Digital Services Act.,[40] which regulated prior to the adoption of Article 17 of the Digital Copyright Directive for the liability of host internet service providers. As per the safe harbour rules, host ISPs can escape from liability if they are not aware of the allegedly infringing content, or if they expeditiously remove the unauthorized content upon being notified. Therefore, a risk for a dual liability framework might exist, namely one set forth in Article 6 of the Digital Services Act and one in Article 17 of the Digital Copyright Directive.

Overall, the imposition of primary liability rules through the act of communication to the public creates controversy. A number of scholars argue that online content sharing service providers do not make works available to the public. It also appears that injecting the act of communication to the public in the online platforms' content might not be in line with the rationale of the safe harbour regime established in the E-Commerce Directive and maintained in the Digital Services Act.

Having discussed the interpretation of the concept of the act of communication to the public in the context of linking and liability of online content sharing service providers, the following section examines the implications for creativity within the online world. More specifically, it explores the effect on social platforms as spaces for the promotion of creativity, the free speech of internet users, and the rights of professionals/influencers.[41]

---

[38] C-682/18—Youtube, Summary of the request for a preliminary ruling pursuant to Article 98(1) of the Rules of Procedure of the Court of Justice, para. 15.

[39] Krokida (2022), p. 122; Frosio and Mendis (2019), p. 5.

[40] Directive 2000/31/EC of the European Parliament and of the Council of 8 June 2000 on certain legal aspects of information society services, in particular electronic commerce, in the Internal Market, OJ L 178, 17.7.2000.

[41] Influencers are accurately described as 'a recent social media phenomenon which reflects endorsement practices by individuals with a significant social media audience, with the purpose of increasing online engagement for the endorsed product or service' in Goanta and Ranchordás (2019), p. 4.

## 5 Implications for Creativity in the Digital Environment

The concept of creativity has been subject to different interpretations and seems to depend on a mental ability, a process, or a human behaviour.[42] Following Dewett's definition, it could be summarized as 'the production of novel and useful ideas, processes or products by a person or group'.[43] The same applies in online settings. This is because content is developed by individuals or groups within the online platform.

At the legislative level, the concept of freedom of creativity has been captured in various provisions of international and national legal instruments. Indeed, Article 19 of the International Covenant on Civil and Political Rights states, 'Everyone shall have the right to freedom of expression; this right shall include freedom to seek, receive and impart information ... in the form of art, or through any other media of his choice'. At the same time, Article 15 of the International Covenant on Economic, Social, and Cultural Rights (ICESCR) notes that the state must 'undertake to respect the freedom indispensable for creative activity'. Likewise, Article 13 of the EU Charter of Fundamental Rights states: 'The arts and scientific research shall be free of constraint. Academic freedom shall be respected. This right is deduced primarily from the right to freedom of thought and expression'.

At national level, as an example, the Greek Constitution states in Article 16 that '1. Art and science, research and teaching shall be free and their development and promotion shall be an obligation of the State.' The German Constitution reinforces the freedom of creativity and outlines its correlation with freedom of expression, while the Spanish Constitution protects the right to arts implicitly through the right of freedom of expression. The French Constitution protects the access to arts by stating that 'The Republic guarantees the freedom of the arts and sciences, which may be freely taught.' The Italian Constitution too reinforces the right to arts and states that 'The Republic guarantees the freedom of the arts and sciences, which may be freely taught'.

The importance of creativity been supported by pioneers of cultural theory. More specifically, Fisher argues, 'An attractive culture would be one in which citizens had access to a wide' array of information, ideas, and forms of entertainment'.[44] This means that cultural diversity should be promoted in order to enhance democratic society. In similar fashion, Diliello and Houghton note that '[c]reativity and innovation are the lifeblood of many of today's most successful organizations'.[45] At the same time, the UN Special Rapporteur in the field of cultural rights stated that 'The

[42] Gabora, L. (2020, May 29). Creativity. Oxford Research Encyclopedia of Psychology. Retrieved 4 Sep. 2025, from https://oxfordre.com/psychology/view/10.1093/acrefore/9780190236557.001.0001/acrefore-9780190236557-e-608.

[43] Dewett (2007), pp. 197–208.

[44] Fisher (2001), p. 23.

[45] DiLiello et al. (2011), p. 151.

vitality of artistic creativity is necessary for the development of vibrant cultures and the functioning of democratic societies'.[46]

Within the digital ecosystem, creativity seems to be the core function of the online platforms. Expressions of creativity can be found in videos with music and choreography tutorials, mash ups of popular songs and fanfiction as new forms of communication. A telling example can be found in Tik Tok which enables creators through the TikTok Effect house option to create content using intuitive technologies and effects editing tools.[47] Users can find creative content on online platforms which is either uploaded, or to which they are directed via linking to third party websites. Indeed, as Henriksen and others point out:

As twenty-first century technologies have contributed to globalization and diversification of knowledge, they have also begun to reshape the sharing of idea, art, culture, and other forms of content. Such technologies offer much to the landscape of creative sharing, as we have seen in approaches such as internet crowdsourcing of data or ideas, new applications for creating video/audio/images/text, and websites devoted to sharing content (e.g. YouTube, Sound Cloud, Vimeo, to name a few).[48]

For instance, the Digital Single Market Strategy of the European Commission acknowledged that 56% of citizens across the EU Member States used the internet for cultural purposes and that spending on digital media industry in the next 5 years was expected to double.[49] In addition, a number of studies reveal the great amount of creative content generated by internet users and disseminated within their networks. In particular, the report of the French Ministry of Culture demonstrates that 80% of internet users have at least one social media account, 58% share content online, and 33% share videos and images.[50]

The role of online platforms as spaces of cultural enhancement for societal purposes has been supported at judicial level too. At judicial level, a recent example is to be found in the Advocate General's (AG's) opinion on *Peterson/YouTube* (C-682/18) which was about the dispute between a copyright owner and YouTube when the latter prevented the re-emergence of an unauthorised video from a song within its platform. In para. 43 of the AG's Opinion, he argued that:

The platform gives its users (who number more than 1.9 billion, if Google is to be believed) the opportunity to share their content and, in particular, their creations online. A multitude of videos is uploaded there every day, including cultural and entertainment content, such as musical compositions published by emerging artists looking for a wide audience, informative content on topics as diverse as politics, sport and religion, as well as 'tutorials' the purpose of which is to allow anyone to learn to cook, play the guitar, repair a bicycle, etc.

---

[46] Report of the Special Rapporteur in the field of cultural rights (2013), para. 3.

[47] https://effecthouse.tiktok.com/.

[48] Henriksen and Hoelting (2016), p. 102.

[49] COM (2015), p. 6.

[50] French Ministry of Culture (2020), p. 82.

In light of this, online content sharing service providers play a significant role in distributing content and information to internet users. Yet, whilst the online content sharing service providers are operating for legitimate purposes, copyright infringements committed by their users are taking place within their networks. To protect copyright holders' rights, EU policymakers have introduced a specific liability regime for copyright violations through primary liability rules while a line of case law qualifies linking to the act of communication to the public.

Crucially, it has been argued that the overly broad interpretation of the right of communication to the public, in the context of linking, along with the contentious provision of Article 17 of the Digital Copyright Directive, which designates online platforms as vehicles for communicating works to the public, could threaten online creativity.[51]

More specifically, there might be implications for the beneficiaries of online creativity who can be professional creators, influencers, internet users, and online platforms. For instance, as far as online platforms are concerned, it could be argued that their business model might be under threat. There are various reasons for this. Firstly, new players would to enter the market because of the high standards of copyright protection. This is because the development of sophisticated technology would require greater resources from new online content sharing service providers, which they would not possess. Lacking resources, new online content sharing service providers may be hesitant to enter the market.[52]

Secondly, some online platforms might shift to other business models in order to survive, although with unsure outcomes, while others might terminate their operations. Indeed, a McKinsey report reveals that companies who wanted to shift their business model have suffered serious failures.[53] An example can be found in the GE Company which decided to transform its business model and become a technology powerhouse; the company subsequently suffered losses in earnings and the CEO was forced to resign. Such an example suggests that a shift of business model might be incredibly costly in terms of financial assets, resources, time, and credibility.[54]

Finally, the shift from secondary[55] to primary liability regime for online content sharing service providers might incentivize them to terminate the access to material that is legal. Concerns around over-blocking or over-enforcement have been expressed by academics. For example, Husovec refers to a case in France where the French police attempted to censor Yellow Vest protestors with the soundtrack to the

---

[51] Frosio (2020), p. 31.

[52] See also Krokida (2022), p. 150.

[53] McKinsey and Company report is available at https://www.mckinsey.com/industries/retail/our-insights/the-how-of-transformation. Accessed 20 October 2023.

[54] Clough and Beene, "How GE's Larry Culp Found a Way Out of the Mess Jack Welch Made', (Bloomberg UK, 11 November 2021) is available at https://www.bloomberg.com/news/articles/2021-11-11/how-ge-ceo-larry-culp-decided-to-split-conglomerate-into-three-companies. Accessed 20 October 2023.

[55] Article 14 of the E-Commerce Directive, which regulated before the adoption of Article 17 of the Digital Copyright Directive, stated secondary liability rules.

film Dirty Dancing[56] and notes that '[t]he risk often depends on the severity of legal sanction and the cost of compliance'.[57] At the same time, cases of the removal of content due to the threat of liability have been reported around the globe. Consider, for instance, a recent case of the removal of lawful content from YouTube. An academic operated a channel on YouTube with lectures and podcasts for students and users interested in philosophy. However, YouTube erroneously closed the channel without any prior notification and deleted the audiovisual content.[58] This removal was illegitimate because the video was uploaded for educational purposes and this is covered by the teaching exception in copyright. Other beneficiaries of online creativity are those creators who may be either amateurs or professional creators/influencers. The maximalist interpretation of communication to the public and the creators' creativity might be restrictive for creativity online. This is mainly because creators spend time and money in order to license a work, they may instead resort to creating free material of lower quality, thereby avoiding the need to invest in obtaining the authorization of the copyright holder. Indeed, Wang aptly points out that 'sometimes creators must choose inferior but free materials because they cannot get the license of a previous work at a reasonable cost'.[59]

What is more, creators who are professionals or influencers do not use online platforms only to express their creativity. Indeed, they are economically engaged within the online platforms. Monetization of creativity is one of the most important sources of revenues for creators. For instance, Instagram[60] and Tik Tok[61] provide the opportunity for influencers to monetize the content they create. Indeed, De Gregorio and Goanta rightfully remark, 'So far, influencers have been acknowledged by the growing body of literature on influencer marketing, consisting in the creation of content on behalf of brands which pay or offer goods or services in exchange, in the context of disclosing paid advertising'.[62] What is more, online platforms' business models tend to be based on ad-revenues and sharing ideas. Telling examples can be found in YouTube and Facebook. YouTube's business model is based on ad-revenues for creators of videos where in the third quarter of 2022 the ad- revenues for YouTube reached 7.07 billion U.S. dollars.[63] YouTube attracts creators by giving them the opportunity to create their channels[64] and attend training and workshops for creating content within the platform.[65] The same appears to happen with Facebook. It is

[56] Desaunettes (2021).

[57] Husovec (2021), p. 3.

[58] https://twitter.com/BryanVanNorden/status/1534520360540028928. Accessed 20 October 2023.

[59] Wang (2022), p. 223.

[60] https://help.instagram.com/2635536099905516. Accessed 20 October 2023.

[61] https://support.tiktok.com/en/business-and-creator. Accessed 20 October 2023.

[62] De Gregorio and Goanta (2022), p. 204.

[63] Statista, 'Worldwide advertising revenues of YouTube as of 3rd quarter 2022' https://www.statista.com/statistics/289657/youtube-global-quarterly-advertising-revenues/. Accessed 20 October 2023.

[64] Henriksen and Hoelting (2016), p. 102.

[65] https://support.google.com/youtube/answer/1646861?hl=en-GB.

reported that, 'Just like the Google-owned video giant, Facebook will now split ad revenue with creators, giving them 55 percent of the money and keeping 45 percent for itself'.[66] In this light, there is a need to reconsider the interpretation of communication to the public as well as the attribution of primary liability rules via the act of communication to the public in the digital ecosystem. Otherwise, professional creators would be deprived of legitimate revenues and innovation in the Digital Single Market would be jeopardized.

Finally, the overstretched interpretation of communication to the public, along with the controversial attribution of primary liability rules via the act of communication to the public, might be in conflict with Articles 11 and 13 of the EU Charter of Fundamental Rights. This is mainly because internet users might be impeded from accessing culture, ideas, and information.[67] Article 11 is about the right to impart and receive information and its importance has been highlighted in a bedrock of case law and policy documents. To name but a few examples, in *Cengiz and Others v. Turkey*,[68] and *Vladimir Kharitonov v. Russia*,[69] the European Court of Human Rights accentuated the importance of freedom of expression and the right of individuals to hold opinions and impart and receive information as per Article 10 of the European Convention of Human Rights. Likewise, the latest decision of the CJEU on annulment action of Poland against the Council and the European Parliament for Article 17 reinforced the seminal role of free speech in the digital ecosystem and stated:

In the light of their accessibility and their capacity to store and communicate vast amounts of information, internet sites, and in particular online content-sharing platforms, play an important role in enhancing the public's access to news and facilitating the dissemination of information in general, with user-generated expressive activity on the internet providing an unprecedented platform for the exercise of freedom of expression.[70]

In similar fashion, the importance of Article 13 has been outlined in the report of the Special Rapporteur in the field of cultural rights, placing emphasis on protecting culture within the copyright context and noting, 'States develop and promote mechanisms for protecting the moral and material interests of creators without unnecessarily limiting public access to creative works, through exceptions and limitations and the subsidy of openly licensed works'.[71]

Therefore, one might extrapolate that the overstretched interpretation of the concept of communication to the public, along with its use to attribute primary liability

---

[66] Collins (Wired, 2.7. 2015), is available at https://www.wired.co.uk/article/facebook-video-shares-advertising-revenue-with-creators. Accessed 20 October 2023.

[67] Geiger and Jütte (2022) forthcoming.

[68] *Second Section case of Cengiz and others v Turkey,* (Applications nos. 48,226/10 and 14,027) para. 52.

[69] *Vladimir Kharitonov v. Russia* - 10,795/14, Judgment 23.6.2020 [Section III].

[70] Case C-401/19, *Republic of Poland*, ECLI:EU:C:2022:297, para. 46.

[71] Report of the Special Rapporteur in the field of cultural Rights- Copyright policy and the right to science and culture, para. 102.

rules to online platforms, might restrict creativity online, either by disrupting the business model of online platforms as spaces of creative expression and ideas, or impinging upon the interests of amateurs and influencers, who are economically engaged with the platforms or violating the rights of internet users to access culture and the free exchange of information. Thus, the current framework seems to prioritize the needs of rightsholders and to neglect the interests of internet users and online platforms.[72]

## 6 A Light at the End of the Tunnel?

Having discussed the potential implications of the expansive interpretation of the act of communication to the public on creativity, a narrow interpretation of the act might offer an alternative solution. This is because a narrow interpretation might balance the interests of the parties at stake and take into consideration the needs of the conflicting parties when they are weighed. More specifically, a narrow interpretation would balance the right to property as per Article 17 of the EU Charter of Fundamental Rights, the right of freedom of expression and information as per Article 11 of the EU Charter of Fundamental Rights and the right to arts as per Article 13 of the EU Charter of Fundamental Rights. The need for balancing the rights of the parties at stake has been reinforced in a bedrock of case law from the CJEU.

In particular, in Scarlet v Sabam, the CJEU concluded that intellectual property rights are not inviolable, therefore their protection of these rights is not absolute. As the CJEU outlined,

> …it must be held that, in adopting the injunction requiring the ISP to install the contested filtering system, the national court concerned would not be respecting the requirement that a fair balance be struck between the right to intellectual property, on the one hand, and the freedom to conduct business, the right to protection of personal data and the freedom to receive or impart information, on the other.[73]

In the McFadden case, the CJEU held: 'It follows from the foregoing that, under the conditions set out in this judgment, a measure consisting in securing a connection must be considered to be capable of striking a fair balance between, first, the fundamental right to protection of intellectual property and, second, the right to freedom to conduct the business of a provider supplying the service of access to a

---

[72] Frosio (2020), p. 31; See also Ramalho (2016), p. 54 who conducted an empirical analysis of the Directives related to copyright law and found that "the protection of content industries is the goal more commonly pursued (55 references), followed by the protection of authors and performers (46 references) and internal market-related goals (37 references)."

[73] Case C-70/10, Scarlet Extended SA v. Société belge des auteurs, compositeurs et éditeurs SCRL (SABAM) [2011] ECR-I11959, para. 53.

communication network and the right to freedom of information of the recipients of that service.'[74]

In GS Media, the CJEU held: 'At the same time, it follows from recitals 3 and 31 of Directive 2001/29 that the harmonisation effected by it is to maintain, in particular in the electronic environment, a fair balance between, on one hand, the interests of copyright holders and related rights in protecting their intellectual property rights, safeguarded by Article 17(2) of the Charter of Fundamental Rights of the European Union ('the Charter') and, on the other, the protection of the interests and fundamental rights of users of protected objects, in particular their freedom of expression and of information, safeguarded by Article 11 of the Charter, and of the general interest.'[75]

In this light, a cluster of suggestions aim to maintain an equilibrium amongst the fundamental rights at stake.In particular, a clarification of the concept of 'public' instead of introducing the concept of 'new public' is needed. This means that it is important to define the scope of the 'public', including the type of user that consists and the thresholds of 'public' and the variations amongst internet users. Firstly, a strict division between private users, lawful users and unlawful users must be made. Such users qualify to the concept of 'public'. With regard to the first type of users, this group consists of family members and social acquaintances. The second group of users, the lawful users are those that have explicitly or implicitly obtained authorization for using the copyright protected content from the copyright holders. The last group of users are the unlawful users. This type of group does not have an explicit or implicit authorization for the use of the content and does not belong to the audience that copyright holders had in mind when they were providing their permission for the initial communication of their works. Following that, the threshold of unlawful users that have accessed the work shall also be clearly carved out. The concept shall consider three main points, the number of unlawful users, the case of repeat infringers and correlation of communicating the work to the public with the business model of the entity that made the work available to the public. The minimum threshold has been set forth in the case of *Del Corso* where the CJEU has pointed out in paragraph 86 that 'Next, as regards, the criterion of 'a fairly large number of people', this is intended to indicate that the concept of public encompasses a certain de minimis threshold, which excludes from the concept groups of persons which are too small, or insignificant.'[76] This implies that if the public consists of a group of unlawful users that is too small or insignificant, communication

[74] Case C-484/14, Tobias Mc Fadden v Sony Music Entertainment Germany GmbH, para. 100.

[75] Case C-160/15, GS Media BV v Sanoma Media Netherlands BV, Playboy Enterprises International Inc., Britt Geertruida Dekker, para. 31. Case C-392/19, VG Bild-Kunst v Stiftung Preußischer Kulturbesitz, para. 54; See also Case C-401/19, Republic of Poland v European Parliament, Council of the European Union, para. 80, Case C149/17, Bastei Lübbe GmbH & Co. KG V Michael Strotzer, para. 51, Case C-580/13, Coty Germany GmbH v Stadtsparkasse Magdeburg, para. 41; Case C-314/12, UPC Telekabel Wien GmbH v Constantin Film Verleih GmbH, Wega Filmproduktionsgesellschaft mbH, para. 67.

[76] Case C-135/10, Società Consortile Fonografici (SCF) v Marco Del Corso, ECLI:EU:C:2012:140.

to the public is not taking place. For instance, if a link that redirects to an unauthorized work is shared per email on a one to one basis, the threshold of public will not be met. However, if the email with the link has been sent to a group of recipients, a communication to the public might take place. In addition, the case of repeat users shall be taken into consideration. For instance, if the same user has repeatedly accessed the same unauthorized work, this shall not trigger communication to the public. Consider, the user who has accessed the unlawful content for the first time. If the same user accesses the unlawful content another time, that user is already a pre-existing member of the public where the unlawful work has been communicated.[77] Finally, the business model of the entity that makes the work available to the public shall also be considered. This is because if the broadcasting of a work takes place within a private office or in private residence, this does not have an impact of the revenues of the office or the business welfare of the company.[78] On the other hand, if the broadcasting of a work takes place within public spaces such as clubs, pubs or bars, this might have an impact to a great extent to the maintenance of the business. Consider, for instance, if there is not broadcasting of a song to club or limited broadcasting of songs to a club, this might prevent a great number of people to access the auspices and entertain. As a corollary, the complicated interpretation of the 'new public' along with imposition of the additional technological measures could be surpassed.

Having said that, another suggestion to consider is the imposition of a duty of care on online platforms in the context of linking activities. More specifically, online platforms that enable users to provide links to third party websites shall be under the obligation to control the linking activities of their users and identify the lawful nature of their activities. They can do that, either using automated technology such as Content ID used by YouTube or through human moderators. In this way, the primary goal of the act of communication to the public, to control the circulation of unauthorized content online will be achieved. Yet, the duty of care shall be clearly carved out. The size, popularity and the business model of the online platforms must

[77] See also Case C-135/23,Opinion of the Advocate General in Gesellschaft für musikalische Aufführungs- und mechanische Vervielfältigungsrechte eV (GEMA) ECLI:EU:C:2024:151, para. 60 'tenants who establish their principal or even secondary residence (58) in the rented apartments must be considered the 'owners of reception equipment' within the meaning of paragraph 41 of the judgment in SGAE, and therefore as members of the public who were taken into account by the copyright holders when they authorised the initial communication (in this case, the terrestrial television broadcast). Such persons enjoy the protected works within their own private or family circles, and it is irrelevant whether the receiver was provided to them by the owner or operator of the apartment as part of the rental. Such provision must be classified as the mere provision of physical facilities and does not give rise to additional authorisation.'

[78] See Case C-135/10, Società Consortile Fonografici (SCF) v Marco Del Corso, ECLI:EU:C:2012:140 where in paragraph 97 it is stated that 'Finally, it cannot be disputed that, in a situation such as that in the main proceedings, a dentist who broadcasts phonograms, by way of background music, in the presence of his patients cannot reasonably either expect a rise in the number of patients because of that broadcast alone or increase the price of the treatment he provides. Therefore, such a broadcast is not liable, in itself, to have an impact on the income of that dentist.' and also Karapapa (2017), pp. 63–81.

be taken into consideration. This understanding is not a novelty. Indeed, the Digital Services Act refers to the distinction between online platforms and very large online platforms. The latter type of platforms are assigned to a number of obligations such as to conduct risk assessment, undertake measures in order to mitigate the risks and the issue of transparency reports.

What is more, apart from the linking activities, the act is also used for the regulation of online platforms. Given that the majority of EU member states have now implemented the Digital Copyright Directive into their national legal systems, it remains to be seen how the national courts interpret the act of communication to the public and the potential referrals to the CJEU. Yet, the development of a co-regulatory framework could offer an alternative solution to the controversy and uncertainty raised in the realm of online platforms with the new Directive.[79] Such co-regulatory framework would consist of an independent authority that would have enforcement, supervisory, and awareness duties, it would aim to offer solutions to disputes between online content sharing service providers and rights holders and users when their rights are violated.[80]

To conclude, a narrow interpretation of the right of communication to the public might safeguard to a greater extent creativity in the digital world. Otherwise, the maximalist approach in copyright protection would turn the online world into a hostile environment for creativity and jeopardize one of the main aims of the Digital Single Market, which states that 'The EU strongly relies on creativity to compete globally and is a world leader in certain copyright-intensive sectors.'[81]

## 7 Conclusion

This article has critically engaged with the right of communication to the public as set forth in Article 3 of the InfoSoc Directive, and in particular in the context of linking activities and the regulatory framework of online content sharing service providers. As the findings indicate, in the linking context the CJEU injected additional requirements to the act of communication to the public, namely: a new public, the profit-nature condition, and the technological restriction access, thus providing an overstretched interpretation of the concept of communication to the public. At the same time, the imposition of primary liability rules via the act of communication to the public has been subject to severe criticism by a high number of academic scholars and civil society activists.

As a result, creativity in the online platforms might be in peril. For instance, this is because online platforms might prefer to resort to inferior but free online material,

---

[79] See also reinforced in the context of regulating internet service providers' activities for copyright and trade mark infringements in Krokida (2022), p. 248.

[80] See also in Geiger and Mangal (2022), p. 933.

[81] COM (2015), p. 6.

instead of trying to obtain permission from rights holders while internet users might no longer be incentivized to create content and monetize it.

As a way forward, a narrow interpretation of the right of communication to the public might offer an alternative solution and ensure to a greater extent a fair balance amongst the conflicting fundamental rights, and thus, an optimal outcome for all parties. A trend of case law in the copyright framework has already stressed the importance of fair balance between the interests of the parties involved. In the context of linking activities and the liability of online content sharing service providers, a narrow interpretation of the EU right of communication to the public shall be adopted. More specifically, a clear definition of the thresholds of public, the imposition of a duty of care to the online platforms that are communicating works to the public and the establishment of a supervisory authority in relation to copyright infringements could offer a balanced solution. In this way, the EU right of communication to the public could achieve its goals, namely to protect the rights of copyright holders to property, but not in the shadow of other fundamental rights.

## References


Arasu A, Cho J, Garcia-Molina H, Paepcke A, Raghavan S (2001) Searching the web. ACM Trans 1:2–4

Arezzo (2014) Hyperlinks and Making Available Right in the European Union: What future for the Internet after Svensson?

Bently L, Sherman B, Gangjee D, Johnson P (2018) Intellectual property law. Oxford University Press, Oxford

Collins (2015) Facebook to split ad revenue with video creators just like YouTube. https://www.wired.co.uk/article/facebook-video-shares-advertising-revenue-with-creators. Accessed 2 Nov 2023

COM (1995) Green Paper on Copyright and Related Rights in the Information Society

COM (2015) A Digital Single Market Strategy for Europe

Desaunettes (2021) The French police attempt to censor Yellow Vest protestors with Dirty Dancing's soundtrack. http://copyrightblog.kluweriplaw.com/2021/04/08/the-french-police-attempt-to-censor-yellow-vest-protestors with-dirty-dancings-soundtrack/. Accessed 10 Mar 2023

Dewett (2007) Linking intrinsic motivation, risk taking and employee creativity in an R&D environment. R&D Manag 37:197–208

DiLiello TC, Houghton JD, Dawley D (2011) Narrowing the creativity gap: the moderating effects of perceived support for creativity. J Psychol Interdisciplinary Appl 145:151

Dussolier (2020) The 2019 directive on copyright in the digital single market: some progress, a few bad choices and an overall failed ambition. CML Rev 57:1013

European Copyright Society, 'Opinion on the Reference to the CJEU in Case C-466/12 Svensson'

Fisher (2001) Theories of intellectual property. In: Munzer S (ed) New essays in the legal and political theory of property. Cambridge University Press, Cambridge, p 23

French Ministry of Culture (2020) Mission report: Towards more effectiveness of copyright law on online content sharing platforms overview of content recognition tools and possible ways. 82

Frosio (2020) It's all linked: how communication to the public affects internet architecture. Comp Law Secur Rev 37:31

Frosio and Mendis (2019) Monitoring and Filtering: European Reform or Global Trend? Intellectual Property Studies Research Paper 5

Gabora, L. (2020, May 29). Creativity. Oxford Research Encyclopedia of Psychology. Retrieved 4 Sep. 2025, from https://oxfordre.com/psychology/view/10.1093/acrefore/9780190236557.001.0001/acrefore-9780190236557-e-608
Geiger C, Jütte BJ (2022) The right to research as guarantor for sustainability, innovation and justice in EU copyright law. In: Pihlajarinne, Mähönen, Upreti (eds) Intellectual property rights in the post pandemic world: an integrated framework of sustainability, innovation and global justice. Edward Elgar Publishing, Cheltenham
Geiger C, Mangal N (2022) Regulating creativity online: proposal for an EU copyright institution. GRUR Int J Eur Int IP Law 71:933
Goanta and Ranchordás (2019) The Regulation of Social Media Influencers: An Introduction. University of Groningen Faculty of Law Research Paper Series 4
Gregorio D, Goanta (2022) The Influencer Republic: monetizing political speech on social media. German Law J 204
Hanuz (2020) Direct copyright liability as regulation of hosting platforms for the copyright-infringing content uploaded by their users; quo vadis. JIPITEC 11:315
Henriksen D, Hoelting M (2016) A systems view of creativity in a YouTube world. TechTrends 60:102
Hugenholtz PB, Van Velze SC (2016) Communication to a new public? Three reasons why EU copyright law can do without a "new public". IIC 47:808–811
Husovec (2021) (Ir)Responsible Legislature? Speech Risks under the EU's Rules on Delegated Digital Enforcement. https://doi.org/10.2139/ssrn.3784149. Accessed 10 Nov 2023
Karapapa S (2017) The requirement for a "new public" in EU copyright law. Eur Law Rev 1:63–81
Karapapa S, McDonagh L (2019) Intellectual property law. Oxford University Press, Oxford
Krokida Z (2022) Internet service provider liability for copyright and trade mark infringement: towards a co-regulatory framework. Hart Publishing, London
Landes WM, Posner RA (1989) An economic analysis of copyright law. J Leg Stud 18:325
Mezei P (2016) Enter the matrix: the effects of the CJEU'S case law on linking and streaming technologies. J Intellect Property Law Practice 10:778–794
Netanel NW (1996) Copyright and a democratic civil society. Yale Law J 106:239
Opinion on the Reference to the CJEU in Case C-466/12 Svensson – European Copyright Society. Accessed 3 Nov 2023
Oprysk L (2000) Secondary communication under the EU copyright acquis after tom Kabinet: between exhaustion and securing work's exploitation. JIPITEC 11:200
Papadaki E (2017) Hyperlinking, making available and copyright infringement: lessons from European national courts. Eur J Law Technol 8:4
Ramalho A (2016) The competence of the European Union in copyright Lawmaking. Springer, Cham
Report of the Special Rapporteur in the field of cultural rights, Farida Shaheed on the right to freedom of artistic expression and creativity (2013) para. 3
Rosati E (2020) When does a communication to the public under EU copyright law need to be to a 'new public? Eur Law Rev 45:802
Rosati E (2021) Linking and copyright in the shade of VG Bild-Kunst' linking and copyright in the shade of VG Bild-Kunst. CML Rev 58:1875–1894
Schellekens M (2021) Framing links and the prohibition of formalities. JIPITEC 5:439
Schwemer SF (2021) Linking: essential functionality on the internet and never-ending story? In: Rosenmeier et al (eds) Festskrift til Jørgen Blomqvist. Ex Tuto, Copenhagen, pp 637–638
Spence (2002) Justifying copyright. In: McClean D, Schubert K (eds) Dear images: art, copyright and culture. Ridinghouse, London, pp 389–390
Van Gompel S (2013) Copyright formalities in the internet age: filters of protection or facilitators of licensing. Berk Technol Law J 28:1439
Wang X (2022) YouTube creativity and the regulator's dilemma: an assessment of factors shaping creative production on video-sharing platforms. Albany Law J Sci Technol 32:223

# IP Protection for AI-Generated Content in the "Post - AI Act" Era

**Eleni Tzoulia**

**Abstract** This chapter examines the provisions of the AI Act pertaining to generative AI and identifies their implications for the legal treatment of AI-generated content. Arguably, the EU acknowledges the nature of such subject matter as a copyright-ineligible private asset and implements targeted measures to address the corresponding challenges. Starting from this premise, the chapter explores the proprietary status of AI-generated content "de lege lata" and discerns inconsistencies which require the intervention of IP law. In this respect, the study advocates for the institution of a sui generis IP right and endeavors to outline its particularities, e.g., the appropriate personal, material, and territorial scope of application, as well as the term of protection. The suggested approach aligns with the regulatory model introduced by article 15 Directive (EU) 2019/790.

## 1 Introduction

Generative Pre-trained Transformers (GPTs) and Large Language Models (LLMs) currently thrive. The most renowned app of this kind is ChatGPT, released by Open AI Inc. on 30.11.2022. Before its first anniversary, it had amassed spectacular user engagement and social impact. The app has already reached the GPT-5 version, while further upgrades are expected soon. Competing apps with comparable features have been launched, e.g., by Google ("Gemini") and the "Midjourney" start-up.

Thanks to machine learning mechanisms, these programs can autonomously produce content of literary, artistic, or scientific character, such as fiction, journalistic articles, legal documents, music, illustrations, software, etc. Therefore, they fall under the generic concept of "generative AI". Notably, AI-generated subject matter does not qualify for copyright protection, although it may resemble human "works"

E. Tzoulia (✉)
Aristotle University of Thessaloniki (AUTH), Thessaloniki, Greece
e-mail: elenitzoulia@law.auth.gr



T.-E. Synodinou et al. (eds.), *EU Digital Law in the AI Era*,
https://doi.org/10.1007/978-3-031-96743-6_8

in the sense of the Berne Convention. The reason is that it cannot be attributed to some human "author" pursuant to the legal doctrines in force worldwide.[1] This antinomy supposedly deprives AI stakeholders of potential pecuniary benefits, while also potentially facilitating free riding.

In view of the above, endeavors have been initiated at international level to redefine the legal concept of authorship and more generally to adapt copyright to the particularities of generative AI. Individual legal orders have already introduced ad hoc provisions in this respect, mainly recognizing as an author in such cases the human entity accountable for AI's creative capacities. Recently, the European Union (EU) adopted Regulation 2024/1689 on artificial intelligence, widely known as "AI Act". In the discourse of the relevant legislative procedure, the implications of generative AI in the light of copyright law occupied the EU's institutions intensively. Thus, the AI Act was repeatedly amended until the EU crystalized a stance towards the emerging controversies.

This chapter comments upon the pertinent provisions of the AI Act with a view to identifying EU policymakers' understanding about the nature of AI-generated content and their objectives regarding its legal treatment. Apparently, the AI Act perceives the relevant subject matter as a product, which is in principle eligible for private ownership but copyright-proof. Taking these assumptions as a point of reference, the study explores the proprietary status of AI-generated content and identifies a market failure arising from the inadequacy of the applicable legal framework to appropriately serve all interests involved. In this respect, it advocates the establishment of a sui generis IP protection regime and endeavours to outline its particularities.

## 2 The New AI Act Transparency Obligations in the Light of IP Law

The EU Regulation laying down harmonized rules on artificial intelligence, henceforth also "AI Act", was first proposed by the European Commission in 2021[2] and was extensively amended by the European Parliament in June 2023.[3] In December 2023, the Parliament and the EU Council of Ministers reached a political agreement, while on 2 February 2024, the Council's Committee of Permanent

[1] In particular, the originality doctrine and the principle of idea-expression dichotomy. See Tzoulia and Kalles (2024), p. 176. In support of this view see also, among many, Lauber-Rönsberg and Hetmank (2019), p. 572 et seq; Dornis (2020), p. 12, and infra n. 11–13.

[2] See Commission proposal to Parliament and the Council of 21 April 2021 (COM(2021)0206).

[3] Amendments adopted by the European Parliament on 14 June 2023 on the proposal for a regulation of the European Parliament and of the Council on laying down harmonized rules on artificial intelligence and amending certain Union legislative acts (COM(2021)0206—C9–0146/2021–2021/0106(COD)).

Representatives adopted the final text of the Regulation. The agreed text also received the Parliamentary Committees' approval, as well as the Parliament's Plenary vote on 13 March 2024.[4] The Regulation was formally adopted by the Council of the EU on 21 May 2024, thus setting in force the first legislation addressing AI at a global level.[5]

To define its scope of application, the Regulation adopts a broad AI definition which abides by internationally accepted standards. In principle, the concept comprises machine-based systems designed to generate outputs like predictions, content, recommendations, and decisions. Such systems operate with varying levels of autonomy and may be adaptive after deployment, by drawing inferences from training data input (art. 3 para. 1). Thus, the so-called "symbolic" AI, which refers to traditional software systems relying on previous programming, is not covered by the AI Act (rec. 12).

The Regulation distinguishes AI systems from the narrower notion of AI models (rec. 97). The latter consist of deep learning neural networks, which are typically integrated into AI systems but may also be placed onto the market as stand-alone products. AI systems are essentially AI apps comprising several components apart from the AI model.

The AI Act follows a regulatory model of graduated stringency according to risk-based assessments (rec. 26). In broad terms, high-risk AI systems are subject to increased transparency obligations (art. 16 et seq), as well as required to undergo an impact assessment before being released onto the market, which relates to their conformity with fundamental rights (rec. 96). AI regulatory sandboxes are envisaged to function as trusted environments for the development of safe and ethical AI systems (rec. 138 et seq, art. 57 et seq), while an AI Office within the Commission shall oversee the implementation of the AI Act (rec. 148, art. 3 para. 47).

---

[4] European Parliament legislative resolution of 13 March 2024 on the proposal for a regulation of the European Parliament and of the Council on laying down harmonised rules on Artificial Intelligence and amending certain Union Legislative Acts (COM(2021)0206—C9–0146/2021–2021/0106(COD)).

[5] Regulation (EU) 2024/1689 of the European Parliament and of the Council of 13 June 2024 laying down harmonized rules on artificial intelligence and amending Regulations (EC) No 300/2008, (EU) No 167/2013, (EU) No 168/2013, (EU) 2018/858, (EU) 2018/1139 and (EU) 2019/2144 and Directives 2014/90/EU, (EU) 2016/797 and (EU) 2020/1828 (Artificial Intelligence Act), PE/24/2024/REV/1, OJ L, 2024/1689, 12.7.2024, ELI: http://data.europa.eu/eli/reg/2024/1689/oj.

## 2.1 AI Act Provisions Related to Generative AI

The EU is closely monitoring the surge in GPT technology and LLMs and comprehends the challenges associated with their widespread use.[6] It was foreseen that the AI Act would address these technologies, initially termed generative "foundation models" by the European Parliament but referred to as "general-purpose models" in the final text.[7] The relevant provisions as consolidated throughout the legislative process shed light on the EU's perceptions and objectives regarding the relation of AI-generated content to intellectual property (IP) law, which could inform future ad hoc legislation.

### 2.1.1 Obligation to Designate AI-Generated Content as Such

According to internationally established legal rules, copyright protects works in the literary, scientific, and artistic domain which demonstrate "originality".[8] Two schools of thought have emerged as to the relevant concept: the EU/US approach, which defines originality as the author's creative imprint on the work, and the common law approach, which considers as original any output deriving from the author's own labor, judgement, and skill.[9] From both perspectives equally, originality relates to the causality between human input and generated output as a concrete form of expression.[10]

Content created by means of generative AI is at odds with the above rationale.[11] Due to AI's intervention in the creative process the concrete details of the generated output do neither reflect the creative choices nor culminate from the personal labor, skill, and judgement of an identifiable person.[12] Therefore, AI-generated works do not in principle qualify for copyright even though they may look "human-like".[13]

The copyright ineligibility of AI-generated content poses significant ethical and societal challenges. First, anyone who has coincidentally taken possession of AI-generated works may appropriate their paternity without running the risk of being contested by a lawful right holder. One can imagine, for instance, artists presenting themselves as authors of AI-generated compositions, students submitting AI-generated theses, or screenwriters vending AI-generated scripts. Such practices

---

[6] See European Parliamentary Research Service (2023) General-purpose artificial intelligence. PE 745.708.

[7] See art. 3 para. 63 of Regulation 2024/1689.

[8] Based on article 2, paras 1, 3, and 5 of the Berne Convention, the concept of a work refers to original intellectual creations.

[9] See in more detail Synodinou (2019), p. 566.

[10] Trapova and Mezei (2022), p. 592 et seq.

[11] De Rouck (2019), p. 434 et seq.

[12] Hugenholtz and Quintais (2021), p. 1212 et seq.

[13] Gervais (2020), p. 117.

may also infringe professional rights and establish exclusionary conditions in the relevant markets.

To mitigate the above challenges, the European Parliament by its amendments to the AI Act adopted in June 2023[14] highlighted the considerable copyright implications associated with generative AI (rec. 60h) and prescribed transparency about the fact that content is generated by an AI system, unless this is self-evident from the circumstances and context (rec. 60g). The responsibility to furnish relevant information to individuals interacting with AI systems rests in principle with the "providers" of generative AI. Those are either generative AI developers, or traders who place AI systems on the market under their own name or brand. Providers are expected to design and develop AI systems which by default facilitate the disclosure of the non-human origin of their output. The critical information shall be provided in a timely, clear, and understandable manner (art. 28(b) para. 4, in conjunction with art. 52 para. 1).

The final text of the AI Act embraces the above transparency obligations with certain modifications. In particular, it distinguishes obligations pertaining to providers from those concerning "deployers" of generative AI systems, i.e., the natural or legal persons using AI systems for professional purposes (rec. 13, art. 3 para. 4). According to recital 109, persons who develop or use generative AI models for non-professional or scientific research purposes should be encouraged to comply with the pertinent requirements voluntarily.

In more detail, under Article 50 para. 2 of the AI Act providers are obliged to ensure that AI-generated audio, image, video, or text content is marked in a machine-readable format and detectable as such. Technical solutions to this end must be effective, interoperable, robust, and reliable. In this respect, the specificities and limitations of different types of content must be considered. The AI Office shall encourage the drawing up of codes of practice at EU level to facilitate the effective implementation of these obligations (art. 50 para. 7).

Arguably, designating AI-generated content as "machine-made" enforces the duty of the content holder to disclaim authorship for non-"own intellectual creations", which is consistent with the originality concept as defined in the EU.[15] Similar measures have been adopted also in non-EU jurisdictions, such as the USA, where screenwriters and television producers have recently reached a consensus in the framework of a collective labor agreement as to label AI-generated scripts explicitly as such.[16] Accordingly, stakeholders around the globe engage in

[14] Supra n.3.

[15] See C-403/08 and C-429/08 of 04.10.2011, Football Association Premier League Ltd. v QC Leisure, ECLI:EU:C:2011:631, para. 97; C-145/10 of 01.12.2011, Painer v Standard VerlagsGmbH, ECLI:EU:C:2013:138, paras 87–88; C-5/08 of 16.07.2009, Infopaq International, ECLI:EU:C:2009:465, para. 37.

[16] Memorandum of Agreement (2023) for the WGA Theatrical and Television Basic Agreement. https://www.wgacontract2023.org/wgacontract/files/memorandum-of-agreement-for-the-2023-wga-theatrical-and-television-basic-agreement.pdf. Accessed 15 March 2024.

developing content authentication and provenance technologies, such as watermarking and microscopic metadata.[17]

On the other hand, deployers of generative AI models bear an obligation to personally inform the public that the content they hold has been artificially generated, only if it consists in "deep fakes" or text published without human review or editorial control with a view to informing the public on matters of public interest (art. 50 para. 4). Deep fakes consist in AI-generated images, audio, or video resembling existing persons, places, or events (art. 3 para. 60). Obviously, this transparency obligation is meant to tackle disinformation and libel rather than free riding.[18]

### 2.1.2 Obligation to Publish a Detailed Summary of Copyrighted Training Data

Another significant concern arising from the advancement of generative AI is the utilization of large datasets for deep learning.[19] Various authors condemn the unauthorized incorporation of their creations into training datasets. Legal actions have been commenced by scriptwriters, journalists, and artists in response to this matter.[20] In this respect, it is worth noting that Article 4 Directive (EU) 2019/790 allows reproductions and extractions of lawfully accessible works for the purpose of text and data mining (TDM) without the authorization of the right holder. However, this exception is conditional upon the right holder's opt-out discretion, as well as subject to a three-step test determining fair use.[21]

In view of the above, article 53 para. 1c of the AI Act mandates generative AI providers to ensure compliance with EU IP law, including the reservation of rights expressed pursuant to article 4(3) of Directive 2019/790.[22] In this context, they are required to transparently outline the use of copyrighted training data for machine learning purposes. More specifically, they should draw up and make publicly available a sufficiently detailed summary about the content used for training the generative AI model (art. 53 para. 1d). This summary should be comprehensible at a general level, i.e., not technically detailed, taking due account of the need to protect eventual trade secrets (rec. 107). The adequate level of detail for this summary may be clarified through codes of practice at EU level,[23] while compliance shall be supervised by the AI Office (art. 53 para. 3, and art. 56), and facilitated by harmonized standards (art. 40 and 53 para. 4, rec. 121).

---

[17] Griffin et al. (2023).

[18] Hoeren (2023), p. 81.

[19] Matulionyte (2021), p. 419 et seq; Vesala (2023), p. 353 et seq.

[20] Söbbing and Schwarz (2023), p. 417 et seq; Strowel (2023), p. 492 et seq.

[21] Pesch and Böhme (2023), p. 1006 et seq.

[22] See also the recitals 105–106 of the AI Act.

[23] For a criticism see Quintais (2023).

The above is meant to empower authors to enforce their IP rights by raising claims against generative AI providers for bypassing their TDM reservation according to art. 4(3) Directive 2019/790, or for exceeding the limits of fair dealing in terms of volume, frequency, and purpose of their content's processing.[24] Such an infringement arises, for instance, when the purpose served by the generative AI model, e.g., composing music, competes with an economic activity facilitated by the content used for its training, e.g., musical scores.[25] In that case, namely, AI training would be deemed to interfere with the normal exploitation of the protected works and to unreasonably prejudice the legitimate interests of the author by diminishing their competitive prospects in the relevant market.[26] Claims against generative AI users in their capacity as holders of AI-generated content, are not per se ruled out. They are rather conditional upon the extent of an original work's replication by the output of deep learning.[27]

## 2.2 *The AI Act Implications for the Proprietary Status of AI-Generated Content*

The AI Act does not prejudice EU copyright and related rights laws, including Directives 2001/29/EC, 2004/48/ECR, and 2019/790/EU. This is explicitly proclaimed in the recital 60 h of the Parliament's version of the AI Act[28] and can also be derived from the final text of that Regulation.[29] Nevertheless, the transparency provisions analyzed above have a copyright-related impact. They provide that AI-generated content shall be marked or designated as "machine-made". This essentially denotes an acknowledgement that no human individual can substantiate authorship of AI-generated content, which is therefore not protected by copyright.

From a civil law perspective, AI-generated subject matter is the product of an object, i.e., the generative AI, and as such it is subject to the "right to fructus" of the person possessing the generative software, i.e., either the generative AI provider or a licensee. This property right, however, protects the AI-generated subject matter from a material perspective, e.g., as a data file, a computer program, etc. It does not cover the immaterial side of the AI-generated work as an original intangible concept, e.g., a poem, an article, an illustration, etc. From this perspective, the owner of copyright ineligible AI-generated content cannot in principle prevent its reproduction, copying, or modification by third parties.[30]

---

[24] Ziaja (2024).

[25] See Rosati (2024), p. 3 et seq.

[26] See art. 13 of the TRIPS Agreement.

[27] Cf. Tzoulia (2023b), p. 121 et seq.

[28] Supra n.3.

[29] See recital 108.

[30] Tzoulia and Kalles (2024), p. 179.

The above assumption prompts the suggestion that creations generated by autonomous computer programs without human involvement reside in the "public domain".[31] This postulation merits scrutiny in view of recent disputes arising between generative AI developers and authors of content used for machine learning purposes. Arguably, identifying AI-generated subject matter as a communal good could legitimize TDM within the context of AI development. In such a case, the economic interests of the authors of original content used as training data would not be put at stake, since data training would exclusively aim to enhance the public interest in knowledge sharing and innovation.

Nevertheless, the AI Act does not endorse such considerations. The EU perceives generative AI development as an economic activity demanding substantial investments and entailing significant business risks, including potential intellectual property disputes.[32] In this speculative value chain, AI-generated content represents a business output with inherent value and utility. For example, it can serve as an input for various economic ventures, often competing with the ones reliant upon the underlying training data, like legal writing, news reporting, storytelling, graphic design, etc. In its capacity as an intangible asset, according to the above, AI-generated content is protected against unauthorized use by third parties under both unfair competition and intellectual property laws, in particular the database and trade secret rights.[33]

## 3 Need for Ad Hoc IP Protection in the Case of AI-Generated Subject Matter

As regards AI-generated content, the transparency provisions in the AI Act are a step in the right direction, addressing real risks which affect society and the global economy. Nevertheless, the AI Act is not meant to reform the IP law. It rather seeks to complement the existing legal framework, taking the copyright ineligibility of AI-generated subject matter for granted. This raises the question of whether the applicable legal rules adequately address and safeguard the various conflicting interests related to AI-generated content. If not, it is essential to explore whether IP law can be leveraged to reconcile these interests, and identify the reforms required to this end.

[31] Perry and Margoni (2010); Mylly (2021), p. 1321 et seq.

[32] See recitals 3–4, 8, 143, 146, 176 of the AI Act.

[33] Tzoulia and Kalles (2024), p. 179.

### 3.1 *The "Market Failure" Evoked by the Legal Treatment of AI-Generated Content*

The capacities of generative AI extend beyond the simple automation of cognitive tasks to simulating intricate mental processes, like comprehension and concept formation. Therefore, generative AI can conceive the meaning of the information it perceives and render the relevant conceptual context from one format into another, e.g., from text to image, or video, and vice versa.[34] This enables it to convert, e.g., essays into presentations, narratives into animated videos and comic strips, product descriptions into prototypes, and videos of places into journalistic articles and travel guides.

AI-generated content may be deployed by the developers of the generative software themselves, as is for instance the case with an undertaking in the pharmaceutical industry which develops and trains a generative AI model to generate individualized therapeutic regimens. Typically, however, generative AI applications are intended by their manufacturers for sale to the public or specific professional sectors. For example, general-purpose AI apps provide mass consumption services which may serve personal and/or professional needs of their users. This is the case with AI translators, trip planners, code generators, digital art generators, chatbots, etc. Besides, certain AI-driven tools are designed to assist, e.g., legal professionals by reviewing and drafting legal documents, as well as conducting legal research.[35] The pricing of generative AI apps varies depending on how specialized they are, and what range of features they offer. Often, cheaper, or free versions serve as a marketing tool to attract users to upgrade to paid versions.

According to the AI Act provisions outlined above, AI-generated content shall be automatically labeled as such in the future. As argued herein, such designations will function as disclaimers of human authorship, thus rendering AI-generated content ineligible for copyright. Such content shall be only subject to the property rights of the person possessing the underlying generative AI system at the time of its production. Additionally, it may qualify for protection under unfair competition law, be treated as a trade secret, or classified as a database, provided that it meets the pertinent criteria in each case. Nevertheless, this legal framework does not guarantee rounded and absolute protection for AI-generated content.

Indeed, the right of ownership fails to protect AI-generated content as an intangible asset, i.e., an intellectual conception. Unfair competition law presupposes a competitive relation between the parties involved in a dispute and does not apply where either the owner or the infringer of AI-generated content do not intend its commercial exploitation. Moreover, trade secret protection is conditional upon the commercial and confidential character of its subject matter and restricts to precluding its unauthorized disclosure, i.e., not any kind of reproduction.[36] Lastly, individ-

---

[34] Hoffmann-Riem (2023), p. 625.

[35] Whalen (2022), p. 5 et seq.

[36] Hoeren (2018).

ual works do not qualify for the sui generis database protection, which applies only to structured collections of data.[37]

The existence of regulatory gaps in the applicable legal framework leaves with impunity several instances of unauthorized use of AI-generated content. For instance, legal professionals utilizing legaltech for their cases aspire to prevent both their colleagues from appropriating their AI-generated legal documents, and law students from integrating their AI-generated case law summaries into essays and theses. In the latter case, however, unfair competition law does not in principle apply since there is no competitive relationship between a lawyer and an undergraduate law student. In the same vein, unfair competition law cannot prevent an LLM-generated presentation of a doctoral thesis from being used as training material by a vocational center, or a dog's avatar from being used for the campaign of an animal rights organization without the consent of the dog's owner. Legal uncertainty will reasonably discourage investing in generative AI, thus impeding the progress of such a promising industry.

It might be argued that labeling AI-generated content as "machine-made" could deter its unauthorized use, thereby addressing the aforementioned controversies. It is worth noting, however, that individuals inclined to misuse such content might attempt to remove the identification marks and deactivate any provenance mechanisms. In any case, the critical labeling shall not diminish per se the practical utility of AI-generated content, although potentially reducing its value by proclaiming its non-originality.[38]

Indeed, those acquiring AI-generated content without permission may not necessarily intend to present it as their own original work. Often, their objective is simply to avoid the expenses in time, energy, and money, associated with obtaining by lawful means essential input for their subsistent, or professional activities. For instance, commonplace computer-generated images may serve and be promoted for sale as screensavers, headers, or website graphics.

## *3.2 Why Not Redefining Authorship*

As derived from the above, AI-generated content requires definite and preemptive protection, applying in all circumstances, against all infringing parties. Such protection regimes pertain in principle to subject matter falling under the concept of intellectual property. In view of this ascertainment, the resemblance of AI-generated creations to human works has given rise to several theories in recent years advocating for the adaptation of copyright to the particularities of generative AI. This entails in principle the revision and redefinition of the originality concept.

[37] Stamatoudi (1997), p. 439 et seq.

[38] Cf. Tzoulia (2023b), p. 132 et seq.

Accordingly, one approach suggests relaxing the causal link between human input and creative output, arguing that an AI-generated work must be considered original if it aligns with a person's "general authorial intent".[39] Similarly, it is argued that the individual facilitating the creation of a computer-generated work by making the "necessary arrangements" should be recognized as its author. Alternatively, there are those who advocate for negating the human-centric understanding of authorship and applying the "work for hire" doctrine to AI-generated content.[40] Under this approach, copyright would be automatically assigned from the AI model to the human entity who commissioned or facilitated the creative process.[41] While none of the above approaches seems to prevail at an EU policymaking level, certain jurisdictions abide by the "necessary arrangements" criterion to determine authorship of AI-generated works.[42]

In respect to the above, it must be noted that the AI Act does not forbid reforming copyright law to cover AI-generated content. However, all proposed approaches run into doctrinal obstacles. They rely on general clauses whose specification involves assessments not typically lying within the scope of copyright.[43] Assigning copyright with serving interests unrelated to human creativity degrades the rationale of this IP right. Besides, by seeking the human "author" of AI-generated content, one may overlook equally significant contributions of other stakeholders.

In more detail, given the complex value chain of generative AI, it is difficult to determine who should be credited with making the "necessary arrangements", demonstrating "authorial intent", providing "essential infrastructure", or "commissioning" the creative process. More specifically, these general clauses may not always be met by those possessing the AI-generated subject matter, thus needing protection against infringements by third parties. This is especially true for AI-generated content created in the context of AI licensing agreements. In such cases, the contribution of the licensee, as a user or "deployer" of the generative software, to the creation of AI-generated content, lags in comparison to that of the licensor, i.e., the generative AI developer. Even so, the latter nonetheless can only figuratively be referred to as an "author".

From another perspective, it may be argued that both the developer and the user or "deployer" of a generative AI system contribute to the circulation of AI-generated content as a commodity[44] and they merit to be respectively rewarded and protected. However, these concurrent interests cannot be satisfied by copyright since the interested parties cannot be considered as co-authors of AI-generated content. This would presuppose a common creative plan between them, i.e., their mutual

[39] Hugenholtz and Quintais (2021), p. 1200.

[40] Xiao (2023), p. 17.

[41] Varytimidou (2023), p. 361 et seq.

[42] Like, in Europe, the UK and Ireland. See Iaia (2022), p. 800 et seq.

[43] Picht and Thouvenin (2023), p. 921 et seq.

[44] Cf. Iaia (2022), p. 810.

understanding concerning the individual features of each AI output.[45] In the case of general-purpose AI, which is designed to cope with non-predetermined tasks, such a consensus must be regarded as missing.

### *3.3 Satisfying the Concurrent Interests Based on Private Autonomy*

As analyzed above, in some sense, deployers/users of generative software allocate data, time, and energy to configure the AI-generated content according to their needs. Personalization is not bound to the character of AI-generated content as a competitive asset, which is incidental and transient. Both AI-generated agreements serving the clientele of a law office, and an AI-generated presentation of a student's thesis are equally tailored to individual profiles. Under such circumstances, the holders of AI-generated content establish a legitimate interest in monopolizing it.

However, the preceding analysis also identified the decisive contribution of generative AI developers to the creation of AI-generated content. As they are accountable for AI's creative capacities, they establish a legitimate interest in being rewarded for the output produced by their AI models. The AI Act partially satisfies this interest by prescribing the labeling of AI-generated content as such, to prevent false claims of authorship. From a civil law perspective, however, licensees of general-purpose AI systems become owners of the AI-generated content produced during their term of license. Therefore, they are entitled to use it at will and even commercially exploit it. In such a case, solely disclaiming authorship may not suffice to compromise all conflicting interests. To the contrary, the developer would reasonably expect to yield a share of any profits made.

The legal framework currently in force cannot resolve this controversy. Typically, according to settled case-law, the copyright established by developers on the generative software itself does not extend to this software's functionality, i.e., its by-products.[46] Before resorting to legislative initiatives to fill the regulatory gap arising, it is worth considering whether developers could obtain rights to AI-generated content based on private autonomy and contractual freedom.[47]

This could be accomplished through licensing terms resembling "grant-back" clauses. Grant-backs are in principle meant to safeguard the rights of patent holders on improvements made to their patented achievements by licensees during the licensing period. They may vary in content, possibly mandating the licensee to transfer ownership to the licensor, grant IP rights, or confer control over the industrial application and trading of the improvement.[48] Arguably, the same requirements

[45] Hugenholtz and Quintais (2021), p. 1209.

[46] Iaia (2022), p. 810.

[47] See on that also De Wachter (2010), p. 18 et seq.

[48] Linowitz and Simmons (1958), p. 217 et seq.

could be incorporated in generative AI licensing agreements to govern the proprietary status of AI-generated products produced during the licensing term.[49]

The legality of such provisions is governed by both IP and competition law. Private autonomy cannot in principle bypass the constraints of the exhaustion principle once a sale or equivalent legal act has occurred.[50] In any case, contractual restrictions are subject to competition law, as regards their potential to stifle innovation, hinder technological progress, or raise market barriers.[51] Regulation (EU) 316/2014 on technology transfer agreements[52] may be relevant in this regard within the EU legal order.

This legislation states that agreements regarding the licensing of technology rights are in principle pro-competitive and typically not subject to article 101(1) of the Treaty on the Functioning of the European Union (TFEU), without prejudice to the parties' market share exceeding certain limits (articles 3 and 7). Nevertheless, these agreements cannot be used to resurrect expired IP rights, extend their duration, or validate revoked rights (art. 2 para 2). They might also be considered anti-competitive if they restrict the licensee's price-setting authority (article 4 para. 1a and 4 para. 2a) or limit their ability to conduct research and development using licensed technology (art. 5 para. 2). As for improvements and new applications made by the licensee, the licensor can only pre-establish non-exclusive licenses, i.e., not exclusive IP rights or ownership (art. 5 para. 1a).

Based on the above, one could argue that grant-back clauses, which assign rights to AI-generated content to the licensor of the underlying software, may not per se be subject to article 101 TFEU. For that, additional criteria must be met, including whether the grant-back could leverage the licensor's dominant position, limit the licensee's incentive to innovate, or create barriers to entry into relevant markets (art. 2 and 6 of Regulation 316/2014). In this context, it is important to assess whether the controversial grant-backs confer exclusive rights to the licensor, their duration, and the compensation offered in return. Moreover, it is crucial to examine if such clauses may limit the licensee's ability to set prices or lead to customer base and market segmentation for the derivative products of the licensed software.[53]

These assessments can only be conducted on a case-by-case basis. Therefore, entrusting the specification of the proprietary status pertaining to AI-generated products to private autonomy can obviously lead to legal uncertainty. It may namely

---

[49] See Goddar (2021), p. 197.

[50] Ernst (2018), p. 41 et seq.

[51] Supra n. 51.

[52] Commission Regulation (EU) No 316/2014 of 21 March 2014 on the application of Article 101(3) of the Treaty on the Functioning of the European Union to categories of technology transfer agreements, OJ L 93, 28.3.2014, p. 17–23.

[53] European Commission (2014) Guidelines on the application of Article 101 of the Treaty on the Functioning of the European Union to technology transfer agreements. 2014/C89/03, OJ C 89: 3–50 (paras 98, 129–132, 271).

facilitate abuses and instigate long legal disputes. These shall commonly suspend the commercial exploitation of the controversial content, thus ultimately stifling innovation.

## 4 Outlining the Envisioned IP Protection Regime for AI-Generated Content

From the above analysis it transpires that the applicable legal framework leaves without adequate protection all interests affected by the unauthorized use of AI-generated content. This can neither be addressed by revising copyright law nor through private intent and contractual enforcement. Instead, an ad hoc protection regime is needed, which shall enshrine absolute authority over AI-generated content for its beneficiary, while rewarding the creation of such content as a technological achievement.

Sui generis IP protection regimes are not alien to the EU legal system. A typical example is the database right outlined in articles 7 et seq of Directive 96/9/EC.[54] Pursuant to the preamble of the Directive, this right was introduced to fill a regulatory gap resulting from the limited scope of copyright in relation to collections of data. More specifically, it is acknowledged that lack of originality that reasonably characterizes most collections of data, renders them ineligible for copyright protection and susceptible to unauthorized use by third parties. All the different claims that could be raised in such cases would not ensure absolute and erga omnes protection for the right holder(s). This legal uncertainty has been considered to jeopardize investments in the development of digital databases, preventing the common market from exploiting the full potential of the information society.[55]

Similar principles govern the so-called "related" or "neighboring" rights.[56] These aim to safeguard the legal interests of natural and legal persons who contribute to making works publicly accessible or produce copyright-ineligible content that still demonstrates creativity, or technical and organizational skill, thus warranting IP protection. The most recent related right of EU-wide scope of application has been introduced by Directive 2019/790 and pertains to online uses of press publications.[57]

According to the preamble of Directive 2019/790,[58] providers of information society services take advantage of press publications to enhance the network effects

[54] Directive 96/9/EC of the European Parliament and of the Council of 11 March 1996 on the legal protection of databases, OJ L 77/20.

[55] See recitals 6–9, 12, 38–42, 60 of Directive 96/9/EC.

[56] Hilty and Moscon (2017), p. 81 et seq.

[57] See art. 15 of Directive (EU) 2019/790 of the European Parliament and of the Council of 17 April 2019 on copyright and related rights in the Digital Single Market and amending Directives 96/9/EC and 2001/29/EC, OJ L 130/92.

[58] See recitals 54–55 of Directive (EU) 2019/790.

of their platforms. However, this practice distracts users' attention from the original journalistic content, posing challenges to the press industry by reducing its reach, and endangering media pluralism. Consequently, copyright ineligibility of press publications threatens the pertinent industry with collapse.[59]

As argued herein, a similar "market failure" seems to be caused by the inconsistencies in the applicable legal framework in the case of AI-generated content. This is in principle considered sufficient on the part of the EU to trigger the introduction of new IP rights. Accordingly, the following analysis will attempt to outline the required regulatory interventions in the field, in the light of any patterns having been previously applied.

## *4.1 The New IP Right's Material Scope of Application*

This chapter advocates for the establishment of a new IP right designed to bestow absolute and erga omnes control over AI-generated content to the generative AI deployer/holder. To delineate the scope of this right and prevent inconsistencies it is essential to clearly define the term "AI-generated content". This concept excludes AI-assisted or AI-implemented subject matter, i.e., human works executed by software which is used as a tool.[60] In such cases, copyright applies based on the general originality doctrines. To the contrary, AI-generated content is the one having culminated exclusively from a generative AI model without any human involvement, as outlined in the AI Act. In the future, the non-human origin of such subject matter is expected to be plainly declared, potentially through automatic watermarking or microscopy technologies.

That an object is AI-generated does not necessarily prevent further modification by its holder so that it reaches the state of originality. In such cases, it is to contemplate whether the envisaged sui generis right should preclude any copyright establishment on the part of the owner. Arguably, these two rights can coexist due to their distinct scopes.[61] The sui generis IP right pertains to the initial content generated by the generative AI model, while copyright might apply to a human-altered rendition of that content. In fact, the sui generis right legitimizes the modification of the AI-generated content by the holder of the underlying software without him being exposed to claims from third parties.

Another issue to address is whether the envisioned sui generis right should cover all AI-generated creations without exception, or only those fulfilling some predefined criteria. For example, protection could be restricted to creations demonstrating a certain level of creativity and individuality. Alternatively, it could apply to

[59] Furgal (2023), p. 650 et seq.

[60] Cf. Kim (2020).

[61] From this perspective, the sui generis IP right on AI-generated content cannot discourage human creative activity. Cf. Krone (2023), p. 123.

creations demonstrating such complexity and sophistication which normally pertains to novel generative software. Establishing such sorting criteria could prevent the new right's overreach, while still protecting innovative AI outputs adequately.

In this regard, it is worth mentioning that quantitative or qualitative screening standards are typically implemented by the EU when institutionalizing sui generis IP rights. For example, in the case of databases the maker's investment must be "substantial".[62] Likewise, a press publication is expected to include journalistic "works", i.e., original content to be protected against unauthorized online uses.[63] Obviously, the purpose of sui generis protection is to foster the production of intellectual creations lying beyond the traditional scope of copyright, yet demonstrating discernible influence on science, society, and/or the economy.

In view of the above considerations, providing exclusive and absolute IP law protection to generic content and obvious patterns is not justified from a teleological standpoint. In other words, there is no merit in granting a monopoly over content that could have been produced identically by any generative AI model. However, the scope of the envisaged sui generis protection regime cannot rely on the "originality" of its subject matter, as this notion pertains to human authorship. It would be more appropriate to abide by the AI-generated content's individualization according to the data input and the parameterization applied by the deployer/user of the underlying generative software.[64]

Lastly, it must be clarified whether the sui generis right shall exclusively apply to AI-generated content resembling human works in the sense of copyright law, or also encompass material that would have been deemed eligible for design, trademark, or patent law protection, had it been produced by humans. On the one hand, such distinctions are arguably arbitrary when considering AI-generated output. Therefore, any AI-generated subject matter should be in principle classified under one and the same sui generis IP category. On the other hand, it should be reminded that patent,[65] trademark,[66] and design titles may be only granted to human entities but are not conditional on the human origin of the protected subject matter. Therefore, AI-generated patterns, signs, and inventions—contrary to works—may be protected under current IP law without necessitating additional protection regimes.

As a matter of fact, the rationale of the envisaged IP right lies in determining fairly the proprietary status of machine-made subject matter, which may well substitute the ventures of the human intellect[67] but does not fit in well with the IP status quo. Therefore, the sui generis protection should apply regardless of whether its object mirrors a human work or any other material subject to the current IP rights.

[62] See art. 7 para. 1 Directive 96/9/EC.

[63] Czarny-Drozdzejko (2020), p. 628.

[64] This form of creative contribution is understood as more extensive and intricate than what is typically described as "prompting". Cf. He (2024).

[65] Tzoulia (2023a), p. 166. See however, among others, Gärtner (2022), p. 210 et seq.

[66] Papastefanou (2020), p. 296.

[67] Trimble (2023), p. 1.

The right holder may subsequently seek to protect the AI-generated subject matter under another IP right according to the pertinent conditions. To patent it, they will have to prove its technical character and its contribution to the state of the art. To have it trademarked, one will have to prove its distinctive character, etc.

## *4.2 The Generative AI Provider's Right to an "Appropriate Share of the Revenues"*

As argued herein, the beneficiary of the envisaged sui generis IP right shall be the deployer/user of the underlying generative AI model. That person, whether natural or legal, shall gain absolute control over the AI-generated content as an intangible asset. This entails both the affirmative power of unrestricted personal use, and the negative power of excluding third parties from unauthorized use. These powers can be enforced through the claims of Directive 2004/48. The envisaged right shall not affect the obligation to label AI-generated content as such, pursuant to the AI-Act.

Commonly, AI developers are also deployers of the generative software and therefore they become owners of the output it produces. If, however, the software has been licensed to a third party, these properties are split. Then, only the licensee shall obtain the sui generis IP right to the AI-generated content. The developer may be merely acknowledged as the author of the underlying AI model. However, such an honorable mention does not always suffice to reward the developer's contribution to enriching the IP domain. This is especially true for commercial uses of AI-generated content produced within the term of licensing agreements.

In such cases, the developer should receive a portion of any profits made by the licensee, in line with Directive 2019/790, article 15 para. 5. According to the latter provision, Member States are required to ensure that authors whose works are included in a press publication receive a fair portion of the revenues generated by publishers from the use of their publication by information society service providers. The pertinent right relates to the compensation that publishers may potentially demand from information society service providers. Should the publisher choose not to exercise this right, the author cannot claim any loss of earnings. Moreover, the amount allocated by publishers to the authors must be "fair". The EU legislator has not specified a method for determining the reasonable amount in each given case, thus assigning Member States with the relevant task. In any case, publishers may be required to disclose information regarding their revenues to facilitate that assessment. Such obligations can more easily be enforced through Collective Management Organizations.[68]

In respect to the above, it may be noted that the online use of press publications by information society providers is easy to detect. Besides, the publishing industry operates within a closed system, benefiting from a well-organized structure that

[68] Flechsig (2022), p. 945.

enables collective negotiations for fair compensation. In any case, the licensing of press publications by online platforms, such as Google, can indeed generate high profits, part of which can reasonably be allocated to the authors of encapsulated journalistic content.

In contrast, the user base of generative AI apps comprises millions of individuals and undertakings worldwide. Therefore, anyone could claim ownership of AI-generated content and be entitled to the proposed sui generis IP right. The benefiting entities may be engaged in economic activities involving the critical content, which are both unreported and modest in scale. Under these circumstances, enforcing one's claims for fair compensation as a generative AI developer appears impossible.

It is worth mentioning that comparable challenges encountered by authors, e.g., in the case of musical works have been successfully addressed through Collective Management Organizations. Besides, for widely used low-capacity generative AI models, the developer's share of revenues may be calculated in advance and raise the price of the pertinent AI models across the board. Generative AI providers shall retain the option to expressly relinquish in advance any claim for a fair share of the user's prospective profits.

## *4.3 Duration and Territorial Scope of the New Right*

Both in the case of databases and press publications, the EU legislator has provided for short term protection of 15[69] and 2[70] years respectively. In this respect, the EU reversed its previous practice in the field of related rights, which was to establish a 50-year-long span.[71] This can be explained by considering the specific characteristics of the subject matter of the rights concerned. In the case of databases and press publications, the short term of protection can be attributed to the fact that the information soon becomes obsolete, especially in the digital economy where it is more easily collected and freely disseminated.

Similarly, in the case of AI-generated content, the widespread use of generative AI apps and the continuous evolution of the relevant technology is expected to render it unrefined and of low quality in a short period of time. This will reduce the interest in monopolizing it, but also the incentive for its unauthorized use. Consequently, the duration of the new rights should be short.[72]

A final issue to be addressed concerns the territorial scope of the new rights. It is evident by reflecting on past EU legislative endeavors, that the application of the

[69] See art. 10 para. 1 of Directive 96/9/EC.

[70] See art. 15 para. 4 of Directive (EU) 2019/790.

[71] See art. 3 of Directive 2006/116/EC of the European Parliament and of the Council of 12 December 2006 on the term of protection of copyright and certain related rights, OJ L 372, 27.12.2006, p. 12–18.

[72] Bonadio et al. (2022), p. 1190 et seq.

introduced rights is contingent upon the EU nationality of the beneficiaries or their establishment within the EU. This typically means that their registered office, central administration, or principal place of business is situated in an EU Member State.[73]

In the case at hand, it is crucial that the above criteria are collectively met by both the user and the developer of the generative AI, especially if these capacities are split under a licensing agreement. Otherwise, it would be risked imposing obligations on EU citizens towards entities not governed by EU law, thus surpassing jurisdictional bounds, and contradicting the legislative competence of the EU legislator.

While this approach may initially restrict the impact of the envisaged right, it serves two primary purposes. Firstly, it ensures that the new rules are implemented within a controlled environment, allowing the EU to monitor and assess their efficacy and make necessary adjustments if required. Secondly, the efficiency and functionality of the new framework will incentivize companies from third countries engaged in generative AI development to invest in the EU.[74] This could initiate regulatory competition, prompting third countries to align with the EU legal framework.

## 5 Concluding Remarks and Research Recommendations

The AI Act introduces certain transparency obligations for AI-generated content borne in principle by generative AI providers. In this context, identifying AI-generated output as "machine-made" rather refutes its copyright eligibility. This is consistent with the copyright rationale and satisfies the public interest in precluding anyone from enjoying the moral right to attribution for non- "own intellectual creations". It leaves, however, unresolved the economic exploitation issue of AI-generated content, which is acute considering the complex generative AI value chain and the intensive licensing activity regarding generative AI apps.

This chapter discerned a market failure evoked by entrusting AI-generated content to (civil) property law and advocated appealing to IP law for its protection. In particular, the study aspired the establishment of a new IP right to this end, which shall attribute exclusive powers of use and benefit on AI-generated content to the user or "deployer" of the underlying AI model. The pertinent protection, which shall be EU-wide, and short-term, shall apply to all kinds of output generated autonomously by an AI system as long as it is tailored to the profile of a specific human entity.

In the above context, it is essential to also consider the interests of generative AI developers. They release software that may generate by-products perpetually. Thus, they establish a legitimate interest, not only in having the non-human origin of these by-products acknowledged, but also in receiving a share of the profits generated by

[73] See recital 55 and art. 15 para. 1 of Directive (EU) 2019/790, as well as art. 11 of Directive 96/9/EC.

[74] Iaia (2022), p. 812.

their commercial exploitation. This is true, regardless of such profits arising within the context of a generative AI licensing agreement.

In view of the above, the chapter aligned with the regulatory model introduced in the realm of related rights by article 15 Directive (EU) 2019/790. Accordingly, deployers of generative AI models shall bear an obligation to allocate to their AI model provider a fair amount of any profits made by the commercial exploitation of the corresponding AI-generated output. The relevant tasks may be processed by Collective Management Organizations.

In the discourse of the preceding analysis, it has been also speculated that the implementation of the envisaged IP protection regime may pose challenges to the smooth operation of any afflicted industries. Its limited territorial scope is also likely to induce a two-tier situation between the EU and third countries, whose impact on the EU's position in international markets for AI development and trade is uncertain. To detect and correct any dysfunctionalities of the proposed provisions on time, the EU could try an interim, sector-specific form of law-making.[75] This kind of regulatory sandboxing is embraced by the AI Act and could enable any interested stakeholders to gain practical experience and take a realistic stand regarding the effectiveness of the new rules before they get permanently and horizontally applied.

## References

Bonadio E, Lucchi N, Mazziotti G (2022) Will Technology-aided creativity force us to rethink copyright's fundamentals? Highlights from the platform economy and artificial intelligence. IIC 53:1174–1200

Czarny-Drożdżejko E (2020) The subject-matter of press publishers' related rights under directive 2019/790 on copyright and related rights in the digital single market. IIC 51:624–641

De Rouck F (2019) Moral rights & AI environments: the unique bond between intelligent agents and their creations. GRUR Int 66:432–436

De Wachter J (2010) Software written by software—is copyright still the appropriate tool to protect it? Theor Criminol 11:12–20

Dornis T (2020) Artificial creativity: emergent works and the void in current copyright doctrine. Yale JLaw Technol 22:1–60

Ernst S (2018) Total patent exhaustion! IDEA 59:41–64

Flechsig N (2022) Zur angemessenen Vergütung des Pressverlegerleistungsschutzrechts durch Anbieter von Diensten der Informationsgesellschaft. GRUR 124:939–949

Furgal U (2023) The emperor has no clothes: how the press publishers' right implementation exposes its shortcomings. GRUR Int 71:650–664

Gärtner A (2022) Künstliche Intelligenz als Erfinder—oder: Stanley K. lässt grüßen. GRUR 124:207–211

Gervais D (2020) Is intellectual property law ready for artificial intelligence? GRUR Int 69:117–118

Goddar H (2021) Patent system solutions for AI and IoT inventions. GRUR 123:196–199

Griffin J et al (2023) Artificial intelligence and digital watermarking will transform copyright arbitration and dispute resolution for 3D printing: an empirical analysis. EJTL 14(2)

[75] Cf. Ranchordas (2021).

He T (2024) AI originality revisited: can we prompt copyright over AI-generated pictures? GRUR Int 73:299–307

Hilty R, Moscon V (2017) Protection of press publications concerning digital uses (article 11 COM(2016) 593 final). In: Hilty R, Moscon V (eds) Modernisation of the EU copyright rules position statement of the max Planck Institute for Innovation and Competition, Max Planck Institute for Innovation and Competition Research Paper Series, no 17–12, pp 79–78

Hoeren T (2018) The EU directive on the protection of trade secrets and its relation to current provisions in Germany. JIPITEC 9:138–145

Hoeren T (2023) Geistiges Eigentum ist tot—lang lebe ChatGPT. MMR 26:81–82

Hoffmann-Riem W (2023) Die digitale Transformation als rechtliche Herausforderung. JuS 24:617–627

Hugenholtz B, Quintais J-P (2021) Copyright and artificial creation: does EU copyright law protect AI-assisted output? IIC 52:1190–1216

Iaia V (2022) To be, or not to be … original under copyright law, that is (one of) the Main questions concerning AI-produced works. GRUR Int 71:793–812

Kim D (2020) 'AI-generated inventions': time to get the record straight? GRUR Int 69:443–456

Krone F (2023) Urheberrechtlicher Schutz von ChatGPT-Texten? RDi 3:117–124

Lauber-Rönsberg A, Hetmank S (2019) The concept of authorship and inventorship under pressure: does artificial intelligence shift paradigms? J Intellect Property Law Practice 14:570–579

Linowitz SM, Simmons GWF (1958) Antitrust aspects of grant back clauses in license agreements. Cornell Law Rev 43:217–224

Matulionyte R (2021) Australian copyright law impedes the development of artificial intelligence: what are the options? IIC 52:417–443

Mylly U-M (2021) Preserving the public domain: limits on overlapping copyright and trade secret protection of software. IIC 52:1314–1337

Papastefanou S (2020) KI-gestützte Schöpfungsprozesse im geistigen Eigentum - Rechtliche Anerkennung von Künstlicher Intelligenz im IP: Vom Hilfsmittel bis zum autonomen Schaffen. WRP 17:290–296

Perry M, Margoni T (2010) From music tracks to Google maps: who owns computer generated works? Comput Law Secur Rev 26:621–629

Pesch PJ, Böhme R (2023) Artpocalypse now?—Generative KI und die Vervielfältigung von Trainingsbildern. GRUR 125:997–1007

Picht PG, Thouvenin F (2023) AI and IP: theory to policy and back again—policy and research recommendations at the intersection of artificial intelligence and intellectual property. IIC 54:916–940

Quintais JP (2023) Generative AI, Copyright and the AI Act. Kluwer Copyright Blog https://copyrightblog.kluweriplaw.com/2023/05/09/generative-ai-copyright-and-the-ai-act/. Accessed 2 Aug 2024

Ranchordas S (2021) Experimental lawmaking in the EU: Regulatory Sandboxes. University of Groningen Faculty of Law Research Paper 12: https://doi.org/10.2139/ssrn.3963810

Rosati E (2024) No step-free copyright exceptions: the role of the three-step in defining permitted uses of protected content (including TDM for AI-training purposes). EIPR 46:262–274

Söbbing T, Schwarz A (2023) Urheberrechtliche Grenzen für lernende künstliche Intelligenz. RDi 4:415–419

Stamatoudi I (1997) EU database directive: reconceptualising copyright and tracing the future of the sui generis right. RHDI 50:435–482

Strowel A (2023) ChatGPT and generative AI tools: theft of intellectual labor? IIC 54:491–494

Synodinou T (2019) The concept of authorship in international copyright law. In: Pluralism or universalism in international copyright law. Kluwer Law International, Alphen aan den Rijn, pp 563–583

Trapova A, Mezei P (2022) Robojournalism—a copyright study on the use of artificial intelligence in the European news industry. GRUR Int 71:589–602

Trimble M (2023) Artificial intelligence and human intelligence. GRUR Int 72:1–2

Tzoulia E (2023a) The patentability of AI-related subject matter according to the EPC as implemented by the EPO. In: Kornilakis A et al (eds) Artificial intelligence and normative challenges: international and comparative legal perspectives. Springer, Cham, pp 147–169

Tzoulia E (2023b) The US "Metabirkins" case in the light of EU IP and consumer protection law. Int J Law Changing World 2(Special Issue NFTs):118–140. https://doi.org/10.54934/ijlcw.v2i3.61

Tzoulia E, Kalles D (2024) AI-generated subject matter in the light of IP law: a sui generis protection regime as the last resort. EIPR 46:175–182

Varytimidou C (2023) The new a(I)rt movement and its copyright protection: immoral or E-moral? GRUR Int 72:357–363

Vesala J (2023) Developing artificial intelligence-based content creation: are EU copyright and antitrust law fit for purpose? IIC 54:351–380

Whalen R (2022) Defining legal technology and its implications. Int J Law Information Technol 30:47–67. https://doi.org/10.1093/ijlit/eaac005

Xiao Y (2023) Decoding authorship: is there really no place for an algorithmic author under copyright law? IIC 54:5–25

Ziaja GM (2024) The text and data mining opt-out in article 4(3) CDSMD: adequate veto right for Rightholders or a suffocating blanket for European artificial intelligence innovations? J Intellect Prop Law Pract 19:jpae025. https://doi.org/10.1093/jiplp/jpae025

# Data as Remuneration in Digital Copyright Licensing: Some Reflections on the Concept of 'Appropriate and Proportionate Remuneration' Under Art. 18 EU Directive 2019/790 in the Data Era

**Theodoros Chiou**

**Abstract** Data are the new "oil" of the twenty-first century, according to a widely used metaphor. Their undeniable economic value in a data-driven economy converts data into a tradable commodity. Given the economic dimension of data and their overall importance in the data era, this chapter discusses whether data may constitute a legally acceptable form of author's remuneration in the context of licensing agreements under EU Copyright Law and, if so, under which requirements. The question is tackled under the light of Art. 18 EU Directive 2019/790. A general overview of the contours of the "principle of appropriate and proportionate remuneration" is offered, prior to examining whether the concept of "remuneration" included thereto accommodates non-monetary considerations, such as data and under which circumstances data could be possibly qualified as "appropriate and proportionate remuneration".

---

*The drafting of this chapter received funding from XReco. XReco is a HorizonEurope Innovation Project co-financed by the EC under Grant Agreement ID: 101070250. For further information, visit xreco.eu.*

---

T. Chiou (✉)
University of Athens, School of Law, Athens, Greece

Athens Bar Association, Athens, Greece
e-mail: Theodoros.chiou@iprights.gr



T.-E. Synodinou et al. (eds.), *EU Digital Law in the AI Era*,
https://doi.org/10.1007/978-3-031-96743-6_9

# 1 Introduction

In recent years, digital economy has rapidly turned into (digital) data economy. In fact, digital data, which usually are contained in datasets composed by voluminous amounts of dynamic data (Big Data),[1] are a necessary resource for developing many of the currently innovative digital products and services (data-driven innovation), in particular in the field of Internet of Things (IoT) and of Artificial Intelligence (AI).[2] Within that context, data are subject to different activities, such as data creation/generation, collection, aggregation, organization, processing, analysis, marketing, distribution (including portability), use and re-use.[3] These activities represent different links of the data value chain that is deployed within data markets,[4] where digital data are collected, aggregated, processed and commercialized as a (valuable) tradable commodity.[5] Data flows and datasets in data markets usually contain *indistinctively* data from a combination of the different general data categories,[6] such as personal and non-personal data[7] and/or sector-based categories [e.g., industrial (manufacturing) data, health data, agricultural data etc.[8]), public or open data[9] etc. Commercial exchange of digital data is typically based on data contracts, which are also referred to as "data licences".[10] Provision of data (or, more accurately, grant of

---

[1] On the topic data v. datasets, see Surblyte (2016), pp. 6 ff.

[2] COMMUNICATION FROM THE COMMISSION TO THE EUROPEAN PARLIAMENT, THE COUNCIL, THE EUROPEAN ECONOMIC AND SOCIAL COMMITTEE AND THE COMMITTEE OF THE REGIONS "Towards a common European data space", COM/2018/232 final, p. 2.

[3] Rec. 2 FFDR.

[4] These are mainly online markets, that take the form of Data marketplaces, i.e., platforms where users buy (obtain) or sell (provide) different types of data sets and data streams from several sources. See further at: https://joinup.ec.europa.eu/collection/elise-european-location-interoperability-solutions-e-government/glossary/term/data-marketplace.

[5] *Cf.* Communication from the Commission to the European Parliament, the Council, the European Economic and Social Committee and the Committee of the Regions, Building a European Data Economy, {SWD(2017) 2 final} Brussels, 10.1.2017 COM(2017) 9 final, p. 1, footnote 1.

[6] EC Communication, Building a European Data Economy, op. cit., p. 9.

[7] Personal data are defined by Art. 4§1GDPR as "any information relating to an identified or identifiable natural person", while non-personal data means data other than personal data. See Art. 3§1 FFDR; Art. 2§4 Data Governance Act; Art. 2§26 DMA. *Cf.* the term "semi-personal data" by Surblyte (2016), p. 7, for anonymized personal data.

[8] For many sector-based categories of data see EC Communication, Towards a common European data space, op. cit., Annex; COMMISSION STAFF WORKING DOCUMENT on Common European Data Spaces, Brussels, 23.2.2022, SWD(2022) 45 final, p. 15.

[9] See Directive (EU) 2019/1024 of the European Parliament and of the Council of 20 June 2019 on open data and the re-use of public sector information (recast).

[10] See e.g. Art. 2§10 REGULATION (EU) 2022/868 OF THE EUROPEAN PARLIAMENT AND OF THE COUNCIL of 30 May 2022 on European data governance and amending Regulation (EU) 2018/1724 ([hereinafter] **Data Governance Act**) (data sharing for the purpose of use of the data, on the basis of voluntary agreements which may correspond to open or commercial licences subject to a fee or free of charge); COMMISSION STAFF WORKING DOCUMENT on the free flow

a right over data) by a data holder[11] to a data user, against the payment of price is only one possible case of a contract that governs a commercial data transaction.[12] In fact, data may also function as a substitute of or as an alternative for a monetary price especially in consumer contracts. In that case, data may be provided instead of money, in return for the provision of a digital product or service based on monetization of personal (or other) data[13,14] In both cases, digital data function as an intangible and non-rival[15] economic resource that bears economic value.[16]

---

of data and emerging issues of the European data economy Accompanying the document Communication Building a European data economy SWD/2017/02 final, referring to "data usage licences". On attempts of standardization of data licences, see e.g., Benjamin et al. (2019).

[11] See in that regard the definition of a 'data holder' under Art. 2§8 Data Governance Act: "'data holder' means a legal person, including public sector bodies and international organisations, or a natural person who is not a data subject with respect to the specific data in question, which, in accordance with applicable Union or national law, has the right to grant access to or to share certain personal data or non-personal data"; Art. 2§13 Data Act: "'data holder' means a natural or legal person that has the right or obligation, in accordance with this Regulation, applicable Union law or national legislation adopted in accordance with Union law, to use and make available data, including, where contractually agreed, product data or related service data which it has retrieved or generated during the provision of a related service."

[12] See generally Duch-Brown et al. (2017), pp. 36 ff.

[13] *Cf.* the distinction between data as commodity vs. data as a service in Zech (2017), p. 4.

[14] *Cf.* the recent option offered by Meta to its users to opt for a subscription-based model or for a free ad-based model that relies on personalized advertisement and, thus, user's data processing for that purpose. See Meta, Facebook and Instagram to Offer Subscription for No Ads in Europe, October 30, 2023, available at: https://about.fb.com/news/2023/10/facebook-and-instagram-to-offer-subscription-for-no-ads-in-europe/: "If a person chooses to subscribe, they won't see ads and we will not process their information for personalised advertising." This means that processing of data, and, consequently, the data generated during the use of that service are the alternative counter-performance, instead of the subscription fee (money).

[15] That aspect has been underlined several times within EU official texts, see e.g., COMMUNICATION FROM THE COMMISSION TO THE EUROPEAN PARLIAMENT, THE COUNCIL, THE EUROPEAN ECONOMIC AND SOCIAL COMMITTEE AND THE COMMITTEE OF THE REGIONS, Towards a thriving data-driven economy, Brussels, 2.7.2014, COM(2014) 442 final, p. 4; COMMISSION STAFF WORKING DOCUMENT on the free flow of data and emerging issues of the European data economy Accompanying the document Communication Building a European data economy SWD/2017/02 final, p. 19; COMMUNICATION FROM THE COMMISSION TO THE EUROPEAN PARLIAMENT, THE COUNCIL, THE EUROPEAN ECONOMIC AND SOCIAL COMMITTEE AND THE COMMITTEE OF THE REGIONS, A European strategy for data, Brussels, 19.2.2020, COM(2020) 66 final, p.4: "[...] data—unlike most economic resources—can be replicated at close to zero cost and its use by one person or organisation does not prevent the simultaneous use by another person or organization."; COMMISSION STAFF WORKING DOCUMENT, IMPACT ASSESSMENT REPORT Accompanying the document Proposal for a Regulation of the European Parliament and of the Council on harmonised rules on fair access to and use of data (Data Act) {COM(2022) 68 final} - {SEC(2022) 81 final} - {SWD(2022) 35 final}, Brussels, 23.2.2022 SWD(2022) 34 final (hereinafter: Data Act Impact Assessment), p. 7: "In contrast to traditional economic resources, many parties can use the same dataset for various purposes without functional loss to the original data collector."

[16] On the recognition of economic value of data see e.g., Stepanov (2020), pp. 66–67.

At EU level, the implementation of both the EU Digital Single Market Strategy[17] and the European Strategy for Data[18] envisages the creation of an EU single market for data,[19] and, more recently, the creation of common European Data Spaces,[20] so that data would flow freely and would be available for use, re-use, pooling, sharing and exchange within the EU and across sectors in a trustworthy and secure manner. Besides, the principle of free movement (flow) of data was already recognized under both the Regulation (EU) 2016/679 of 27 April 2016 on the protection of natural persons with regard to the processing of personal data and *on the free movement of such data*, and repealing Directive 95/46/EC (General Data Protection Regulation-GDPR, Art. 1§3[21]) and the Regulation (EU) 2018/1807 of 14 November 2018 on a framework for *the free flow of non-personal data* in the European Union (FFDR, *passim*).[22]

In line with market practices, the recent data-related EU legislative instruments[23] introduce a generic definition for data,[24] according to which 'data' means any digital

---

[17] COMMUNICATION FROM THE COMMISSION TO THE EUROPEAN PARLIAMENT, THE COUNCIL, THE EUROPEAN ECONOMIC AND SOCIAL COMMITTEE AND THE COMMITTEE OF THE REGIONS, A Digital Single Market Strategy for Europe {SWD(2015) 100 final} Brussels, 6.5.2015 COM(2015) 192 final, p. 15.

[18] See EC, Communication, A European strategy for data, *op. cit.*, p. 11; Data Act Impact Assessment, p. 1. Already earlier, EC Communication, Building a European Data Economy, *op. cit.*, p. 7, footnote 20.

[19] See https://digital-strategy.ec.europa.eu/en/policies/strategy-data.

[20] See esp. COMMISSION STAFF WORKING DOCUMENT on Common European Data Spaces, Brussels, 23.2.2022 SWD(2022) 45 final, p. 2; EC Communication, A European strategy for data, *op. cit.*, pp. 16 ff. The below data spaces are envisioned therein: Industrial (manufacturing) data space; European Green Deal data space; Common European health data space; Common European financial data space; Common European energy data space; Common European agriculture data space; European Open Science Cloud; [Research data]; Common European data space for cultural heritage; Common European data space for media. See also COMMISSION RECOMMENDATION of 10.11.2021 on a common European data space for cultural heritage, Brussels, 10.11.2021, C(2021) 7953 final.

[21] Art. 1§3 GDPR: "The free movement of personal data within the Union shall be neither restricted nor prohibited for reasons connected with the protection of natural persons with regard to the processing of personal data." See also GDPR rec. 6, 13 and 170.

[22] See also, Rec. 10 FFDR. For the complementarity between FFDR and Data Act from the point of view of free data flow within EU see Data Act impact assessment, p. 4: "The Free Flow of Non-Personal Data Regulation (FFoD) ensures that non-personal data can be stored, processed and transferred anywhere in the EU. The Data Act would make it easier for businesses and citizens to exercise this right in practice."

[23] On these see *ex multis* Riis (2023) and Leistner (2021).

[24] Other definitions are, of course, conceivable. See e.g., the definition of 'data' provided in ISO/IEC 2382:2015 Information technology Vocabulary, available at: https://www.iso.org/obp/ui/en/#iso:std:iso-iec:2382:ed-1:v2:enA: "a reinterpretable representation of information in a formalized manner, suitable for communication, interpretation or processing". For a reference on that definition, prior to the enactment of EU legislative definitions, see COMMUNICATION FROM THE COMMISSION TO THE EUROPEAN PARLIAMENT, THE COUNCIL, THE EUROPEAN ECONOMIC AND SOCIAL COMMITTEE AND THE COMMITTEE OF THE REGIONS, Towards a thriving data-driven economy /* COM/2014/0442 final */, p. 4.

representation of acts, facts or information and any compilation of such acts, facts or information, including in the form of sound, visual or audiovisual recording.[25] Data is therefore an all-encompassing term, referring to any type of *digital* information in the large sense, including protected subject matter, and thus covering also digital copies of copyrighted works.[26]

Given the economic dimension of data and their overall importance in the data era, as well as the specific policy interest in creating an EU Single Market for Data, a relevant question arises with regards the *possible overlap* between data tradability, on the one hand, and digital copyright licensing agreements, on the other. In particular, it is questioned whether data (as defined above), and more accurately, whether the granting of *rights* of use and control over data, may constitute a legally acceptable form of author's remuneration in the context of licensing agreements under EU Copyright Law and, if so, under which requirements. Of course, this is a sensitive question from an author's perspective. It also interferes with the traditional function (and rationale) of copyright in general and the protective copyright contract rules that typically characterize *droit d'auteur* jurisdictions in particular, which aim at improving author's position when negotiating the onerous exercise of their exclusive rights. This objective is typically connected with ensuring that authors receive (monetary, in principle) income from rights licensing and other similar transactions, by means of mandatory provisions and that, accordingly, they may finance their art and living through the exploitation of their works. On the other hand, it may not be excluded that use and control of data (e.g. related with their works or their audience) may interest authors in certain contexts of digital uses of works, as a valuable asset allowing indirect financial benefits, which may be more appealing than monetary rewards of a limited amount.

The focus for this analysis is on Art. 18 EU Directive 2019/790 of 17 April 2019 on copyright and related rights in the Digital Single Market and amending Directives 96/9/EC and 2001/29/EC (hereinafter: CDSMD), which lays down the "principle of

---

[25] See Art. 2§1 Data Governance Act; Art. 2§24 Regulation (EU) 2022/1925 of the European Parliament and of the Council of 14 September 2022 on contestable and fair markets in the digital sector and amending Directives (EU) 2019/1937 and (EU) 2020/1828 (Digital Markets Act); Art. 2§1 REGULATION (EU) 2023/2854 OF THE EUROPEAN PARLIAMENT AND OF THE COUNCIL of 13 December 2023 on harmonised rules on fair access to and use of data and amending Regulation (EU) 2017/2394 and Directive (EU) 2020/1828 ([hereinafter] Data Act). See also Data Act Impact Assessment, p. 1. *Cf.* the similar definition of "document" in Art. 2§3 Directive 2003/98/EC of the European Parliament and of the Council of 17 November 2003 on the re-use of public sector information and Art. 2§6 of the Directive 2019/1024. For the intentional inspiration of the more recent data definition from the above mentioned 'document' definition, see Data Act Impact Assessment, p. 1, making reference to "a time-tested approach in the field of open data where a similar definition has been in force since 2003".

[26] The same approach is also reflected in the wide (functional) interpretation of the terms "data" in the definition of text and data mining under Directive 2019/790 (Art. 2§2, 3 and 4). See e.g., Rosati (2021), p. 41. Besides, the first component of the term 'database' (data-) is even broader under the Database Directive (see Art. 1§2 of the Database Directive), as it may cover any type of materials, including data in non-digital form.

appropriate and proportionate remuneration" in copyright contracts, including licensing contracts.

The question will be discussed only under the light of an EU copyright law perspective and from a theoretical point of view, focusing only on authors (not performers) and licensing contracts (not transfers).[27] Accordingly, the present chapter serves as an interpretative contribution on the concept of 'appropriate and proportionate remuneration' under Art. 18 EU Directive 2019/790 in the data era. Issues that are connected with the law of contracts (such as the assessment of data as price in a contract as such), with data protection law (such as the impact of the legal basis of consent in personal data transactions) or with the possibility for data to be an intangible object of absolute/exclusive rights, will not be examined.

The below analysis is structured as follows: a general overview of the contours of the "principle of appropriate and proportionate remuneration" under Art. 18 CDSMD is offered (2), prior to examining whether the concept of "remuneration" included thereto accommodates non-monetary considerations, such as data (3) and under which circumstances data could be possibly qualified as "appropriate and proportionate remuneration" (4). Last, some concluding remarks are expressed (5).

## 2 The Contours of the "principle of appropriate and proportionate remuneration"

### *2.1 Ratio*

Article 18§1 CDSMD introduces the principle of appropriate and proportionate remuneration, according to which "Member States shall ensure that where authors and performers license or transfer their exclusive rights *for the exploitation of their works* or other subject matter, they are entitled to receive appropriate and proportionate remuneration." [emphasis added] This provision aims at the protection of authors who tend to be in weak bargain contractual position, in order to safeguard that they receive, as return of the granting of a licence for the purposes of exploitation of their works, an appropriate and proportionate remuneration to the actual or potential economic value of the licensed rights, so as to be able to *fully benefit* from the (economic) rights harmonised under Union law (Rec. 72 and 73 CDSMD).[28]

[27] Art. 18 CDSMD applies also to copyright transfers and contracts of exploitation of performers' related rights.

[28] *Cf.* COMMISSION STAFF WORKING DOCUMENT IMPACT ASSESSMENT on the modernisation of EU copyright rules Accompanying the document Proposal for a Directive of the European Parliament and of the Council on copyright in the Digital Single Market and Proposal for a Regulation of the European Parliament and of the Council laying down rules on the exercise of copyright and related rights applicable to certain online transmissions of broadcasting organisations and retransmissions of television and radio programmes {COM(2016) 593} {COM(2016) 594} {SWD(2016) 302} Brussels, 14.9.2016 SWD(2016) 301 final PART 1/3 (hereinafter:

This purpose reflects the idea of *sustainability* of the copyright market[29] and makes part of the broader aim of the CDSMD to ensure a well-functioning marketplace for the exploitation of works and other subject matter (Art. 1§1 CDSMD),[30] to provide for a high level of protection for rightholders and to create a framework in which the exploitation of works and other protected subject matter can take place, similarly to the previous EU Directives in copyright field (Rec. 2 CDSMD).[31] It is a principle which functions as a benchmark[32] for other provisions of Chapter 3 of the CDSMD and, especially, for Articles 19 (transparency obligation) and 20 (Contract adjustment mechanism).

Although Art. 18 is not explicitly mentioned by Art. 23§1 CDSMD,[33] it may be argued, especially under the light of its *ratio*, that the principle of appropriate and proportionate remuneration reflects *mandatory law* (for contracting parties), in the sense that it cannot be overridden by contractual provisions agreed by the parties of a licensing contract.[34]

---

CDSMD Impact Assessment), p. 174, where emphasis is put on the "information asymmetry" to the detriment of authors. For literature on that topic see Rosati (2021), p. 362 with further references.

[29] Direct reference to the connection between appropriate remuneration of authors and sustainability and functionality of the copyright marketplace (marketplace of content creation, exploitation and consumption) is made in CDSMD Impact Assessment, pp. 173–174.

[30] Rec. 3 CDSMD. See also the title of Chapter 3 CDSMD "Fair remuneration in exploitation contracts of authors and performers". Cf. Priora (2019), p. 334, whereby, this reference is connected with the notion of fair remuneration of the right holder and, in particular, of the author and the performer.

[31] See especially Rec. 10 Directive 2001/29/EC of the European Parliament and of the Council of 22 May 2001 on the harmonisation of certain aspects of copyright and related rights in the information society (hereinafter: Directive 2001/29), which presupposes the reception of "an appropriate reward for the use of their work" by authors and performers, "in order to be able to finance [their] work".

[32] Cf. Priora (2019), p. 337, qualifying it as an "umbrella provision".

[33] According to Art. 23§1 CDSMD: "1. Member States shall ensure that any contractual provision that prevents compliance with Articles 19, 20 and 21 shall be unenforceable in relation to authors and performers."

[34] Rosati (2021), p. 367, invoking teleological and systematic arguments; Paramythiotis (2021), p. 85, with reference to the "spirit and purpose of the principle". Similar approach by ECSA et al. (n.d.), p. 2; Carretta and Hårdemark (2022), p. 916. *Contra* by invoking the letter of Art. 23 CDSMD, European Copyright Society (2020), para. 37: "the principle of appropriate and proportionate remuneration (Article 18) [...] appear to be subject to party autonomy."; Shapiro (2021). *Cf.* Xalabarder (2020), The Principle of Appropriate and Proportionate Remuneration of ART.18 Digital Single Market Directive: Some Thoughts for Its National Implementation, Available at SSRN: https://ssrn.com/abstract=3684375, p. 22, connecting mandatory character of the provision for contractual parties with mandatory harmonization for Member States.

## 2.2 Scope

In the context of copyright licensing, Art. 18 CDSMD is connected with the remuneration that the author is entitled to receive in case of individual licensing[35] of exclusive rights, acting as initial rightholder thereto and licensor thereof. As a consequence, it constitutes a genuine *contract law rule*, regulating in a harmonized fashion the content of copyright licensing agreements (among others) and, in particular, the terms of remuneration owed to licensor for allowing the exercise of exclusive economic rights. Accordingly, the principle of appropriate and proportionate remuneration is dissociated from (statutory) (equitable) remuneration or (fair) compensation rights.[36] Moreover, the principle of appropriate and proportionate remuneration does not apply to licensing contracts dealing with unharmonized rights under EU copyright law, such as the adaptation right, given that the reference of Art. 18§1 CDSMD to licensing of author's "exclusive rights" refers to exclusive *harmonized* rights,[37] such as those set out in the EU Directive 2001/29/EC of the European Parliament and of the Council of 22 May 2001 on the harmonisation of certain aspects of copyright and related rights in the information society (hereinafter: Directive 2001/29).

Last, the principle of appropriate and proportionate remuneration applies only in case of primary licensing agreements granted *for the exploitation of works*. Indeed, according to Art. 18§1 CDSMD, authors are entitled to receive (appropriate and proportionate) remuneration when they license (or transfer) their (harmonized) exclusive rights (such as reproduction or making available right) *for the exploitation* of their works. This choice is further explained by the reason that *need for protection* of authors (see above, under II§1) arises *only in case* of contracts (including licences) *with purpose of exploitation of a work.*[38] Thus, Rec. 72

[35] Collective licensing and remuneration connected thereto is subject to specific rules under EU law (esp. Art. 16§2 Directive 2014/16 of the European Parliament and of the Council of 26 February 2014 on collective management of copyright and related rights and multi-territorial licensing of rights in musical works for online use in the internal market (hereinafter: Directive 2014/26).

[36] In that regard see Xalabarder (2020), p. 15: "Instead, a remuneration is not restricted to compensate any damages. The remuneration is due for the exploitation of the work or performance, usually conducted by Producers and Publishers (directly or indirectly, through other rightsholders), on the basis of the exercise of Authors' and Performers' exclusive rights."; Priora (2019), p. 335. For the interplay between these forms of remunerations vis-à-vis the assessment of author's overall economic situation, Hilty and Moscon (2017), no 15 ff., p. 75 ff.

[37] In that sense explicitly Rec. 72 CDSMD: "[...] those natural persons need the protection provided for by this Directive to be able to fully benefit from the rights harmonised under Union law". *Cf.* Rec. 74 CDSMD: "Authors and performers need information to assess the economic value of rights of theirs that *are harmonised* under Union law." [emphasis added] However, according to Paramythiotis (2021, p. 80), Article's 18§1 CDSMD reference to exclusive rights is to be connected with contracts granting exclusive rights, such as exclusive licences.

[38] Rec. 72 CDSMD. *Cf.* for a connection between the exclusive nature of exploited rights, fair remuneration and the need of protection of authors in weaker contractual position vis-à-vis the exploiters of works, Priora (2019), pp. 335–336.

CDSMD clarifies that a licence for the exploitation is a licence *with purpose* of exploitation of a work.

The notion of exploitation of licensed works, as purpose of a licensing contract, becomes a key element for determining the scope of the principle of appropriate and proportionate remuneration. Its meaning may be indirectly derived by the provisions of Art. 19&20 CDSMD (transparency obligation and contract adjustment mechanism). More precisely, exploitation of works by author's contractual counterpart refers to the deployment of an activity intended for or directed towards the *generation of revenues* (for the contractual counterpart-the exploiter) by means of exercise of the licensed exclusive rights (exploitation of rights[39]), in other words, generation of (financial) revenues deriving from the (commercial) use of works covered by the licence.[40]

Thus, principle of appropriate and proportionate remuneration applies only in case that the parties of a primary licence have ***specifically agreed on that exploitation purpose*** and the subsequent commercial exploitation of licensed rights and work(s). Exclusive or non-exclusive character of the said licence, as well as the type of exploited work (apart from computer programs[41]) and the mode of their exploitation do not affect the application of the principle.[42] On the contrary, that principle will not apply in primary licensing contracts where the contractual counterpart is not intending to exploit the work itself, which could be the case in licensing contracts that simply permit the (non-commercial) use (authorize or grant a right to use) of licensed works but not their exploitation ("licences for the use"), such as some employment contracts and, *a fortiori*, an end-user licence, given the lack of necessity of protection.[43] Equally, the principle of appropriate and proportionate remuneration does not apply in any secondary licensing agreement, i.e. agreements signed by rightholders others than the author (including both (sub)licensing agreements for purposes of exploitation and use).

---

[39] In fact, exploitation of (exclusive) rights and exploitation of works are interchangeable expressions even within the CDSMD. See e.g., Rec. 76 CDSMD, referring to "relevant information on the exploitation of the rights"; Rec. 78 CDSMD, referring to "Certain contracts for the exploitation of rights". *Adde* Le FUR (2004).

[40] A author-protective interpretation would suggest that revenues may be derived directly or indirectly from the exploitation of licensed works, see Art. 19§1 CDSMD, making reference to "information on the exploitation of their works and performances from the parties to whom they have licensed or transferred their rights [...] in particular as regards modes of exploitation, *all revenues generated* and remuneration due."; Art. 20§1 *in fine*, making reference to "subsequent relevant *revenues derived from the exploitation* of the works or performances." [emphasis added].

[41] According to Art. 23§2 CDSMD, "[...] Articles 18 to 22 of this Directive do not apply to authors of a computer program within the meaning of Article 2 of Directive 2009/24/EC."

[42] Rosati (2021), p. 364, referring to "modalities of exploitation". *Contra* Paramythiotis (2021), p. 80, mentioning that "nonexclusive licences do not fall under the scope of the provision."

[43] See Rec. 72 CDSMD: "That need for protection does not arise where the contractual counterpart acts as an end user and does not exploit the work or performance itself, which could, for instance, be the case in some employment contracts."

## 2.3 Impact on Classification of Licensing Agreements

On the basis of the construction that underpins the principle of appropriate and proportionate remuneration, it may be derived a general inference according to which licensing agreements under EU copyright contract law may be divided in two categories which are subject to different regimes vis-à-vis the remuneration of the author: licences for the exploitation of works (in the sense described above) and licences for the use of works.[44] In both cases the author undertakes to not challenge the exercise of the licensed rights by its contractual partner.[45] However, according to the CDSMD, it is only in the case of licences for the exploitation of works that the need of protection of authors arises and, subsequently, that an appropriate and proportionate remuneration needs to be agreed to the benefit of the author, by means of application of Art. 18 CDSMD, as return for granting such licence.[46]

Accordingly, an (appropriate and proportionate) remuneration should be seen as an *essential feature* (and, accordingly, the necessary counter-performance of the licensee) of any licence for the (purposes of the) exploitation of works.[47] This means that, inevitably, any such licence should be granted with consideration,[48] namely, in

---

[44] Cf. a similar proposal for categorisation of intellectual property contracts of exploitation at EU level by Chiou (2015), pp. 627 ff.

[45] Accordingly, in both cases licensing agreements are not service agreements, Judgement of ECJ, Falco Privatstiftung and Thomas Rabitsch v Gisela Weller-Lindhorsruled (Case C-533/07), para. 31, given that "the only obligation which the owner of the right granted undertakes with regard to its contractual partner is not to challenge the use of that right by the latter [...] [and] "the owner of an intellectual property right does not perform any service in granting a right to use that property and undertakes merely to permit the licensee to exploit that right freely".

[46] See also below under 3.3. It should be noted that other measures set out in CDSMD, including transparency obligation (Article 19) and contract adjustment mechanism (Article 20) equally apply to *contracts for the exploitation* (and not use) of author's rights. This derives from Rec. 74 CDSMD ("Authors and performers need information to assess the economic value of rights of theirs that are harmonised under Union law. This is especially the case where natural persons grant a licence or a transfer of rights for the purposes of exploitation in return for remuneration.") and broader reference of the provision of Art. 20§1 CDSMD to "contracts for the exploitation of their rights".

[47] Under this approach, it should be noted that a possible issue of compatibility arises with regards free licenses that allow commercial exploitation of works, such as Creative Commons licences without NC indication, which allow commercial use (exploitation) of licensed works and which could be qualified as licenses for the exploitation of works. Besides, Rec. 82 CDSMD, which establishes the possibility for authors to offer their works under "free licences for the benefit of any users" refers to "authorizing the use" and *not the exploitation* of works. *Cf.* Paramythiotis (2021), p. 85, arguing that "is not exactly clear" whether a waiver of the right to remuneration (i.e., a free licence) would be acceptable under Art. 18 CDSMD, defining, however, the scope of that provision with reference to the exclusive or non-exclusive character of a licence.

[48] Under this approach, the reference of Rec. 72 and 74 CDSMD in "return for remuneration" in the framework of granting of licences for the purposes of exploitation will, thus, be interpreted as an indispensable supplement of the purpose of exploitation agreed by the parties and not as a distinct element of the agreement, whose stipulation is subject to the discretion of the parties. Cf. Dusollier (2018), p. 21: "authors agree on some reciprocal bargain for effective exploitation, and fair remuneration should be the counterpart of the transfer of copyright."

return for appropriate and proportionate remuneration,[49] and such remuneration shall be deemed agreed, even in the absence of a relevant clause by the parties,[50] if a licence for exploitation is at stake.

It is, however, a different issue whether the contractual counterpart of the author in a licence for exploitation of works should bear the obligation to effectively exploit the licensed work. Art. 22 CDSMD regulates that aspect with regards exclusive licences for the exploitation of works.

## 3 Data as an *a Priori* Acceptable Form of Remuneration Under Art. 18 CDSMD

### *3.1 Remuneration as Autonomous Concept of EU Law*

The principle of appropriate and proportionate remuneration laid down by Art. 18 CDSMD comprises three elements: the noun "remuneration", which constitutes the main element of the concept, and two adjectives (appropriate and proportionate), that define the features of that noun. Under Art. 18§1 CDSMD, the notion of "remuneration" of authors, as well as its appropriate and proportionate character, in the context of licensing contracts for the exploitation of their works, are *not defined by the legislator of the CDSMD*[51] (or in any other EU copyright law instrument[52]). Given that the said article does not contain express reference to national laws for determining the meaning and scope of "remuneration", the latter (as well as the elements of appropriateness and proportionality thereof,[53] and, as a consequence, the entire concept of appropriate and proportionate remuneration as a whole) should be

[49] *Cf.* also Rec. 28 Directive 2014/26: "[...] rightholders are entitled to be remunerated for the exploitation of their rights [...]". *Contra* Xalabarder (2020), p. 22: "The binding nature of this principle does not mean that all transfers or assignments of exclusive rights must be remunerated or that a license of rights for free (in exchange for no remuneration) will be invalid under EU acquis. As explained above, the "fair remuneration" provisions only apply to a transfer or license of rights agreed in exchange for a remuneration. Yet, it goes without saying that the strengthening of Authors and Performers' contractual position may also have benefits beyond the scope of the Directive, indirectly casting its light also for the interpretation of licenses and transfers agreed for free."

[50] In that sense Paramythiotis (2021), p. 85.

[51] See Rosati (2021), p. 363; Amerine (2022), p. 52: "The Directive does not provide any definition of 'appropriate' or 'proportionate', but leaves the details of implementation to its member states."

[52] The only possibly relevant definition is that of "rights revenue", introduced by Art. 3(h) Directive 2014/26 meaning "income collected by a collective management organisation on behalf of rightholders, whether deriving from an exclusive right, a right to remuneration or a right to compensation". For its inadequacy for defining also the term "remuneration" under Art. 18 CDSMD, see below 3.3 (b).

[53] See Rosati (2021), p. 363, without reference to the remuneration, as autonomous concept of EU law.

considered as an ***autonomous concept* of EU law**, which should be interpreted uniformly at EU level.[54] This is also underpinned by the aim of the CDSMD, which is to harmonise further Union law applicable to copyright and related rights in the framework of the internal market and to ensure a well-functioning marketplace (Art. 1§1 CDSMD), insofar harmonised legal framework contributes to the proper functioning of the internal market (Rec. 2 CDSMD). True, only uniform (autonomous) interpretation of the concept of remuneration could guarantee the aim of harmonization intended by Art. 18 CDSMD. Under autonomous and uniform interpretation of the notion of "remuneration", the meaning of the concept should take into account the *usual meaning* of the term as well as the context of the provision and the aim pursued by the Directive in question.[55]

## 3.2 Usual Meaning of "Remuneration"

The term "remuneration" in common language has more than one meaning. In a narrow sense, remuneration is defined as the "*payment* for work or services[56]". In a wider sense, remuneration is more neutrally defined as "*something that remunerates*".[57] Based on these meanings, synonyms for remuneration in British English, i.e., the standard English used in the official documentation of the EU,[58] are payment, income, earnings, pay, return, fee, but also reward, compensation or recompense.[59]

Both meanings are in principle conceivable under Art. 18 CDSMD, according to a literal interpretation of the letter of that rule. It then may be derived that the term remuneration, if used in its narrow sense, would practically refer to author's *monetary* remuneration. On the contrary, if used in its wider sense, it would refer, more broadly, to *something* given as reward, compensation or recompense to the author, which should not necessarily be of a monetary nature. Accordingly, under this approach, remuneration consisting in money would correspond to a *type* of remuneration. In that regard, the expression "monetary remuneration" would not be a pleonasm and the expression "non-monetary remuneration" would not be self-contradictory.

---

[54] On the doctrine of autonomous concepts and a comprehensive presentation of its application in copyright law, including ECJ's input, see *ex multis* Gotzen (2020), pp. 3–4.

[55] Gotzen (2020), p. 3.

[56] Cambridge Dictionary, Entry "remuneration", Available at: https://dictionary.cambridge.org/dictionary/english/remuneration.

[57] Merriam-Webster Dictionary, Entry "remuneration", Available at: https://www.merriam-webster.com/dictionary/remuneration.

[58] See on that topic and the influence of Brexit, Modiano (2023).

[59] Collins Dictionary, entry "reward", Available at: https://www.collinsdictionary.com/dictionary/english/reward.

### *3.3 Remuneration as a Neutrally Conceived Concept Under CDSMD*

There are several indications showing that the legislator of the CDSMD did not opt for the narrow (i.e., exclusively monetary) approach for the concept of remuneration in Art. 18 CDSMD.

(a) **Letter of CDSMD**

First of all, the letter of the CDSMD does not contain explicit reference to the monetary character of author's remuneration. The only reference to the monetary character of the remuneration is indirectly made in Recital 73 CDSMD, according to which "[a] lump sum payment *can also* constitute proportionate remuneration but it should not be the rule. Member States should have the freedom to define specific cases for the application of lump sums, taking into account the specificities of each sector." By this reference, it can be certainly derived that a lump sum payment, as type of author's remuneration, may be (proportionate) remuneration under Art. 18 CDSMD and, consequently, that the remuneration under this article *may* be monetary, in form of lump sums, as exception. Furthermore, one may argue that the CDSMD legislator, by the reference to lump-sums as exceptions, implicitly considers that the remuneration in form of royalties (percentages) should be the rule. However, from this reference alone, it cannot be necessarily derived that remuneration under Art. 18 CDSMD *must* be monetary at all times and that non-monetary remunerations, even as an exception, are excluded. Indeed, another reading remains still possible, according to which royalties should be the rule for any *monetary* remuneration.

More decisively, the thought about an implicit (or even *self-evident*) endorsement of the monetary nature of the remuneration is not underpinned by the explicit legal drafting choices of the CDSMD legislator. In particular, in all CDSMD recitals dealing (directly or indirectly) with the principle of appropriate and proportionate remuneration in the context of individual licensing, the reference to remuneration is not accompanied by terms that positively indicate the monetary character of the author's remuneration, such as *payment, amount, fee, revenue or income.*[60] It is interesting to note that the phrase "[...] licence [...] for the purposes of exploitation in return for remuneration" is used twice (in Recitals 72 and 74) *in lieu* of the phrase "[...] licence in return *for payment* of remuneration" [emphasis added], which was contained in the CDSMD Impact Assessment Document[61] and other earlier EC

[60] See Rec. 72: "in return for remuneration"; Rec. 74: "in return for remuneration"; "without remuneration"; Rec. 75: "remuneration received"; "system governing the remuneration"; "information on remuneration"; Rec. 78: "remuneration adjustment mechanism"; "remuneration is disproportionately low"; "specificities and remuneration practices in the different content sectors". The term "revenue" is made in connection with the exploiter's activity (see e.g., art. 19§1 CDSMD). The reference to "income" is entirely absent from the CDSMD. The refence to "licence fee" (Rec. 40) refers to collective licensing.

[61] CDSMD Impact Assessment, p. 142.

official documents,[62] as well in ECJ case law.[63] Thus, the CDSMD legislator not only abstains from explicitly referring to the *payment* of author's remuneration (or reward), but rather repeals the word "payment", instead of aligning with its standard official use of the past. Besides, the choice of the adjective "proportionate", instead of "proportional", contrary to other official EC documents,[64] upholds the choice of distanced approach with regards monetary nature of the remuneration. Because it may be argued that the two terms (proportionate and proportional) are not only simple synonyms,[65] but rather present a subtle but critical difference in meaning. In fact, the adjective "proportionate" refers to the due proportion,[66] covering also quantities that are difficult to actually measure[67] (unlike money).

(b) **Positioning of CDSMD**

Given the need for unity and coherence in the legal order of the EU as a background for interpreting autonomous concepts of EU law,[68] the meaning of the concept of author's remuneration in other Copyright law instruments needs to be taken

[62] See Communication from the Commission to the Council, the European Parliament and the European Economic and Social - Committee The Management of Copyright and Related Rights in the Internal Market (Text with EEA relevance), /* COM/2004/0261 final */ under 1.1.1: "Authors of literary or artistic works as well as holders of related rights enjoy exclusive rights to authorise or prohibit the use of their works or other subject matter for a fee or royalty *payment*" and *ibid.* 2.2.3, referring to "amount of the *payment*" and "*payment* [...] as a proportional or an equitable share". [emphasis added].

[63] The reference to payment is connected with the 'specific purpose of intellectual property', see e.g., Judgment of 4 October 2011 in Football Association Premier League and Others (C-403 and C-429/08, EU:C:2011:631), paras 107–108); Judgment of 7 August 2018, *Renckhoff*, C-161/17, EU:C:2018:634, para. 34; CJEU, 9 Mar 2021, C-392/19 (VG Bild-Kunst), ECLI:EU:C:2021:181, para. 53, mentioning "in return for payment of an appropriate reward". *Cf.* a similar wording based on similar ground (essential function of copyright) already in Judgment of 18 March 1980, Coditel and Others, (C-62/79, EU:C:1980:84), para. 14, referring to fees; Judgment of 20 October 1993, Phil Collins and Others (C-92/92 and C-326/92, EU:C:1993:847), para. 20: "*Copyright and related rights are also economic in nature, in that they confer the right to exploit commercially the marketing of the protected work, particularly in the form of licences granted in return for payment of royalties.*"

[64] Cf. Communication from the Commission to the Council, the European Parliament and the European Economic and Social—Committee, The Management of Copyright and Related Rights in the Internal Market (Text with EEA relevance), /* COM/2004/0261 final */ under 2.2.3 mentioning payment as *proportional* share.

[65] In favor of synonym approach, see Cambridge dictionary, https://dictionary.cambridge.org/dictionary/english/proportionate; Collins Dictionary, https://www.collinsdictionary.com/dictionary/english/proportionate.

[66] See Dictionary.com, entry "proportionate" providing the following meanings: proportioned; being in due proportion; proportional, available at: https://www.dictionary.com/browse/proportionate.

[67] See https://grammarist.com/proportional-proportionate/: "[...] *proportionate* [...] often describes quantities that are difficult to measure. *Proportional* [...] is the preferred term where actual measurements are concerned."

[68] Gotzen (2020), p. 6.

into account. In addition, according to Recital 4 CDSDM, "[CDSMD] is based upon, and complements the EU copyright law acquis and, in particular, Directives 96/9/EC, 2000/31/EC, 2001/29/EC, 2006/115/EC, 2009/24/EC, 2012/28/EU and 2014/26/EU». Among these legal instruments, only Directives 2001/29/EC, 2006/115/EC and 2014/26/EU make reference to the concept of author's remuneration or reward,[69] with different, however, intentions and in a different context.

i) **Vis-à-vis Directive 2001/29/EC**

Rec. 10 Directive 2001/29/EC makes reference to the need of reception of "an appropriate *reward* for the use of their work" by authors and performers, which under the light of EJC case-law, corresponds to an appropriate monetary remuneration,[70] "in order to be able to *finance* [their] work" [emphasis added], as outcome of an adequate legal protection of intellectual property rights and, in particular, copyright. Apparently, Art. 18 CDSMD expands the concept of appropriate reward, by introducing the concept of appropriate and proportionate remuneration in the field of copyright exploitation contracts. If that concept is seen under the light of Rec. 10 Directive 2001/29, authors should remain able to finance their work by means of reception of an appropriate and proportionate remuneration.

Still, the approach of CDSMD legislator is different. The human-centric aim of safeguarding independence and dignity of "artistic creators and performers", as result of the reception of an appropriate reward set out in Rec. 10, according to Rec. 11 Directive 2001/29,[71] is not reaffirmed by the EU legislator of the CDSMD. It is rather replaced by the rationale of the need of protection of weak authors in order to alleviate their weak bargaining position and be able to fully benefit from their (economic) rights, by means of an appropriate and proportionate remuneration to the actual or potential economic value of the licensed rights. This, in turn, would safeguard the well-functioning of copyright marketplace.[72] This rationale is not reflected (at least explicitly) in Rec. 10 and 11 of Directive 2001/29. Accordingly, the introduction of the principle of appropriate and proportionate remuneration may not be directly perceived as a means of directly guaranteeing the income that would safeguard the independence and dignity of authors, but rather as a means of being able to individually negotiate *in a better position* an appropriate and proportionate remuneration. True, under Art. 18 CDSMD, the principle of contractual freedom remains

---

[69] Indeed, Directive 96/9/EC refers only to the remuneration of the maker of the database (Rec. 48); Directive 2009/24/EC makes no reference but, in any case, Art. 18 CDSMD would not interfere with licensing of computer programs (Art. 23§2 CDSMD); Directive 2012/28/EU (Rec. 5) only makes a broad statement that "Copyright is an important tool for ensuring that the creative sector".

[70] See ECJ, 9 Mar 2021, C-392/19 (VG Bild-Kunst), para. 53, with explicit reference to 'payment'.

[71] Rec. 11 Directive 2001/29: "A rigorous, effective system for the protection of copyright and related rights is one of the main ways of ensuring that European cultural creativity and production receive the necessary resources and of safeguarding the independence and dignity of artistic creators and performers."

[72] See above, under 2.1.

intact (Art. 18§2 CDSMD).[73] Besides, the "fair balance of rights and [conflicting[74]] interests" that needs to be taken into account at the implementation stage of the principle into national law, according to Art. 18§2 CDSMD) is an explicit limit for the protective aim pursued by Art. 18§1 CDSMD.[75]

### ii) Vis-à-vis Directive 2014/26/EU

According to Art. 16§2 EU Directive 2014/26/EU of the European Parliament and of the Council of 26 February 2014 on collective management of copyright and related rights and multi-territorial licensing of rights in musical works for online use in the internal market (hereinafter: Directive 2014/26), the remuneration of the rightholder (including author) represented by a Collective Management Organisation in the context of *collective licensing*, must be *appropriate*. This remuneration needs be considered as *monetary* remuneration, given that it stems from the *rights revenue* collected by the collective management organization, on behalf of rightholders. Indeed, according to Art. 3(h) Directive 2014/26, rights revenue refers to "income collected by a collective management organisation on behalf of rightholders, whether deriving from an exclusive right, a right to remuneration or a right to compensation"), on the basis of tariffs imposed by the Collective management organization for the use of rights.[76] However, this interpretation cannot be automatically transposed in the context of the CDSMD. In fact, Arts. 18-23 CDSMD reflect a specific legislative intention, namely, the protection of authors which tend to be in weaker position than their contractual counterparts (exploiters) in the context of *individual* licensing. Indeed, the separation of the respective fields of the two legal instruments and the exclusion of collective licensing by the scope of Art. 18 ff. CDSMD is underlined within CDSMD in several instances.[77] Besides, revenue and (monetary) remuneration are not synonymous terms, in the sense that remuneration

---

[73] See Stamatoudi and Torremans (2021), no 17.275, p. 752, arguing that "Contractual freedom remains also a key element". It should also be reminded that contractual freedom typically prevails within the CDSMD on that topic, if one sticks on the letter of Art. 23§1 CDSMD. On that issue see above under 2.1. At this point, the connection between CDSMD and (neo)liberalism made by Ananay Aguilar (2018, para. 77 ff) sounds pertinent.

[74] See on that aspect Dusollier et al. (2014), p. 36.

[75] See in that sense Dusollier (2020), p. 1023.

[76] See in that regard also Rec. 31 Directive 2014/26: "It is appropriate to require that *the licence fee or remuneration* determined by collective management organisations be reasonable in relation to, inter alia, the economic value of the use of the rights in a particular context."

[77] *Cf.* Rec. 78 CDSMD: "It should not be necessary to apply the transparency obligation in respect of agreements concluded between rightholders and collective management organisations, independent management entities or other entities subject to the national rules implementing Directive 2014/26/EU, as those organisations or entities are already subject to transparency obligations under Article 18 of Directive 2014/26/EU. Article 18 of Directive 2014/26/EU applies to organisations that manage copyright or related rights on behalf of more than one rightholder for the collective benefit of those rightholders. However, individually negotiated agreements concluded between rightholders and those of their contractual counterparts who act in their own interest should be subject to the transparency obligation provided for in this Directive."; Rec. 78 CDSMD: "Such mechanism should not apply to contracts concluded by entities defined in Article 3(a) and (b) of

emphasizes on the existence of a (monetary) reward, while the term "revenue" focuses on the outcome of the reception of a remuneration, i.e., monetary income. In addition, we remind that the use of the term "revenue" in the CDSMD, in the context of individual licensing, is made in connection with the exploiter's activity (see e.g., art. 19§1 CDSMD). Inversely, the reference to "payment of amounts to individual rightholders" under Rec. 34 CDSMD is connected with collective management and the application of Directive 2014/26.

iii) **Vis-à-vis Directive 2006/115/EC**

The author's (equitable) remuneration in the context of remuneration rights[78] laid down by Directive 2006/115/EC of the European Parliament and of the Council of 12 December 2006 on rental right and lending right and on certain rights related to copyright in the field of intellectual property (codified version) (hereinafter: Directive 2006/115/EC), with regards the rental and public lending, according to Art. 5 and Art. 6§3 respectively, is also conceived as monetary remuneration. In fact, the explicit reference to payment of the remuneration (Art. 6§3 and Rec. 13 Directive 2006/115/EC) leaves no room for supporting a different interpretation. However, the rights of remuneration described above (which also correspond to two different concepts[79]) are different concepts than the author's remuneration received in the context of an individual contract of exploitation, which is the object of the specific legislative protection of the CDSDM legislator.

In any case, in all the above instances and contexts and contrary to the letter of CDSMD (see above 3.2), the EU legislator ***showed a clear decision*** to be more precise and explicit in the letter of the law, with regards the monetary nature of the remuneration. Accordingly, the letter and the positioning of the CDSMD enhance the approach that the EU legislator expresses a different intention with regards the concept of remuneration in the context of CDSMD.

## *3.4 Data as a Possible Type of Non-monetary Remuneration*

Given the above analysis, it may be argued that the focus of the CDSMD EU legislator seems not to be put on the *type* of remuneration, but rather on the *existence* of a remuneration and its subsequent *appropriate and proportionate* character vis-à-vis the actual or potential economic value of the licensed rights (Rec. 73 CDSMD). This approach is further supported by the additional flexibility allowed in Member States regarding the mechanisms of implementation of the principle of appropriate and proportionate remuneration, as well as the explicit reminder of the *principle of*

Directive 2014/26/EU or by other entities subject to national rules implementing Directive 2014/26/EU."

[78] On that topic see e.g., Riis (2020), p. 448.

[79] ECJ Judgement of 30 June 2011, Vereniging van Educatieve en Wetenschappelijke Auteurs (VEWA) vs. Belgische Staat, (Case C-271/10), para. 30.

*contractual freedom* (Art. 18§2 CDSMD[80]), which, in principle, allows parties to decide, among other modalities, the *type* of remuneration for each particular case and sector, which, however, needs to be appropriate and proportionate under any circumstances.[81] In other words, Art. 18 CDSM introduces ***first of all*** **a principle of** ***remuneration*** in licences for the purpose of exploitation of an author's work. Accordingly, it may be argued that the purpose of the rules in question is not to exclude non-monetary remunerations in the context of some licensing agreements, but rather any type of remuneration (monetary, non-monetary or a combination of those two) which is not appropriate and proportionate (see below).

Therefore, the author's "remuneration" for granting licensing agreements, prescribed in Art. 18 CDSMD, may be understood as a ***neutrally conceived consideration***, as regards its monetary or non-monetary nature,[82] and, therefore, may be qualified as a generic/functional term encompassing anything that bears an economic value -including money, of course- in order to be comparable with the economic value of the licensed rights.[83] In other words, remuneration under Art. 18 CDSDM could be interpreted as a ***reward,***[84] which ***may be monetary or***

[80] See also Rec. 73 CDSMD: "Member States should be free to implement the principle of appropriate and proportionate remuneration through different existing or *newly introduced mechanisms*, which could include collective bargaining *and other mechanisms*, provided that such mechanisms are in conformity with applicable Union law".

[81] *Cf.* Stamatoudi and Torremans (2021), no 17.275, p. 752: "Different traditions in different Member States will no doubt result in different approaches when implementing this provision and contractual deals between the parties will play an important role, but ultimately there must be a mechanism to check whether an appropriate and proportional level of remuneration has been achieved." *Cf.* Priora (2020), p. 4: "[...] a transfer of copyrights for the purpose of exploitation in exchange of no or unfair payment can never be compliant with Article 18." See also above on the essential character of (appropriate and proportionate) remuneration in licensing contracts for the exploitation of works, under 2.3.

[82] *Cf.* before the enactment of the CDSMD, indirectly, Europe Economics et al. (2015), p. 26: "*In most cases* these exclusive rights are transferred in exchange for a monetary consideration." [emphasis added].

[83] Under this approach, licensed rights are also considered as non-monetary assets that bear economic value. For that comparison see Rec. 75 CDSMD. However, the granting of those rights does not constitute performance of a service contract under Article 5§1(b) of Regulation No 44/2001 (ECJ, Falco, para. 44), meaning that author's remuneration is the counter performance for the provision of a service.

[84] It should be noted that the term "reward" is used in the English version of Rec. 10 of the Directive 2001/29, instead of the term "remuneration": "appropriate reward". Besides, in other language versions of that recital, the term used was the same as in Art. 18 CDSMD (rémunération, remunerazione, Vergütung). The ECJ also repeatedly referred to the principal objective of the Directive 2001/29 which is to establish a high level of protection of authors, allowing them to obtain an *appropriate reward* for the use of their works. See Gotzen (2020), pp. 8–9, with extensive reference of ECJ rulings. *Cf.* Priora (2020), p. 3: "The objective of ensuring a remuneration to the copyright holder, both as a just reward and an incentive to creativity, is a pillar of the EU copyright system."; Mazziotti (2020), p. 1: "The creative sector would not be able to produce new works without adequate economic incentives and rewards. Even though the value chains of content creation vary significantly between sectors, all production systems are based on the idea that the final output of content creation will be remunerated in one way or another."

***non-monetary***, but which needs to be appropriate and proportionate under any circumstances, and, accordingly, needs to have (measurable) economic value.[85]

Under this interpretation of the concept of remuneration, (digital) data, as tradable goods that bear economic value, may *a priori* be an acceptable form of (non-monetary) remuneration under Art. 18 CDSMD in the context of licensing contracts for exploitation of works. It seems that the European Commission (DG Communications Networks Content and Technology) endorses this approach. In the Guidance on Article 17 of Directive 2019/790 on Copyright in the Digital Single Market[86] (under IV) (I)), it is explicitly stated that "[i]n certain cases, rightholders [including authors] may for example authorise the use of their content on certain services ***in exchange for data*** or promotional activities". Given the context of licensing agreements in question, signed between rightholders (including authors) and online content-sharing service providers by application of Art. 17§1 CDSMD,[87] the reference to "use of protected content" (protected works), which reflects the title of Art. 17 CDSMD, could be interpreted broadly, as encompassing (online) exploitation (i.e., commercial use) of these works under the above meaning,[88] to the extent that this use possibly generates revenues for these providers (or their users). In addition, an indirect indication of a possible transmission of (personal) data as a contractual performance in the framework of licensing agreements is offered by Art. 8§2 of the Regulation (EU) 2017/1128 of the European Parliament and of the Council of 14 June 2017 on cross-border portability of online content services in the internal market. According to it, data of subscribers in online protected content services shall be used solely for the purpose of verifying the subscriber's Member State of residence and they shall not be communicated, transferred, shared, licensed or otherwise transmitted or disclosed to holders of copyright or related rights (including authors) in the content of online content services.

Still, if data are *a priori* an acceptable type of remuneration under Art. 18 CDSMD, they must qualify as appropriate and proportionate remuneration.

---

[85] Insofar remuneration holds economic value, the link with the economic nature of economic rights of author remains.

[86] COM/2021/288 final.

[87] Art. 17§12,019/790: An online content-sharing service provider shall therefore obtain an authorisation from the rightholders referred to in Article 3(1) and (2) of Directive 2001/29/EC, for instance by concluding a licensing agreement, in order to communicate to the public or make available to the public works or other subject matter.

[88] See in that regard, Stamatoudi and Torremans (2021), no 17274, p. 751: "If one is looking for a link between Article 17 and what follows, one could say that Article 17 brings in more remuneration for rightholders and that what follows tries to ensure that this larger pie is shared more equally between exploitation companies such as publishes and film studios on the one hand and authors and performers on the other hand." *Cf.* also Art. 17§2 CDSMD and the reference to "commercial basis" and "significant revenues".

# 4 Data as a Possibly Appropriate and Proportionate Remuneration

According to Art. 18 CDSMD, the necessary author's remuneration for granting a licence for the exploitation of works needs to be *appropriate* and *proportionate*. The terms "appropriate" and "proportionate" are two distinct elements that receive separate interpretation.[89] However, they must be cumulatively fulfilled in each case of remuneration agreed in the context of a licence for exploitation ("principle of appropriate *and* proportionate remuneration").[90] According to Rec. 73 CDSMD, "[t]he remuneration of authors and performers should be appropriate and proportionate to the actual or potential economic value of the licensed or transferred rights, taking into account the author's or performer's contribution to the overall work or other subject matter and all other circumstances of the case, such as market practices or the actual exploitation of the work." Accordingly, data must cumulatively be qualified as appropriate and proportionate author's remuneration. The appropriateness and proportionality of an individually agreed remuneration is in principle a matter of fact, that requires case by case assessment, through judicial review on the backdrop of applicable national law.[91]

## *4.1 Data as Appropriate Remuneration*

In its usual meaning, the term "appropriate" means something "suitable or right for a particular situation or occasion"[92] or "especially suitable or compatible".[93] From the wording and syntax of Recital 73 CDSMD may be derived that only the term "proportionate" is directly connected to and, therefore, will be assessed in consideration with, "the actual or potential economic value of the licensed rights".[94] Indeed, the term "appropriate", in its form of adjective, is a self-referential qualification for an author's remuneration and refers to the remuneration that is *suitable or right* to be agreed in a given licensing agreement. Under this interpretation, the appropriateness may be connected with both qualitative and quantitative aspects of the

[89] European Copyright Society (2020), no 44, p. 141.

[90] Rosati (2021), p. 363, referring to "two cumulative requirements of appropriateness and proportionality".

[91] See on that topic Paramythiotis (2021), pp. 82–83.

[92] Cambridge Dictionary, entry "appropriate", available at: https://dictionary.cambridge.org/dictionary/english/appropriate.

[93] Merriam-Webster Dictionary, entry "appropriate", available at: https://www.merriam-webster.com/dictionary/appropriate.

[94] Indirectly, Rosati (2021), p. 364. *Cf.* Kretschmer et al. (2010), p. 16, with arguments from an economic theory approach, according to which appropriate remuneration is connected with "appropriate incentive" for an author to create a work, which, however may not be exclusively a financial one (see *ibid.*, p. 17, referring to gaining access to readership).

remuneration agreed vis-à-vis the exploitation agreed, including the type of remuneration, the modalities of its reception and the like. According to the EU legislator (Rec. 73 CDSMD), all circumstances, *such as* the author's contribution to the work (in case of works authored by multiple authors), market practices or the actual exploitation of the work, may be used in order to assess the appropriateness of the remuneration agreed in a particular exploitation agreement.[95] The relevant sector of exploited works (e.g., audiovisual, music etc.) as well as the means of exploitation (e.g., publishing, online etc.) in question are generally agreed among scholars to be the essential backdrop for undertaking this assessment.[96] Accordingly, "[a]ppropriate must mean that the remuneration can take various forms, but that each of these forms must fit in with the particular exploitation".[97] In that regard, appropriateness, as an autonomous concept of EU law, may be connected with the *necessary adequacy* of a given remuneration under given circumstances,[98] so that authors are able to fully (here: appropriately) benefit from the licensed rights (Rec. 72 CDSMD).

Under the light of the above, it may be argued that remuneration consisting in monetary income for the author could be considered as a typically appropriate form of remuneration in most cases of exploitations of works.[99] In fact, it seems acceptable to support that an author who receives income from the exploitation of her works seems in principle to be able to benefit from her rights, given that this income is a means of direct financing further artistic production or her living.

There are however sectors and exploitations where non-monetary remunerations are usual market practice. Think for instance the field of scientific publishing, where an author usually receives a non-monetary remuneration, such as, e.g.,

---

[95] *Cf.* the principle of "adequate remuneration" under German Copyright Law (s. 32§2 UhrG): "Any other remuneration is deemed to be equitable if at the time the agreement is concluded it corresponds to what is customary and fair in business relations, given the nature and extent of the possibility of use granted, in particular the duration, frequency, extent and time of use, and considering all circumstances."

[96] According to Prof. Xalabarder (2020, p. 17), "Appropriate would also require that the remuneration is adjusted to cultural and economic circumstances of each country and market, and to the different markets and means of exploitation." According to the European Copyright Society (2020, no 44, p. 141), "Appropriate" refers to some fairness and could be interpreted considering objective and usual practices in cultural sectors". According to Rosati (2021, p. 364), "the principle of appropriateness of the remuneration mandates consideration of the necessity of such remuneration to achieve the objectives of Article 18, having regard to the relevant sector in which the contract was concluded, as well as the contribution of the concerned author [...]."

[97] Stamatoudi and Torremans (2021), no 17.275, p. 752.

[98] It is in this vein that under Greek law, the term "appropriate" is translated as "δέουσα", meaning "needful" or "due". *Cf.* Mazziotti (2020), p. 1, mentioning that the establishment of exclusive rights addresses the need to ensure remuneration of creative labour.

[99] This may be derived *e contrario* from Rec. 73 CDSM, where only the proportionality of a lump sum payment is explicitly confirmed, which means that appropriateness of this type of remuneration should be considered as granted in the specific cases of lump sum remuneration defined by Member States.

remuneration in form of free copies of the published work[100] or even the publication in itself.[101] Such remunerations may be valuable in some cases and, thus, may be considered as appropriate under Art. 18 CDSMD, insofar other circumstances of the particular exploitation, such as limited contribution of the author to the overall work and non-intensive exploitation are at stake. In the digital context, data, such as analytics related with views, readers, citations and other interactions with the scientific work, are a valuable asset that might also possibly be seen as an appropriate remuneration under similar circumstances of exploitation, as those described above.

In addition, data may be an adjusted remuneration to the circumstances of some massive, non-display online forms of exploitations of works based on data-driven business models. This may be the case, for instance, of integration of myriads of works (such as photographs) in a dataset for commercial purposes or the case of commercial uses involving text and data mining over copyrighted works, licensed on the basis of the opt-out of Art. 4 CDSMD (Text and Data Mining licensing).[102] A similar scenario would refer to the case of exploitation of works by a for-profit generative AI-system provider in the context of AI-training and/or in case of licensing the integration (reproduction) of recognizable traces of input works within AI-outputs. In fact, in these data-driven sectors, which are not the typical sectors of creative industries, works are treated as data and data exchange may be considered as (or may turn into) a usual practice for transactions that may take place in the whole market. Moreover, in the above scenarios of "datafication" of works, monetary remuneration could possibly be less interesting for authors than data, given that the significance of each individual author's contribution to the overall outcome or work (e.g., contribution of author's works in the extracted knowledge, recognizable traces of pre-existing work in an AI-output) may be limited. Indeed, some categories of data, such as data related with audience's profile, preferences and other types of "semi-personal data" which offer insights over the interaction of users with the licensed/exploited works, which *exceed* necessary information to be provided under Art. 19 CDSMD, constitute valuable information for authors insofar they may enhance the design of customized promotional activities, campaigns or the creative orientation, based on preferences or interactions of the users. Also, data related with information, patterns, trends and other metadata extracted from the licensed work(s) by means of computational analysis, especially for assessing the eligibility of works for their further exploitation for analysis, aggregation or categorization purposes would be equally valuable and would interest authors. Besides, data provided could be even directly monetized, e.g., by means of further sharing this information with third parties in data markets.

Under circumstances such as those described above, the provision of data, agreed between parties as remuneration for the licensed exploitation of works, would

[100] *Cf.* Europe Economics et al. (2015), p. 24: "It should be noted finally that, in some fields, the remuneration will not be the primary purpose of the exploitation of the works and that authors will not customarily get paid. This is the case of scientific publications or some specific works."

[101] Chiou (2013), p. 591, fn 35.

[102] See on that topic Senftleben (2023), under 3.

possibly correspond to an appropriate author's remuneration especially in the context of some digital and data-driven uses. In any event, even if data may possibly be qualified as an appropriate remuneration, it should cumulatively be a proportionate remuneration.

## 4.2 *Data as Proportionate Remuneration*

According to its usual meaning, the term "proportionate" (to something) describes the situation where something is increasing or decreasing in size, amount or degree according to changes in something else,[103] which, in case of Art. 18 CDSMD, is the actual or potential economic value of the licensed rights.[104] As already discussed, the word "proportionate" is not a mere synonym of "proportional".[105] Unlike proportional, the term "proportionate" refers more generically to the *due proportion*, covering also quantities that are difficult to actually measure. Certainly, if remuneration under Article 18 CDSMD is to be seen as exclusively monetary,[106] then the term "proportionate" should practically coincide with "proportional" and correspond to royalty payments, based on an agreed percentage rate.[107] Following, however, the interpretation of the term remuneration as neutral concept (see above), the proportionality of the remuneration may be generally assessed by means of a comparison[108] between the economic value of the (monetary or non-monetary) remuneration and the economic value of licensed rights.[109] Accordingly, a remuneration will be proportionate only in case that its economic value constitutes a fair[110]

[103] Oxford Learner's Dictionary, entry "proportionate", available at: https://www.oxfordlearners-dictionaries.com/definition/english/proportionate.

[104] In that sense Rosati (2021), p. 364.

[105] See above under 3.3(a).

[106] We argued above under III that this seems not be the case.

[107] In that regard, Paramythiotis (2021), p. 83: "The reference to "proportionate" remuneration must be interpreted as introducing a rule of remuneration calculated as a percentage of the revenue generated by the exploitation of the works or performances."; perhaps indirectly, Stamatoudi and Torremans (2021), no 7.275, p. 752. However, the qualification of lump-sums as "proportionate remuneration" (even as exception) (Rec. 73 CDSMD: "A lump sum payment can also constitute proportionate remuneration but it should not be the rule.") contradicts this approach. See also in that regard Dusollier (2018), p. 456: "Remuneration should not necessarily be proportional, as some works or exploitations could be fairly remunerated by lump sums."

[108] *Cf.* Rec. 75 CDSMD.

[109] See in that regard, European Copyright Society (2020), no 47, p. 141: "The rule of the remuneration is its proportionality to such economic value."; Xalabarder (2020), p. 19: "In short, "proportionate" refers to some sort of "proportionality to (the) economic value (of the work or performance)"; Rosati (2021), p. 364: "The principle of proportionality of the remuneration mandates that the remuneration be proportional to the actual or potential economic value of the licensed [...] rights [...]."

[110] *Cf.* Art. 20 CDSMD, referring to "appropriate and fair remuneration", instead of proportionate remuneration. See also the history of Art. 18 and reference to fair remuneration in Rosati (2021),

proportion of the (complete) economic value of licensed rights.[111] In that regard, the author's contribution[112] in the exploited work (*pro rata*), as well as all other circumstances of the case, including the actual exploitation of the work, which practically refers to all revenues deriving from the exploitation of the work by the licensee,[113] need to be taken into account (Rec. 73 CDSMD). Indeed, all these are factors that are connected with the value of licensed rights and, subsequently, play a key role in the assessment of the proportionality between this value and the value of the remuneration agreed.

Given that data constitute a tradable commodity bearing economic value, the assessment of proportionality has to be informed by the *valuation of the data* agreed as author's remuneration. Whereas it is reported that this is still a challenging task, it remains however possible to express this value in monetary terms.[114] Depending on the approach used, value of data may be connected with their market price or with their attributes, such as volume, type, quality, diversity etc. The output of this valuation exercise, namely, the assessment of the economic value of data, will then be compared with the economic value of licensed rights in the particular case of exploitation, in order to assess whether there is *a due proportion* between those two values.[115]

Moreover, the remuneration in data will remain proportionate insofar the value of data received by the author increases proportionally with any increase of the

---

pp. 361–362, where the term "fair" was used as substitute for both the adjectives "appropriate" and "proportionate". In the end, there is a certain overlap between those terms, to the extent that a proportionate remuneration will be appropriate, given that the appropriateness of the remuneration may be assessed vis-à-vis the actual exploitation of the work (Rec. 73 CDSMD). See also the title of Chapter 3 CDSMD "Fair remuneration in exploitation contracts of authors and performers". Similar reference to "fair" by Rosati (2021), p. 364.

[111] *Cf.* Stamatoudi and Torremans (2021), no 17.275, p. 752, referring to proportionality between two benchmarks: the top benchmark is the complete economic value of what is licensed and the second benchmark refers to revenues generated by the exploitation of the work.

[112] *Cf.* Rec. 77 CDSMD, referring to the significance of the author's contribution to the overall work, which needs to be taken into account when implementing the transparency obligation of Art. 19 CDSMD.

[113] *E contrario* from Art. 20§1 CDSMD referring to a remuneration that "turns out to be disproportionately low compared to all the subsequent relevant revenues derived from the exploitation of the works [...]" and Rec. 78 CDSM, according to which "All revenues relevant to the case in question, including, where applicable, merchandising revenues, should be taken into account for the assessment of whether the remuneration is disproportionately low."

[114] See e.g., Fleckenstein et al. (2023).

[115] In that regard, ultimately only a proportional remuneration will also be an appropriate remuneration. Inversely, an appropriate remuneration would not be proportionate, if there is no due proportion between the remuneration and the value of licensed rights. In other words, a disproportionally low remuneration cannot not be appropriate, *cf.* Art. 20§1 CDSMD: "[...] claim additional, appropriate and fair remuneration [...] when the remuneration originally agreed turns out to be disproportionately low [...]". On the interconnection of these two elements (despite their independency), see European Copyright Society (2020), no 44, p. 141: "the terms "appropriate" and "proportionate" are two distinct elements that should receive a separate interpretation, even though they could inform each other."

economic value of the licensed rights.[116] Increasement of remuneration in data would mean more valuable data, which may refer not necessarily to *more* data but to more refined, variable or better processed data. Accordingly, in the example of scientific publishing, the value of data offered as author's (appropriate) remuneration must be in due proportion with the revenues deriving from the commercial exploitation of the publication. In the scenario of the commercial licensing of works for AI-training purposes, an aspect that should be taken into account when determining the due value of the data so that a due proportion with the value of economic rights is attained, could be, among others, the relevance of the licensed work vis-à-vis the generated AI-output (e.g., in terms of recognizability).

In sum, data, as valuable assets, are able, at least in principle, to be qualified as a proportionate remuneration, as long as a due proportion between the value of data and licensed rights is established and maintained. Of course, this may prove to be a challenging and complex task, requiring possibly the implementation of trustworthy mechanisms for the valuation of both data and licensed rights.

## 5 Conclusion

Data is the new "oil" of the twenty-first century, according to a widely used metaphor. The undeniable economic value of data in a data-driven economy converts data into a tradable commodity. In the present chapter it has been argued that, according to the protective provision of Art. 18 CDSMD, author's appropriate and proportionate remuneration constitutes an essential feature for any primary licence for purposes of exploitation. It has further been questioned whether data could be an acceptable form of remuneration for authors under Art. 18 CDSMD. It has been found that Art. 18 CDSMD implements its protective objective by requiring remuneration for authors which satisfies the *minimum cumulative standard* of appropriateness and proportionality. However, Art. 18 CDSMD does not explicitly require monetary nature for such remuneration, nor excludes non-monetary remuneration. Thus, it practically leaves this choice subject to contractual freedom, as long as any agreed remuneration, even non-monetary, is appropriate and proportionate to the economic value of licensed rights. Accordingly, it has been shown that Art. 18 CDSMD leaves room (*in principle and under some circumstances*) for qualifying data as appropriate and proportionate author's remuneration in licensing contracts for the exploitation of works, especially in the digital environment. *A fortiori*, given the scope of Art. 18 CDSMD, data would be an acceptable remuneration for licences granted for the purposes of *use* of author's works, even without any assessment of appropriateness and proportionality (e.g., in case of end-user licences granted by an author directly

---

[116] *Cf.* European Copyright Society (2020), no 45, p. 141: "[...] the ECS suggests that it is best to understand the term "proportionate" as reflecting the principle that the remuneration of the author and performer should increase with any increase in the returns to the licensee or transferee, that is be "proportional.""

to consumers,[117] or in case of simple permissive, non-commercial, licensing of works). In sum, it seems that there is room for validly diminishing licensing agreements *into data contracts*, especially in the field of Digital Copyright Law.

The acceptability of data as a possible form of author's remuneration under the CDSDM, may be correlated with the fact that, in the field of Consumer Law, the Directive 2019/770 on certain aspects concerning contracts for the supply of digital content and digital services (hereinafter: Directive 2019/770) has *explicitly endorsed* contractual relationships where a trader supplies digital content to a consumer and the consumer undertakes, in exchange, to provide *personal data* to the trader,[118] instead of a (monetary) price (art. 3§1[119]).[120] Both of these instances may be qualified as aspects of a broader common EU policy approach towards the regulation of the Digital Single Market[121] in matters connected with data (flow).

However, this is an unfortunate finding and inclination, which undermines the effectiveness of the protective objective pursued by Art. 18 CDSMD, especially in the (data-driven) digital environment. Even if in some occasions the author may have interest in receiving (valuable) data as an exchange for licensing the exploitation of their works, additional safeguards would still be needed, for keeping up with

---

[117] See also Rosati (2021), p. 364. This could be the case of an author (e.g., a painter) supplies digital (protected) content (e.g., a digital file containing the copyrighted painting) to consumers/end-users, directly, via her personal website, for end use (i.e., passive access) (not exploitation), along with an end-user licence to use that work, in exchange of the provision of personal data. In this case, the author would act as a trader in the sense of Art. 2(5) Directive 2019/770 and the licence agreement would make part of the contract of supply of digital content or service as per Art. 3§1 Directive 2019/770. *Cf.* Art. 3§9 Directive 2019/790, according to which "This Directive shall be without prejudice to Union and national law on copyright and related rights, including Directive 2001/29/EC of the European Parliament and of the Council."

[118] This provision may take place either at the time when the contract is concluded or at a later time, such as when the consumer gives consent for the trader to use any personal data that the consumer might upload or create with the use of the digital content or digital service (Rec. 24 Directive 2019/770).

[119] Art. 3§1 Directive 2019/770: "[...] This Directive shall also apply where the trader supplies or undertakes to supply digital content or a digital service to the consumer, and the consumer provides or undertakes to provide personal data to the trader, except where the personal data provided by the consumer are exclusively processed by the trader for the purpose of supplying the digital content or digital service in accordance with this Directive or for allowing the trader to comply with legal requirements to which the trader is subject, and the trader does not process those data for any other purpose."

[120] It should be noted that the idea of non-monetary consideration [such as data] in digital content supply, is even older. See Rec. 18 of the Proposal for a REGULATION OF THE EUROPEAN PARLIAMENT AND OF THE COUNCIL on a Common European Sales Law /* COM/2011/0635 final - 2011/0284 (COD): "Digital content is often supplied not in exchange for a price but in combination with separate paid goods or services, involving a *non-monetary consideration such as giving access to personal data* or free of charge in the context of a marketing strategy based on the expectation that the consumer will purchase additional or more sophisticated digital content products at a later stage." [emphasis added].

[121] Both CDSM and the Directive 2019/770 are legislative instruments that implement the Digital Market Strategy for Europe. See EC Communication, A Digital Single Market Strategy for Europe, *op. cit.* See CDSMD Impact Assessment, p. 7–8; Rec. 1 of Directive 2019/770.

the past but always topical objective of independence and dignity of authors. In that regard, it would be plausible that the CDSMD legislator had introduced a definition of the concept of remuneration and had established an explicit textual connection with the monetary nature of the remuneration and a fair allocation of *revenues*, including the common minimum standards for such monetary remuneration to be appropriate and proportionate,[122] or, at least, some guarantees in favor of authors, in order to validly negotiate and agree a clause for non-monetary (but still appropriate and proportionate) remuneration.[123] This would be very relevant especially in the case of licensing clauses imposed to authors by means of standard terms offered by online sharing platforms or other online service providers.[124] Besides, the principle of minimum harmonization that characterizes Art. 18-23 CDSMD could not affect the interpretation of the autonomous concept of appropriate and proportionate remuneration. On the contrary, the validity of a prohibition of non-monetary remunerations introduced at national law level would eventually be questioned, under the light of Art. 18 CDSMD.

It remains possible that the protective impact of the principle of appropriate and proportionate remuneration in the data era will be enhanced by means of an ECJ ruling,[125] expecting that most of the intensively bitter-sweet taste of Art. 18 CDSMD will be nuanced, by explicitly establishing the monetary nature as a minimum requirement for qualifying an author's remuneration as appropriate and proportionate.

## References

Aguilar A (2018) 'We want artists to be fully and fairly paid for their work': discourses on fairness in the neoliberal European copyright reform. JIPITEC 9:160 para 1. Available at: https://www.jipitec.eu/issues/jipitec-9-2-2018/4731

Amerine MC (2022) The fragility of freelancing: the impact of copyright law on modern journalism. In: Bonadio E, Sappa C (eds) The subjects of literary and artistic copyright. Edward Elgar, Cheltenham, p 37 ff

122 In that sense, Priora (2019), p. 343: "Unsettled questions remain on the quantification of the fair remuneration, which could have been overcome by a more precise definition of the criteria of measurement [...]".

123 This could be, for instance, the requirement of free and informed consent of the author when renouncing the monetary remuneration and opting for a non-monetary one, such as provision of data or the introduction of a separate unwaivable equitable remuneration right, as already suggested prior to the enactment of the CDSMD, see Aguilar (2018), no 7. From a French Copyright law perspective, see Chiou (2013), p. 596, referring to the establishment of "clear and, probably, demanding criteria for the validity of transfers without (monetary) consideration."

124 *Cf.* Mazziotti (2020), p. 9, arguing that "allocation of copyright revenues depends on arbitrary and secret decisions made by a handful of technology companies that impose prices and conditions of access to their platforms, for both content creators and their users or subscribers."

125 In that sense, Xalabarder (2020), p. 20, fn 51: "It is not unlikely that the CJEU will be at some point interpreting this "autonomous concept of EU law."

Benjamin M, Gagnon P, Rostamzadeh N, Pal C, Bengio Y, Shee A (2019) Towards Standardization of Data Licenses: The Montreal Data License. Available at: arXiv:1903.12262

Carretta S, Hårdemark W (2022) A structured analysis of the implementation of articles 18–23 of the directive (EU) 2019/790 on copyright and related rights in the digital single market into Swedish law. J Intellect Property Law Practice 17(11):915–923

Chiou T (2013) On royalties and transfers without (monetary) consideration–looking for the "magic formula" for assessing the validity of remuneration clauses of copyright transfers under French copyright law. IIC:585–598

Chiou T (2015) Vers un droit européen des contrats d'exploitation de propriété intellectuelle. Doctoral Thesis, Université de Strasbourg, 2015. Available at: ⟨tel-01281380⟩

Duch-Brown N, Martens B, Mueller-Langer F (2017) The Economics of Ownership, Access and Trade in Digital Data. JRC Digital Economy Working Paper 2017-01. Available at SSRN: https://ssrn.com/abstract=2914144

Dusollier S (2018) EU contractual protection of creators: blind spots and shortcomings. Columb J Law Arts 41:435. Available at SSRN: https://ssrn.com/abstract=3544196

Dusollier S (2020) The 2019 directive on copyright in the digital single market: some Progress, a few bad choices, and an overall failed ambition. Common Market Law Rev 57(4):979–1030. Available at SSRN: https://ssrn.com/abstract=3695839

Dusollier S, Ker C, Iglesias M, Smits Y, Bernier T (2014) Contractual Arrangements Applicable to Creators: Law and Practice of Selected Member States, Study requested by the European Parliament's Committee on Legal Affairs. https://www.europarl.europa.eu/RegData/etudes/etudes/join/2014/493041/IPOL-JURI_ET(2014)493041_EN.pdf

ECSA and EWC and FERA and FSE (n.d.) Directive 2019/790 on Copyright in the Digital Single Market. Authors' Group Recommendations on the Transposition of Articles 18 to 23. Available at: https://composeralliance.org/media/288-authors-group-recommendations-on-the-transposition-of-articles-18-to-236-.pdf

Europe Economics, Gompel S, Guibault L, Salamanca O (2015) *Remuneration of authors and performers for the use of their works and the fixations of their performances—Final report*, (Study for European Commission, Directorate-General for the Information Society and Media), Publications Office, https://data.europa.eu/doi/10.2759/834167

European Copyright Society (2020) Comment of the ECS on Arts. 18 to 22 DSM-D. JIPITEC:132

Fleckenstein M, Obaidi A, Tryfona N (2023) A review of data valuation approaches and building and scoring a data valuation model. Harv Data Sci Rev 5(1)

Gotzen F (2020) "Autonomous concepts" in the case law of the Court of Justice of the European Union on Copyright. Available at: https://lirias.kuleuven.be/retrieve/580661

Hilty R, Moscon V (2017) Modernisation of the EU Copyright Rules Position Statement of the Max Planck Institute for Innovation and Competition. Available at SSRN: https://ssrn.com/abstract=3036787

Kretschmer M, Derclaye E, Favale M, Watt R (2010) The Relationship between Copyright and Contract Law. Intellectual Property Office Research Paper No. 2010 (04). Available at SSRN: https://ssrn.com/abstract=2710614

Le FUR AV (2004) L'acte d'exploitation de la chose d'autrui, RTD Civ., p. 429 s

Leistner M (2021) The Commission's vision for Europe's Digital Future: Proposals for the Data Governance Act, the Digital Markets Act and the Digital Services Act—A critical primer. Available at SSRN: https://ssrn.com/abstract=3789041

Mazziotti G (2020) A Data-Driven Approach to Copyright in the Age of Online Platforms. EUI Department of Law Research Paper No. 2020/07. Available at SSRN: https://ssrn.com/abstract=3655027

Modiano M (2023) The future of British English in the European Union: what standard will the EU adopt in the post-Brexit era? English Today 39(2):149–154

Paramythiotis Y (2021) Fairness in copyright contract law: remuneration for authors and performers under the copyright in the digital single market directive. In: Synodinou TE, Jougleux P,

Markou C, Prastitou-Merdi T (eds) EU internet law in the digital single market. Springer, Cham, pp 77–97

Priora G (2019) Catching sight of a glimmer of light: fair remuneration and the emerging distributive rationale in the reform of EU copyright law. JIPITEC:330–343. Available at SSRN: https://ssrn.com/abstract=3521277

Priora G (2020) The principle of appropriate and proportionate remuneration in the CDSM directive: a reason for hope? Finalized, copyedited version published in European Intellectual Property Review 42(1):1–3. Available at SSRN: https://ssrn.com/abstract=3521272

Riis T (2020) Remuneration rights in EU copyright law. IIC 51:446–467

Riis N (2023) Shaping the field of EU data law. JIPITEC 54:para 1

Rosati E (2021) Copyright in the digital single market. Article-by-article commentary to the provisions of directive 2019/790. Oxford University Press, Oxford

Senftleben M (2023) Generative AI and author remuneration. IIC 54:1535–1560

Shapiro T (2021) Remuneration Provisions in the DSM Copyright Directive and the Audiovisual Industry in the EU: The Elusive Quest for Fairness. Available at: https://www.wiggin.co.uk/insight/remuneration-provisions-in-the-dsm-copyright-directive-and-the-audiovisual-industry-in-the-eu-the-elusive-quest-for-fairness/

Stamatoudi I, Torremans P (2021) The digital single market directive. In: Stamtatoudi I, Torremans P (eds) European copyright law. A commentary, 2nd edn. Edward Elgar, Cheltenham

Stepanov I (2020) Introducing a property right over data in the EU: the data producer's right—an evaluation. Int Rev Law Comp Technol 34(1):65–86

Surblyte G (2016) Data as a Digital Resource. Max Planck Institute for Innovation & Competition Research Paper No. 16-12. Available at SSRN: https://ssrn.com/abstract=2849303

Xalabarder R (2020) The Principle of Appropriate and Proportionate Remuneration of ART.18 Digital Single Market Directive: Some Thoughts for Its National Implementation. Available at SSRN: https://ssrn.com/abstract=3684375

Zech H (2017) Data as a tradeable commodity—implications for contract law. In: Drexl J (ed) Proceedings of the 18th EIPIN congress: the new data economy between data ownership, privacy and safeguarding competition. Edward Elgar Publishing, Cheltenham. Available at SSRN: https://ssrn.com/abstract=3063153

# Vulnerable Consumers in the Digital Era: How the UCTD Can Evolve to Combat Tech Exploitation?

**Mateja Durovic and Matthew Dacoronias-Marina**

**Abstract** The chapter discusses the adequacy of the UCTD to adapt to the technological changes in light of the recent cases against tech giants like TikTok, Meta, and X. At first, it showcases the differences between UCTD and other EU Regulations on consumer protection, such as Digital Markets Act and the General Data Protection Regulation, and their advantages and disadvantages. The main focus is analysing the protection framework of vulnerable groups, i.e. minors, against unfair contract terms, exploitation of their vulnerability for advertising purposes and data privacy. The concerns on TikTok's privacy policies and terms are analysed while focusing on the legal battles fought in and out of the EU, as well as the company's response to address the regulators' concerns. Finally, the document suggests how the UCTD could be reformed to address the challenges of this new digital era mainly through three changes; the first one is the upgrade of the indicative list of unfair terms into a blacklist and the creation of a grey list, the second is to ensure transparency through better means of presentation, and third, the implementation of a personalised tiered disclosure system. These changes could better safeguard consumers in the digital marketplace, especially vulnerable groups of consumers.

## 1 Introduction

On March 13, the "Protecting Americans from Foreign Adversary Controlled Applications Act" was passed by the House of Representatives in the United States of America, meaning that if the Senate passes the bill as well, then ByteDance, the

M. Durovic (✉)
Dickson Poon School of Law, King's College London, London, UK
e-mail: mateja.durovic@kcl.ac.uk

M. Dacoronias-Marina
Dickson Poon School of Law, King's College London, London, UK

University of Athens, Athens, Greece



T.-E. Synodinou et al. (eds.), *EU Digital Law in the AI Era*,
https://doi.org/10.1007/978-3-031-96743-6_10

Chinese company behind TikTok, will have to sell the famous social media platform, or, possibly, be banned across the US.[1] That is the response to the ever-increasing privacy concerns of the US, a country that was added to the long list of those who have already taken action against the Chinese giant. Indonesia and Bangladesh were the first to proceed with such a ban in 2018, India in 2019, and now Germany is also considering a ban on TikTok.[2]

In the European Union, the Directive 1993/13/EEC[3] on Unfair Contract Terms (UCTD) is one of the most influential consumer protection tools worldwide, and, despite two modifications, it has not been adapted to the new digital age, given the rapid evolvement of technology and globalisation.[4] TikTok, Meta (Facebook-Messenger, Instagram, WhatsApp, Threads), and X (formerly known as Twitter) emerged in the last two decades and, since then, have amassed billions of active users each month. This has raised concerns about using the data that users share with the platform and how the companies process these. It is no secret that the users' data are being sold for advertising purposes, and it is doubtful whether existing consumer laws, such as the UCTD, provide adequate protection for the users of such platforms.

Even the new Digital Markets Act (DMA) of the EU,[5] which is mainly focused on competition law, fails to address the above issue of monetisation of personal data and provide protection to vulnerable consumers, such as minors. Online contracts are, generally, aimed at multiple years of usage by the user and subject to much more changes than what the UCTD envisaged when conceived. The UCTD was drafted for contracts performed shortly after their conclusion in mind.[6] That brings the first and foremost consideration regarding the suitability of UCTD to provide a framework of protection against unfair contract terms in this new digital maze that contracts are navigating.

This chapter will discuss how consumer law, especially UCTD, could protect consumers and their data, the adequacy and adaptability of the UCTD, and some suggestions on how it could be adapted to better safeguard them. It's worth noting that the analysis will mainly focus on the TikTok cases and how they have influenced consumer protection.

---

[1] Roose et al. (2024); (2024) US House passes TikTok bill: Could app be banned in the US? In: euronews. https://www.euronews.com/business/2024/03/13/us-house-passes-tiktok-bill-could-app-be-banned-in-the-us. Accessed 25 Mar 2024.

[2] Cybernews (2024) Cybernews podcast: TikTok – to ban or not to ban? | Cybernews. https://cybernews.com/editorial/cybernews-podcast-tiktok-ban/. Accessed 25 Mar 2024; Desmarais (2024).

[3] Council Directive 93/13/EEC of 5 April 1993 on unfair terms in consumer contracts, 095 OJ L (1993), http://data.europa.eu/eli/dir/1993/13/oj/eng (last visited April 10, 2024).

[4] Gardiner (2022).

[5] Regulation (EU) 2022/1925 of the European Parliament and of the Council of 14 September 2022 on contestable and fair markets in the digital sector and amending Directives (EU) 2019/1937 and (EU) 2020/1828 (Digital Markets Act) (Text with EEA relevance); (2023) TikTok Seeks to Avoid EU Clutches Amid Fight Over Digital Law. Bloomberg.com.

[6] Some types of contracts could be covered by the UCTD, such as mortgage contracts which are not entirely performed at the time of conclusion but their results in the future can be anticipated.

On a side note, the European Commission announced in 2022 that it would evaluate (in the light of its New Consumer Agenda) how to ensure an equal level of fairness online and offline. Consultation began to check the adequacy of the Unfair Commercial Practices Directive 2005/29/EC,[7] the Consumer Rights Directive 2011/83/EU[8] and the UCTD, but it is still unclear what the results of the consultation will be.[9] The General Data Protection Regulation[10] (GDPR) and other regulatory frameworks on consumer protection will be only be mentioned and analysed for the sake of comparison with the UCTD. The main focus will be on the contract terms regime in the UCTD and how it can be improved.

The chapter will start by introducing the significance of the UCTD in the current era, especially in light of the new Digital Services Act Regulation[11] (DSA), and of the TikTok case law. That will be achieved by providing a comprehensive overview of the UCTD and the DSA, the recent case law addressing the infringement of data by TikTok and their impact on consumer rights and digital marketplace fairness, the background of TikTok's legal challenges in the European Union. Then, examine UCTD in the context of new digital challenges, the adequacy and limitations of existing laws against recent cases, and check them regarding consumer vulnerabilities as they have been highlighted by new case law. Subsequently, there will be a discussion about digital fairness and the aspects that are important for the progression of the consumer protection framework.

Finally, in light of the above, some suggestions that could be helpful for the evolution of the UCTD could be provided. Firstly, the discussion will focus on whether the current regulatory framework is adequate to incorporate the evolution of technology or whether it needs to be completely redesigned. It is being suggested that the optimal solution is to provide a more user-friendly presentation of the user terms

[7] Directive 2005/29/EC of the European Parliament and of the Council of 11 May 2005 concerning unfair business-to-consumer commercial practices in the internal market and amending Council Directive 84/450/EEC, Directives 97/7/EC, 98/27/EC and 2002/65/EC of the European Parliament and of the Council and Regulation (EC) No 2006/2004 of the European Parliament and of the Council ('Unfair Commercial Practices Directive') (Text with EEA relevance), 149 OJ L (2005), http://data.europa.eu/eli/dir/2005/29/oj/eng (last visited Mar 25, 2024).

[8] 1. Directive 2011/83/EU of the European Parliament and of the Council of 25 October 2011 on consumer rights, amending Council Directive 93/13/EEC and Directive 1999/44/EC of the European Parliament and of the Council and repealing Council Directive 85/577/EEC and Directive 97/7/EC of the European Parliament and of the Council Text with EEA relevance, 304 OJ L (2011), http://data.europa.eu/eli/dir/2011/83/oj/eng (last visited Mar 25, 2024).

[9] European Commission (2022) Digital fairness – fitness check on EU consumer law. https://ec.europa.eu/info/law/better-regulation/have-your-say/initiatives/13413-Digital-fairness-fitness-check-on-EU-consumer-law_en. Accessed 3 Apr 2024.

[10] Regulation (EU) 2016/679 of the European Parliament and of the Council of 27 April 2016 on the protection of natural persons with regard to the processing of personal data and on the free movement of such data, and repealing Directive 95/46/EC (General Data Protection Regulation).

[11] Regulation (EU) 2022/2065 of the European Parliament and of the Council of 19 October 2022 on a Single Market For Digital Services and amending Directive 2000/31/EC (Digital Services Act) (Text with EEA relevance), 277 OJ L (2022), http://data.europa.eu/eli/reg/2022/2065/oj/eng (last visited Mar 25, 2024).

for more informed decisions by the consumer. Also, the protective framework, put in place back in 1993, should not be revoked but be further strengthened, delicately balancing between boosting consumer trust and giving businesses enough legal certainty.

## 2 Regulatory Framework

First, this chapter will cover the protection measures that EU consumers have in place to safeguard their data. It will also provide a thorough overview of the UCTD and how it can protect users online and offline. It will also discuss DSA, DMA, and GDPR protection frameworks.

Established in 1993, the UCTD has undergone two minor amendments, first in 2011 and then in 2019. It comprises 11 articles, with two extra ones, 8a and 8b, added through the amendments. Article 8b, which is the latest addition, was included in 2019 and empowers member states to formulate regulations for punishing UCTD infringements while recommending criteria for calculating the imposed penalties.

Despite being very short, the Directive has a broad purpose, as it aims to protect all types of consumer relationships. Article 2(b) and (c) define the terms "consumer" and "seller or supplier" as follows:

> (b) 'consumer' means any natural person who, in contracts covered by this Directive, is acting for purposes which are outside his trade, business or profession;
>
> (c) 'seller or supplier' means any natural or legal person who, in contracts covered by this Directive, is acting for purposes relating to his trade, business or profession, whether publicly owned or privately owned.

The UCTD is a more comprehensive tool for online consumer protection than the widely used GDPR. It covers contractual terms between individuals in a non-business environment and businesses' collection of consumer data. This makes it applicable to almost any business-to-consumer contract and helps address aspects of users' relationship with online platforms that may be overlooked if one only relied on the GDPR. The primary objective is to make trade easier by establishing a legal framework that enables the consumer to make transactions without the fear of exploitation by the provider. This also helps businesses since consumers feel more confident about entering into contracts in a secure environment, leading to increased consumption.

The DSA, which was introduced recently in 2022, although much more complex in its writing, focuses as well on the protection of individuals' rights as consumers but from a different perspective. It addresses mainly how businesses should behave, especially online platforms, to curb the spread of online harms like misinformation. The UCTD can be equally used in parallel with the DSA and presumably be better at regulating consumer–trader interactions in the digital age. It should be clarified that the DSA focuses on harm prevention, and the UCTD focuses on facilitating consumption, but both provide consequences for their infringement. DSA imposes regulations on online platforms to regulate user-to-user relationships and tackle the spread of misinformation posted by users. It also institutes the European Board for Digital Services, which could monitor the online platforms' compliance and provide penalties, including imprisonment for those in managerial positions.[12]

The UCTD, since it applies to voluntary obligations between specific parties, is far more lenient and provides only for regulatory penalties. This approach could be more suitable for addressing private contractual obligations between online platforms and individual users. The DMA emerged as a pivotal piece of legislation that could reshape the digital landscape within the European Union since it addresses the pressing need for a more competitive and fair digital market. It creates a new framework where large online platforms (with a turnover of more than EUR 7.5 billion) are referred to as "gatekeepers", having the power to act as private regulators of their digital spaces. The European Commission, in September 2023, based on Article 3 of the Regulation, proceeded to designate ByteDance as a gatekeeper.[13] This focus reflects a growing acknowledgement that the digital economy's concentration of power in a few hands can have profound implications for competition and consumer protection.

The DMA has introduced a set of criteria that aims to identify gatekeepers. It has also enforced a series of obligations and prohibitions to prevent unfair conditions that could otherwise stifle innovation, limit consumer choice, and impede the entry of new market participants. The DMA offers a proactive approach to consumer protection, unlike UCTD, as previously discussed. It can be another valuable tool to safeguard consumers. It acknowledges that the power dynamics between digital platforms and consumers can lead to unfair contract terms through imposition terms that exploit consumer data or practices that restrict consumer rights. It should be noted that DMA's emphasis on data access and portability rights reinforces consumer autonomy. This allows individuals more control over their data and ensures that gatekeepers cannot misuse their position to hinder competition or exploit consumer data.

One of the most prominent pieces of legislation in the field of consumer protection is the GDPR, which has been safeguarding consumer rights and enhancing digital fairness. The GDPR replaced the 1995 data protection directive, introducing a comprehensive and unified data protection framework applicable across all EU member states, and influenced many more jurisdictions into adopting analogous legislation. GDPR has been since hitting the headlines for the hefty fines imposed

---

[12] Buri and van Hoboken (2021).

[13] European Commission (2023) CASE DMA.100040 ByteDance – Online social networking services. ByteDance has already appealed the Decision before the General Court (Case T-1077/23). Apple (Cases T-1079/23 and T-1080/23) and Meta (Case T-1078/23) have also filled proceedings against these; Martínez (2023). https://competitionlawblog.kluwercompetitionlaw.com/2023/12/06/tiktok-raises-the-ante-before-the-general-court-interim-measures-filed-against-its-gatekeeper-designation-under-the-dma/. Accessed 25 Mar 2024.

on numerous platforms.[14] As with the UCTD, the goal is to protect consumers by granting more significant control over their personal data while imposing stringent obligations on entities that process personal data. As with the UCTD, the scope is vast, as the definitions in article 4 (7) and (8) of "controller" and "processor" are the following:

> (7) 'controller' means the natural or legal person, public authority, agency or other body which, alone or jointly with others, determines the purposes and means of the processing of personal data; where the purposes and means of such processing are determined by Union or Member State law, the controller or the specific criteria for its nomination may be provided for by Union or Member State law;
>
> (8) 'processor' means a natural or legal person, public authority, agency or other body which processes personal data on behalf of the controller;

The GDPR's relevance and interdependence with the UCTD and the broader discourse on digital fairness cannot be undermined. It addresses critical aspects of data privacy and protection that are inherently linked to the consumer rights safeguarded by the UCTD. The GDPR could be regarded as a more comprehensive way of informing users of their right to protect their data and a warning system through clear and understandable terms and conditions. Still, although this requirement aligns with the UCTD's goal of preventing unfair terms in consumer contracts, particularly those that obscure or dilute the rights of consumers, it focuses solely on monetising personal data and the perils thereof, whereas the UCTD can provide broader protection.

The GDPR has provisions on data portability and the right to be forgotten, which are crucial for privacy and data protection. However, regarding digital fairness and consumer protection, the GDPR has limitations compared to what UCTD could offer. Therefore, while acknowledging the importance of these GDPR provisions, it is worth considering the broader scope of UCTD to achieve a more comprehensive level of digital fairness and consumer protection.

## 3 The Case of TikTok

ByteDance is a multibillion-dollar Chinese company mainly known for its social media platform, TikTok. It has more than 1 billion monthly active users (and if combined with its Chinese counterpart, Douyin), the number exceeds 2 billion active monthly users, probably only behind Facebook and YouTube.[15] Since 2017, when TikTok launched internationally, multiple concerns have been raised

[14] DPM (2024) 20 biggest GDPR fines so far [2023]. In: Data Privacy Manager. https://dataprivacymanager.net/5-biggest-gdpr-fines-so-far-2020/. Accessed 3 Apr 2024.

[15] Kemp (2023).

regarding its privacy policies,[16] to national security threats related to the risk of the government of the People's Republic of China (PRC) having access to user data given the uncertainty on the influence that the Chinese government could have on the platform. Although it seems that TikTok and Douyin, the Chinese counterpart exclusively built by ByteDance for the Chinese Market, are separate entities, the Estonian Foreign Intelligence Service Report on International Security highlights that *"Douyin Co., Ltd., in turn, owns Beijing Douyin Information Service Co., Ltd., which has 1,947 employees and serves as ByteDance's actual headquarters. Located in the AVIC Plaza building in the Haidian district of Beijing, this subsidiary maintains a complex ownership structure, with a 1 per cent stake held by the National Computer Network Emergency Response Technical Team/Coordination Centre of China (CNCERT/CC), a Chinese state entity. CNCERT/CC operates under the Central Cyberspace Affairs Commission, which answers to the CCP Central Committee. The Central Cyberspace Affairs Commission formulates and executes China's cyberspace policies and decisions. This arrangement raises questions regarding the significance of the 1 percent ownership stake"*.

It is no secret that one of China's strategic goals is to dominate the digital market, and using platforms to farm data globally and create dependency is a way to achieve that goal. It should also be noted that Douyin has been flagged as a company that has been violating data privacy laws in China[17] by *'violating the principle of necessity, (and) collecting personal data for reasons unrelated to services provided'*[18] in light of the newly enacted PRC's Personal Data Protection Law, which mandates transparency and openness on data collection which is roughly aligned with the GDPR and the UCTD in a sense that they ensure that users are adequately and reasonably informed about how their personal data will be used.

In many countries, these concerns have led to altogether banning TikTok. The most recent example is the USA, which will a pass a bill that could eventually also ban TikTok. In light of these concerns about collective data collection and its process, Germany is also considering imposing such measures.[19] Through different means (fines, guidelines, new regulations), the EU has tried to impose a change in privacy policy to ensure that the data shared on the platform would be protected, as banning altogether the platform is arguably not effective.[20] The EU aims to make the data policy terms more concise and clearer for the user to understand and also to minimise the tech giant's power by regulating the control that TikTok has over the users' consent, etc.

---

[16] Immediately no: TikTok's new personalised ads will jeopardise rights in Europe. In: Access Now. https://www.accessnow.org/press-release/immediately-no-tiktoks-personalised-ads-europe/. Accessed 22 Mar 2024; Access Now urges TikTok to halt proposed changes to consent mechanisms. https://plus.lexis.com/. Accessed 22 Mar 2024.

[17] Soo (2021), Horsley (2022).

[18] Office of the Central Cyberspace Affairs Commission (2021). Available from: http://www.cac.gov.cn/2021-05/20/c_1623091083320667.htm (Accessed 27 March 2024).

[19] Desmarais (2024).

[20] Leffer (2024), Harford (2024).

Following prior actions against Meta,[21] where the principle of intelligibility was in the centre of the terms update, the company was forced to change their privacy policy but still insisted that *"This update does not change the way we operate our service, including how we process, use or share your data with anyone, including our parent company Meta"*.[22] The principle of transparency dictates that terms should be clear, concise, and written in simple language that most users can understand.[23] Special care should be given to particular groups, such as minors, to ensure that they can understand the contract that they are entering to and the perils thereof. Apart from the simplicity of language used, another concern that should be mentioned is the potential disadvantage that users may have in countries where English is not an official language—i.e. the majority of EU countries-, in understanding and agreeing on the terms. Out of the 24 official EU languages, only Maltese is not represented, showing the commitment of the platform to adhere to the principles of transparency and eliminate a potential language barrier for non-native English speakers, a definite improvement from 2 years ago, when only 18 languages were available for their policies.[24]

Despite that improvement, there is still a significant consideration, conciseness and legibility of terms, by examining two factors: (a) lengthiness of terms and (b) complexity of terms. As scholars have highlighted,[25] the more words included in the terms, the less likely a person will read and (potentially) understand them. Also, it is highly probable that if the terms are construed in "legalese", i.e. using too complex words that are used only in academic or professional environments, then it hinders the ability of consumers to understand the terms they are adhering to. Given these facts, the European Commission also flagged TikTok's terms of service in 2017 as potentially unfair and infringing on consumers' rights. Given TikTok's disproportionate degree of control over users' data, these terms fall within the UCTD's indicative list of potentially unfair terms.[26]

[21] The Berlin Kammergericht (Superior Court of Justice) held in 2016 in Germany that WhatsApp must provide terms and conditions in German since "an extensive, complex set of rules with many clauses in a foreign language" does not fulfil the requirements of legibility. Available at: www.vzbv.de/sites/default/files/en_kom_2016-05-13_pm_whatsapp_ibu.pdf. Accessed 28 March 2024.

[22] A fine of 225 million Euros was imposed on WhatsApp on the basis of GDPR violation in September 2021. Blesch (2023).

[23] The notion of transparency was firstly analysed by the judgment of 16 July 1998, (1998) Gut Springenheide GmbH and Rudolf Tusky v Oberkreisdirektor des Kreises Steinfurt - Amt für Lebensmittelüberwachung. The notion of the average consumer who is reasonably well informed and reasonably observant and circumspect is the test to determine, on the basis of clear, intelligible criteria, which economic consequences follow for them from the term (Judgment of 30 April 2014, (2014) Kásler and Káslerné Rábai).

[24] Durovic and Poon (2023).

[25] Busch (2019).

[26] The European Consumer Organisation (BEUC) (2021) BEUC files complaint against TikTok for multiple EU consumer law breaches. https://www.beuc.eu/press-releases/beuc-files-complaint-against-tiktok-multiple-eu-consumer-law-breaches. Accessed 28 Mar 2024; European Commission (2017).

In February 2021, the European Consumer Organisation (BEUC) raised concerns about the potential violations of the platform in protecting minors from advertisers and the depiction of inappropriate content. Following that, TikTok made the following commitments[27]: (a) Create a reporting option against advertisements and offers harmful to minors; (b) Ban promotion of inappropriate products and services, such as alcohol, "get rich quick" schemes and cigarettes; (c) Make more explicit depiction of brand-related keywords; (d) Implement a review mechanism if a user has more than 10,000 followers to ensure that the content provided is aligned with its Branded Content Policy and Community Guidelines; (e) Depict more clearly the pricing and conversion to local rates, plus add a right to withdrawal in 14 days; (f) Label paid advertisement in videos; (g) Add a new reporting mechanism for undisclosed branded content and new rules for hashtags and labels.

Based on the European Commission's Report on Social Media,[28] issued in June 2022, most of the suggestions had already been implemented or were to be implemented by the end of 2022. Still, there is no indication on the implementation of the other recommendation to this date. Already in 2014, before the institution of GDPR, the French consumer advocacy group UFC-Que Choisir filed a lawsuit against Facebook for what it described as "abusive" and "illegal" practices concerning data privacy and user terms. The decision highlighted two fundamental principles, one relating to procedural guarantees under the UCTD, including the principle of ex officio control, which applies to ensure that unfair terms are not used against consumers and the transparency principle. Despite the clarifications given by the courts, the TikTok's terms[29] state the following:

> By creating, posting or otherwise making content available on the Platform, you grant to TikTok a:

- non-exclusive (which means that you can licence your content to others),
- royalty-free (which means that we don't pay you for this licence),
- transferable (which means that we can give the rights you give us to someone else),
- sub-licensable (which means that we can licence your content to others, e.g. to service providers that help us to provide the Platform or to trusted third parties that have entered into agreements with us to operate, develop and provide the Platform) and
- worldwide (which means that the licence applies anywhere in the world)

licence to use your content, including to reproduce (e.g. to copy), adapt or make derivative works (e.g. to translate and/or create captions), perform and communicate your content to the public (e.g. to display it), for the purposes of operating, developing and providing the Platform, subject to your Platform settings.

---

[27] European Commission (2022a).

[28] European Commission (2022b).

[29] Terms of Service | TikTok, https://www.tiktok.com/legal/page/eea/terms-of-service/en (last visited Mar 25, 2024).

Although written in relatively simple language, the mere fact that it creates uncertainty over the use of data and a significant imbalance to consumers' detriment and benefit could be considered unfair in the meaning of UCTD. The same can be found in the payable schemes of converting real currency to Coins, their subsequent conversion into Gifts and, finally, the payment of the content creators through the granting of Diamonds based on the views of each video.[30] If the previous sentence seems unintelligible, then the following term of TikTok is even more obscure, as TikTok is in place to determine the conversion rates:

> You can send Gifts to interact with and show your appreciation for the content on the Platform in accordance with our Terms of Service. When you send a Gift, other users of the Platform can see your username and the details of the Gift that you sent. By sending Gifts, you are not transferring money to other users of the Platform. Instead, the type and number of Gifts sent is a factor used by TikTok in calculating the popularity of user content when awarding Diamonds to the creators of such content, along with other factors which may apply depending on the Program, such as the duration or frequency of that content. Diamonds can be used to obtain money from TikTok in accordance with our Rewards Policy.[31]

Additionally, TikTok reserves the right to unilaterally terminate or suspend the Program without justifications, only based on "technical reasons". Once again, it has been deemed as breaching the requirement of clarity as required by the UCTD and as clarified by the court in the case of Que. Choisir, since the users are not in place to know what the reason behind the termination are and consequently, verify that such reasons are indeed valid.[32]

Despite all of the above, the discrepancies of the platforms continue, indicating that the current rules set in place are probably inadequate and inefficient in deterring malpractices. UCTD, on the other hand, could provide a safer option to provide security for consumers.

## 4 Consumer Vulnerability/Digital Fairness

After discussing the potential shortcomings of TikTok's privacy policies, which could also apply to other social media platforms, one needs to discuss and address the UCTD's inadequacies in protecting consumers in the digital era under the scope of transparency and accessibility of terms the core terms exemption, and the penalties.

---

[30] O'Dwyer (2023), Sjöberg (2024).

[31] TikTok (2023) Terms of Service | TikTok. https://www.tiktok.com/legal/page/eea/terms-of-service/en#terms-eea. Accessed 28 Mar 2024.

[32] Nadège and Auvieux (2019).

Article 5 of the UCTD states that terms should be written in plain language.[33] Despite that, as discussed earlier, there are plenty of cases of online platforms, either on purpose or not, taking advantage of the grey areas and hindering the application of UCTD. TikTok, Facebook/Meta, and WhatsApp are a few examples of platforms that, although they have been fined, brought to justice, or investigated for serious data breach concerns, their terms remain obscure and lack sufficient transparency in the presentation of their T&Cs.

From the consumer's point of view, they lack the means to fight for their rights against multi-billion corporations spanning almost all jurisdictions and being able to protect their rights through complex legal language, terms and "small letters".

The first issue that one could identify is the lengthiness of the T&Cs. Although it may seem like an easy task, different studies lead to different results. However, one thing is for sure: they are too long and presented in a very unfriendly manner.[34] Snapchat, for example, as of 2022, although ranks 1st among the ten most used apps in terms of lengthiness (10,947 words), together with Reddit and YouTube, has focused on simplifying their terms and could be understood by non-college educated, ranking between the first in simplicity of language. TikTok ranks second in word length (7595 words), and 133 of 295 sentences were identified as "very hard to read". Users are obliged to scroll for multiple minutes, especially when the terms are presented on a mobile phone screen, which could further hinder their readability and clarity as users are more prone to just fast-scroll and accept them rather than read them.

Of course, it should be noted that, apart from the deliberate confusion part, these platforms are used by billions of individual users every month from virtually all parts of the world, meaning that they are vulnerable to privacy (and other) claims for every user. Therefore, they must take precautions to avoid these litigation claims and cover as many scenarios as possible. Another reason for such lengthiness is that they may have to adhere to US rules of contract formation, where a contract must contain all terms in a single document, the so-called "four-corners rule", or even clarify some parts in detail to comply with rulings.[35] That leads to the absurdity of trying to be clearer and transparent, leading to less clarity and readability.

Before moving to suggestions, some psychological aspects should be considered. The first consideration should be the psychological effects on consumers when dealing with a large volume of text. Irrespective of the length, users either don't

---

[33] Article 5: "*In the case of contracts where all or certain terms offered to the consumer are in writing, these terms must always be drafted in plain, intelligible language. Where there is doubt about the meaning of a term, the interpretation most favourable to the consumer shall prevail. This rule on interpretation shall not apply in the context of the procedures laid down in Article 7 (2).*"

[34] See: Koebert (2022), LePan (2020), Faye (2020).

[35] See for example Facebook, following their Cambridge Analytica scandal, added new text in their T&Cs′ to explain that "their business model relies on selling targeted advertising services to traders by using the data from the profiles of its users". European Commission (2019).

generally read terms at all, or even if they do, they do not understand them.[36] Or they read them in a biased way, meaning that they unconsciously avoid assessing the relevance of a specific term or outcome in their particular context.[37]

In any way, they fail to adhere to the principles of UCTD of clarity under Article 5. What could be done, therefore, to increase protection without simply increasing or decreasing the length of the terms? One of the first suggestions would be to use plain and understandable language. For example, there is a list of the 1000 most used words in English or in other languages that could be used to make the terms more transparent and more accessible to a large majority of the people who are about to enter into an agreement with each platform. It goes without saying, and as highlighted previously, the terms should be available in at least the official language of each country in which each platform is present. What TikTok has also done in their T&Cs Is to provide a summary of clauses, which is titled "in short". Still, it is very ambiguous and hazy.

In addition to concerns over the extensive length of T&Cs, online platforms like Facebook and TikTok's use of limitation clauses marks a significant point of contention, particularly regarding liability limitations for negligence.[38] Despite the risks, both platforms have historically sought to impose starkly low financial liability caps on users for negligence, potentially dissuading users from pursuing claims due to perceived futility or financial impracticality.

Such limitations on negligence liability are not only arguably legally unenforceable, but, they may also constitute unfair terms due to the significant financial imbalance they introduce, especially given the platforms' heavy reliance on user data for revenue through advertising. These clauses, which resemble those flagged on the UCTD's indicative list as potentially limiting legal rights for inadequate supplier performance, underscore the list's ineffectiveness as a deterrent.

Moreover, the lack of clarity in T&Cs, exemplified by WhatsApp's ambiguous privacy policy updates and Meta's obscure changes in data processing grounds under GDPR, highlights the UCTD's limitations. Designed in the pre-internet era, the UCTD seems ill-suited for continuous, long-term business-to-consumer relationships where T&Cs can evolve through time. This inadequacy is further emphasised by the BEUC's actions against Meta, showcasing the significant oversight in the UCTD's requirement for "plain, intelligible language," particularly regarding changes in terms not being sufficiently highlighted to users, thus exacerbating the challenges posed by unilateral modification clauses and the general lack of transparency in long-term digital contracts.

Another questionable practice is regarding changes to the Terms and Conditions. The platforms fully retain their rights to change the terms unilaterally. In TikTok, for example, article 7.1 states the following:

---

[36] More than two thirds of people don't read their contracts | ULaw. https://www.law.ac.uk/about/press-releases/more-than-two-thirds-of-people-dont-read-their-contracts/. Accessed 2 Apr 2024.

[37] Hillman and Rachlinski (2001).

[38] Durovic and Poon (2023).

> We will also give you reasonable advance notice, in a transparent manner, of significant changes which will impact you and the date that they will come into force. The changes will only apply to our relationship going forward.
>
> Where we need to make urgent changes for security, safety, legal or regulatory requirements, we may not be able to provide you with advance notice, but we will let you know as soon as we are able to.
>
> If you do not agree to the changes to the Terms or the Platform, you will have to stop using the Platform.

There are three potential hiccups on these T&Cs. First is the unclarity in "reasonable advance notice" held for Facebook as breaching the consumer's right. Contrary to Facebook, which stipulates a 30-day notice, TikTok is very ambiguous in its wording. Secondly, they can change for some security reasons and notify the consumers afterwards, and once again, they are on an uncertain timetable.[39] Thirdly, the fact that there is no clear way of communicating the changes, obliging the consumer of needing to check the terms constantly to make themselves aware of the changes, and stating that any disagreement of the user with the terms should lead to termination of the contract. That can only be done by deleting the account. Still, when trying to do so, the platform will automatically try to convince you to remain inactive, meaning that the data retention will continue.

Consumer vulnerability is further specified into group that need special protections, such as minors.[40] The European Commission developed five fundamental principles of fairness[41] to address consumer vulnerabilities and protect them better. The framework specifies that: *"A) specific vulnerabilities of children should be taken into account when designing advertisement or marketing techniques that are likely to be seen by children. (Online) Service providers must not design or operate their interface in a manner that deceives children unduly influences them to take a particular action. Certain marketing techniques, e.g., personalised marketing, could be inappropriate to use due to the specific vulnerabilities of children. B) Children's particular vulnerability because of their age or credulity is not to be exploited. C) When general marketing content is addressed to children or is likely to be seen by them, the marketing purpose should be indicated in a manner that is appropriate and clear for children. D) Children are not to be targeted, urged or otherwise prompted to purchase in-app or in-game content, and games marketed for free should not require in-app or in-game purchases to play them in a satisfactory manner. E) Children should not be profiled for advertisement purposes".*

In April 2023, the UK Information Commissioner's Office (ICO) fined social media company TikTok £12.7m for the illegal processing of data of children under

---

[39] Maheshwari (2023).

[40] Data protection: children's personal data | Westlaw UK. In: Practical Law. http://uk.practicallaw.thomsonreuters.com/. Accessed 25 Mar 2024.

[41] Cooperation between consumer and data protection authorities - European Commission, https://commission.europa.eu/live-work-travel-eu/consumer-rights-and-complaints/enforcement-consumer-protection/cooperation-between-consumer-and-data-protection-authorities_en (last visited Mar 22, 2024).

the age of 13 years,[42] following the inadequate measures taken by the company to ensure that minors are using the platform under parental guidance. Given that TikTok has a strict policy of banning children under the age of 13, the fact that there are still more than one million children using the platform signified that there are not enough precautions taken to certify the user's age. Accordingly, the Irish Data Protection Commission issued a 345 euro fine for GDPR infringements on children's data.[43]

Finally, a significant flaw in the UCTD is the exemption of core terms, like price, from fairness reviews, a stance increasingly challenged in the digital age by practices like personalised pricing. This exemption provides less protection than in jurisdictions like Shenzhen, where personalised pricing is penalised.[44] Furthermore, this non-reviewability conflicts with the UCTD indicative list of potentially breaching provisions, particularly noted in TikTok's Virtual Coins policy, which could constitute an unfair term by allowing unilateral modifications without accountability, especially if taken into account how TikTok exploits the vulnerability of minors.[45]

## 5 Reform

So, what are the solutions to make the UCTD more suitable for the digital era we live in?

Three possible solutions could be proposed to tackle the deficiencies of the UCTD. The first one would be to use personalised terms instead of the current system, in which each platform dictates its own rules. That could be achieved by imposing notification periods for changes in terms and changing the prohibitions of particular unfair terms. The second would be to present the terms more understandably through technological means of presentation, such as videos. The third possible solution could be to enhance the transparency and fairness of terms and conditions by instituting a tiered disclosure system, tailored to the specific needs and vulnerabilities of different user segments.

Addressing the procedural aspect of user data privacy and collection terms, refining Article 5 of the UCTD for better disclosure practices is crucial. Until today, the most used principle is "notice and choice", where the user is notified of the

[42] TikTok fined £12.7 m for illegally processing children's data, https://plus.lexis.com/uk/ (last visited Mar 22, 2024).

[43] (2023) TikTok Receives Significant GDPR Fine for Mishandling Children's Data - BDO. https://www.bdo.co.uk/en-gb/insights/advisory/risk-and-advisory-services/tiktok-receives-significant-gdpr-fine-for-mishandling-childrens-data. Accessed 25 Mar 2024.

[44] Jiayi (2021).

[45] Rawlinson (2023), Cantero Gamito (2023), pp. 281–305; TikTok Updates Ad Policies to Limit Unwanted Exposure Among Younger Users in Europe. In: Social Media Today. https://www.socialmediatoday.com/news/tiktok-updates-ad-policies-to-limit-unwanted-exposure-among-younger-users-i/625932/. Accessed 25 Mar 2024.

consumers' privacy choices about using the site. However, it has shown inadequacy in helping users make informed data-sharing decisions. Therefore, a shift towards a more personalised approach is needed, especially since a significant discrepancy exists between default terms and personalised ads. Since companies leverage collected data, especially for personalised advertising, they should be able to customise privacy terms for different user segments. This approach involves a tiered disclosure system where users see information relevant to them, supplemented by links to more detailed materials. That gives the user a more comprehensive view of the terms that will apply to them. This method also suggests using social media data to offer timely warnings to users about financial decisions, making disclosures more relevant and reducing decision fatigue.[46]

However, this approach faces challenges, notably in obtaining user consent for data collection and monitoring compliance with personalised disclosures. Despite these issues, such strategies present valuable reform opportunities, especially for making disclosures more accessible to vulnerable groups like minors, in light of the five key principles of fairness. By adapting notifications to be more understandable and considering replacing blanket protections with personalised, data-informed terms, businesses can offer users greater clarity and control over their data interactions, aligning with GDPR requirements and enhancing user autonomy in the digital landscape. This option would not be challenging for such large companies to adapt to since they already farm large quantities of user data. Needless to say, it could create a compliance nightmare for monitoring organisations, i.e., BEUC, to ensure there are no infringements since it is easier to monitor standard terms than personalised ones.

Enhanced consumer protections often lead to increased operational costs for companies, typically passed onto consumers, resulting in elevated prices. These could only be imposed on large corporations, and the conditions of the DMA could be used, especially to consider annual turnover, to impose this way of dealing with personalised terms. Also, there has been a proposal to adopt a model where businesses could use aggregated data to tailor prices and protections based on individual consumer behaviour, potentially eliminating inefficiencies and reducing prices for those less likely to utilise certain protections.[47] This approach, akin to an insurance model, diverges significantly from the principles of the UCTD, which does not currently entertain the idea of insurance-like protections or premium calculations in its fairness assessments.

Implementing this insurance-like model could exacerbate the issue of unequal bargaining power between consumers and multinational corporations like TikTok and other multibillion platforms. The European Commission's consumer survey indicates a lack of consumer knowledge and an overreliance on corporate goodwill, suggesting that abolishing default unfair terms controls could further disadvantage users. Plus, most consumers trust national consumer agencies to protect their

---

[46] Busch (2019), p. 2.

[47] Porat and Strahilevitz (2014).

rights.[48] Additionally, even if consumers could negotiate personalised terms, enforcing these in a timely and cost-effective manner remains challenging. The UCTD does, however, allow consumer agencies to initiate legal actions without proof of individual harm, underscoring the importance of statutory protections in maintaining fair consumer-business relations.

Another plausible solution would be to reform the UCTD to protect consumers better. In February 2021, the European Parliament issued a study titled "Update the Unfair Contract Terms Directive for digital services".[49] The main takeaways for the reform of the UCTD are the following:

1. Transform the current indicative list of potentially unfair terms into a black list of terms that should always be considered unfair if included in a contract. Additionally, a second grey list should be instituted with specific terms currently being used by Digital Service Providers (DSPs) that are presumed to be unfair. It should be noted that the transformation to a blacklist should adhere to online networks' other legal obligations, such as those under the Digital Services Act (DSA), which mandates platforms to remove illegal content. However, provisions granting platforms unilateral discretion to modify T&Cs or terminate accounts without notice should be carefully considered to avoid impeding compliance with the DSA.
2. Article 6 UCTD should be amended to allow courts to terminate the whole contract if this action is more advantageous for the consumer than merely removing the unfair term and awarding damages.
3. Suggest specific reforms to ensure consumers' terms and conditions are transparent and explicitly accepted. This includes clarifying that browse-wrap contracting and tacit consent are insufficient for contract conclusion and that explicit consumer acknowledgement is required.
4. Obligate DSPs to promote transparency regarding online terms and conditions, the mandatory consumer protection rules, and the application of automated decision-making mechanisms.
5. Introduce EU-level default rules requiring DSPs to remove collected consumer data within a reasonable time after it becomes unnecessary to provide their services.

In addition to the above, and in order to adhere to the suggestions already made, one could suggest that a limit on the number of words could be imposed and, additionally, another way of presenting the terms could be included, such as a comprehensive 1-minute video that would be mandatory to watch to open an account or each time there is a change of terms. A maximum of 5000 words on T&Cs could be deemed adequate enough for the average reader to comprehend, primarily if written in plain language. Still, it would require a lot of effort, first of all, from the

[48] 70% trust public authorities to protect their rights while only 27% of EU consumers know their rights very well. See: European Commission (2021) Key Consumer Data 2020.

[49] European Parliament (2021) Update the Unfair Contract Terms directive for digital services | Think Tank | European Parliament.

companies (already some of them have very concise terms) and secondly, from the user to take the time to read and comprehend them. As TikTok has already done, a straightforward and short version of each term could be introduced, reducing even further the length of the terms and making them even clearer for users who are not accustomed to reading a lot—a kind of win-win situation for both the customer and the companies. For the customer, the basics of the terms would be explained, and at least a level of clarity could be granted. At the same time, it would provide a form of legal certainty for businesses, which is needed to foster innovation. If paired with the video, this proposal could also protect minors and other vulnerable groups.[50]

At present, TikTok's Children's Privacy Policy[51] is a separate link that is about 1000 words long and available only in English. To access them, someone would have to navigate through different pages, whereas it is quite unimaginable that a minor would go through all that trouble to read these terms. A simple solution would be to use cookies or other means of identification to understand and display in the correct language and age-appropriate T&Cs. Of course, regarding vulnerable groups, the indicative list should be regarded as a "black list" within the meaning of the abovementioned suggestions of the European Parliament.

Another substantial change would be to impose a notice period to enhance transparency. A mandatory 14-day notice period for any changes to T&Cs could be deemed as adequate, in light also of the changes introduced by Facebook,[52] mirroring practices like Facebook's 30-day notice but tailored to enhance consumer awareness and decision-making, by Article 19 of Directive 2011/83/EU on Consumer Rights (Consumer Rights Directive) to which EU citizens are more accustomed to. In addition, if a change occurs, it should be easily traced or highlighted to make it more straightforward for users to understand the differences.

Additionally, a prohibition should be imposed on limitation of liability by the businesses, including blanket exclusions for third-party actions, especially in light of recent recommendations by the European Commission. What should also be considered is that the UCTD should be further fortified by updating Article 5 and establishing the reviewability of terms stipulating how price and subject matter are decided, addressing the uncertainty surrounding black-box pricing clauses. This includes clarifying that price terms must set out a clear price or rate of payment to be considered plain and intelligible, given the differences in bargaining power between a single consumer and tech giants. Especially in TikTok, where the pricing is not transparent much, resembling that of gambling, it should be made even clearer for users to have a better understanding of how their money is being spent.

---

[50] The principle of protecting minors has also been highlighted in Italy where the Italian Data Protection Commissioner flagged that TikTok in its terms neglected to consider the circumstances of minors. TitTok should had instituted a dedicated section for minors set out in simple language. (Garante Per La Protezione Dei Dati Personali, 2021).

[51] Tik Tok's Children's Privacy Policy: https://www.tiktok.com/legal/page/global/privacy-policy-for-younger-users/en. Accessed 2 Apr 2024.

[52] Facebook Facebook Terms of Service. https://www.facebook.com/legal/terms. Accessed 2 Apr 2024.

Finally, it should be noted these minor reforms aim to reinforce existing controls on unfair terms rather than replace them. They seek to balance commercial certainty with adequate consumer protection, reflecting practices of non-social media online platforms and aligning with revised T&Cs from platforms like TikTok. These recommendations aim to strengthen the UCTD's capacity to tackle unfair terms, provide clearer guidelines for social media platforms, and enhance consumer protection in the digital marketplace.

## 6 Conclusion

There is a plethora of ways forward: whether through clearer terms of service, stricter regulations on data privacy, or stronger protections for vulnerable users, the adjustments to consumer law will be essential in shaping its future. It is inevitable that digital platforms will continue to grow and integrate into everyday life. Therefore, there is an urgent need for these platforms to present terms in a transparent and comprehensible manner, ensuring that users are fully aware of what they are agreeing to.

In parallel, stricter data privacy regulations must address how personal information is collected, used, and monetised, particularly in protecting vulnerable groups like children, who are often exposed to unfair practices. Strengthening consumer rights in the digital marketplace will not only boost consumer confidence but also encourage a healthier relationship between users and service providers, fostering a more equitable digital economy.

In this chapter, we have examined some of the recent developments in the field of consumer law, affecting in particular the existing European rules on unfair contract terms as defined by the UCTD. This Directive is already more than 30 years old and was passed in the pre-digital times, and it certainly requires better adaptation to the challenges of the digital age, market and economy. This need is well demonstrated by the recent cases against the leading platforms, and in particular against TikTok demonstrating how certain categories of consumers, the children, are vulnerable in the digital age. This is why the ongoing reform of the EU consumer law should address these phenomena and also provide a better legal framework for protection of digital vulnerable consumers. It is still to be seen how this will be done in practice and what are doing to be its effects in reality.

This reform must ensure that it not only updates outdated legal structures but also strikes a delicate balance between protecting consumers and allowing innovation to thrive. Whether through clearer terms of service, stricter regulations on data privacy, or stronger protections for vulnerable users, these adjustments will be critical in shaping the future of consumer law. Exciting times lie ahead, and how this legal landscape will adjust to the new digital economy will be crucial in determining the fairness and transparency of online platforms for years to come.

## References

Access Now (2024) Access Now urges TikTok to halt proposed changes to consent mechanisms. https://plus.lexis.com/uk/document/documentlink/?pdmfid=1001073&crid=872d6794-d348-403b-b872-703026489ce4. Accessed 22 Mar 2024

Blesch W (2023) WhatsApp privacy policy and GDPR fines. TermsFeed. https://www.termsfeed.com/blog/whatsapp-privacy-policy-gdpr-fines/. Accessed 27 Mar 2024

Buri I, van Hoboken J (2021) The digital services act proposal: a critical overview (Discussion Paper - Version of 28 October 2021). https://dsa-observatory.eu/wp-content/uploads/2021/11/Buri-Van-Hoboken-DSA-discussion-paper-Version-28_10_21.pdf. Accessed 3 Apr 2024

Busch C (2019) Implementing personalized law: personalized disclosures in consumer law and data privacy law. Univ Chic Law Rev 86:309–358

Cantero Gamito M (2023) Do too many cooks spoil the broth? How EU law underenforcement allows TikTok's violations of minors' rights. J Consum Policy 46:281–309

Desmarais A (2024) Lawmakers in Germany call for TikTok ban to be considered. Euronews

Durovic M, Poon J (2023) Consumer vulnerability, digital fairness, and the European rules on unfair contract terms: what can be learnt from the case law against TikTok and Meta? J Consum Policy 46:419–436

European Commission (2017) The European Commission and Member States consumer authorities ask social media companies to comply with EU consumer rules. European Commission - European Commission. https://ec.europa.eu/commission/presscorner/detail/en/IP_17_631. Accessed 28 Mar 2024

European Commission (2019) Facebook changes its terms and clarify its use of data for consumers. European Commission - European Commission. https://ec.europa.eu/commission/presscorner/detail/en/IP_19_2048. Accessed 2 Apr 2024

European Commission (2021) Key consumer data 2020. https://commission.europa.eu/system/files/2021-03/120321_key_consumer_data_factsheet_en.pdf

European Commission (2022a) TikTok improves its platform to better protect consumers. European Commission. https://ec.europa.eu/commission/presscorner/detail/en/ip_22_3823. Accessed 28 Mar 2024

European Commission (2022b) Social media and search engines - European Commission. https://commission.europa.eu/live-work-travel-eu/consumer-rights-and-complaints/enforcement-consumer-protection/coordinated-actions/social-media-and-search-engines_en. Accessed 28 Mar 2024

Faye (2020) What does your phone know about you? Thinkmoney. https://www.thinkmoney.co.uk/blog/what-phones-know-about-you/. Accessed 1 Apr 2024

Gardiner C (2022) Unfair contract terms in the digital age: the challenge of protecting European consumers in the online marketplace. Edward Elgar Publishing

Harford T (2024) A TikTok ban won't fix social media's collective trap. https://www.ft.com/content/07062782-5cf1-4aeb-85aa-b68f2c8594a1. Accessed 25 Mar 2024

Hillman RA, Rachlinski JJ (2001) Standard-form contracting in the electronic age. Cornell Law Faculty Publications 1062. https://papers.ssrn.com/abstract=287819. Accessed 2 Apr 2024

Horsley J (2022 August 8) Behind the facade of China's cyber super-regulator. DigiChina. https://digichina.stanford.edu/work/behind-the-facade-of-chinas-cyber-super-regulator/. Accessed 27 Mar 2024

Jiayi S (2021) Shenzhen law bans e-retail pricing bias using big data. SHINE. https://www.shine.cn/news/nation/2107081695/. Accessed 2 Apr 2024

Kemp S (2023) Digital 2023 April Global Statshot report. https://datareportal.com/reports/digital-2023-april-global-statshot. Accessed 27 Mar 2024

Koebert J (2022) You'll need a college education to read the terms of service for these social media sites. All About Cookies. https://allaboutcookies.org/social-media-terms-of-service. Accessed 1 Apr 2024

Leffer L (2024) Banning TikTok would do basically nothing to protect your data. Sci Am. https://www.scientificamerican.com/article/tiktok-ban-data-privacy-security/ Accessed 25 Mar 2024
LePan N (2020) Visualizing the Length of the Fine Print, for 14 Popular Apps. Visual Capitalist. https://www.visualcapitalist.com/terms-of-service-visualizing-the-length-of-internet-agreements/. Accessed 1 Apr 2024
Maheshwari S (2023) TikTok quietly changes user terms amid growing legal scrutiny. The New York Times
Martínez AR (2023) TikTok raises the ante before the general court: interim measures filed against its gatekeeper designation under the DMA. Kluwer Competition Law Blog. https://competitionlawblog.kluwercompetitionlaw.com/2023/12/06/tiktok-raises-the-ante-before-the-general-court-interim-measures-filed-against-its-gatekeeper-designation-under-the-dma/. Accessed 25 Mar 2024
Nadège M, Auvieux C (2019) French court issues decision on legality of Privacy Rules and Terms of Use under data protection and consumer law. Data Protection Report. https://www.dataprotectionreport.com/2019/04/french-court-issues-decision-on-legality-of-privacy-rules-and-terms-of-use-under-data-protection-and-consumer-law/. Accessed 3 Apr 2024
O'Dwyer R (2023) Tokens: the future of money in the age of the platform, 1st edn. Verso Books, London
Office of the Central Cyberspace Affairs Commission (2021) Notice on the illegal collection and use of personal information by 105 apps including Douyin. http://www.cac.gov.cn/2021-05/20/c_1623091083320667.htm. Accessed 27 Mar 2024
Porat A, Strahilevitz L (2014) Personalizing default rules and disclosure with big data. Mich Law Rev 112:1417–1466
Practical Law (2024) Data protection: Children's personal data | Westlaw UK. http://uk.practicallaw.thomsonreuters.com/Document/IDD8CC640A81C11E69065999DC5F5443B/View/FullText.html. Accessed 25 Mar 2024
Rawlinson K (2023) How TikTok's algorithm 'exploits the vulnerability' of children. The Guardian
Roose K, Newton C, Land D, et al. (2024) A Looming TikTok Ban, a Royal Photoshop Mystery and Your Snitching Car. The New York Times
Sjöberg A (2024) What are gifts on TikTok and how much do they cost? In: Dexerto. https://www.dexerto.com/entertainment/what-are-gifts-on-tiktok-and-how-much-do-they-cost-2216794/. Accessed 28 Mar 2024
Soo Z (2021) China authorities name 105 apps for improper data practices [online]. Available from: https://apnews.com/article/china-data-privacy-lifestyle-technology-business-bae7e294ba11d16ab04f1823d5e1a33e. Accessed 27 Mar 2024

# Consumer Protection in the AI Era. A First Reading of the Proposal for the AI Liability Directive

**Eleftheria (Ria) Papadimitriou**

**Abstract** In the light of the revised Product Liability Directive (PLD) the European Commission has published the proposal for the Artificial Intelligence Liability Directive (hereinafter the AILD). The latter focuses on the adaptation of non-contractual civil liability rules to artificial intelligence (AI). The first legislative step towards the regulation of AI within EU came in July 2024 with the Regulation on artificial intelligence (AI Act). Both legislative instruments set new rules in the field of law and AI, which shall affect both businesses and consumers at least within the EU. The AILD's objective is to provide legal certainty and prevent fragmentation on non-contractual civil liability rules across EU. In this light, the paper focuses on the analysis of the new two mechanisms introduced by the AILD, namely the evidence and the presumption of non-compliance (art. 3AILD) and the rebuttable presumption of a causal link in the case of fault (art. 4 AILD). The aim is to evaluate the AILD from a consumer's law perspective and to examine the applicability of these two new mechanisms in practice with the consumer being the main point of reference of this examination.

## 1 Introduction

In September 2022 the European Commission published the proposal for a directive on non-contractual civil liability rules to artificial intelligence, the "AI liability directive" (hereinafter "AILD").[1] The AILD is part of EU's horizontal and sectoral approach to regulate AI within the EU. In this regard, the AILD is intended to act

[1] Proposal for a Directive of the European Parliament and of the Council on adapting non-contractual civil liability rules to artificial intelligence (AI Liability Directive), COM/2022/496 final. All the references hereinafter are from the final version of the AILD, that is version 28.9.2022, COM (2022) 496 final 2022/0303(COD).

E. Papadimitriou (✉)
Law School, Aristotle University of Thessaloniki, Thessaloniki, Greece



T.-E. Synodinou et al. (eds.), *EU Digital Law in the AI Era*,
https://doi.org/10.1007/978-3-031-96743-6_11

complementary to other liability regimes in other sectors e.g. the transport sector, the health sector, the regulation of online platforms and search engines. AIA,[2] the AILD and the revised Product Liability Directive (PLD),[3] shall be the main regulatory framework pertaining to the liability of AI systems within the European Union, which is expected to develop the so called "Brussels Effect". The European legislator chose, therefore, to regulate the tortious and the contractual liability of AI systems, with the AI Act as a point of reference, in order to provide for a comprehensive and more effective, in terms of applicability, AI liability regime. The paper at hand shall examine whether and to what extend the proposed AILD's provisions shall provide legal certainty both to businesses and to consumers, while minimizing the legal fragmentation of AI non-contractual liability regimes across EU member states.

## 2 Legal Basis and Aim

The legal basis of the AILD is article 114 TFEU, which provides for the adoption of measures that can ensure the establishment and the functioning of the internal market. The aim of the AILD is to address the two main problems related to AI systems, namely the legal uncertainty and the legal fragmentation across different jurisdictions in the EU that hinder the production, dissemination and operation of AI-enabled products and services. For instance, businesses, especially the ones providing AI-enabled products and services across borders are uncertain, when it comes to liability regimes applicable to damage caused by AI. In this regard, AILD's aim is to provide the necessary legal certainty and prevent fragmentation on non-contractual civil liability rules across EU.

## 3 The AILD at a Glance

### *3.1 Subject Matter*

The AILD seeks to harmonize non-contractual civil liability rules for damages caused by AI systems, irrespective whether these systems are defined as high-risk systems or not. The reform is actually targeted only at the fault-based (tortious)

[2] Regulation (EU) 2024/1689 of the European Parliament and of the Council of 13 June 2024 laying down harmonised rules on artificial intelligence and amending Regulations (EC) No 300/2008, (EU) No 167/2013, (EU) No 168/2013, (EU) 2018/858, (EU) 2018/1139 and (EU) 2019/2144 and Directives 2014/90/EU, (EU) 2016/797 and (EU) 2020/1828 (Artificial Intelligence Act), OJ L, 2024/1689, 12.7.2024, ELI: http://data.europa.eu/eli/reg/2024/1689/oj.

[3] Council Directive 85/374/EEC of 25 July 1985 on the approximation of the laws, regulations and administrative provisions of the Member States concerning liability for defective products, OJ L 210, 7.8.1985, pp. 29–33, ELI: http://data.europa.eu/eli/dir/1985/374/oj.

liability of EU's national legal orders. Therefore, the contractual civil liability caused by AI system is out of the AILD's scope. For this reason, the AILD is complimented by other relevant EU legislation, such as the AI Act, the New Product Liability Directive (PLD), the Motor Insurance Directive (MID),[4] regulating conditions of liability in the field of transport, the Digital Services Act (DES),[5] and the Cyber Resilience Act (CRA).[6] All the above legislative instruments are designed to act as complementary to one another in order to provide a holistic approach with respect to liability issues when new technologies and especially AI systems are involved.

## 3.2 *Scope*

The purpose of the AILD is to ease the burden-of-proof when damage is caused by AI products and services in a non-contractual context. The tools AILD is choosing are rebuttable presumptions and disclosure applied along with the two main principles, the principle of proportionality and the principle of subsidiarity. Reversal of the burden of proof or irrebuttable presumptions was found not to be a good fit as it was far-reaching and non-pragmatic.[7] Therefore, it is left to National Courts to determine the relevant legal issues, such as which party has the burden of proof, what degree of certainty is required with regard to the standard of proof and how fault and compensation is defined.

It worths mentioning that the AILD's applicability is limited only to fully automated decisions. This means that liability claims for damage caused by a human assessment followed by a human act or omission, where the AI system provided mere information or advice to the human actor, fall outside AILD's scope.[8] The rationale of this exception is linked with the traceability of the damage as, in this case, the AI's output is not interposed between the human act or omission and the damage and therefore causality is not more difficult to be established, despite the

---

[4] Directive (EU) 2021/2118 of the European Parliament and of the Council of 24 November 2021 amending Directive 2009/103/EC relating to insurance against civil liability in respect of the use of motor vehicles, and the enforcement of the obligation to insure against such liability, OJ L 430, 2.12.2021, pp. 1–23, ELI: http://data.europa.eu/eli/dir/2021/2118/oj.

[5] Regulation (EU) 2022/2065 of the European Parliament and of the Council of 19 October 2022 on a Single Market For Digital Services and amending Directive 2000/31/EC (Digital Services Act)OJ L 277, 27.10.2022, pp. 1–102, ELI: http://data.europa.eu/eli/reg/2022/2065/oj.

[6] Regulation (EU) 2024/2847 of the European Parliament and of the Council of 23 October 2024 on horizontal cybersecurity requirements for products with digital elements and amending Regulations (EU) No 168/2013 and (EU) 2019/1020 and Directive (EU) 2020/1828 (Cyber Resilience Act), OJ L, 2024/2847, 20.11.2024, ELI: http://data.europa.eu/eli/reg/2024/2847/oj.

[7] Explanatory memorandum, Proposal for a Directive of the European Parliament and of the Council on adapting non-contractual civil liability rules to artificial intelligence (AI Liability Directive), COM/2022/496 final, p. 11.

[8] Rec. 15 AILD Proposal.

prior use of an AI system.[9] However, this restriction is not justified as, proving causality and non-compliance in a human intervention, can be, at least, equally difficult or even more difficult, when an AI system is deployed due to the technical and scientific environment involved.[10]

Additionally, the practical application of the AILD becomes rather problematic for many different reasons. Initially, as was correctly pointed out by the BEUC, recital's 15 provision interfered with article 14 of the AI Act, which requires human intervention in high-risk AI systems.[11] Depending on the time the human intervention occurs, that is before or after AI's output, the claim may fall within or outside of the AILD's scope respectively. For example, assistive-diagnostic AI seems to fall outside the AILD's scope as the final decision is made by a human, thus, based on information or advice that is AI generated.[12] However, in this case, the final decision that may cause damage is heavily based on the AI's output, rather on the doctor's decisive opinion.

Yet, another issue raised is the circumvention that may occur by companies in their attempt to avoid the AILD's application by just "rubberstamping" AI's output.[13] Human intervention on an AI decision can be just typical and not substantive in order to render the AI decision-making non-fully automated. This problem has also been raised in the context of article 22(1) GDPR and has been criticized for that matter by scholars.[14] The guidelines of Article 29 Working Party require a meaningful human intervention that is capable of altering the decision and not just a token gesture in order to render a decision non-fully automated.[15]

## 4 Disclosure of Evidence and Rebuttable Presumption of Non-Compliance (Art.3)

AI systems are mostly characterized by their complexity, autonomy and opacity. This means that establishing causal link in the case of AI-caused damage by a claimant may prove to be in practice a difficult or even almost impossible task. It may be difficult as the claimant is not usually in possession of the required information explaining the functionality of the AI enabled product or service. It may be

[9] Rec. 15 AILD Proposal.

[10] See Hacker (2022), p. 20.

[11] See BEUC position paper, Proposal for an AI Liability Directive, 2023, p. 7.

[12] See Rimkute (2024), p. 65.

[13] See Hacker (2022), p. 27.

[14] See Sandra Wachter, Brent Mittelstadt and Luciano Floridi, 'Why a right to explanation of automated decision-making does not exist in the general data protection regulation, 2017. See also Papadimitriou (2023), pp. 43–55, available at https://ijlcw.emnuvens.com.br/revista/article/view/53/37.

[15] See Article 29 Working Party, Guidelines on Automated individual decision-making and Profiling for the purposes, of Regulation 2016/679, WP251rev.01, 2018, p. 21.

impossible as "the black-box phenomenon" in some cases renders the AI system nearly unexplainable, even by its creator.

Under the AILD, the Court may order the disclosure of relevant evidence related to a specific high-risk AI product or service that is suspected of causing damage.[16] This means that non-high-risk AI products or services do not trigger the article's 3 AILD disclosure mechanism and the presumption of non-compliance, limiting, thus their application.

Another prerequisite for the application of article 3 AILD is the claimant's prior request to the AI provider or the user to disclose relevant evidence, which has to be supported by facts and evidence related to the plausibility of the claim for damages.[17] The defendant's refusal to disclose the requested evidence, despite a claimant's proportionate attempts to gather the relevant evidence, renders the defendant non-compliant.[18] Therefore, the claimant's attempts to collect all the relevant information from the defendant have to be both proportionate and unsuccessful for the non-compliance presumption to apply.

The requested evidence is necessary for the claimant not only to support the claim, but also to identify the potential liable person for the damage caused by the operation of the high-risk AI system when multiple agents are involved.[19] In this regard, information related to the provider's risk management system is also necessary for the determination of the provider's compliance with mandatory AI requirements purposed to risk mitigation.[20]

However, the disclosure is limited only to what is necessary and proportionate for supporting the claim or the potential claim for damages.[21] This means that the Court has to strike a balance between all parties' legitimate interests before granting access to certain evidence. Special consideration should be given to trade secrets and confidential information within the meaning of the Directive (EU) 2016/943 that are included in the evidence requested. Documents, transcripts of hearings or any other material containing trade secrets or confidential information should be protected and become accessible only to the necessary number of people.[22]If the defendant fails to provide the necessary evidence, then the only option left for him is to rebut the presumption of non-compliance.[23]

---

[16] Art. 3(1) AILD Proposal.

[17] Art. 3(1) AILD Proposal.

[18] Art. 3(2) AILD Proposal.

[19] Rec. 17 AILD Proposal.

[20] Rec. 26 AILD Proposal.

[21] Rec. 20 AILD Proposal.

[22] Rec. 20 AILD Proposal.

[23] Art. 3(5) AILD Proposal.

Graphical representation of article 3 AILD

Relevant AI Act provisions: art. 24, 28§1 for high risk AI systems

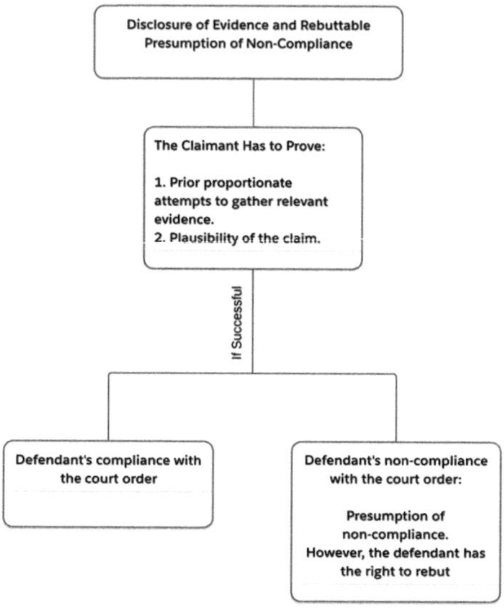


## 5 Rebuttable Presumption of a Causal Link in the Case of Fault (Art.4)

While the disclosure mechanism and the presumption of non-compliance apply only to high-risk AI systems, the presumption of the causal link applies both to high-risk and non-high risk AI systems. Different criteria apply though.

In the case of damage caused by AI products or services, the claimant may find it difficult to establish the connection between the fault of the AI provider or the user and the damage caused. AILD alleviates this burden of proof by granting to the claimant the presumption of the causal link between the fault and the damage caused. However, the claimant is not alleviated from the burden to prove the fault and the damage by providing sufficient evidence thereof. Article 4(1) AILD sets to the claimant three cumulative conditions that should be met, that is a. demonstration of the fault, b. consideration that the fault influenced the AI's system output or the failure to produce an output and c. demonstration of the damage produced by the AI's system output or the failure to produce an output.[24]

[24] Art. 4(1)(a-c) AILD Proposal.

The presumption of the causal link applies only when all three above conditions are met. If the court considers, therefore, that the fault, that is the breach of a duty of care, is not reasonably likely to have influenced the AI's output or the failure to produce an output, then this breach cannot be considered as having given rise to the damage. The court shall take into account, therefore, the nature of the breach. A breach of duty regarding the limitation of the perimeter of the AI's operations would likely have an influence on the AI's output, while a breach of duty related to documentation or registration obligations could not be reasonably considered to have influenced AI's output.[25] Notably, the likeliness of influence is not just on the claimant to demonstrate but the court can investigate on its own initiative this matter, taking into consideration all relevant factors and possibly testimonies of AI experts.[26] In this light, the court may find it difficult to establish the "likeliness of influence" in AI systems that are characterized by complexity, openness and vulnerability. The Internet of Things (IoT) is a possible case scenario as, in this case, it may be rather difficult to establish the cause of the damage (and the "likeliness of influence" for that matter) when a number of different interconnected components are involved in the digital ecosystem.[27]

An additional critical issue, that should be taken into consideration, pertains to the notions of 'fault' and 'damage' for which the AILD provides no definition, as the latter are left for determination by the legal orders of the member states. When it comes to the concept of 'damage', the AILD does not define which type of damage falls within its scope. The claimant may have suffered personal injuries or damage to his/her physical property or even economic loss. However, compensation in EU tortious legal orders is usually limited to personal and corporeal injuries and not to intangible objects, such as financial loss due to data destruction caused by a self-learning algorithm.[28]

According to the AILD's wording, the fault is perceived as the breach of a duty of care that is directly intended to protect against a damage occurred and the damage as the AI's output or the failure to produce an output.[29] The duty of care is defined, therefore, by the AILD as *the required standard of conduct, set by national or Union law in order to avoid damage to legal interests recognized at national or*

---

[25] Rec. 25 AILD Proposal.

[26] See Hacker (2022), p. 35. However, the AILD's application by national Courts and the incorporation of the latter into national legal orders shall shed more light on the "likeliness of influence" criterion and its application in practice.

[27] See Wendehorst (2020), p. 152. See also Howells and Twigg-Flesner (2021). Larry dI Matteo et.al. Artificial Intelligence: Global Perspectives on Law & Ethics, Forthcoming, available at SSRN: https://ssrn.com/abstract=3843134.

[28] See Expert Group on Liability and New Technologies, Liability for artificial intelligence and other emerging digital technologies, 2019, p. 19, with further citation to the differentiation of the concept of "thing" by the German BGB and the Austrian ABGB (§90 and §285 respectively) as the former acknowledges as "things" what is corporeal only, while the latter both corporeal and intangibles.

[29] Art. 4(1)(a) and 4(1) AILD Proposal.

*Union law level including life, physical integrity, property and the protection of fundamental rights.*[30]

The aforementioned definition is, hence, quite broad and it is open to many interpretations that may vary significantly from one national legal order to another. On the other hand, the notion of the duty of care is closely related to the concept of wrongfulness and to the concept of fault. The latter may be defined, in a certain legal order, by statutory law or reconstructed by the court on a case-by-case basis depending on the social beliefs about the reasonable and prudent course of action.[31] In addition to that, in emerging digital technologies there are not yet in place specific established rules for the duty of care and the proper functioning of AI systems.[32]This means that the AILD shall not apply in a uniform way to all member states, due to the different statutory provisions pertaining to the concepts of the fault and the duty of care, even though the AI system's course of action remains the same. Inevitably, this may bring about legal uncertainty not only to consumers, but also to AI developers and providers, which is exactly what the AILD is aiming to avoid. Subsequently, legal fragmentation on AI non-contractual liability regimes within Europe seems almost certain.

In relation to high-AI risk systems, articles 4(2) and 4(3) AILD apply and are inherently interconnected with the AI Act. Furthermore, articles 4(4) and 4(6) AILD render the presumption of the causal link inapplicable if the defendant demonstrates that the claimant had reasonable access to sufficient evidence and expertise enabling him or her to prove the causal link. Likewise, if the defendant used the AI system in a personal non-professional activity and did not interfere materially with the conditions of the operation of the system, the presumption of the causal is not applicable.

Finally, in relation to non-high-risk AI systems, Article 4(5) applies in order to render the presumption of the causal link applicable or not, depending on the degree of difficulty the claimant had in proving the causal link. Notably, the presumption of causality shall apply only when the national court considers that it was excessively difficult for the claimant to prove the causal link.[33]

[30] Art. 2(9) AILD Proposal.

[31] See Expert Group on Liability and New Technologies, Liability for artificial intelligence and other emerging digital technologies, 2019, p. 23 with citation to the notion of a "schutzgesetz" in a comparative analysis.

[32] See Expert Group on Liability and New Technologies, Liability for artificial intelligence and other emerging digital technologies, 2019, p. 23 where is proposed the introduction of certain minimum rules (e.g. logging requirements).

[33] Art. 4(5) AILD Proposal. See also Goicovici (2023), p. 31, available at SSRN: https://ssrn.com/abstract=4679808, on the presumption of causal nexus between defendant's faulty conduct and damageable AI result.

Graphical representation of article 4 AILD

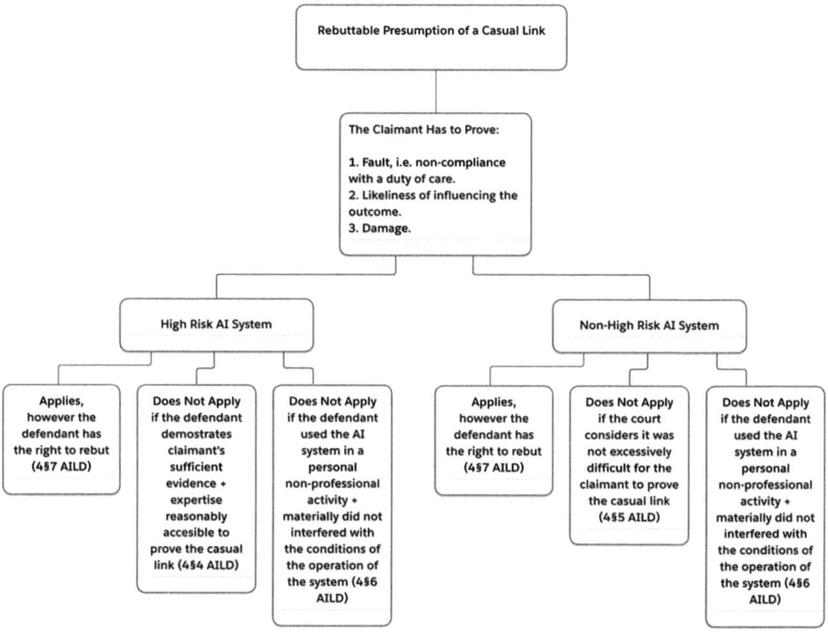


## 6 Evaluation from a Consumer's Law Perspective

The fact that the evidence (or disclosure) mechanism and the presumption of non-compliance of article 3 AILD apply only to high-risk AI systems limits severely consumers' protection. Gathering the necessary evidence for damage caused by a low-risk AI system is not less difficult than in the case of damage occurred by a high-risk AI system. Consumers harmed by a low-risk AI system may have no sufficient evidence available to support their claims or to identify the liable agent. This creates a gap in consumer protection, as practically, this type of disputes, pertaining to non-high risk AI system damage, most likely shall never be brought before a court of law. Therefore, consumers may be deprived of an effective redress mechanism for damage caused by low-risk AI systems, which may be of lower value but of higher volume.

In this vein, consumer protection is unnecessarily and unjustifiably restricted also with regard to the presumption of causality of article 4(5) AILD, as the latter's application to damage concerning a non-high-risk AI system requires the claimant to demonstrate excessive difficulty in proving the causal link. Overall, the differentiation in legal treatment between high-risk and non-high risk AI systems does not seem to be substantially justified. Taking into account that non-high risk AI systems are not more transparent or less complex, depriving consumers both of the presumption of non-compliance (art.3 AILD) and the presumption of causality (art.4 AILD), renders the AILD of no help to consumers in a wide range of cases where consumers may suffer damage by a non-high risk AI system.

Even in the case of high-risk AI systems, the evidence mechanism along with the presumption of non-compliance is not provided to all consumers who suffer damage, but only to those who can demonstrate with sufficient facts and evidence the plausibility of their claims. Therefore, consumers' burden of proof is not really alleviated as they still have to collect and present evidence of non-compliance to defend the plausibility of their claim. The opacity and the complexity of a high-risk AI system, along with consumers' lack of expertise and technical knowledge, can be an impediment to proving such plausibility. In addition to that, consumers may face yet another difficulty. As rightly pointed out by legal scholars, the AILD fails to address the "information gap", that is the information which is required in order to ascribe responsibility.[34] This "asymmetry of information" between businesses and consumers may increase due to the "black box effect" of AI systems along with the fact that algorithms are treated as confidential trade secrets.[35] Thus, a consumer may have suffered damage by an AI system but due to the informational asymmetry, the consumer would not be able to identify the damage (e.g. consumer profiling that may lead to consumer's scoring). Finally, as for the application of article 4(4), it will be interesting to see how shall apply in practice, when the claimant is a consumer, as consumers usually lack expertise and are in a disadvantageous position towards a business or a trader.

In any event, the fact that the two main requirements for the establishment of non-contractual liability, that is fault and damage, are left undefined, will probably lead to legal fragmentation (rather than the opposite). From a consumer's point of view, a consumer should be in position to get compensation for damage suffered by an AI system in all cases. However, the notion of damage varies significantly within the European Union's legal orders. There are legal systems within the EU for instance, which do not provide tort law protection when damage is caused to non-corporeal objects.[36] This means, one the one hand, that in these legal orders consumer protection may be unjustifiably restricted, as many AI related risks lead to non-material harm (e.g. algorithmic biases and discrimination), while, on the other hand, this could possibly lead to the legal fragmentation the EU tries to avoid.

[34] See Ziosi et al. (2023), p. 3, available at SSRN: https://ssrn.com/abstract=4470725. In order to address this "informational gap", the authors recommend at p. 9 *"the external validation of AI models by trusted third parties that can ensure the reproducibility of results and surface biases"*. An interesting and of practical importance suggestion not only in relation to the application of the AILD, but also of the AI Act.

[35] See Ebers (2021), p. 208, available at SSRN: https://ssrn.com/abstract=3855110.

[36] See Report from the Expert Group on Liability and New Technologies – New Technologies Formation, 2019, p. 19.

Hence, the European legislator should follow in this regard the GDPR's or the Package Travel Directive's paradigm and harmonize in the AILD the meaning of AI related damage by including explicitly both material and non-material harm within the relevant definition.[37]

Last but not least, another challenge for consumers to overcome in order to enjoy the AILD's protection, is the ambiguity of certain terms, which greatly affect the application of the AILD. The terms "reasonably likely" and "influence" are vague terms, eligible to no legislative definition. It shall rest upon national judges to apply them something that it is highly possible to result in diverging approaches within the EU member states.[38] Thus, the AILD's aim to provide legal certainty is being compromised and consumers are in danger of facing not only a fragmented but also an unclear legal regime relating to the protection they are afforded in case of damage caused by AI systems.

## 7 Conclusion

The AILD is a minimum harmonization directive with the pros and cons associated with its nature as such. The AILD alleviates the burden of proof for consumers, however, consumers still have to demonstrate with sufficient evidence the fault and the damage. Additionally, the notion of fault and the notion of damage are to be determined by national law, which raises issues of legal certainty and possible fragmentation of the AI non-contractual liability regime within the European Union.

It is true that the notion of fault is traditionally left to the member states to define in their respective legal orders. However, in the case of AI systems, traditional liability models do not seem to work. Therefore, in order to avoid legal uncertainty and fragmentation, the crucial notion of fault should not be left to the member states to determine. To the contrary, AILD should provide a comprehensive definition of fault fitted to the peculiarities of AI models and suitable for the liability regime the "digital" consumer needs. The same applies to the notion of damage as already mentioned above. Last but not least, the AILD or perhaps subsequent Commission guidance on the application of the particular measure should provide more guidance on the application of the terms of "reasonably likely" and "influence" in order to avoid divergence in their interpretation by national courts and subsequently legal fragmentation vis-à-vis non-contractual AI liability regimes.

In the AILD, the European legislator seems to have followed a staged approach, which leaves room for more measures in the future. It seems that this is a first, (flexible) step towards a more detailed liability regime that is to come in the future. The legislative instrument that may be a full harmonization directive or even a regulation. The AILD's application in practice shall tell regarding whether the main goals are achieved or if additional measures will have to follow.

---

[37] See BEUC position paper, Proposal for an AI Liability Directive, 2023, p. 13.

[38] See Dheu et al. (2022), p. 17, available at SSRN: https://ssrn.com/abstract=4239792.

## References

Dheu O, De Bruyne J, Ducuing C (2022) The European commission's approach to extra-contractual liability and AI – A first analysis and evaluation of the two proposals, p 17

Ebers M (2021) Liability for artificial intelligence and EU consumer law. J Intell Prop Inf Technol Electr Commer Law, p 208

Goicovici J (2023) Rebuttable presumptions of causality and reverberations of evidence disclosure, as epitomic pieces in the physiognomy of liability for defective AI. J Law Mark Innov 28(2, 3):31

Hacker P (2022) The European AI liability directives – critique of a half-hearted approach and lessons for the future, p 20

Howells G, Twigg-Flesner C (2021) Interconnectivity and liability: AI and the internet of things (April 30)

Papadimitriou ER (2023) The right to explanation in the processing of personal data with the use of AI systems. Int J Law Changing World 2(2):43–55

Rimkute D (2024) AI and liability in medicine: the case of assistive-diagnostic AI. Baltic J Law Polit 16(2):65

Wendehorst C (2020) Strict liability for AI and other emerging technologies. J Eur Tort Law 11(2):152

Ziosi M et al. (2023) The EU AI liability directive (AILD): bridging information gaps. Eur J Law Technol, p 3

# Lawful Interception of Communications, Serious Crimes and the EU Law

**Philippe Jougleux**

**Abstract** This chapter analyzes the legal framework of lawful interceptions by Law Enforcement Agencies (LEAs) in the EU. Firstly, it describes it as an exception to the principle of confidentiality of electronic private communications and presents the democratic safeguards attached to its regime. Subsequently, it discusses the present crisis of lawful interception in the digital era, highlighting weaknesses in both the practical and theoretical frameworks. It demonstrates that the currently advanced tools used by the LEAs to circumvent cryptographic protection exist within a legal grey area. Lastly, it delves into the rise of the concept of a "serious offense" as an additional democratic safeguard for the regime. The chapter argues that this concept is inherently flawed and that other democratic safeguards, such as the generalization of information about the data subject at the conclusion of the interception, should be considered instead.

## 1 Introduction

In today's world, the growing fear that our societies are gradually transforming into a real-life version of the renowned dystopia depicted in George Orwell's "1984" has emerged as a new theme. The utilization of profiling and data mining by corporations on one hand, and the recourse of national security agencies to spyware and mass surveillance programs on the other, appear as legitimate threats to privacy. While it might be easy to conclude that we now live in an era where absolute privacy has become unattainable, paradoxically, the most conventional threat to privacy, historically the intrusion of law enforcement into citizens' private lives, is governed by a strict legal framework that may not be suited to the demands of the digital age. Specifically, law enforcement agencies (LEAs) are generally prohibited from accessing private communications, unless specific stringent requirements defined

P. Jougleux (✉)
School of Law, European University Cyprus, Nicosia, Cyprus
e-mail: p.jougleux@euc.ac.cy



T.-E. Synodinou et al. (eds.), *EU Digital Law in the AI Era*,
https://doi.org/10.1007/978-3-031-96743-6_12

under the umbrella term "lawful interception" are met. In this context, a comparative legal approach in Europe, coupled with an analysis of the European Court of Justice (ECJ) case law, reveals that one of these prerequisites involves the concept of a "serious crime."

This chapter will argue that the debate here is not about evaluating whether the level of protection for private electronic communications against LEA investigations is relatively higher or lower compared to other privacy threats. Instead, it will emphasize that the debate rests on flawed factors, such as the requirement of a serious crime investigation, which are ill-suited to address the demands of modern Internet law. This chapter will first introduce the concept of lawful interception (1), highlighting the legislative and jurisprudential democratic safeguards established to control its scope, and then discuss the legal uncertainties surrounding the enforcement of these safeguards in the digital context (2).

## 2 The Notion of Lawful Interception in Europe

Lawful interception by LEAs is undeniably not a principle, but rather an exception, specifically an exception to the fundamental human right of confidentiality of electronic communications (Sect. 2.1). Consequently, specific democratic safeguards oversee the application of lawful interception (Sect. 2.2).

### *2.1 Interception of Private Communications and the Balance of Proportionality*

The European legal framework for lawful interception by LEAs is relatively dated, originating from a Council Resolution on 17 January 1995 concerning the lawful interception of telecommunications.[1] This document establishes the principle that LEAs are entitled, under certain conditions, to demand access to electronic communications from network operators or service providers. This access can take the form of real-time, continuous monitoring. In practice, implementing the Resolution involves the use of standardized interfaces, developed and administered by third parties. The Budapest Convention,[2] on an international scale, also outlines the regimes for real-time collection of traffic data (Article 20) and the interception of content data (Article 21). It introduces the principle of mandatory collaboration between service providers and LEAs. Furthermore, the European Electronic

[1] Council (1995).

[2] The Council of Europe's Convention on Cybercrime, ETS No. 185, 23/11/2001.

Communications Code[3] stipulates as one of the conditions for granting a general authorization to a communication provider that it may be compelled to enable legal interception by competent national authorities, in accordance with Regulation (EU) 2016/679 and Directive 2002/58/EC.[4] The ECJ has even taken a strict stance on this general obligation, stating that EU law does not require full reimbursement of the costs incurred by the interception mechanism, leaving the determination of provider compensation to individual Member States' discretion.[5]

Fundamentally, any discussion about lawful interception should commence with the definition of the principle of confidentiality of private communication. Firstly, private communications are inherently personal data. Thus, privacy data legislation (either the General Data Protection Regulation—GDPR—or the accompanying Directive 2016/680 on data processing by LEAs,[6] which applies to most lawful interception scenarios as a specialized law) must be taken into account. However, the ECJ is cautious to note that the protection of data subjects falls within the scope of the legal framework of lawful interference only when the measures in question impose processing obligations on providers of communication services.[7] Secondly, the Charter of Fundamental Rights enshrines the protection of private communication under the dual protection of Articles 7 and 8 of the Charter, pertaining to privacy and personal data protection, respectively.

Crucially, the concept of the confidentiality of electronic communications, as well as the exception of lawful interception, are regulated by the "e-privacy" Directive 2002/58.[8] Article 5 of this Directive establishes that "*Member States shall ensure the confidentiality of communications and the related traffic data by means of a public communications network and publicly available electronic communications services, through national legislation. In particular, they shall prohibit listening, tapping, storage or other kinds of interception or surveillance of communications and the related traffic data by persons other than users, without the consent of the users concerned, except when legally authorised to do so in accordance with Article*

[3] Directive (EU) 2018/1972 of the European Parliament and of the Council of 11 December 2018 establishing the European Electronic Communications Code (Recast). PE/52/2018/REV/1, OJ L 321, 17.12.2018, p. 36–214,, ELI: http://data.europa.eu/eli/dir/2018/1972/oj.

[4] Annex 1, (A), (4) of the Code.

[5] ECJ, C-339/21 Colt Technology Services and Others, 16 of March 2023, EU:C:2022:761.

[6] Directive (EU) 2016/680 of the European Parliament and of the Council of 27 April 2016 on the protection of natural persons with regard to the processing of personal data by competent authorities for the purposes of the prevention, investigation, detection or prosecution of criminal offences or the execution of criminal penalties, and on the free movement of such data, and repealing Council Framework Decision 2008/977/JHA, OJ L 119, 4.5.2016, p. 89–131, ELI: http://data.europa.eu/eli/dir/2016/680/oj.

[7] ECJ, C 511/18, C 512/18 and C 520/18, La Quadrature du Net and Others, 6 October 2020, ECLI:EU:C:2020:791, paragraphs 96 and 104.

[8] Directive 2002/58/EC of the European Parliament and of the Council of 12 July 2002 concerning the processing of personal data and the protection of privacy in the electronic communications sector (Directive on privacy and electronic communications), OJ L 201, 31.7.2002, p. 37–47, ELI: http://data.europa.eu/eli/dir/2002/58/oj.

*15(1). This paragraph shall not prevent technical storage which is necessary for the conveyance of a communication without prejudice to the principle of confidentiality.*"

Article 5 directly refers to Article 15(1) of the same Directive as the relevant legal framework for lawful interception. Consequently, any interception of non-public communications outside the scope of Article 15 will be inherently considered illegal interception, which is a criminal offense defined by the Directive on attacks against information systems.[9] It's worth noting that the term "non-public communication" does not automatically exclude communications via public networks. The crucial characteristic of private communication is the intention for it to remain confidential.[10]

Hence, Article 15(1) occupies a central position in the regime of lawful interceptions. This Article clarifies that "*Member States may adopt legislative measures restricting, wholly or partly, the data subject's right of access to the extent that, and for as long as such a partial or complete restriction constitutes a necessary and proportionate measure in a democratic society with due regard for the fundamental rights and legitimate interests of the natural person concerned, in order to: (a) avoid obstructing official or legal inquiries, investigations or procedures; (b) avoid prejudicing the prevention, detection, investigation or prosecution of criminal offences or the execution of criminal penalties; (c) protect public security; (d) protect national security; (e) protect the rights and freedoms of others.*"

It should be noted that a substantial body of case law has emerged from the ECJ regarding data retention,[11] which is also relevant to the discussion on lawful interference. As elucidated in the Privacy International case,[12] the ECJ does not differentiate significantly between the legal and ethical issues related to real-time access to electronic communication and those linked to the duration of data retention. The court holds that "*Article 15(1) of Directive 2002/58, read in conjunction with Article 3 thereof, must be interpreted as meaning that the scope of that directive extends not only to a legislative measure that requires providers of electronic communications*

---

[9] Directive 2013/40/EU of the European Parliament and of the Council of 12 august 2013 on attacks against information systems and replacing council framework decision 2005/222/jha, OJ L 218, 14.8.2013, p. 8–14, ELI: http://data.europa.eu/eli/dir/2013/40/oj. Article 6 states that "*Member States shall take the necessary measures to ensure that intercepting, by technical means, non-public transmissions of computer data to, from or within an information system, including electromagnetic emissions from an information system carrying such computer data, intentionally and without right, is punishable as a criminal offence, at least for cases which are not minor.*".

[10] See the Explanatory report on the Budapest Convention, at par.54: "*The offence applies to 'non-public' transmissions of computer data. The term 'non-public' qualifies the nature of the transmission (communication) process and not the nature of the data transmitted. The data communicated may be publicly available information, but the parties wish to communicate confidentially.*".

[11] And most notably the Digital Rights Ireland case (C-293/12 and C-594/12), in which the CJEU declared the Data Retention Directive (2006/24/EC) invalid, as it did not contain adequate safeguards to protect the fundamental rights of individuals, such as the right to privacy and the protection of personal data.

[12] ECJ, C 623/17 (GC), Privacy International, 6 October 2020, EU:C:2020:790.

*services to retain traffic and location data, but also to a legislative measure requiring them to grant the competent national authorities access to that data. Such legislative measures necessarily involve the processing, by those providers, of the data and cannot, to the extent that they regulate the activities of those providers, be regarded as activities characteristic of States, referred to in Article 1(3) of that directive*."[13]

This jurisprudential interpretation of Article 15 provides valuable guidance on the functioning of the legal framework for lawful interceptions. Primarily, it goes without saying (though it was nonetheless clarified in the Ministerio Fiscal case)[14] that the list of objectives outlined in the first sentence of Article 15(1) is exhaustive, and the national law implementing Article 15 must genuinely and strictly correspond to one of these objectives. These objectives are binding, and they are not interchangeable: if data retention has been authorized exceptionally for reasons of national security, access cannot be granted for the purpose of combating criminality.[15] Similarly, the ECJ ruled that communication data retained for the purpose of fighting serious crimes could not be used in connection with disciplinary investigations into corruption-related misconduct in office.[16]

The most crucial aspect of the jurisprudential interpretation of Article 15 lies in its clarifications and findings concerning the principle of proportionality. While the principle is enshrined in Article 15 itself, under the reference to a " *necessary and proportionate measure in a democratic society with due regard for the fundamental rights and legitimate interests of the natural person concerned*," the Court also invokes the principle of proportionality as a general principle of EU law. The legitimate interest of lawful interception is insufficient on its own. On the contrary, it must be balanced against the protection of Articles 7 and 8, as mentioned earlier. Moreover, the ECJ, as seen in the Commissioner of An Garda Síochána e.a. case,[17] introduces another human right into this proportionality balance: freedom of expression. The court argues that overly effective access or retention of communication data could have a chilling effect on the population, as the fear of unregulated private communication interception might stifle such communications in a manner incompatible with freedom of expression.

However, the ECJ does not ignore that the legitimate interest of lawful interception is also based on human rights, particularly protection against inhumane treatment and physical maltreatment. The court asserts that the principle of proportionality

---

[13] Par.39 of the Decision.

[14] ECJ, C-207/16, Ministerio Fiscal, 2 October 2018, ECLI:EU:C:2018:788.

[15] ECJ, C-140/20, Commissioner of An Garda Síochána e.a., 5 April 2022, ECLI:EU:C:2022:258, par. 100.

[16] ECJ, C-162/22, Lietuvos Respublikos generalinė prokuratūra, 7 September 2023, ECLI:EU:C:2023:631.

[17] ECJ, C-140/20, Commissioner of An Garda Síochána e.a, 5 April 2022, ECLI:EU:C:2022:258, par. 42 et 43.

aims to achieve a fair balance between these opposing imperatives.[18] In conclusion, LEAs can only carry out lawful interceptions when it is necessary, appropriate, and proportionate to the intended purpose of combating criminality. The authorization must be granted by competent and independent authorities designated by national law. This implies that the national legal framework overseeing lawful interference must encompass not only that the authorities' access to data aligns with the legislation's purpose but must also define the material and procedural conditions governing that access.[19]

The pivotal Digital Rights case,[20] which invalidated Data Retention Directive 2006/24/EC mandating providers of publicly available electronic communication services or public communication networks to retain all traffic and location data for periods ranging from 6 months to 2 years, in order to ensure data availability for investigation, detection, and prosecution of serious crime, plays a significant role in defining lawful interceptions. First, the invalidation of the Directive for reasons of constitutionality of the measures stands as a strong message regarding how the balance of rights and legitimate interests must be interpreted in this field.[21] The ECJ did not only rule on the data retention matter but also considered that the access of competent national authorities to data constituted further interference with fundamental rights. It also noted that data being retained and subsequently used without informing the subscriber or registered user was likely to generate the belief among those concerned that their private lives were constantly under surveillance. Although the purpose of the interference, contributing to the fight against serious crime and terrorism, is recognized as a general interest objective, it ultimately failed in this instance to meet the proportionality requirement.

The European Court of Human Rights (ECtHR) succinctly summarized the ECJ's findings in its seminal Big Brother case, highlighting the fundamental flaws of the Data Retention Directive.[22] Firstly, the Directive is applied in a generalized manner to all individuals and all electronic communication means, as well as all traffic data, without any evidence suggesting a link, even an indirect or remote one, to serious crime. Secondly, substantive and procedural conditions pertaining to access by competent nationals were absent. Specifically, access to retained data by competent national authorities was not contingent upon prior review by a court or independent administrative body.

However, it is important to highlight that the police's actions are not ruled by Article 15 per se. Indeed, actions of prevention or repression of criminality escape the field of application of the e-privacy Directive in its totality and the Article 15

[18] ECJ, C-511/18, C-512/18 et C-520/18, La Quadrature du Net e.a., 6 Octobre 2020, ECLI:EU:C:2020:791, par. 127 and 128.

[19] ECJ, C-350/21 Spetsializirana prokuratura, 17 November 2022, ECLI:EU:C:2022:896.

[20] ECJ, C-293/12 and C-594/12, Digital Rights Ireland and Seitinger and Others, 8 April 2014, ECLI:EU:C:2014:238.

[21] Markou Christiana (2012).

[22] ECtHR (GC), Big Brother Watch v UK, nos. 58170/13, 62322/14 and 24960/15, 25 May 2021, ECLI:CE:ECHR:2021:0525JUD005817013.

only indirectly applies to lawful interception from LEA, in the sense that the Article is only relevant where an obligation exists on the online provider to assist the police and provide some data. At the opposite, the Article does not govern the police's actions where no provider is involved in the process.[23]

## 2.2 *Democratic Safeguards Against Unlawful Interception*

In parallel with the ECJ's approach, the European Court of Human Rights (ECtHR) has developed its own analysis of the legal framework for the interception of private communications. Initially, as interception inherently constitutes an interference with the human right to confidentiality of correspondence enshrined in Article 8 of the Convention, its compliance with the three-step test of the European Convention on Human Rights (ECHR) is obligatory. This test requires that the interference with a human right be in accordance with the law, necessary in a democratic society, and carried out for the legitimate interest of a democratic society. The Court places significant emphasis on the first test in this context: the requirement that the interference be based on a "law" signifies that the legal framework must be especially clear and precise.[24] Any form of uncertainty is likely to be interpreted as a potential abuse by authorities.

It's worth noting that lawful interception is acknowledged by the Court not only in criminal circumstances but also to a certain extent in the context of employers monitoring communications transmitted by employees.[25] However, the Court distinguishes between two primary categories of lawful interception: interception for reasons of national security and interception in a criminal context.

Within the context of lawful interception by LEAs, the ECtHR underscores certain fundamental democratic safeguards that must be adhered to. The interception must aim to ascertain the truth, which necessitates that some form of oversight be conducted by an independent authority to ascertain the presence of objective and reasonable suspicions. Furthermore, this scrutiny must be effective, encompassing not just an evaluation of the interception's scope but also of its extent and ramifications. This practically entails that LEAs, in their requests for lawful interference, must provide detailed reasons justifying their actions.[26] In essence, the oversight of the lawfulness of interception must be thorough and not superficial.[27]

---

[23] ECJ, C-548/21, Bezirkshauptmannschaft Landeck, 04 October 2024, ECLI:EU:C:2024:830.

[24] ECtHR, Huvig v. France, no. 11105/84, 24 April 1990, ECLI:CE:ECHR:1990:0424 JUD001110584.

[25] ECtHR (GC), Bărbulescu v. Romania, 5 Septembre 2017, ECLI:CE:ECHR:2017:0905 JUD006149608.

[26] ECtHR, Dragovic v. Croatia, no. 68955/11, 28 October 2004, ECLI:CE:ECHR:2004:1028 JUD000570502.

[27] ECtHR (GC), Roman Zakharov v. Russia, 4 December 2015, ECLI:CE:ECHR:2015:1204 JUD004714306.

Nevertheless, the Court has also ruled that the absence of individualized reasoning does not automatically imply that the judge who issued the authorization did not adequately review the application.[28] However, this jurisprudence must be reconciled with the ECJ's stance on this matter, particularly the HYA, IP, DD, ZI, and SS v. Spetsializirana prokuratura case.[29] The ECJ, aligning with the ECtHR in this aspect, asserts that a pre-drafted text from the competent authority, which lacks individualized reasons but simply states, along with the authorization's validity period, that the requirements set out by the relevant legislation have been complied with, is indeed legal. However, it also introduces certain prerequisites. In the aforementioned case, the LEA's application contained precise reasons for requesting interception, and these reasons "*can be easily and unambiguously inferred from a cross-reading of the decision and the application for authorisation, the latter of which must be made accessible, after the authorisation has been given, to the person against whom the use of special investigative methods has been authorised.*" Only under such circumstances does a pre-drafted authorization for intercepting communications meet the requirements of Article 47 of the Charter (right to a fair trial and obligation to state reasons).

## 3 Legal Uncertainties Around the Principle of Lawful Interception

Lawful interception by LEAs encounters two challenges that undermine its effectiveness. The first challenge, of a technical nature, arises from the widespread use of cryptography in everyday communications (Sect. 3.1). Subsequently, it will be argued that a second challenge emerges from an inadequate and flawed interpretation of the principle of proportionality, giving significant weight to the vague notion of "serious crime" (Sect. 3.2).

### *3.1 The Era of Cryptography: The End of Lawful Interception?*

The concept of "privacy by design" has been established as a fundamental legal principle in the GDPR, and in our context, through the Article 20 of the Law Enforcement Directive. This paradigm dictates that data subjects' protection against misuse and unlawful processing of data must primarily stem from technological measures, complementing legal safeguards. For instance, the development of the

---

[28] ECtHR, Ekimdzhiev and Others v. Bulgaria, 11 January 2022, CE:ECHR:2022:0111JUD007007812.

[29] ECJ, C-349/21, HYA, IP, DD, ZI, SS v. Spetsializirana prokuratura, 16 February 2023, ECLI:EU:C:2023:102.

new "5G" communication protocol for smartphones and smart devices has led to the adoption of widespread use of techniques such as virtualization, anonymization, and cryptography, in line with privacy by design. As a result, "*It is therefore obvious that the introduction of 5G will have a considerable impact on the work of law enforcement and intelligence agencies and significantly impair their capabilities to use lawful interception*".[30] This same trend is observable in internet-based electronic communications, with the proliferation of end-to-end encryption in popular communication applications like Messenger, Viber, Signal, WhatsApp, and others.

This new paradigm of encrypted communications renders traditional wiretapping obsolete. Consequently, LEAs seeking to intercept private communications must resort to new interception techniques, the legality of which remains heavily debated, as these methods often fall within the realm of cybercriminality. Five techniques merit discussion: Deep Packet Inspection (DPI), Man-in-the-Middle Attacks, Key Escrow, Trojan-Based Interception, and Keylogging.

Deep Packet Inspection (DPI) involves analyzing the content of information packets transmitted over the internet to isolate specific applications. DPI, by nature, constitutes a technique of interception with significant potential to infringe on fundamental rights.[31] It should thus be restricted solely to situations of lawful interception.

A Man-in-the-Middle attack occurs when the LEA manipulates the communication protocol and assumes the role of the intended recipient, enabling eavesdropping on the conversation. For example, a device could mimic a wireless carrier cell tower, allowing the device's owner to intercept conversations from smartphones connected to the tower.

While DPI and Man-in-the-Middle attacks are susceptible to cryptography, other techniques circumvent this challenge. "Key escrow" refers to a situation where encryption keys are accessible to a third party. In essence, key escrow would grant LEAs the authority to request decryption of the intended message. Although technically feasible, there is a growing consensus that introducing vulnerabilities into encryption methods would severely compromise overall communication security. The EU's cybercriminal agency, ENISA, has taken a stance on this issue, asserting that "*Solutions that intentionally weaken technical protection mechanisms to support law enforcement will intrinsically weaken the protection against criminals as well, which makes an easy solution impossible*".[32] The agency essentially dismisses key escrow as a solution for implementing lawful interception in the digital era, favoring alternative solutions that should be developed in close collaboration with industry partners. Nevertheless, national legislations may grant judicial authorities the power to demand the submission of encryption keys.[33]

---

[30] Council of the European Union (2020).

[31] Daly (2010).

[32] ENISA (2016).

[33] Such as, for instance, the Article L.871-1 of the French Internal security Code.

Less potentially harmful to fundamental rights than key escrow, but still heavily debated, are trojan-based interception and keylogging applications. Both methods involve covertly installing spyware that either disrupts the normal use of a communication app or secretly records all input to a device. Trojan-based interception, in particular, is appealing to LEAs as it bypasses cryptography entirely.[34] While considered unconstitutional in some Member States,[35] other countries like Germany[36] and France have enacted laws explicitly permitting LEAs to utilize trojan-based attacks for interception purposes. In Germany, various human rights activist organizations have raised concerns about the detrimental impact of such techniques on human rights. The German Constitutional Court[37] has directly addressed the constitutionality of "State trojans," which allow the sharing of personal data acquired by domestic intelligence services through covert methods. The Court ruled that these provisions violate the principles of legal clarity and proportionality, thus infringing upon the fundamental right to informational self-determination.

Besides, the European Court had also pronounced on the relationship between encryption of communications and freedom of expression in the seminal Podchasov v. Russia case.[38] The case referred to statutory obligations on internet service providers to decrypt end-to-end encrypted communications for the purpose of law enforcement. The Court stated, at first, that "*encryption, moreover, appears to help citizens and businesses to defend themselves against abuses of information technologies, such as hacking, identity and personal data theft, fraud and the improper disclosure of confidential information. This should be given due consideration when assessing measures which may weaken encryption.*".[39] It also noted that that "*weakening encryption by creating backdoors would apparently make it technically possible to perform routine, general and indiscriminate surveillance of personal electronic communications.*".[40] It then concluded that the imposition of legal backdoors is to be characterized as unjustified and disproportionate interference in a democratic society. The position of the Court is that alternative methods, less intrusive than backdoors, are available.

Furthermore, the complexity of these attacks adversely affects practical interception management. In practice, service providers will likely rely more on standardized techniques and third-party apps and entities to fulfil their obligations. However, involving third parties introduces an additional layer of uncertainty and risk into the process. This was evident in the well-known Greek Vodafone tapping scandal, where it was discovered that the standardized interception platform installed by the

34 Abel (2009), pp. 99–108.

35 Peix (2020).

36 Noyan Oliver (2021).

37 First Senate of the Federal Constitutional Court, Order of 28 September 2022, 1 BvR 2354/13.

38 ECtHR, Podchasov v. Russia, App. No(S). 33696/19, 13 February 2024, ECLI:CE:ECHR:2024:0213JUD003369619.

39 Par.76 of the decision.

40 Par.77 of the decision.

access provider had been compromised and exploited by an unknown party to spy on politicians.[41]

In conclusion, the increasing difficulties tied to lawful access in the digital era has not been ignored by the EU policymakers. The EU has created in 2023 a High-Level Group (HLG) on access to data for effective law enforcement. Characteristically, this group promotes the notion of "lawful access by design",[42] as some counter-balance to the famous principle of "privacy by design". The same group added in its conclusion that "*LEAs need to make use of tactical solutions based on the exploitation of vulnerabilities to gain access to suspects' communications.*".[43] However, regarding lawful access by design, the Group explained in its conclusion that "*as industry actors should not be asked to integrate any system likely to weaken encryption in a generalised or systemic way for all users of a service; lawful access should remain targeted, on a communication-by-communication basis*". This more cautious approach adopted by the High-level group reflects the general consensus on the unlawfulness of a general obligation to create backdoors.

## 3.2 *The Problematic Issue of the "Serious Crimes" Limitation*

### 3.2.1 The ECJ'S Case Law on the Notion of Serious Offense

In the context of establishing sufficient safeguards for the use of interceptions, the concept of a "serious crime" has gradually assumed a central role as a determinant of the legality of interceptions carried out by LEAs. It is important to note that this notion is not clearly established in the European legislation. In primary European law, it appears in the Article 83 (1) of the Treaty on the Functioning of the European Union (TFEU), which lists some offenses "in the areas of particularly serious crime with a cross-border dimension" whereas the EU as capacity to legislate. In secondary EU law, also, the notion was used in the Data Retention Directive (which no longer exists, as the ECJ ruled on its incompatibility with the Charter), and it was actually one point whereas the text received heavy criticism, as the Directive did not provide a definition.

Instead, the notion of "serious crime" was introduced in a 2005 Council of Europe Recommendation, which advocated for the availability of "special investigative techniques" for serious crimes.[44] This recommendation specifically stated that "*Special investigation techniques should only be used where there is sufficient reason to believe that a serious crime has been committed or prepared, or is being prepared, by one or more particular persons or an as-yet-unidentified individual or group of individuals.*".

[41] Prevelakis and Spinellis (2007), pp. 26–33.

[42] Recommendation 22. High-Level Group on Access to Data for Effective Law Enforcement. (2023).

[43] High-Level Group on Access to Data for Effective Law Enforcement. (2024), p. 50.

[44] Committee of Ministers (2005).

However, neither the Charter of Fundamental Rights nor the European Convention on Human Rights, nor Article 15 of the e-Privacy Directive, restrict lawful interceptions to the detection of serious crimes exclusively. Even the recent second additional protocol to the Convention on Cybercrime,[45] which addresses enhanced cooperation and disclosure of electronic evidence, and does not incorporate a criterion of offense seriousness anywhere.[46]

Initially, the ECJ adhered to a literal interpretation of Article 15 and rejected the imposition of the notion of serious crime as a prerequisite for lawful interceptions. For instance, in the 2018 Ministerio Fiscal case,[47] the court dealt with the legality of denying access to unlock a smartphone requested by the police in an investigation of a wallet and mobile phone theft. The Court held that even though this access would constitute interference with the right to confidential private communications, the interference was not significant enough to warrant limiting access solely to the objective of fighting serious crime. It further pointed out that Directive 2002/58 does not restrict that objective to combating serious crime alone but refers to criminal offenses generally.

However, 2 years prior to this case, in the pivotal Tele2 Sverige case, which ruled that the general and indiscriminate retention of traffic and location data of all subscribers and registered users pertaining to all electronic communication means is unlawful,[48] the Court ruled that "*only the objective of fighting serious crime is capable of justifying such a measure*."[49] It emphasized that "objective evidence" must justify limits set on such measures regarding the public and potentially affected situations.

The Court insists on the point that "*As regards the setting of limits on such a measure with respect to the public and the situations that may potentially be affected, the national legislation must be based on objective evidence which makes it possible to identify a public whose data is likely to reveal a link, at least an indirect one, with serious criminal offences, to contribute in one way or another to fighting serious crime or to prevent a serious risk to public security. Such limits may be set by using a geographical criterion where the competent national authorities consider, on the basis of objective evidence, that there exists, in one or more geographical areas, a high risk of preparation for or commission of such offences*.".[50]

To reconcile these positions, it can be concluded that the seriousness of the interference with human rights will determine, in light of the principle of proportionality, whether lawful interception is authorized solely for the purpose of combating

---

[45] Council of Europe (2021).

[46] Article 7 of the Convention states that "1. Each Party shall adopt such legislative and other measures as may be necessary to empower its competent authorities to issue an order to be submitted directly to a service provider in the territory of another Party, in order to obtain the disclosure of specified, stored subscriber information in that service provider's possession or control".

[47] ECJ (GC), C-207/16, Ministerio Fiscal, 2 October 2018, EU:C:2018:788.

[48] ECJ, C-203/15, Tele2 Sverige, 21 December 2016, EU:C:2016:970.

[49] Par.102 of the Decision.

[50] Par.111 of the Decision.

serious crime or, conversely, if access can be justified by the objective of preventing, investigating, detecting, and prosecuting criminal offenses generally.

In the 2020 Quadrature du net case,[51] the Court does not make substantial efforts to resolve the ambiguity regarding the role of the serious crime notion as a prerequisite for lawful interception by LEAs.[52] While acknowledging that the seriousness of the crime is a factor to consider, the Court also states that what ultimately matters is proportionality with the pursued objective.[53]

This interpretation underwent scrutiny in the 2021 Grand Chamber case Prokuratuur.[54] The referring court directly queried the ECJ on whether, when the interception period is very brief or the collected data quantity is minimal, the objective of combating crime in general, rather than just serious crime, can justify an interference with the confidentiality of private communications (in this case, the interference arose from national legislation mandating general and indiscriminate retention of traffic and location data by electronic communication service providers).

The Court reaffirms that "*So far as concerns the objective of preventing, investigating, detecting and prosecuting criminal offences, which is pursued by the legislation at issue in the main proceedings, in accordance with the principle of proportionality only action to combat serious crime and measures to prevent serious threats to public security are capable of justifying serious interference with the fundamental rights enshrined in Articles 7 and 8 of the Charter, such as the interference entailed by the retention of traffic and location data, whether the retention be general and indiscriminate or targeted. Accordingly, only non-serious interference with those fundamental rights may be justified by the objective, pursued by the legislation at issue in the main proceedings, of preventing, investigating, detecting and prosecuting criminal offences in general*".[55]

The significance of the 'serious crime' factor is then established as the key determinant of the lawfulness of interception. The Court emphasizes that other factors, such as the duration of the period for which access to such data is sought, are insufficient to ensure the proportionality of the interference.[56] In essence, the nature of the accessed data will dictate the applicable legal framework. Access to data that substantially interferes with human rights can only be justified for serious offenses, whereas access to data deemed less intrusive to human rights may allow interception for the broader purpose of preventing crimes.[57]

---

[51] ECJ, C 511/18, C 512/18 and C 520/18, La Quadrature du Net and Others, 6 October 2020, EU:C:2020:791.

[52] Par.122 of the Decision.

[53] Par.132 of the Decision.

[54] ECJ (GC), C-746/18, Prokuratuur (Conditions of access to data relating to electronic communications), 2 March 2021, EU:C:2021:152.

[55] Par.33 of the Decision.

[56] Par.35 of the Decision.

[57] See for a final summary the last case: ECJ, C 140/20, Commissioner of An Garda Síochána e.a., 5 April 2022, EU:C:2022:258, par.59.

The 2022 SpaceNet AG case[58] adds one more substantial piece to this legal puzzle, by clarifying the legal nature of IP addresses in this context. The Court asserts that retaining the IP addresses of connection sources constitutes a significant interference with the fundamental rights outlined in Articles 7 and 8 of the Charter. These addresses can potentially unveil private details about the user of the electronic communication means and may deter the exercise of freedom of expression.[59] However, the Court reiterates that only the objective of combatting serious crime can warrant such interference.[60] Nonetheless, for IP addresses, and contrary to the case of traffic and location data, "*the general and indiscriminate retention of IP addresses assigned to the source of an internet connection for a period that is limited in time to what is strictly necessary*" is considered as legitimate or permissible.[61]

Finally, the 2024's case Bezirkshauptmannschaft Landeck[62] concludes this jurisprudential evolution. The judges had to discuss on the legality of an unsuccessful attempt from the police to unlock the smartphone of a suspect, that was legally seized. The Court considers that such an action belongs to the category of substantial interference. However, the Court clearly attempted in this decision to adjust its previous jurisprudence regarding the issue of serious offences as prerequisite for the legality of such an interference. On the one hand, the Court formally accepts the principle that the seriousness of a crime is not in itself a sine qua non for the lawfulness of interference. On the other, it reaffirms its position that the seriousness of the crime is the central element in assessing the proportionality of the interference.[63] Interestingly, the Court also refers to the principle of legality and imposes to the national legislator the duty to statute on this issue with precision and clarity, and to define with sufficient precision the factors to be taken into account, in particular the nature or categories of offences concerned. Consequently, even if the notion of serious offense is formally rejected as condition of the lawfulness of the interference, the Court seems to implicitly impose the idea of a predefined list of offenses of such a gravity that an interference to the suspect's right to privacy would be justified.

---

[58] ECJ (GC), Bundesrepublik Deutschland, represented by the Bundesnetzagentur für Elektrizität, Gas, Telekommunikation, Post und Eisenbahnen, v SpaceNet AG, Telekom Deutschland GmbH, C-793/19 and C-794/19, 20 September 2022, ECLI:EU:C:2022:702.

[59] Par.100 of the Decision.

[60] Par.103 of the Decision.

[61] ECJ, C-162/22, Lietuvos Respublikos generalinė prokuratūra, 7 September 2023, ECLI:EU:C:2023:631, par.31.

[62] ECJ, C-548/21, Bezirkshauptmannschaft Landeck, 04 October 2024, ECLI:EU:C:2024:830.

[63] Par. 96 and 97 of the decision.

### 3.2.2 Critic of the ECJ'S Jurisprudential Position

The ECJ's reliance on the concept of "serious crime" in the context of lawful interception is not without its critics. Four major arguments can be raised against the utilization of the notion of serious crime in the context of lawful interceptions.

#### Lack of Precision in the Notion of Serious Crime

One significant argument against the use of the "serious crime" concept is its lack of precise definition, rendering it practically unhelpful.[64] The Budapest Convention's Article 21 grants Member States discretionary power to determine a range of serious offenses relevant to interceptions, stating that "*Each Party shall adopt such legislative and other measures as may be necessary, in relation to a range of serious offences to be determined by domestic law*".

However, a comparative analysis reveals substantial variation in the interpretation of this notion at the national level. Different countries have different standards for what constitutes a "serious offense." For example, France[65] established a common severity threshold in 2019, requiring offenses punishable by at least 3 years' imprisonment to be subject to geolocation and electronic correspondence interception.[66] A new law also allows LEA to obtain remote access to smartphone devices and to activate microphones for various offenses.[67]

In Germany, the interception of telecommunications is allowed solely for specific offenses listed in a closed category,[68] but this list encompasses crimes punishable by 1 year or more of imprisonment, including offenses like bribery, forgery, and anti-doping violations.[69]

Italy requires a minimum of 4 years' imprisonment for an offense to be deemed serious,[70] while Spain sets the threshold at 3 years.[71] Greece and Cyprus[72] have adopted one of the strictest definitions of serious offense. In Greece, the notion refers to felony only.[73]

---

[64] Collet (2019).

[65] Law no. 2019-222 of 23 March 2019.

[66] Article 100 of the Criminal Procedure Code.

[67] Section 3 of the "projet de loi d'orientation et de programmation du ministère de la Justice 2023-2027".

[68] Section 100a of the Criminal Procedure Code.

[69] Moddy (2022).

[70] Law No. 397/2000.

[71] Article 588 ter a of the Criminal Code.

[72] The Article 2 of the Law 183(I)/2007 states that '"serious criminal offence" means an offence which is defined as a felony under the provisions of the Criminal Code or any other law or which carries, on conviction, at least a maximum penalty of five years' imprisonment or is an offence in breach of the provisions of this Law'.

[73] Section 4 of Law 2225/1994.

This disparity in defining "serious offense" leads to uncertainty and challenges the practicality of the concept. Interestingly, in its seminal Big Brother Watch case,[74] the ECtHR, in the context of the discussion on the Data Retention Directive, had already mentioned that "*by simply referring, in a general manner, to serious crime, as defined by each member State in its national law, the Directive failed to lay down any objective criterion by which to determine which offences might be considered to be sufficiently serious to justify such an extensive interference with the fundamental rights enshrined in Articles 7 and 8 of the Charter.*".[75]

### Misinterpretation of Proportionality

The reliance on the concept of "serious crime" may stem from a misinterpretation of the principle of proportionality. It is not to be doubted that interception of electronic communications constitutes a serious interference with human rights. And, on the principle of proportionality, this serious interference must be counterbalanced with a specific fundamental legitimate interest. However, if the purpose of combatting serious crime is always a fundamental legitimate interest, other legitimate interests may arise from other sources.

While it isoften assumed that the seriousness of the crime directly corresponds to the gravity of the objective, this is not always the case. The significance of the objective could also arise from the absence of alternative means of evidence acquisition. This distinction becomes crucial when differentiating between traditional crimes and cybercrimes. In the former, intercepting communications is just one among various evidence collection methods available to LEAs, whereas in the latter, due to the electronic nature of the offense, communication analysis might be the sole source of evidence. Although the ECJ expressly recognized it in the Lietuvos Respublikos generalinė prokuratūra case (see above), it still fails to draw general consequences on its excessively narrow interpretation of the principle of proportionality. Thus, the imperative for interception differs, affecting the proportionality assessment.

In essence, while the seriousness of the offense is a vital consideration, it alone does not guarantee a correct interpretation of proportionality. Instead, a holistic approach should consider the overall context of the warrant request, encompassing factors such as the nature of the crime and the duration of interception.

[74] ECtHR (GC), Big Brother Watch v UK, op.cit.

[75] Par.212 of the Decision.

### Potential for Abuse

The mechanism of relying on serious crime for interceptions can open the door to abuse. Intercepting communications is, by definition, based on assumptions of serious crime involvement. This creates a tendency to amplify the gravity of these assumptions to meet the threshold for legitimate interception.

Although the ECJ acknowledges this concern, especially in the Spacenet AG case, where it highlighted the example of child pornography investigations, it misses a crucial point. In this case, the court gave some examples on why IP address retention is justified. And in this context, it emphasized that retaining IP addresses might be justified when such data is the only means to identify an offender in cases like child pornography.[76] The Court concludes then that "*a legislative measure providing for the general and indiscriminate retention only of the IP addresses assigned to the source of a connection does not appear, in principle, to be contrary to Article 15(1) of Directive 2002/58, read in the light of Articles 7, 8 and 11 and Article 52(1) of the Charter, provided that that possibility is subject to strict compliance with the substantive and procedural conditions which must govern the use of that data*".[77]

What is missed in this reasoning is that according to EU law, "*Acquisition or possession of child pornography shall be punishable by a maximum term of imprisonment of at least 1 year*".[78] This implies that, the possession of child pornography may not meet the threshold of severity established by the concept of a serious offense (even if in practice some Member States have greatly extended this a minima maximum term of imprisonment).[79]

### A Too-Subtle Distinction?

The current jurisprudence distinguishes between serious interferences, such as targeted location data retention or general retention of IP addresses, which can be justified only for the purpose of combatting serious crimes, and non-serious interferences, which can be allowed for the purpose of fighting criminality in general. Nonetheless, this jurisprudential distinction not only lacks legal basis but also lacks certainty, as the Court has yet to provide a clear definition with examples of interceptions of electronic communications that constitute non-serious interferences. The Grand Chamber Ministerio Fiscal's case (see above) provides only some

---

[76] Par.100 of the Decision.

[77] Par.101 of the Decision.

[78] Article 5 (2) of the Directive 2011/93/EU of the European Parliament and of the Council of 13 December 2011 on combating the sexual abuse and sexual exploitation of children and child pornography, and replacing Council Framework Decision 2004/68/JHA, OJ L 335, 17.12.2011, pp. 1–14.
ELI: http://data.europa.eu/eli/dir/2011/93/oj.

[79] For instance, in Cyprus, the offense of child pornography possession may result up to 10 years of imprisonment (Article 8 of law 91(I)/2014).

limited guidance. The Court acknowledges the data (name, phone number, address) "do not allow precise conclusions to be drawn concerning the private lives of the persons whose data is concerned" (point 60), concluding then that the interference in this case was not serious enough. Therefore, it could be concluded that the nature of data is for the court a substantial element in deciding whether the interference is serious or not. However, this analysis of the data's nature does not correspond to the classic distinction between communication content and meta-data, as the Court implied in this case that its ruling would differ if the LEA requested location data, the date, time, duration and recipients of the communications.

In conclusion, the utilization of the notion of "serious crime" for lawful interceptions, combined as exception with the notion of "serious interference", is riddled with uncertainties, misinterpretations, and potential for abuse. It's crucial to revisit this approach to ensure a more balanced and rights-preserving legal framework for intercepting private communications.

### 3.2.3 Serious Crimes in the EU Artificial Intelligence (AI) Act

Conforming to its risk-based approach, the EU AI Act[80] distinguishes between AI of unacceptable risk, high-risk AI, and systemic-risk AI. Article 5 of the Act lists the cases where the AI is of inacceptable risk and therefore belongs to the category of prohibited AI practices. Interestingly, it refers to the use of AI by LEA in the specific situation of "*the use of 'real-time' remote biometric identification systems in publicly accessible spaces*".[81] For instance, law officers might be tempted to use the CCTV of a train station in order to locate a suspect, employing a facial recognition AI system to identify him/her. Such a practice is then prohibited, but the Article provides some exceptions: the identification of missing persons, the identification for the prevention of terrorist acts, and, finally, the suspects of serious crimes.

The term "serious crime" is not explicitly mentioned, but the idea is the same. It concerns crimes punishable by a maximum period of at least 4 years, that are listed in the second annex of the Regulation. It means "*terrorism, trafficking in human beings, sexual exploitation of children, and child pornography, illicit trafficking in narcotic drugs or psychotropic substances, illicit trafficking in weapons, munitions or explosives, murder, grievous bodily injury, illicit trade in human organs or tissue, illicit trafficking in nuclear or radioactive materials, kidnapping, illegal restraint or hostage-taking, crimes within the jurisdiction of the International Criminal Court, unlawful seizure of aircraft or ships, rape, environmental crime, organised or armed*

[80] Regulation (EU) 2024/1689 of the European Parliament and of the Council of 13 June 2024 laying down harmonised rules on artificial intelligence and amending Regulations (EC) No 300/2008, (EU) No 167/2013, (EU) No 168/2013, (EU) 2018/858, (EU) 2018/1139 and (EU) 2019/2144 and Directives 2014/90/EU, (EU) 2016/797 and (EU) 2020/1828 (Artificial Intelligence Act), ELI: http://data.europa.eu/eli/reg/2024/1689/oj.

[81] Article 5 (h) of the Regulation 2024/1689.

*robbery, sabotage, participation in a criminal organisation involved in one or more of the offences listed above*".[82]

Certainly, this list could serve as a good starting point for a unified definition of the notion of serious crime at the European level. However, as mentioned, the notion itself is not used in the text of the document and the result is that the legal framework concerning the use of data by the LEA is further split in various regimes.

### 3.2.4 Recasting the Lawful Interception's Legal Framework

If the concept of "serious crime" is deemed inadequate for delineating the boundaries of lawful interceptions, alternative approaches must be considered to ensure an effective implementation of the principle of proportionality. One potential solution involves strengthening the rights of data subjects within this context, particularly through the application of a transparency principle. The lack of awareness among individuals regarding the interception of their private communications essentially deprives them of the ability to seek legal remedies against abuses, which Article 15(2) of the e-privacy Directive typically guarantees. Simultaneously, real-time information about ongoing interceptions by LEAs would render the technique ineffective. Therefore, an obligation for LEAs to provide information should be established as a fundamental democratic safeguard, but this obligation would be fulfilled at a latter stage of the investigation. I could be proposed that an adequate time would be at the conclusion of the interception period, but this time may still be inappropriate In case of arrest for instance, the appropriate time would be the moment of the arrest. Otherwise, an appropriate time would be the moment the investigation is closed.

The ECJ's recognition of this obligation of information is evident in the Spetsializirana prokuratura case.[83] The Court asserts that this obligation emanates from Article 13 of Directive 2016/680. This article reflects the data subject's right to information, akin to the GDPR. However, it also includes exceptions, allowing Member States to enact legislative measures to delay, restrict, or omit the provision of information to data subjects, especially to "*avoid obstructing official or legal inquiries, investigations or procedures; avoid prejudicing the prevention, detection, investigation or prosecution of criminal offences or the execution of criminal penalties.*".[84]

Despite these exceptions, the Court clarifies that the obligation of information prevails. It specifically references Article 13 and concludes that this obligation takes precedence.[85] This signifies that the right to information, which empowers

[82] Annex 2 of the Regulation 2024/1689.

[83] ECJ, C-350/21 Spetsializirana prokuratura, 17 November 2022, ECLI:EU:C:2022:896.

[84] Article 13 (3) (a) and (b) of the Directive.

[85] See par.71 of the Decision.

individuals to be informed about the interception of their communications, must be upheld even in the context of lawful interceptions.

By reinforcing and clarifying data subjects' rights through an obligation of information, the legal framework for lawful interception can be restructured to better uphold the principles of proportionality and safeguard against potential abuses. At the same time, the jurisprudence on "serious crimes" should be abandoned for the reasons exposed above. This approach strikes a balance between individuals' privacy rights (more transparency) and the legitimate needs of law enforcement agencies (simplified legal framework, without the seriousness' threshold).

# 4 Conclusion

In conclusion, the discussion and analysis presented above do not advocate for a more permissive regime of lawful interception by law enforcement agencies (LEAs) in light of the widespread and expanding threats to privacy in the digital era. Neither do they propose that the contemporary abuses observed in mass surveillance by intelligence agencies should serve as a rationale for diminishing the level of privacy protection. On the contrary, the goal should not be to relax the standards of lawful interception by LEAs, but rather to modernize and adapt them to the challenges posed by the digital age.

There exists a consensus that a certain degree of access to private electronic communications by LEAs is necessary in the interest of public security. However, this access must be accompanied by rigorous democratic safeguards. While it is acknowledged that a stringent definition of these safeguards, such as a blanket requirement of "serious crime" criteria, might appear robust, such an approach could actually compromise the effectiveness of the overall legal framework. Furthermore, it could potentially overshadow the need for new and more effective democratic safeguards that are better suited to the digital environment.

It is imperative to strike a balance between the legitimate interests of law enforcement and the fundamental right to privacy. Achieving this balance entails developing innovative safeguards that address the unique challenges posed by digital communications. One promising approach is the widespread implementation of transparency measures, ensuring that individuals are informed about instances of lawful interception after they have concluded. This transparency empowers individuals to assert their rights and seek remedies against potential abuses, thereby reinforcing accountability in the use of interception powers.

In summary, the evolution of lawful interception in the digital age should focus on adapting to the changing landscape while upholding fundamental rights and democratic principles. This requires a nuanced approach that safeguards privacy, maintains the efficacy of law enforcement efforts, and fosters trust between citizens and the authorities.

## References


Abel W (2009) Agents, trojans and tags: the next generation of investigators. Int Rev Law Comput Technol 23(1–2):99–108

Collet P (2019) L'insaisissable notion de surveillance en droit pénal. Revue de science criminelle et de droit pénal comparé 3:549–566. https://doi.org/10.3917/rsc.1903.0549

Committee of Ministers (2005) Recommendation Rec(2005)10 of the Committee of Ministers to member States on "special investigative techniques" in relation to serious crimes including acts of terrorism of 10 April 2005

Council (1995) Resolution of 17 January 1995 on the lawful interception of telecommunications, OJ C 329, 4.11.1996, pp 1–6

Council of Europe (2021) Second Additional Protocol to the Convention on Cybercrime on enhanced co-operation and disclosure of electronic evidence. Cybercrime Convention Committee (T-CY). CM(2021)57-final

Council of the European Union (2020) Lawful Interception – Strengthening EU cooperation. Brussels, 13 October 2020 (OR. en) 11517/20

Daly A (2010). The Legality of Deep Packet Inspection. International Journal of Communications Law & Policy, No. 14 (2011), Available at SSRN: https://ssrn.com/abstract=1628024 or https://doi.org/10.2139/ssrn.1628024

ENISA (2016). On lawful criminal investigation that respects 21st century data protection. Europol and ENISA Joint Statement Available at https://www.enisa.europa.eu/publications/enisa-position-papers-and-opinions/on-lawful-criminal-investigation-that-respects-21st-century-data-protection

High-Level Group on Access to Data for Effective Law Enforcement (2023). Recommendations of the High-Level Group on Access to Data for Effective Law Enforcement. European Commission. https://home-affairs.ec.europa.eu/networks/high-level-group-hlg-access-data-effective-law-enforcement_en

High-Level Group on Access to Data for Effective Law Enforcement. (2024). Concluding report of the High-Level Group on access to data for effective law enforcement. European Commission. https://home-affairs.ec.europa.eu/networks/high-level-group-hlg-access-data-effective-law-enforcement_en

Markou Christiana (2012) The Cyprus and other EU court rulings on data retention: the directive as a privacy bomb. Comput Law Secur Rev 28(4):468–475

Moddy R (2022). Police spying powers: 50 countries ranked on powers to access mobile devices. Comparitech. Available at https://www.comparitech.com/blog/vpn-privacy/police-cell-phone-spying/

Noyan Oliver (2021). Civil society, tech giants oppose Germany's state Trojans plans. Euractiv. https://www.euractiv.com/section/digital/news/civil-society-tech-giants-oppose-germanys-state-trojans-plans/

Peix A (2020) Austrian constitutional court: number plate recognition and 'Trojan Horse' software are unconstitutional. Eur Data Prot Law Rev 6:128

# e-Evidence Regulation: A Contemporary Trojan Horse in Criminal Proceedings?

**Vagia Polyzoidou**

**Abstract** The e-Evidence package (including Regulation (EU) 2023/1543 and Directive (EU) 2023/1544), adopted in July 2023 and set to enter into force in August 2026, marks a significant milestone in the field of cross-border access to electronic evidence in criminal proceedings. This Chapter presents the key elements of the new regulatory framework, outlining the reasons that necessitated the development of these new mechanisms. It briefly discusses the lengthy process that led to the completion of the existing legal framework based on International Judicial Cooperation and Mutual Legal Assistance, as well as the rethinking of the concept of Mutual Trust through the model of direct cooperation between private entities (ISPs) and third-party states. Additionally, it raises critical questions regarding the compatibility and consistency of certain aspects of the new "Absolute Mutual Trust" system with EU fundamental principles and human rights, which emerge both from the doctrinal (European) Criminal Law (e.g., legal interests at stake) and Procedural Criminal Law (e.g., the right to a fair trial and effective remedies). These concerns arise from the legal efforts to address issues such as permanent data storage and the "absence" of non-EU service providers, ultimately aiming to facilitate investigations and prosecutions by any means.

V. Polyzoidou (✉)
University of Nicosia, Nicosia, Cyprus
e-mail: polyzoidou.v@unic.ac.cy



T.-E. Synodinou et al. (eds.), *EU Digital Law in the AI Era*,
https://doi.org/10.1007/978-3-031-96743-6_13

# 1 Introduction

The flourishing[1] of cybercrime[2] and the innovative modus operandi[3] of cybercriminals have highlighted the EU's inadequacy in effectively combating digital criminality, and the consequent need (for law enforcement and judicial authorities) to modernize their tools and frameworks at both national and transnational level. Existing international cooperation frameworks, such as Mutual Legal Assistance (MLA) instruments, have proven to be slow and outdated though. Similarly, although instruments like the Budapest Convention and the European Investigation Order (EIO) Directive were designed to facilitate cross-border cooperation in criminal matters, their procedures often fail to keep up with the rapid technological advancements in the digital space. The widespread use of cloud computing has added another layer of complexity, as data is no longer confined to specific geographic jurisdictions, making it harder to identify the location of evidence and determine which legal frameworks apply.

At the same time, there is considerable reluctance among States regarding cross-border data flows as rapid political developments and shifting of social dynamics (e.g., elections in USA, wars and invasions, terrorism, cyberattacks) make it even more imperative for democratic States (or for the States within the same democratic family adhering to the principles of liberal criminal law) to adopt measures that both facilitate the effective prosecution of crimes via electronic evidence framework (hereinafter e-Evidence) and safeguard human rights, in order to prevent the creation of a global "Big Brother".[4]

Moreover, this has led to EU efforts to build a strong alternative framework, enriching the existing mechanisms (from 2018), which were based on International Judicial Cooperation[5] and Mutual Legal Assistance, with new tools. In fact, the EU's 2023 tools on e-Evidence aim to address a variety of challenges faced by investigators, such as permanent storage, the loss or transfer of location, and the "absence" of non-EU service providers.

This Chapter presents the key elements of the new regulatory framework, outlining the reasons that necessitated the development of these new mechanisms. It briefly discusses the lengthy process that led to the completion of the existing legal framework based on International Judicial Cooperation and Mutual Legal Assistance. Beyond the inevitable ethical considerations, the main research

---

[1] According to Council 85% of criminal investigations involve digital data, https://www.consilium.europa.eu/en/policies/e-evidence/.

[2] Indicative definitions for cybercrime and computer crime see Clough (2015), p. 9, Yar and Steinmetz (2019), pp. 3 ff; Williams (2006), p. 70; Sieber (2004), p. 16; Speer (2000); Strossen (2000).

[3] Especially after the pandemic, see Buono (2023), p. 277.

[4] See Christakis (2024), p. 109.

[5] Which is becoming even more complicated not only because of frenetic technological progress and globalization of evidence but also because of rapid political changes, as Brexit. More in Mitsilegas and Guild (2023).

question focuses on direct cooperation and mutual trust under the new regulatory umbrella where the role of ISPs changes and they become "jurisdictional authorities" that should even choose between compliance and sanctions (criminal and administrative). The Chapter also discusses challenges and concerns regarding potential infringements that arise from the intersection of EU fundamental principles and human rights while addressing key elements of Regulation (EU) 2023/1543 and raises several critical questions regarding Substantive (p.e. an indicative short analysis of the legal interests at stake) and Procedural Criminal Law (with a particular emphasis on the right to a fair trial and the availability of effective remedies). At the end of the day, the answer to the initial question about the "Trojan Horse" metaphor—representing a seemingly advantageous tool that conceals potentially harmful implications—lies here.

# 2 E-Evidence Package

## *2.1 E-Evidence: A Definition*[6]

It would not be an exaggeration to say that, until recently, there was no common and binding definition of e-Evidence, despite attempts to define it by both the Council of Europe (hereinafter CoE) and the European Union (hereinafter EU).[7] This is due to the fact that electronic evidence does not necessarily relate to electronic crime, cybercrime, or e-crime, nor does it aim to prove the existence of cybercrime.[8] Furthermore, as Christakis[9] underlines, during negotiations for the new e-Evidence scheme, EU institutions did not even agree on the term that should be used.[10] Today,

[6] The technological developments and continuous production of EU instruments and tools in order to control them creates a terminological black hole in the field of Criminal Procedure as Audrito et al. (2023) pointed out, trying to help the legal experts via a statistical research and data analysis.

[7] See, p.e., the Electronic Evidence Guide, which resulted from a joint CoE and EU-project, in which it is defined as "*any information generated, stored or transmitted in digital form that may later be needed to prove or disprove a fact disputed in legal proceedings*". In Jones et al. (2020).

[8] This is to some extent already illustrated by the 2001 Convention on Cybercrime adopted in the leap of the CoE, where some provisions regarding all types of crime are included as well.

[9] Christakis (2023), p. 9.

[10] Ibid, fn 37–40 where author explains how the Commission's definition in the initial draft (as: "*evidence stored in electronic form by or on behalf of a ISP at the time of receipt of a production or preservation order certificate, consisting in stored subscriber data, access data, transactional data and content data*") was declined by Sippel's Report as "*it could automatically imply that the data gathered is admissible as evidence in a criminal proceeding", suggesting replacing the term with 'a more neutral terminology, namely "electronic information"*". Lastly, the EP accepted this proposal transforming the title (see 'European Production and Preservation Orders for electronic *information* in criminal *proceedings*'). See Sippel's report (2019).

however, there is a clear definition[11] both for e-Evidence[12] and for the most complicated[13] group of digital data used to investigate and prosecute criminal offenses:[14] content data.[15]

## 2.2 *The Background of E-Evidence Package: The Procedure of Raising/Lifting Obstacles in the Name of Security*

EU criminal procedural law has dealt with cross-border cooperation, aiming to overcome the challenges created by territorial borders, different jurisdictions, and the unavoidable globalization of electronic information.[16] From the Schengen Implementation Convention (1990) to the Amsterdam Treaty (1997) and the Lisbon Treaty (2009), judicial cooperation and mutual legal assistance have continuously evolved.[17]

Nevertheless, the EU's and CoE's legal frameworks regarding the gathering of electronic evidence and mutual legal assistance in criminal investigations appeared outdated[18]—even after the adoption of Directive 2014/41/EU of the European Parliament and the Council of 3 April 2014 regarding the European Investigation Order (hereinafter EIO) in criminal matters.[19] In fact, authorities were allowed to access this data, provided the prerequisite procedural safeguards were in place.

---

[11] Rogalski (2023), p. 2 ff.

[12] According to Article 3.8 of Regulation (EU) 2023/1543: "*electronic evidence means subscriber data, traffic data or content data stored by or on behalf of a ISP, in an electronic form, at the time of the receipt of a European Production Order Certificate (EPOC) or of a European Preservation Order Certificate (EPOC-PR)*".

[13] Depauw (2018), pp. 66–68.

[14] According to Article 3.12 of the Regulation "*means any data in a digital format, such as text, voice, videos, images and sound, other than subscriber data or traffic data*".

[15] The proposal for a Regulation on Privacy and Electronic Communications refered to content data or "*electronic communications content*" as "*the content exchanged by means of electronic communications services, such as text, voice, videos, images, and sound*". However, Depauw finds out that there are some discussions regarding the distinction between both types of data. For the discussion between Member States and ECtHR see Depauw, ibid, fn 33–37.

[16] Information > Evidence, See Christakis (2023).

[17] For the digitalization of judicial cooperation EU introduced already two brand new legal instruments in December of 2023: (1) Directive (EU) 2023/2843 amending Directives 2011/99/EU and 2014/41/EU of the European Parliament and of the Council, Council Directive 2003/8/EC and Council Framework Decisions 2002/584/JHA, 2003/577/JHA, 2005/214/JHA, 2006/783/JHA, 2008/909/JHA, 2008/947/JHA, 2009/829/JHA and 2009/948/JHA, as regards digitalisation of judicial cooperation and (2) Regulation (EU) 2023/2844 on the digitalisation of judicial cooperation and access to justice in cross-border civil, commercial and criminal matters, and amending certain acts in the field of judicial cooperation.

[18] Depauw (2018), p. 73.

[19] Until e-Evidence package, the European guidance that has been given for the effective Cross-border collection of electronic evidence included: a) Cross-border jurisdiction: delineating inves-

However, if the internet service provider (hereinafter ISP) was located in another country or the data was stored abroad, law enforcement was required to resort to instruments of cross-border cooperation: in particular, the EIO within the EU's area of freedom, security, and justice,[20] and mutual legal assistance (hereinafter MLA) outside this area, especially regarding content data from US companies.[21]

The real challenges of regulating the relevant framework were connected to either direct solutions through cooperation with ISPs or indirect cooperation between judicial authorities. Getting access to e-Evidence could be an extremely confusing process for authorities, as it is often stored in another country, while online ISPs store users' data on servers that may be located in multiple countries, both inside and outside the EU. Consequently, judicial authorities tasked with collecting e-Evidence have to navigate lengthy and complicated procedures to obtain access to it. As a result, the European Commission proposed new rules to make access to e-Evidence easier and faster.[22] Almost five years later, the aforementioned rules were about to be adopted, with many amendments to the initial draft—and several objections to the final text.

According to political authorities,[23] there was an urgent need for new mechanisms, leading to the scheduling and adoption of a new Directive and a new Regulation on e-Evidence ("*e-Evidence Regulation*").[24] One of the key innovations of the new tools is that they allow judicial authorities in one member state to directly address judicial orders for electronic evidence to ISPs in another member state. In fact, according to the Commission's initial proposal, the new rules would allow judicial authorities from one EU country to directly request access to e-Evidence from any ISP offering services in the European Union and established or represented in another member state. It was clear that what EU procedural criminal law

---

tigative powers in cyberspace, b) Mutual legal assistance between judicial authorities and c) Direct cooperation with ISP.

[20] According to Topalnakos, the collection of electronic evidence through the EIO only focused on the identification of individuals who were associated with a specific telephone number or IP address and on the interception of telecommunications with the technical assistance of the executing state, see more in Topalnakos (2023).

[21] Tosza (2023).

[22] In Spring of 2018, European Commission, via a final preparatory paper, stated that in cross-border cases authorities have to rely on one of three channels: judicial cooperation between public authorities (often too slow), direct cooperation between public authorities and a ISP (often cumbersome and not transparent) and direct access to e-Evidence (where legal frameworks remain fragmented)., doubting in essence the European Investigation Order (EIO). Some days later, it proposed new rules to better equip law enforcers and judicial authorities without abrogating EIO and MLA procedures, at least explicitly.

[23] The basic argument in favor of new legal tools based on the fact that new rules will provide judges and prosecutors with quick access to evidence they need, regardless of where it's stored, before it disappears, s Gunnar Strömmer (Swedish Minister of Justice) stated, Consilium, Council adopts EU laws on better access to electronic evidence, 27.6.2023, https://www.consilium.europa.eu/en/press/press-releases/2023/06/27/council-adopts-eu-laws-on-better-access-to-electronic-evidence/.

[24] Buono (2019).

"needed" was to minimize obstacles in gaining cross-border access to electronic evidence.

## 2.3 *Regulatory Context*[25]

The so-called "e-Evidence Package[26]", in other words the regulatory framework concerning "*European Production and Preservation Orders for electronic evidence in criminal proceedings and for the execution of custodial sentences following criminal proceedings*" was finally adopted by the Council of the EU and the European Parliament after five years[27] of continuous proposals, objections, and negotiations, in late July 2023.[28] It contains two new legal instruments:

- **Regulation (EU) 2023/1543**[29] on European Production Orders and European Preservation Orders for electronic evidence in criminal proceedings and for the execution of custodial sentences following criminal proceedings[30] (hereinafter the Regulation), and

[25] For a detailed presentation and analysis see Juszczak and Sason (2023).

[26] The package includes the main legal tools that the Chapter is referred to but also to the EU Digital Services Act (DSA), which introduced responsibilities and a system of accountability and transparency for providers of intermediary services, and Regulation 2021/784, which regulates the duties of care to be applied by hosting ISPs to remove or disable access of terrorist content online, the bilateral negotiations on an EU-US e-Evidence agreement, and the starting negotiations on a United Nations legal instrument on cybercrime and most and foremost to the—comprised of the Council of Europe Second Additional Protocol to the Cybercrime Convention, which provides tools to strengthen cooperation and dissemination of electronic evidence (like direct cooperation between competent authorities of CoE member states and ISPS of another state party and effective means of obtaining subscriber information and traffic data), see more in Polyzoidou (2021), p. 355 ff.

[27] The agreement on new rules mechanisms between Council of EU and European Parliament took place on January of 2023 while legislative proposals on e-Evidence were presented more than five years ago (European Commission published two proposals on relevant legal instruments on 17 April 2018), with COM(2018) 225 final and COM(2018) 226 final. For a summary of the initial proposal, see Wahl (2018), p. 35.

[28] The Regulation is expected to be implemented from18 August 2026 while the EU Member States should transpose the Directive must into their national laws by 18 February 2026.

[29] The Regulation lays down the rules under which an authority of a Member State, in criminal proceedings, may issue a EPOC or a EPOC-PR and thereby (directly) order a ISP offering services in the Union and established in another Member State, or, if not established, represented by a legal representative in another Member State, to produce or to preserve electronic evidence regardless of the location of the data.

[30] Regulation (EU) 2023/1543 of the European Parliament and of the Council of 12 July 2023 on European Production Orders and European Preservation Orders for electronic evidence in criminal proceedings and for the execution of custodial sentences following criminal proceedings, *O.J.* L 191, 28.7.2023, 118–180.

(*O.J.* L 191, 28.7.2023, pp. 118–180).

- **Directive (EU) 2023/1544**[31] laying down harmonised rules on the designation of establishments and the appointment of legal representatives for the purpose of gathering electronic evidence in criminal proceedings (hereinafter the Directive).[32]

According to the trilogue,[33] the e-Evidence Package is a new system for gathering electronic evidence, designed to address the volatile nature of e-Evidence and the challenges related to the loss of location of stored data. It offers an alternative, quicker, and more efficient mechanism compared to the existing tools, aiming to enhance international cooperation and mutual legal assistance.

### 2.3.1 General Framework

In a nutshell, the Regulation on e-Evidence in criminal proceedings introduces an alternative mechanism to existing international cooperation and mutual legal assistance tools. It aims to address the challenges posed by the volatile nature of e-Evidence and the "loss of location" aspect by establishing new procedures for quick, efficient, and effective cross-border access.

The Regulation introduces European Production Order (hereinafter EPOC[34]) and European Preservation Order (hereinafter EPOC-PR), which can be issued by judicial authorities to obtain or preserve e-Evidence, regardless of the location of the data. These orders may cover various categories of data, including subscriber data, traffic data, and content data. A threshold is set for traffic data (except when requested solely for identifying the user) and for content data, which can only be requested for crimes punishable in the issuing country by a custodial sentence of at least three years—or for specific offences relating to cybercrime, child pornography, counterfeiting of non-cash means of payment or terrorism which are also covered.

[31] The Directive lays down the rules on the designation of designated establishments and the appointment of legal representatives of certain ISPs that offer services in the Union, for the receipt of, compliance with and enforcement of decisions and orders issued by competent authorities of the Member States, for the purposes of gathering electronic evidence in criminal proceedings.

[32] Directive (EU) 2023/1544 of the European Parliament and of the Council of 12 July 2023 laying down harmonised rules on the designation of designated establishments and the appointment of legal representatives for the purpose of gathering electronic evidence in criminal proceedings, *O.J.* L 191, 28.7.2023, 181–190.

(*O.J. L 191, 28.7.2023, pp. 181–190*).

[33] The e-Evidence package comes from the compromise between Council, European Commission and European Parliament, the so-called trilogue.

[34] Last "C" in EPOC and EPOC-PR comes from the word "certificate" according to the abbreviation that the Regulation uses.

Beyond the time limitations and obligations,[35] it is crucial to highlight the provision of penalties for ISPs that fail to comply with an order. Financial penalties may be imposed, up to 2% of the ISP's total worldwide annual turnover for the preceding financial year. Thus, a notification system will be established for traffic data (except when requested solely for identifying the user) and content data, unless the issuing authority believes that the offence has been or will likely be committed in the issuing country and/or the person whose data is sought resides within its territory. This notification system is designed to inform the enforcing state and provide an opportunity to assess and, if appropriate, raise one or more grounds for refusal. These grounds might include, for example, the protection of the requested data.The enforcing state will have 10 days to raise objections, or 96 hours in emergency situations. If an objection is raised, the ISP will halt the execution of the order and will not transfer the data. In this case, the issuing authority will withdraw the order. If, in emergency situations, the data has already been transferred, the issuing authority will either delete or restrict the data, or comply with specific conditions regarding its use.

Besides, the Directive serves as a crucial instrument in the implementation of the Regulation. It establishes the rules for the appointment of legal representatives or the designation of establishments for ISPs, who will be responsible for receiving and responding to such orders. This step is necessary due to the absence of a general legal requirement for non-EU ISPs to have a physical presence in the EU. Additionally, the legal representatives or designated establishments appointed under this Directive may also play a role in national procedures. The Directive ensures that for each ISP falling within the scope of the Regulation, there will be at least one potential addressee for the newly created orders. The Regulation's core premise is that competent authorities can issue binding requests to ISPs offering services within the EU, regardless of their place of establishment or the physical location of the data. Law enforcement authorities in one Member State will now be able to issue orders directly to private actors in another Member State, and these orders must be executed without the involvement of authorities from the Member State where the ISP is based (with a few limited exceptions).[36]

Last but not least, the Directive guarantees that all ISPs operating within the EU will have the same obligations regarding access to e-Evidence. It also imposes a requirement for ISPs offering services in the EU to designate a legal representative in at least one Member State.[37]

---

[35] There is a mandatory deadline of 10 days to respond to a production order. In duly established emergency cases, the deadline may be reduced to eight hours.

[36] Tosza (2023).

[37] All ISPs not established in the European Union but offering services in the Union would be obliged to appoint a legal representative. The representative will be responsible for receiving, complying with and enforcing decisions and orders. See Forlani, supra n32, p. 176.

### 2.3.2 The New Tools

The Regulation on EPOCs and EPOC-PRs for e-Evidence enables authorities to access stored data, regardless of its location. On one hand, the EPOC allows a judicial authority in a Member State to directly request access to e-Evidence from an ISP established or represented in another Member State, either immediately or at a later stage. The ISP is required to respond within 10 days, or within 6 hours in emergency situations. On the other hand, the EPOC-PR ensures that e-Evidence is not deleted or altered by the ISP while the EPOC is still being processed. The Regulation outlines, inter alia, the conditions for issuing these instruments, the execution process by ISPs, the notification procedure and grounds for refusal by the executing Member State, enforcement and penalties (including financial sanctions), the rights of individuals whose data is being requested, and a review procedure in cases of conflict of laws with a third state.[38]

## 3 Direct Cooperation: Rethinking of Mutual Trust's Nature[39]

The relationship between the "*issuing authority*," the "*enforcing authority*," and the "*targeted/suspected person*" creates a dialogue regarding the effectiveness of evidence gathering within this trilateral scheme. Optimizing cooperation between these authorities raises the fundamental question of how actively the judicial authority in the ISP's country should be involved. To answer this, it is essential to examine the nature of "mutual trust"[40] and recognize the need for a direct relationship,[41] despite the existence of already established legal instruments.[42]

---

[38] Frunza-Nicolescu impressively describes 7 detailed Case Scenarios that Member States will face (Scenario 1: e-Evidence located within the territorial jurisdiction of the handling EDP, Scenario 2: e-Evidence located within the territorial jurisdiction of an EPPO Member State other than the one of the handling EDP, Scenario 3: e-Evidence located within the territorial jurisdiction of non-participating Member States other than Denmark and Ireland, Scenario 4: e-Evidence located within the territorial jurisdiction of a Party to the Budapest Convention on Cybercrime -including non-participating Member State Denmark, Scenario 5: e-Evidence located or stored in the territory of Ireland, Scenario 6: e-Evidence located in the territory of a third country not covered by scenarios 1 to 5, Scenario 7: cooperation with US-based Internet and media ISPs—voluntary disclosure), see analytically in Frunza-Nicolescu (2023), p. 211 ff.

[39] For a deep and thorough analysis of what mutual recognition means see Mitsilegas (2024), pp. 90–107.

[40] As "*blind faith*" or "*reasoned trust*", see Forlani (2023), p. 176.

[41] Direct cooperation is the new transnational and transatlantic choice (see p.e. CLOUD Act that follows similar principles with e-Evidence package in order to ensure timely access to data with criminal relevance). In fact, there is a transition from mediated model (based on mutual legal assistance) to an unmediated model (based on Budapest Convention on Cybercrime) Rojszczak (2022), p. 1019.

[42] These instruments include: Directive 2014/41/EU on the European Investigation Order in criminal matters (EIO), The European Convention on Mutual Assistance in Criminal Matters between

Moreover, the need for enhanced direct cooperation has been highlighted by the European Court of Human Rights (ECtHR) in *K.U. v. Finland*,[43] where the Court deemed Finnish law unacceptable in light of Article 8. The law "*did not enable compelling the operator of the internet server to provide information on the other user but merely provided for the criminal offence of malicious misrepresentation and the possibility of bringing criminal charges or an action for damages against the server operator.*"

## *3.1 The New Role of ISPs*[44]

Since the advent of cloud computing in individuals' daily lives,[45] the globalization of criminal evidence has surpassed traditional notions of territorial jurisdiction. Christakis highlights that, according to the European Commission, "*more than half of [all criminal] investigations involve a cross-border request to access [electronic] evidence*" (2018), *while judicial authorities almost unanimously (94.1%) report that the main issue is the amount of time required for mutual legal assistance (MLA) procedures (2019).*[46] One of the primary problems stemming from jurisdictional differences between legal systems was the refusal of ISPs to provide data—either due to a lack of jurisdiction on the part of the requesting authority or because of the nationality of the affected person whose data is being sought.

With the introduction of the e-Evidence package, for the first time, Member States—via their investigating authorities—will be able to directly request foreign ISPs[47] (subject to other Member States) to provide or secure electronic evidence through EPOCs or EPOC-PRs. This shift is expected to enhance the efficiency of cross-border criminal investigations, as many of the obstacles related to accessing digital information outside the requesting Member State will be addressed.

---

the Member States of the European Union, Regulation (EU) 2018/1727 of 14 November 2018 on the European Union Agency for Criminal Justice Cooperation (Eurojust), Regulation (EU) 2016/794 on Europol, Council Framework Decision 2002/465/JHA on joint investigation teams, The Council of Europe Convention on Cybercrime (Budapest Convention) and bilateral agreements between EU and 3rd parties.

[43] K.U. v. Finland, Application no. 2872/02, Judgment 2 December 2008, margin no. 46.

[44] Analytically for the new role of ISPs in Tosza (2024), pp. 139–166.

[45] Geographical conditions and localization play indisputably a significant role (see p.e. *Yahoo! v. Belgium* related to disclosure of technical assistance to get to other than content data), until 'cloud computing' shows that data are less held on a specific device or in closed networks, but rather are distributed over multiple providers and locations. Cloud evidence can be related to remote emails services (such as Gmail) or to remote data storage and sharing systems (such as Google Docs). Therefore, there is sometimes talk of 'loss of (knowledge of) location' according to Depauw (2018), p. 70, fn 49–53.

[46] Christakis (2023).

[47] In Regulation there is a focus on the territorial connection with EU Member States rather than data storage location.

Nonetheless, this new procedural reality raises challenges to national sovereignty (of the enforcing state where the service provider is based) and concerns over the EU's use of regulations that constrain national discretion in judicial cooperation.[48]

Sachoulidou[49] speaks for privatization of law enforcement—as not something new as it is found in various EU frameworks, notably anti-money laundering (AML) regulations; this time, the EU's e-evidence regulation extends this trend, involving private companies in decisions about legality, proportionality, and rights protection though. More specifically, ISP's are expected now to act as the "*first filter*" for identifying fundamental rights violations while they may lack of expertise or—even worse—they would answer to dilemma of choosing between compliance and penalty. Of course, there is a high possibility that companies, driven by corporate interests, will prioritize avoiding sanctions over protecting fundamental rights, leading to potential abuses of power and crimes (as corruption in private sector); not to mention the deficit in democratic system of accountability in a private entity.[50]

Besides, ISPs face now not only (another) compliance challenge (without a specific and coherent compliance action plan) but also the challenge of balancing three different interests: their business and profit interests, the public law enforcement authorities' interest in obtaining relevant information for investigations, and their customers' interests, particularly in terms of personal data and privacy; in other words, so many legal and ethical considerations (e.g., balancing law enforcement and digital rights, decision making especially in ambiguous situations) in line with continuously changing data protection regulation.[51]

### *3.2 Towards an "Absolute Mutual Trust" System*[52]

Apart from the initial lack of agreement on mandatory terms and the type of legal instruments that could cover the relevant provisions,[53] the primary reason for the delay in launching the new e-Evidence project was the desire to minimize the problems created by traditional MLA instruments—such as the previous EIO—due to

---

[48] Art. 82(1) TFEU (Treaty on the Functioning of the EU) and the principle of mutual recognition underpin this cooperation but do not clearly define the role of private parties. See Sachoulidou (2024), p. 265.

[49] Sachoulidou, ibid, pp. 265–269.

[50] Analytically in Sachoulidou, ibid.

[51] Stupka, Loutocký (2024), pp. 1490–1495.

[52] Analytically about the characteristics of the new mutual trust system in Franssen (2024), p. 186 ff.

[53] According to Sippel' s report the provisions of the Directive should be incorporated into the Regulation in order to avoid the circumvention of the legal basis of the Directive, see supra n10. Also, comments in Christakis (2023), p. 21–23 and fn 95, where author presents how the EC, the Council and the EP have disagreed on several other issues, beginning with "*the title of the legislative package ('electronic evidence' or 'electronic information'?) and the legal instruments that it should contain, to important substantive issues such as how human rights will be protected, the*

their reliance on inter-state requests and their inherent limitations. As a result, the e-Evidence package was designed around an entirely different philosophy, allowing law enforcement authorities (LEAs) to directly request data relevant to criminal investigations from ISPs. This shift toward direct cooperation between States led to a qualitative improvement in mutual trust, evolving from mere "*mutual trust*" to "*absolute mutual trust.*"

However, this new system raised numerous questions and challenges during the trilogue negotiations, particularly concerning the notification process.[54] The scope and volume of these notifications, combined with concerns about potential infringements on fundamental human rights, became highly contentious issues between the European Council, European Commission, and European Parliament.[55] Besides, these disagreements were the main reason for the nearly five-year delay in the e-Evidence package.

# 4 Regulation vs EU Fundamental Principles and Human Rights

## *4.1 General Remarks*

It is crucial to understand how the agreement between the different parties in the trilogue process was reached, as they agreed on the following essential points:

(i) the application of the residence criterion to exclude notification to the executing state,
(ii) the refusal of orders as a consequence of a pending rule-of-law procedure under Article 7(1) and (2) of the Treaty on European Union (TEU),
(iii) the optional nature of grounds for refusal and the limited role of the ISP in the non-execution of orders,
(iv) the distinction between the ISP and the data controller, and
(v) the deletion of data.

Nevertheless, this ambitious new direct cooperation mechanism raises several new legal issues, particularly concerning the legal basis of the Regulation and the need to uphold the fundamental principles of interstate cooperation, as well as the protection of individuals' human rights, despite the facilitation of prosecution by judicial authorities.

---

*role of ISPs, how conflicts of law problems should be addressed, and which categories of data should be covered by the legislative package and their corresponding legal regime*".

[54] Christakis (2023) refers to it as the "*notification knot*".

[55] See Christakis, ibid, for some of the crucial questions that were imposed. Also, Rojszczak (2022), pp. 1010–1014.

Despite strong criticism, Article 82 of the Treaty on the Functioning of the EU (TFEU)[56] was used as the legal basis for the new EU instruments, with the argument that judicial cooperation among Member States in criminal matters within the EU is grounded in the principle of mutual recognition.[57] However, Article 82 refers to "*mutual*" cooperation and recognition between EU Member States (issuing and executing states), not between an individual, or more precisely, a legal entity with financial interests (i.e., ISPs), and the issuing state.[58] In particular, this relationship involves not only a shift in the participants and their roles but also a weakening of the guarantees provided by the control of the enforcing state (and its judicial authorities). Furthermore, the possibility of imposing pecuniary sanctions on ISPs that fail to comply with the Regulation's provisions reduces the likelihood of a refusal to an order by them.[59]

In addition, the new legal instruments appear to sacrifice the principle of dual criminality in favour of speed and efficiency. This does not occur immediately but:

(i) as an exception (for a list of crimes[60]) to the initial refusal described in Articles 12(1)(d) and 8 of the Regulation on EPOCs and EPOC-PRs,
(ii) as a prerequisite solely for two categories of data: traffic data and content data, and
(iii) in the case of European Preservation Orders as a whole.

Of course, this is not the first time we face the paradox of abandoning the foundation of mutual cooperation. However, this time it is more concerning due to both the

[56] Besides, the importance of Article 82 of the Treaty is undeniable, both now and even more so in the future, as EPPO Regulation (transfers on the basis of appropriate safeguards in a legally binding instrument) will gain importance when the Second Additional Protocol to the Cybercrime Convention and a modernised Council of Europe Data Protection Convention (Convention 108+) enter into force and are ratified by a number of third countries. See Rojszczak (2022), p. 1014; Signorato (2023), pp. 15–17.

[57] Art. 82 (1) and (2) of the Treaty on the Functioning of the EU (TFEU) establishes the competence of the EU to adopt measures and minimum rules in order to implement this principle, while respecting the possibility for Member States to maintain a higher level of protection of fundamental rights; that's how EU has already adopted directives and regulations on procedural rights, conflicts of jurisdiction, or victims' rights etc.

[58] Sarkowicz questions and denounces directly the adopted method as a violation of the principle of mutual recognition of judicial decisions (as in those cases a judicial authority should be established for all categories of electronic evidence as competent to recognize the order, without any exceptions); but the Regulation requires blind action in European criminal proceedings that "*has no rational justification in the context of trust as several threats resulting from the current regulations to the rights of suspects and accused persons*". See Sarkowicz (2023), p. 87; Contra Tosza (2020), p. 161 ff.

[59] For the possibility to refuse only with regard to data relating to traffic and content (Article 8 e-Evidence Regulation) and for very limited reasons provided exhaustively in Article12 of the Regulation see also Ludwiczak Glassey (2023), p. 207.

[60] See the exception of a list of offenses for which the dual criminality requirement is not necessary when the issuing state provides for a maximum penalty exceeding three years.

extent of this abandonment and the involvement of new "*exotic participants*" in the legal framework.[61]

## 4.2 Substantive Criminal Law

The problems that arise can be categorized based on the field they predominantly affect, either in substantive or procedural criminal law. In particular:

### 4.2.1 Legal Interests at Stake

First and foremost, it is individuals' privacy[62] and their personal data[63] that seem to be violated by the relevant provisions and obligations created for ISPs. However, this is somewhat inevitable, as these specific legal interests are at stake whenever there is a risk of lacking evidence. In other words, the constitutional debate regarding privacy as a human right must be balanced with other rights, a discussion that is well-known globally.

Nonetheless, one could argue that privacy, and the legal interests that stem from it, become even more "*vulnerable*" due to the provisions that the e-Evidence package includes—or does not include. For instance, every form of professional secrecy,[64] confidentiality (whether editorial, medical, legal,[65] or professional in general), and ethical or deontological obligations could be at risk. Allowing unrestricted access to vast amounts of data (even when there is a valid reason) could lead to collateral damage, interfering with information that is completely irrelevant to the investigation. Consequently, "*Open Access* " to such a large volume of data could not only be superfluous and violate sensitive personal data of unrelated individuals, but also create confusion and hinder the investigation itself.[66]

---

[61] See Topalnakos (2023), pp. 200–203 who also refers to "*the complete abandonment of the principle of speciality*", which had already been set aside by the Directive regarding the European Investigation Order -since e-Evidence could apparently be used for purposes other than those for which cooperation was sought. EDRi et al. also refer to speciality principle as recommendation towards EP during the delegations in EDRi et al. (2022), p. 3. Furthermore, adherence of Regulation to principles of proportionality and necessity are questioned by Tinoco-Pastrana (2020), p. 48 and Busillo (2023), p. 36.

[62] Christakis (2023), p. 25 ff.

[63] Vilà Cuñat (2023), p. 8.

[64] EDRi et al. (2023), p. 2.

[65] For confidentiality and the battle between data sharing and protection of legal professional privilege see Drozd (2024), p. 59.

[66] Unfortunately, the case law in the area of the CJEU is not particularly encouraging by means of safeguarding privacy. For instance, in judgment of the CJEU "M.N. (EncroChat)" C-670/22, 30.4.2024, the CJEU distinguished itself from the Commissioner of An Garda Síochána, regarding the EIO, by considering that the general and indiscriminate mass acquisition of encrypted data,

In addition, there is a danger of creating "*fishing expeditions*"[67]—i) for various individuals, and ii) for various types of data about the same individual—through the collection of massive amounts of unnecessary data. For this reason, the order must include a detailed summary of the offence, specifying a limited set of data, a clear time frame, and the number of individuals affected. In other words, the ISP should know exactly what authorities need and what is relevant to the investigation. Furthermore, ISPs should only be allowed to disclose confidential medical information if it has undergone prior review and approval by a competent authority.[68] Moreover, there should be a mechanism in place to refuse an order if there is evident abuse, which should be confirmed by accredited legal experts.

Last but not least, ensuring the same level of protection for all types of data is not unnecessary. While content and traffic data are more directly useful for investigations, as they often provide direct evidence of incidents, even subscriber data could reveal crucial information about individuals. Therefore, providing those affected with the right to be informed—and consequently the ability to challenge an order (via a competent authority)—would address numerous issues concerning human rights violations and compliance with the EU Charter of Fundamental Rights (hereinafter Charter).

### 4.2.2 Different Legal Orders

In addition to this, and serving as a nexus between Substantive and Procedural Criminal Law, the issue of compliance emerges. The admissibility of electronic evidence in national criminal courts remains questionable, as the rules governing its admissibility vary across the legal frameworks of different Member States and are continually challenged by technological advancements.[69] In fact, many of the issues arising from the e-Evidence package could be resolved in a hypothetical scenario where a single Criminal (Procedural) Law applied uniformly across the different legal orders. In other words, if there were no conflicts of law that intrude upon each other, the supranational gathering and transmission of e-Evidence would not be clouded by legal uncertainty—for prosecutors, victims, and the defense alike.[70]

---

without any specific suspicion of criminal acts committed by thousands of their subjects—naturally individuals—is not problematic (from the perspective of the principle of proportionality and the protection of their fundamental rights) and does not prevent its transmission (with the aim, of course, of future utilization); according to Arvanitis, this ruling has broader implications for the present and future of criminal investigations in the EU area (e.g., in the context of the functioning of the European Public Prosecutor's Office or in the application of Regulation (EU) 2023/1543 on "e-Evidence") See Arvanitis (2024), p. 1038 and fn 15 (about EncroChat, with a precious comment by Togias).

[67] EDRi (2021), p. 14.

[68] A court or an independent administrative authority.

[69] Buono (2023).

[70] Depauw (2018), p. 76 and EDRi et al., supra n67, p. 2, underline this uncertainty, see Plenary vote on the "e-Evidence package".

This is exactly what the European Law Institute (hereinafter ELI) highlighted with its *"Proposal for a Directive of the European Parliament and of the Council on Mutual Admissibility of Evidence and Electronic Evidence in Criminal Proceedings."*[71] The ELI Proposal not only presents minimum standards for gathering e-Evidence[72] but also suggests adopting the lex loci as a criterion to eliminate compliance issues between the issuing, executing, and possibly a third state.[73] According to the ELI Proposal, such a criterion could address the compliance problem by ensuring that both the executing authorities and the trial court in the forum state could verify adherence to these rules. Additionally, the defense would have the necessary means to verify whether the evidence gathered abroad complies with the lex loci.[74] Of course, there are objections based on the principle of non-inquiry in cross-border evidence, but these objections are not undisputed.[75]

Moreover, different political systems have varying approaches to the confrontation (and, at times, violation) of human rights, even though the EU provides basic guarantees through its Charter and Conventions. However, when corruption prevails, the rule of law[76] becomes more fragile than ever. In such situations, the "main agenda" often includes political scandals, illegal investigations into opposition politicians, involvement of national security agencies, and protests against the government. The separation of powers is repeatedly undermined, with the independence of the judiciary becoming a lex imperfecta. As a result, the possibility of a third state's legal order participating in the e-Evidence process is not just possible but highly likely and foreseen.[77] Not to mention that danger of misrepresenting the principles

---

[71] See analytically Bachmaier Winter (2023), p. 223 ff. Not to mention that electronic evidence motivated many "*legal brainstormings*" even before it became e-Evidence (as a package), see also Road map for a Common European legal framework for electronic evidence (2016).

[72] Minimum standards for mutual evidence admissibility to the forensic field we can find already in 2010, in Stockholm programme, stating that a more effective European law enforcement cooperation was necessary "*to combat forms of crime that have typically a crossborder dimension*", and on the other hand that the Commission should "*agree on common quality standards within the forensic field, inter alia, to develop best practice for crime scene investigations*", see Depauw (2018), p. 64.

[73] Regit actum as the main principle (Article 4 ELI Proposal); defining the *lex loci* as the "*place where the access to evidence was granted*" (Article 1 ELI Proposal).

[74] Bachmaier Winter (2023), supports that ensuring adherence to the general principle of lex loci could have only one exception: when the use of such evidence would infringe fundamental constitutional principles of the forum State (Art. 4 (1) ELI Proposal).

[75] According to Backmaier Winter, ibid, there are many ways to ensure that evidence obtained abroad is compliant with the lex loci, epecially nowadays in total digital area and in EU's AFSJ.

[76] EDRi et al., supra n67, p. 2.

[77] As Yunquera Sehwani states in his dissertation "*Regulation does not aim to protect EU fundamental rights in light of the enactment of the CLOUD Act [...] the e-Evidence Proposal does not include any provision to minimize the risks caused by the adoption of the CLOUD Act in the US*", Yunquera Sehwani (2018), p. 41.

of liberal democracy and the misuse of power in Member States with a weakened rule of law is both visible and realistic.[78]

Consequently, freedom of expression and, by extension, freedom of information could be jeopardized due to the lack of the prerequisite dual criminality.[79] EU Member States often have widely differing provisions regarding journalistic work, the protection of journalistic sources, editorial secrecy, and press/media freedom in general. As a result, the risk of revealing sources could deter witnesses, leading to less testimony and diminished collaboration between the public and journalists.

Furthermore, introducing the e-Evidence package in Member States where judicial independence is not guaranteed would be dangerous, particularly when an individual is accused of a crime related to state or public order. This risk is amplified by the lack of involvement from the executing Member State. On the other hand, involving authorities from the executing Member State as early as possible for all types of orders and data categories would help ensure compliance with the Charter. Otherwise, there should be a possibility to refuse the order. Additionally, if the issuing authority decides to keep the order confidential from the individuals whose data is being sought, it should be required to provide a justification for this decision.

Lastly, e-Evidence should not be used as a tool for preemptively addressing future delinquency, a practice that could lead to panoptic systems that "*predict*" behaviors. This could ultimately undermine the possibility of rehabilitating individuals, rendering special preventive measures ineffective, and instilling a pervasive sense of fear in civil society. Such a practice could also lead to the continuous erosion of the rule of law.

## *4.3 Procedural Criminal Law*

### 4.3.1 Right to Fair Trial

The problems arising from the e-Evidence provisions with regard to the right to a fair trial stem primarily from the incomplete notification system. Entrusting the protection of human rights solely to the issuing authority is problematic, especially when principles such as dual criminality are merely theoretical, and ne bis in idem is undermined.[80]

[78] Referring to Article 7 of EU Treaty could not solve any of the problems that (issuing) Member States (whose role will be minimized in practice) will face.

[79] Even though the Regulation revels—inter alia—to the freedom of expression (press, media, etc.) under EU law as well as to respect to Charter and the Treaty on European Union (TEU).

[80] According to Sachoulidou (2024), "*the Regulation may reinstate the double jeopardy requirement as a ground for refusal, but its drafters (like those of the Commission's Proposal) seem to oversee that the minimum maximum penalty limitation emerges from exceptions to the double jeopardy requirement*".

Moreover, the accused's right to defend is compromised in some cases, particularly with EPOC-PRs for subscribers' data, where the accused is not notified. Even in EPOC, in cases involving content or traffic data, the right to defense is weakened due to strict time restrictions and the lack of early access to the case file. Without access to the case file, the principle of equality of arms is jeopardized, as the accused is unable to prepare and present their case effectively, while the prosecution has full access. Furthermore, allowing the defense to participate in the evidence-gathering procedure could provide a crucial alternative perspective, helping to rectify mistakes (e.g., failure to convert time zones correctly).[81]

The presumption of innocence must also be considered as a fundamental aspect of the right to a fair trial, especially in the digital and AI era.[82] The increasing reliance on electronic evidence amplifies the need for safeguards that protect individuals from premature judgment during the investigation phase.

In this context, the right to a fair trial includes the obligation to inform the accused about the process as soon as possible when an order is issued. In other words, a mandatory notification system is crucial. Member States and ISPs receiving such requests should be obligated to process them with the same urgency as requests from law enforcement authorities. As for equality of arms, the Regulation should have allowed earlier access to the case file for the data subject in all categories of data, even though these modifications could diminish the acceleration and efficiency that the e-Evidence package seeks to achieve.

### 4.3.2 Effective Remedies

The safeguarding standards of the Regulation and the threat of violation of EU fundamental procedural rights is a topic that has already been of concern. Comparing Regulation with Roadmaps Directives leads to the conclusion of their—overall—consistency and compatibility; in other words, Regulation's provisions do not violate or sideline the right to information/translation, the right to have a lawyer, the right to be presumed innocent in compliance with Directives 2013/48/EU, 2016/1919/EU, 2010/64/EU, 2016/343/EU.[83] However, Directive 2012/13/EU (: the right of suspects or the accused to information about their rights arising from the time persons are made aware by the competent authorities of a Member State that they are suspected or accused of having committed a criminal offence[84]) does not seem to be absolutely aligned with the e-Evidence package.

[81] EDRi (2021), supra n67, p. 28.

[82] For the challenges relating to the protective scope of presumption of innocence, the *in dubio pro reo* principle in algorithmic and AI environment, especially after the Proposal for an EU AI Act see indicatively Sachoulidou (2023).

[83] Kiejnich-Kruk and Mickiewicz discuss analytically the Roadmap Directives, making the necessary comparisons. See Kiejnich-Kruk and Mickiewicz (2024), p. 128 ff.

[84] Such provision has been repeated in Article 4 of 2016/800/EU.

Article 8 of the Regulation[85] provides auxiliary remedies for individuals whose data is collected,[86] including the suspect or accused person, during criminal proceedings in which the data is used. It outlines the possibility to challenge the legality of the measure, including its necessity and proportionality, while also ensuring that the fundamental rights guarantees in the enforcing State are respected. Moreover, it obliges both the issuing State and any other Member State to which the electronic evidence is transmitted to ensure that the rights of defense and fairness of proceedings are upheld when assessing evidence obtained through a EPOC.

However, the limited protection offered by the Regulation becomes apparent when examining the scope of these remedies. Notably, the protections are limited only to the EPOC, not extending to the EPOC-PR. The notification system is similarly restricted to two categories of data (e.g., content and traffic data), raising concerns about the overall effectiveness of the remedies described.[87] This limitation may undermine the intended protection, as individuals could be left without a means of challenging the use of other forms of evidence obtained through the EPOC-PR, which can be stored and used without full judicial oversight. Furthermore, under the EPOC-PR, data that is meant to be deleted could be kept by the ISP for up to 90 days—or potentially even longer—until the EPOC is issued or revoked.[88] This extended retention period raises additional concerns, particularly regarding the scope of data being retained and whether it will be used for purposes beyond the original investigation.

Finally, while the Regulation mentions the respect for national procedural laws and the rights of defense and fairness of proceedings, these provisions appear more like aspirational goals than concrete legal obligations. The lack of binding requirements for Member States to ensure these protections,[89] coupled with the limited

---

[85] It describes inter alias *"the possibility to challenge the legality of the measure, including its necessity and proportionality, without prejudice to the guarantees of fundamental rights in the enforcing State"* and obliging the issuing State and any other Member State to which the electronic evidence has been transmitted "to ensure that the rights of the defence and the fairness of the proceedings are respected when assessing evidence obtained through the EPOC".

[86] Irrespective of whether they are suspects, defendants or third parties.

[87] EDRi et al., supra n67, p. 2.

[88] According to Article 11 para 1 of the Regulation: "1. *Upon receipt of an EPOC-PR, the addressee shall, without undue delay, preserve the data requested. The obligation to preserve the data shall cease after 60 days, unless the issuing authority confirms, using the form set out in Annex V, that a subsequent request for production has been issued. During that 60-day period, the issuing authority may, using the form set out in Annex VI, extend the duration of the obligation to preserve the data by an additional 30-day period, where necessary to allow for the issuing of a subsequent request for production.*"

[89] According to Kiejnich-Kruk and Mickiewicz (2024), p. 144 "*the wording of Art. 18.2. should be enriched with the scenario when the right to an effective remedy can be exercised before a court in the residing or enforcing State if the affected person resides in another than issuing State. Lack of proper notification causes not only restriction of the right to the effective remedy but also to the right to the lawyer and right to privacy. It seems that in the scenario when someone is not informed about the existence of activities involving their personal data, ECHR and CJEU requirements are not met.*"

application of the notification system and remedies, significantly weakens the safeguard mechanisms that should be in place to protect individuals' rights.[90]

## 5 Conclusion

Over the years of developing and revising the e-Evidence package, numerous objections regarding the undermining of fundamental human rights have been raised[91]—and more are likely to surface after its implementation (August of 2026).[92] These concerns are particularly focused on the notification system[93] and the effectiveness of remedies as safeguards against violations of secrecy and confidentiality. Such issues are exacerbated in States where the rule of law has weakened or is under threat. The challenge is to ensure access to necessary data while simultaneously preventing its abusive or illegal retention and transfer.

While involving both the issuing and enforcing authorities in the validation of orders could strengthen safeguards, requiring the executing Member State to validate every order before data is transferred could lead to increased bureaucracy, making the entire system less efficient. The idea of a "win-win" scenario, balancing swift data access with rigorous safeguards, may therefore be unrealistic.

It is especially noteworthy that, in the age of the GDPR, there is an apparent retreat in the protection of personal data, privacy, and confidentiality—values that have traditionally been central to European law.[94] This is not necessarily intentional, but rather a collateral loss as authorities seek the truth in criminal investigations. While the need for greater efficiency in handling electronic evidence is undeniable, given the rapid pace of technological advancements, it must not come at the expense of fundamental rights.

As a result, the initial metaphor of the e-Evidence package as a "*Trojan Horse*" threatening fundamental procedural and constitutional human rights could be replaced by a more severe mythological metaphor: that of a contemporary "*Pandora's Box*" in criminal proceedings. The e-Evidence package appears to be a

---

[90] Article 18 para1 in fine of the Regulation -which seems a "*lex imperfecta*" though.

[91] EDRi et al., ibid.

[92] Over the next two years (three since 2023), which are intended to have the necessary legislation for national rules to the EPOR (the Regulation) adapted, numerous questions have to be answered, and the technical capacity for exchange of data must be provided. The outcome of the negotiations with the USA on the agreement to allow unmediated cross-border exchange of electronic evidence between law enforcement and ISPs will have a significant impact on how this evidence is gathered and will be crucial for the efficiency of the EPOR. See Tosza (2023).

[93] Christakis (2023), p. 25 ff.

[94] It does not mean that the General Data Protection Regulation (GDPR) and its predecessor, the Data Protection Directive, were adopted to incommode the free flow of personal data within the EU; on the other hand, they were "*not designed to prevent the processing of [personal] information or to limit the use of information technology*" (Article 1 GDPR). See analytically in Docksey and Propp (2023), p. 3 and fn 14.

gift (of speed and efficiency) to prosecutors, law enforcement, and public authorities, as it facilitates the global collection of evidence and contributes to a safer society, indeed. However, it simultaneously introduces unforeseen legal and human rights challenges, raising concerns about potential violations or infringements.

Indisputably, issues concerning evidence—and particularly electronic evidence—are rooted within Criminal Procedural Law, which serves as a form of applied Constitutional Law, aiming to protect fundamental rights through its provisions; this is even more significant in European Criminal Procedural Law, where the legal framework (Regulation and Directive) is binding. Besides, the ultimate goal remains to safeguard (area of) Freedom, Security, and Justice (AFSJ) for the citizens with the help of EU institutions, civil society, and legal experts.

## References


Arvanitis D (2024) Comment on the judgment of the CJEU "M.N. (EncroChat)" C-670/22, 30.4.2024. Nomiko Vima (NoB) 72(4):1023–1040 (in Greek)

Audrito D, Sulis E, Humphreys L, Di Caro (2023) Analogical lightweight ontology of EU criminal procedural rights in judicial cooperation. Artif Intell Law 31:629–652. https://doi.org/10.1007/s10506-022-09332-9. Accessed 25 Jan 2024

Bachmaier Winter L (2023) Mutual admissibility of evidence and electronic evidence in the EU - a new try for European minimum rules in criminal proceedings? EUCRIM 2:223–229

Buono L (2019) The genesis of the European Union's new proposed legal instrument(s) on e-evidence. Towards the EU production and preservation orders. ERA Forum 19:307–312

Buono L (2023) Preparing criminal justice professionals to address new (post) pandemic challenges as a result of criminals' new modi operandi. ERA Forum 23:277–281. https://doi.org/10.1007/s12027-022-00721-w. Accessed 25 Jan 2024

Busillo S (2023) Conservazione e produzione della prova digitale nella nuova disciplina europea: il potenziale disallineamento con i principi espressi dalla giurisprudenza di settore. Freedom, Security & Justice: European Legal Studies Rivista giuridica di classe A 3:27–62

Christakis T (2023) From mutual trust to the Gordian knot of notifications the EU E-Evidence Legislative Project. In: Franssen V, Tosza S (eds) The Cambridge handbook of digital evidence in criminal matters. Cambridge University Press. https://ssrn.com/abstract=4306874, Accessed 25 Jan 2024

Christakis T (2024) Data free flow with trust: current landscape, challenges and opportunities. J Cyber Policy 9(1):95–120. https://doi.org/10.1080/23738871.2024.2421838. Accessed 10 Jan 2025

Clough J (2015) Principles of cybercrime. Cambridge University Press, Cambridge

Consilium, Europa, Council adopts EU laws on better access to electronic evidence, 27.6.2023. https://www.consilium.europa.eu/en/press/press-releases/2023/06/27/council-adopts-eu-laws-on-better-access-to-electronic-evidence/. Accessed 25 Jan 2024

Depauw S (2018) Electronic evidence in criminal matters: how about e-evidence instruments 2.0? EuCLR 8(1):62–82. https://doi.org/10.5771/2193-5505-2018-1-62. Accessed 25 Jan 2024

Docksey C, Propp K (2023) Government access to personal data and transnational interoperability: an accountability perspective. Oslo Law Rev 10(1):1–34

Drozd A (2024) Cross-border data sharing: implications for the legal profession in the context of government access to data and protection of legal professional privilege. J Cyber Policy 9:1, 52-62. https://doi.org/10.1080/23738871.2024.2424855. Accessed 10 Jan 2025

EDRi (2021) Demonstrating gaps in the e-Evidence Regulation, 2021. https://www.cpme.eu/api/documents/adopted/2021/9/cpme.2021-116.eEvidence-Scenarios.pdf. Accessed 25 Jan 2024
EDRi et al (2022) Political compromise on the e-evidence proposal. European media and journalists, civil society groups and technology companies call on decision-makers to improve fundamental rights protections, Brussels 22-11-2022. https://www.cpme.eu/api/documents/adopted/2022/11/E-evidence-Letter%2D%2D-Political-Trilogue-22112022.pdf. Accessed 25 Jan 2024
EDRi et al (2023) Plenary vote - on the "e-evidence package" Regulation and Directive on "European production and preservation orders for electronic evidence in criminal matters" and "legal representatives", Brussels, 12 June 2023. https://www.cpme.eu/api/documents/adopted/2023/06/Joint-Letter-Plenary-Vote-E-evidence-13-June-2023.pdf. Accessed 25 Jan 2024
Forlani G (2023) The E-evidence package - the happy ending of a long negotiation saga. EUCRIM 2:174–181
Franssen V (2024) Cross-border gathering of electronic evidence in the EU: toward more direct cooperation under the e-Evidence Regulation. In: Mitsilegas V, Bergström M, Quintel T (eds) Research handbook on EU criminal law, collection: law 2024, 2nd edn. Edward Elgar Publishing, pp 184–211
Frunza-Nicolescu A (2023) Electronic evidence collection in cases of the European Public Prosecutor's Office Legal Framework, procedures, and specifics. EUCRIM 2:210–216
Jones N et al (2020) Electronic evidence guide. A basic guide for police officers, prosecutors and judges (Council of Europe 2020). https://rm.coe.int/c-proc-electronic-evidence-guide-2-1-en-june-2020-web2/16809ed4b4. Accessed 1 May 2023
Juszczak A, Sason E (2023) The use of electronic evidence in the European area of freedom, security, and justice an introduction to the new EU package on E-evidence. EUCRIM 2:182–197
Kiejnich-Kruk K, Mickiewicz A (2024) Quo vadis Europa—balancing between efficiency and guarantees in criminal proceedings using the example of EU production and preservation orders. New J Eur Crim Law 15(2):126–145. https://doi.org/10.1177/20322844241247482. Accessed 10 Jan 2025
Ludwiczak Glassey M (2023) Preuves électroniques : état de la situation en Suisse face à l'avancée majeure du droit européen. EUCRIM 2:204–209
Mitsilegas V (2024) Mutual recognition, fundamental rights and the rule of law in Europe's area of criminal justice. In: Mitsilegas V, Bergström M, Quintel T (eds) Research handbook on EU criminal law, collection: law 2024, 2nd edn. Edward Elgar Publishing, pp 148–167
Mitsilegas V, Guild E (2023) Police and criminal justice co-operation after Brexit. J Eur Public Policy. https://doi.org/10.1080/13501763.2023.2181382. Accessed 25 Jan 2024
Polyzoidou V (2021) Combatting the cybercrime: thoughts based on the Second Additional Protocol (Draft) to the Budapest Convention on Cybercrime. In: Synodinou T-E, Jougleux, Markou C, Prastitou-Merdi (eds) Springer International Publishing, New York, pp 355–375
Road map for a Common European legal framework for electronic evidence (2016). http://www.evidenceproject.eu/the-activities/deliverables.html. Accessed 25 Jan 2024
Rogalski M (2023) The concept of evidence obtained from electronic correspondence. Ius Novum 17(4):1–14. https://doi.org/10.2478/in-2023-0026. Accessed 10 Jan 2025
Rojszczak M (2022) e-Evidence cooperation in criminal matters from an EU perspective. Mod Law Rev 85:997–1028. https://doi.org/10.1111/1468-2230.12749. Accessed 25 Jan 2024
Sachoulidou A (2023) Going beyond the "common suspects": to be presumed innocent in the era of algorithms, big data and artificial intelligence. Artif Intell Law. https://doi.org/10.1007/s10506-023-09347-w. Accessed 25 Jan 2024
Sachoulidou A (2024) Cross-border access to electronic evidence in criminal matters: the new EU legislation and the consolidation of a paradigm shift in the area of 'judicial' cooperation. New J Eur Crim Law 15(3):256–274. Accessed 10 Jan 2025

Sarkowicz J (2023) The principle of mutual recognition of judicial decisions in the process of collective evidence: European production order a step forward or step back? Zbornik Radova Pravnog Fakulteta 9:74–92
Sieber U (2004) Computer Crimes, Cyber – Terrorism, Child Pornography and Financial Crimes (General Report). In: Spinellis D (ed) Computer Crimes, Cyber – Terrorism, Child Pornography and Financial Crimes, Reports presented to the Preparatory Colloquium for the Round Table II of the 17th International Congress of Penal Law (Beijing, 2004), Athens 2004, pp 11–50
Signorato S (2023) Cross-border gathering of E-Evidence: different legal frameworks in European Union and Council of Europe. J E-Eur Crim Law 9:15–17
Sippel's Report (2019). https://www.europarl.europa.eu/doceo/document/LIBE-PR-642987_EN.pdf. Accessed 25 Jan 2024
Speer D (2000) Redefining borders: the challenges of cybercrime. In: Crime, law and social change, 34. Kluwer Academic Publishers, Netherlands, pp 259–273
Strossen N (2000) Cybercrimes vs Cyberliberties. Int Rev Law Comput Technol 14:11–24
Stupka V, Loutocký P (2024) Service providers' compliance with European Production Orders for Electronic Evidence, 2024 47th MIPRO ICT and Electronics Convention (MIPRO), Opatija, Croatia, 2024, 1490–1495. Accessed 10 Jan 2025
Tinoco-Pastrana A (2020) In the proposal on electronic evidence in the European Union. EUCRIM 1:46–50
Topalnakos P (2023) Critical issues in the new EU regulation on electronic evidence in criminal proceedings. EUCRIM 2:200–203
Tosza S (2020) All evidence is equal, but electronic evidence is more equal than any other: the relationship between the European Investigation Order and the European Production Order. New J Eur Crim Law 11(2):161–183
Tosza S (2023) Gathering electronic evidence for administrative investigations - exploring an under-the-Radar area. EUCRIM 2:216–222
Tosza (2024) Mutual recognition by private actors in criminal justice? E-Evidence regulation and service providers as the new guardians of fundamental rights. Common Market Law Rev 61:139–166
Vilà Cuñat A (2023) E-evidence: ¿una evidencia? E-evidence: an evidence? In Revista Sistema Penal Crítico ARTÍCULOS, vol 4, 2023, https://doi.org/10.14201/rspc.31480. Accessed 25 Jan 2024
Wahl T (2018) Commission proposes legislative framework for E-evidence. EUCRIM 1:35–36
Williams M (2006) Virtually criminal - crime, deviance and regulation online. Routledge, Oxon
Yar M, Steinmetz K (2019) Cybercrime and society. Sage, London
Yunquera Sehwani R (2018) One cloud in the sky and conflicting laws on the ground regulating law enforcement access to E-Evidence in cloud computing in the European Union and the United States, 29 of June of 2018. College of Europe, Bruges. https://ssrn.com/abstract=3271580

# ChatGPT, a Life-Changing Phenomenon with Cyber-Security Implications

**Yianna Danidou**

**Abstract** Large Language Models (LLMs) are extremely popular nowadays due to their power to recognize, summarize, translate, predict and generate text and other content. These capabilities have paved the way for the development of exceptional real-life applications. This paper attempts to present, using ChatGPT only as one example out of the many LLMs that currently exist or are under development, the several advantages that these applications can provide, but at the same time the concerns that their use or their development might raise in terms of cybercriminality. The central argument of this paper is that generative AI is not a magical solution. If deployed maliciously or without proper diligence, generative AI applications could cause unfathomable damage. Our analysis categorizes AI language models-related crime into two large groups—crimes *with* AI language models, and crimes *against/on* AI language models. These categories highlight serious flaws that can be associated with cybersecurity issues. Additionally, this paper aims to examine whether the EU's proposed AI Act, which represents the first-ever legal framework on AI, adequately addresses crimes involving or targeting AI language models. Furthermore, this analysis aims to investigate whether the EU Directive on liability for defective products equates AI language models with other types of software, a position we contend is not appropriate.

## 1 Introduction

Large language models (LLMs) represent a significant advancement in Artificial Intelligence (AI), particularly in Natural Language Processing (NLP) and constitute a special category of Generative AI (GenAI) models. LLMs are characterized by their immense size, typically comprising hundreds of billions to trillions of parameters, which enable them to capture and comprehend complex linguistic patterns

Y. Danidou (✉)
European University Cyprus, Nicosia, Cyprus
e-mail: y.danidou@euc.ac.cy



T.-E. Synodinou et al. (eds.), *EU Digital Law in the AI Era*,
https://doi.org/10.1007/978-3-031-96743-6_14

and structures. Their architecture is built upon deep learning techniques, particularly variants of transformer models, which have demonstrated exceptional performance in various NLP tasks such as language translation, text summarization, question answering, and language generation.

In the realm of generative AI, LLMs play a pivotal role due to their ability to generate coherent and contextually relevant text. They excel in generative tasks by leveraging their vast knowledge and understanding of language to produce text that closely resembles realistic and human-written content (Else 2023). This capability has wide-ranging implications across multiple domains, including content creation, storytelling, dialogue systems, and even creative writing. Generative AI, however, is not solely LLMs that deal with text-based data, but involves the creation of new content, whether it be in the form of text, images, videos or other media, based on learned patterns from existing data. The multifaceted utility of large language models underscores their transformative potential across various domains, signifying a paradigm shift in computational linguistics and human-computer interaction.

The relationship between large language models and generative AI is symbiotic in nature. Generative AI algorithms utilize LLMs as powerful tools for text generation, exploiting their ability to understand and replicate intricate linguistic nuances. Similarly, LLMs benefit from generative AI techniques by constantly being exposed to diverse datasets and learning from the generated content, thereby refining their language generation capabilities further. This iterative process fosters the development of increasingly sophisticated language models that can produce high-quality, contextually appropriate text across a wide range of domains and styles. This paper argues that the inherent processes of "training" and "learning" within generative AI systems, which result in outputs that can significantly vary with each iteration, are precisely what raise significant concerns.

OpenAI's ChatGPT (Chatbot Generative Pre-trained Transformer) is a chatbot, that falls under the LLMs category, along with other similar applications like Google Gemini (Formerly Bard), Microsoft Copilot, Claude 3, Perplexity AI, Mistral AI and others. According to UBS' recent study, ChatGPT reached 100 million monthly active users in January 2023, just two months after its launch, making it the fastest-growing consumer application in history (Forbes 2022; Wodecki 2023). As a language model, ChatGPT is constructed upon the GPT architecture, renowned for its efficacy across a spectrum of NLP tasks. Despite the inherent proficiency of the GPT architecture, ChatGPT distinguishes itself through several advantageous features, namely its conversational prowess—ChatGPT is purposefully engineered to generate responses akin to human dialogue, rendering it exceptionally adept for conversational interfaces such as chatbots and virtual assistants; its adaptability—through fine-tuning mechanisms, ChatGPT can be tailored to specific domains or tasks, thereby exhibiting remarkable flexibility and adaptability to diverse application scenarios; its extensive training corpus—Benefitting from training on an expansive corpus of textual data, ChatGPT demonstrates proficiency in generating coherent and fluent responses across a broad spectrum of user inputs; and its multi-turn conversation handling—ChatGPT exhibits the capacity to manage multi-turn dialogues, retaining memory of prior interactions to contextualize subsequent responses, thereby enhancing relevance and accuracy.

Collectively, these attributes and the anthropomorphism[1] that is inherent in GenAI applications, supply ChatGPT with significant efficacy and versatility as a language model, particularly within conversational applications. Yet, it is imperative to acknowledge that the suitability of different language models may vary contingent on specific task requirements. However, the use of such tools has far-reaching consequences for science and society (Van Dis et al. 2023) and raises concerns about the reliability of the output information, ethical issues (Else 2023), social impact, privacy, IPR, liability (King et al. 2020), cybersecurity (Novelli et al. 2024), misinformation and cyber-criminality issues (Weidinger et al. 2022).

## 2 New Technologies, New Risks

LLMs are very well suited to speed up tasks like writing papers, emails, policy documents, and article reviews; facilitating code writing and debugging; furnishing guidance on establishing security networks; addressing inquiries across diverse subjects; formulating detailed outlines for various textual compositions; engendering poetry, and inspire artwork, among a plethora of other conceivable applications.[2] Their fluency and language use are exceptional, yet they are not always factual or fully reliable (Stokel-Walker and Van Noorden 2023). There have been incidents where errors, false or fictitious responses, misleading responses, bias and hallucinations have been reported, since LLMs cannot produce knowledge, but only draw results based on the trained data used as input. What is also worrying is the fact that the results of such tools can be very persuasive, there is no output control and can generate hate speech, spam, racist, sexist and other harmful/toxic content. Crimes targeting AI systems frequently involve manipulating or poisoning their training data, an issue brought to light by the incident with Microsoft's Twitter chatbot, Tay, which began spreading offensive content after users fed it inappropriate phrases (Hunt 2016).

Europol has raised concerns about the criminal use of LLMs, such as ChatGPT, in a range of illicit activities. The ease with which LLMs can generate believable content, including phishing emails or malicious code, lowers the barrier to criminal endeavours (Chaykin 2023; Europol 2023). Recent research work has presented a comprehensive analysis of the ethical and social risks associated with LLMs and developed a taxonomy comprising twenty-one identified risks across six key areas: Discrimination, Hate Speech, and Exclusion; Information Hazards; Misinformation

[1] The attribution of human traits to non-human entities (Ji 2024; Placani 2024).

[2] See for example (Bent 2023) who underlines the inevitability of AI and LLMs becoming integral to legal practices, along with the imperative for the legal sector to embrace and regulate these systems to enhance and ensure ethical legal services.

Harms; Malicious Uses; Human-Computer Interaction Harms; and Environmental and Socioeconomic Harms (Weidinger et al. 2022).

The findings from Check Point Research (CPR 2023) underscore the alarming convergence of generative AI technology and cybercriminal activities, posing significant cybersecurity threats. Notably, CPR uncovered evidence of a threat actor utilizing ChatGPT to devise a multi-layer encryption tool capable of generating cryptographic keys and employing advanced encryption algorithms, potentially facilitating ransomware attacks targeting victims' systems, that could be weaponized without user interaction. Furthermore, the same study revealed cybercriminal activities involving the creation of scripts for dark web marketplaces using ChatGPT, enabling automated trading of illicit goods exclusively in cryptocurrencies (CPR 2023).

Cybercriminals have demonstrated high interest by engaging in underground forums in how they can use ChatGPT to create exploits and malware, including by repurposing techniques described by researchers in cyber security whitepapers. This implies that threat actors lacking coding abilities and with minimal technical expertise will have growing capabilities to create harmful software utilizing real-time examples and guidance (Chaykin 2023).

The legal ramifications surrounding LLMs warrant further examination, particularly given the absence of comprehensive legal frameworks to regulate their operation.[3] These models often train on internet-derived content, which is publicly accessible and prone to inaccuracies and includes materials published without appropriate rights for reproduction or reuse. Current copyright and licensing laws remain outdated[4] in addressing the challenges posed by AI-generated content, while there are already lawsuits filed in this respect (TFL 2024). In December 2023, The New York Times initiated a pivotal legal case against OpenAI and its principal financial supporter, Microsoft, alleging unauthorized utilization of millions of its articles for training chatbots aimed at providing information to users (Grynbaum and Mac 2023). Conversely, content developed by AI tools should be explicitly marked as such so that LLM use is transparently disclosed[5] (Sample 2023).

[3] Efforts have been made to integrate LLMs into legal practice (Nay 2022).

[4] (European Parliament Legislative Resolution of 13 March 2024 on the Proposal for a Regulation of the European Parliament and of the Council on Laying down Harmonised Rules on Artificial Intelligence (Artificial Intelligence Act) and Amending Certain Union Legislative Acts, 2024) specifically addresses the copyright protected content: "Any use of copyright protected content requires the authorisation of the rightsholder concerned unless relevant copyright exceptions and limitations apply. Directive (EU) 2019/790 introduced exceptions and limitations allowing reproductions and extractions of works or other subject matter, for the purpose of text and data mining, under certain conditions."

[5] In this vein, the method of watermarking AI-generated output (Aaronson 2023), as well as a proposal for clear guidelines to avoid abuse have been published (Nature Editorial 2023).

### 2.1 Criminal Aspect

While AI innovation offers numerous benefits, there is growing evidence suggesting that AI could be re-oriented to facilitate criminal activities—the so-called 'AI Crime' (AIC). The interdisciplinarity of AI and the speed at which it evolves makes the landscape unstable in terms of risks and predictions. (King et al. 2020) have provided the first systematic, interdisciplinary analysis of the foreseeable threats posed by AIC, aiming to provide ethicists, policymakers, and law enforcement organizations with insights into current challenges and potential solutions.

Hayward and Maas published an insightful piece of work on "Artificial intelligence and crime: A primer for criminologists, where, amongst others, they categorised AIC into three large categories according to how criminals might use AI. – Crime with, against/on and by AI (Hayward and Maas 2021):

Crime with AI category encompasses the use of AI technologies as a tool by criminals to enhance the effectiveness of their activities. AI can facilitate the scaling of existing threats and introduce new forms of criminal behaviour.

The crime against/on AI category includes aspects where AI is used as an attack surface and exploits vulnerabilities in AI systems themselves. Techniques such as data poisoning and adversarial attacks can fool AI systems into making incorrect decisions or behaving unpredictably.

Crime by AI involves the use of AI systems as intermediaries in committing crimes, raising questions about legal responsibility and the potential for AI to act autonomously in ways that could be considered criminal.

In this current work, we attempt to use the work of (Hayward and Maas 2021) as a departure point to transfer the analogy to AI LLMs in particular, and we argue that while the first two categories are still valid, the third ceases to exist because, as things hold today, LLMs themselves do not commit crimes, as they simply leverage advanced machine learning techniques to understand and generate human-like text based on the input they receive. Thus, in the LLMs analogy, LLM systems do not act autonomously and cannot be used as intermediaries in committing a crime, yet they can be used as tools to commit a crime and fall under the category of Crimes with AI LLMs.

### 2.2 Crimes with AI Large Language Models

GPT-based language models can be used maliciously, just like any other technology. However, because LLMs are capable of generating human-like text, they can be used as a tool to create convincing fake content, including fake news, phishing emails, and social media posts; spreading disinformation or impersonating individuals or organizations; and most importantly empowering and expanding existing threats or introducing new, more complex ones. The simplicity with which the generation of information can be performed, its widespread accessibility, coupled with the overwhelming response to the release of such models, has raised concerns about the increased probability of misuse for malicious purposes and their legal dimensions.

A notable instance of the malicious application of GPT-based language models involves the production of "deepfake" videos, crafted using AI algorithms, to realistically depict individuals engaging in actions or making statements they never actually undertook. Additionally, deepfakes created with language models used to impersonate individuals or create false information, pose an alarming threat to society (Mitra et al. 2024). Research indicates that deep fake videos have exceeded acceptable limits of reality distortion, impacting the truth (Mitra et al. 2021) and raising fears that they will soon become undetectable[6] (The Economist 2024). Disproving a false statement made on social media is extremely challenging as it was revealed on 2018 by a study conducted by the Massachusetts Institute of Technology (MIT 2018) that examined the spread of false news on Twitter. The researchers discovered that misinformation spreads predominantly through human activity, not bots, and travels 70% faster than accurate information. Once a false post goes viral, fact-checking efforts struggle to reach the same audience effectively. The MIT researchers proposed the 'novelty hypothesis' to explain this rapid spread, suggesting that false news often appears more 'novel' and thus is more likely to be shared as people seek attention for posting unique information.

The proliferation of generative AI tools like ChatGPT has not only empowered cybercriminals with proficient technical knowledge to develop malicious tools by efficiently and effectively upskilling but also facilitated the dissemination of real-time examples and guidance for malicious activities. Consequently, the landscape of cyber threats is evolving, with the potential for more skilled cybercriminals to emerge, posing heightened security risks.

From a legal perspective, the GDPR provides a framework to address privacy concerns related to the unauthorized use of personal data, which includes the creation and dissemination of deepfakes. Under GDPR, individuals have the right to control the use of their personal data, and unauthorized manipulation or distribution of such data can lead to significant penalties.

At the national level, the crime of disseminating false information is another critical legal consideration. Many countries have specific laws that criminalize the creation and spread of false information that can harm individuals or society. For instance, under the laws of several countries,[7] the intentional dissemination of misinformation, disinformation, mal-information and deepfakes to deceive or defraud can lead to criminal charges and severe legal consequences. These legal frameworks are essential in combating the misuse of deepfake technology and protecting indi-

[6] To prevent the malicious use of GPT-based language models, researchers and developers are working on various methods to detect and mitigate fake content generated by these models. These include developing techniques to identify the source of generated text, verifying the authenticity of generated content, and educating the public about the risks of fake content.

[7] See a study on the international passed misinformation, disinformation, and mal-information (MDM) laws (Lim Gabrielle and Bradshaw Samantha 2023).

viduals and society from its harmful impacts. The manipulation of information through the bombardment of misleading or fabricated content is increasingly facilitated by GenAI applications, which can produce material that appears credible. As a result, citizens may find it difficult to discern truth from falsehood, creating a significant challenge in distinguishing real information from false. The erosion of trust in the reliability of information has broader implications, undermining public confidence in the media, democracy, and institutional structures and emphasizes the need for robust mechanisms to ensure the authenticity of information in the digital age, particularly as AI-generated content becomes more prevalent.

### 2.2.1 Malware

LLMs present a double-edged sword, serving as potent instruments for illicit purposes, when they can either enhance existing threats or introduce entirely novel ones (Brundage et al. 2018). LLMs have demonstrated the potential to generate new malware or augment existing techniques, creating more intricate coding structures as evidenced by the development of Generative Adversarial Networks (GANs), that can evade conventional virus filters (Kolosnjaji et al. 2018). Moreover, insights from Dark Reading shed light on developers' experiments to bypass ChatGPT's security measures by providing detailed prompts guiding ChatGPT on crafting malware, consequently eliciting responses from the bot to generate malware—an activity typically refrained from in regular circumstances (Borade 2023).

The emergence of Malware-as-a-Service on the dark web further exacerbates the situation, potentially accelerating the speed and ease with which malicious actors launch cyberattacks using AI-generated code. This trend extends the democratization of malevolent cyber activities, granting individuals without extensive coding expertise access to malware capable of efficiently exploiting networks, applications, and data (Vijayan 2023).

The European Union's Directive on Attacks against Information Systems (Directive 2013/40/EU of the European Parliament and of the Council of 12 August 2013 on Attacks against Information Systems and Replacing Council Framework Decision 2005/222/JHA, 2013), provides a legal framework to address the production and distribution of malware. Article 6 of the Directive criminalizes the intentional production, sale, procurement for use, import, distribution, or otherwise making available of tools primarily used for committing the offenses related to illegal access to information systems.

### 2.2.2 Social Engineering Attacks

Social engineering cyberattacks, a pervasive threat in the digital landscape, have undergone a significant transformation with the advent of LLMs and AI. Previously characterized by generic, error-ridden messages, these attacks have evolved into highly personalized phishing attempts, crafted to align with specific targets' profiles and behavioral patterns (Bahnsen et al. 2018; Seymour and Tully 2016). This transformation has significantly enhanced the efficacy and deceptiveness of such attacks, with 91% of cybercrimes beginning with phishing emails (Bahnsen et al. 2018).

Phishing, a common form of social engineering, has become more sophisticated and tailored to specific targets' profiles and behaviors, increasing its efficacy and potential for deception (Brundage et al. 2018; Hazell 2023). Due to the rich data set that ChatGPT references, the integration of generative AI, has further exacerbated this problem, as cybercriminals can effortlessly generate instantaneously highly convincing text that mimics legitimate communication,[8] bypassing traditional detection mechanisms (Brundage et al. 2018). Furthermore, this technology allows for the customization of content to suit various communication channels, including email, direct messages, phone calls, chatbots, social media platforms, and deceptive websites, maximizing their potential impact and evasion of detection measures.

Additionally, the integration of AI-based voice-spoofing and image-generation software amplifies the sophistication of social engineering attacks,[9] enabling the creation of deepfake phishing campaigns that exploit multimedia elements to enhance deception and manipulation (Zhang et al. 2023). Recent experiments conducted at the most renowned security conferences, Black Hat and Defcon,[10] demonstrated the alarming effectiveness of AI-generated phishing messages, with significantly higher click-through rates compared to human-written counterparts (Wright 2023).

### 2.2.3 Exposure of Personal Data

The proliferation of LLMs poses significant risks regarding the exposure of sensitive data, particularly in the absence of comprehensive security education and training for LLM users. Research conducted by data security vendor Cyberhaven revealed alarming instances where employees at typical 100,000-person companies inadvertently disclosed confidential business information to ChatGPT 199 times within a single week in early 2023 (Coles 2023). Despite users' intentions to keep their inputs private, the publicly available version of ChatGPT utilizes this data to learn and generate responses for future queries, which makes the data non-private and freely available through the tool's future responses. This vulnerability was

[8] See Everett et al. (2016) that focuses on the ease of a bot deceiving a human and the factors affecting how convincing the text produced is.

[9] Social engineering attacks are legally recognized as a subversion of the crime of fraud or computer-enabled fraud, as outlined in the Convention on Cybercrime (Budapest Convention) (Council of Europe 2001) and on the Directive on internet fraud.

[10] Researchers from Singapore's Government Technology Agency tested the efficacy of phishing emails by sending both manually crafted and AI-as-a-service generated messages to 200 colleagues. These emails, containing non-malicious links tracking clickthrough rates, revealed a notably higher engagement with AI-generated content, indicating its potential danger in phishing attacks.

exemplified by a scenario proposed by Cyberhaven researchers, where executives unknowingly shared corporate strategy documents with ChatGPT for tasks like creating presentations, potentially exposing sensitive information to unauthorized access (Coles 2023).

Currently, the standard practice involves employing large-scale models, characterized by billions of parameters trained on vast datasets, as the fundamental building blocks of NLP applications. Notably, numerous language models utilized in commercial applications are undergoing training using private data and memorize and potentially regurgitate sensitive or personally identifiable information. For instance, Gmail's auto-complete model serves as an illustration, as it learns from the private exchanges among users, encompassing sensitive details like users' names, social security numbers (SSNs), and credit card information. A novel data extraction attack called "neural phishing", which allows an adversary to stealthily insert a small number of benign-looking but maliciously crafted sentences into the model's training data was recently published (Panda et al. 2024). This underscores the inherent privacy risks associated with the training of these models on private user data, especially highlighting how seemingly innocuous modifications to training data can lead to substantial privacy breaches (Panda et al. 2024).

The lack of awareness regarding privacy risks and protective measures pertaining to language models increases the likelihood of data breaches,[11] with potentially severe damage to organizations' reputations and user privacy. Language models' inherent limitations in understanding the context and sensitivity, coupled with their tendency to memorize phrases from training datasets, further exacerbate the risk of unauthorized data extraction by malicious actors, violating individuals' privacy expectations (Panda et al. 2024). Thus, comprehensive efforts to address privacy concerns and implement robust security measures are imperative to mitigate the potential risks associated with the widespread use of large language models in various applications.

### 2.2.4 Intellectual Property Violations

The relationship between generative AI and intellectual property (IP) violations is multifaced. The innovative prowess of generative AI applications in creating litercacy and artistic works raises crucial questions for a copyright system deeply rooted in human creativity and originality. The pertinent issues related to IPR, can be distinguished into two parts—one with regard to the training of the Generative AI model and the other with the content generation of the model.

[11] See Kandpal et al. (2022) who demonstrate that deduplicating web-scraped training data significantly enhances the security of language models against privacy attacks, attributing the success of such attacks to duplicated data in training sets.

### 2.2.5 IPR Issues with *Training* Data

The main copyright issue regarding LLMs training revolves around the potential use of copyrighted materials in training datasets (Guadamuz 2024; Sartor et al. 2018). The widespread aggregation of data that's freely accessible online, often results in the unintended accumulation of material protected by copyright. The EU AI Act Rec.60i, specifically mentions that utilizing copyrighted content for training the models, typically requires permission from the copyright holders, unless specific exceptions and limitations to copyright rules are applicable. The Directive (EU) 2019/790[12] has established exceptions for reproductions and extractions for text and data mining under certain conditions, aimed at facilitating these processes. However, copyright owners have the right to restrict the use of their works for text and data mining, except when it is conducted for scientific research purposes. When copyright owners have clearly opted out, developers of general-purpose AI technologies must secure permission for text and data mining on such copyrighted materials.[13]

Obtaining permission from all right holders for the lawful reproduction of texts or materials used in training LLMs is challenging due to the vast scale of datasets and the numerous rightsholders involved. This difficulty is intensified when training involves web scraping techniques, whose legality remains debated (Krotov et al. 2020). Some online content may be subject to permissive licensing conditions, while website Terms and Conditions may include clauses prohibiting web scraping. To mitigate legal risks, LLMs should be capable of autonomously analyzing Terms and Conditions to differentiate between materials whose use is not expressly reserved and those that may be freely used for training.[14]

In the pioneering legal battle between The New York Times and Microsoft, the main claim of The Times' lawsuit is that OpenAI and Microsoft violated copyright laws by using its material to train AI models, which they consider direct copyright infringement. Nonetheless, an opposing argument suggests that this use might be protected by the "fair use" provision, contending that the defendants did not sufficiently alter/transform the original material but rather used it for profit (Anurag Mohan Katarki 2024; Metz and Weise 2024). We argue that the current EU legislation falls short of addressing such challenges and we will expand more in the following Section on AI legislation.

[12] See (Directive (EU) 2019/ 790 of the European Parliament and of the Council - of 17 April 2019 - on Copyright and Related Rights in the Digital Single Market and Amending Directives 96/ 9/ EC and 2001/ 29/ EC, 2019) Article 18.

[13] Proposal for a Regulation of the European Parliament and of the Council Laying down Harmonised Ruled on Artificial Intelligence (Artificial Intelligence Act) and Amending Certain Union Legislative Acts, 2021.

[14] This has been proposed in the article by (UniMatrixZ 2023) to help understanding the terms and conditions (T&Cs) as it is essential for digital safety and making informed decisions online. AI-powered chatbots can offer an interactive way to analyze and understand these crucial documents, ensuring that users fully understand what they're consenting to before. In the same vein, this can be applied on LLM's training data in order to decide whether data have reserved rights or not.

### 2.2.6 IPR Issues with Content *Outputs* Generation

Generative AI applications have the capacity to generate literary and artistic works, posing complex questions for a copyright system traditionally grounded in human creativity and originality.[15] For a creation to be safeguarded under copyright law, it must be original, a criterion often defined by the necessity of human authorship. Consequently, most legal jurisdictions mandate that only works produced by humans are eligible for copyright protection, highlighting a significant challenge in reconciling AI's "creative" capabilities with existing copyright frameworks[16] (Novelli et al. 2024). There have been extensive discussions on whether works created by AI should be eligible for copyright protection and, if so, who or what entity should hold those rights (Guadamuz 2024; Lucchi 2023; WIPO Secretariat 2020).

The ownership of content generated by ChatGPT is complex due to its AI-based creation process, which relies on both training data and user inputs. Identifying a clear author can be challenging. Copyright may hinge on factors like content's purpose, user intent, and the prevailing legal framework. Generally, the user who inputs the prompt could be seen as the author, owning the copyright of the AI-generated text, especially if the input significantly shapes the output (Lucchi 2023).

AI-generated texts are not inherently eligible for copyright protection under laws that recognize human creators (Lucchi 2023). However, texts that involve substantial human creativity, intervention, or enhancement to AI outputs could qualify for copyright. This scenario typically involves a human adding significant value to the text, such as through editing or incorporating original ideas.

The inability of AI to hold copyright reflects its non-human legal status (Guadamuz 2017). International copyright conventions, like the Berne Convention, and laws in many jurisdictions including the EU,[17] emphasize the necessity of human authorship for copyright eligibility[18] (Lucchi 2023). Copyright law's anthro-

---

[15] See Eurojust (2023).

[16] This was an issue discussed since 2020 in the (WIPO Secretariat 2020), long before the rapid expansion of LLMs which raised questions about traditional notions of authorship, ownership, and the applicability of existing IP frameworks.

[17] For the U.S. The Copyright Act of 1976, Public Law 94-553 (90 Stat. 2541), is a general revision of the copyright law, Title 17, United States Code; For EU (Directive (EU) 2019/ 790 of the European Parliament and of the Council - of 17 April 2019 - on Copyright and Related Rights in the Digital Single Market and Amending Directives 96/ 9/ EC and 2001/ 29/ EC, 2019); For UK (Copyright, Designs and Patents Act 1988, 1988); For Poland (Ustawa z Dnia 4 Lutego 1994 r. o Prawie Autorskim i Prawach Pokrewnych., 1994) which is reserved for 'persons' only, thus excluding AI as a potential 'author' of a 'work'.

[18] See also Robinson (2023) and Kitterman (2023) discussing that US District law confirms that AI-gerenated works are not works of human authorship. See also Huefner and Tipton (2024) on a U.S. court decision discussing what is "sufficient human authorship". This particular case highlights that for a work involving AI to be eligible for copyright, the human artist must exert creative control over the significant elements of selection, arrangement, and expression in the work. While the work was deemed a derivative creation, the text suggests there might be a pathway for protecting derivative AI-generated artworks under copyright law's provisions for derivative works, provided the human's contribution is substantial and identifiable (Hugenholtz and Quintais 2021) also

pocentric approach underscores this, with terms extending 70 years beyond the author's death, inherently assuming the author's humanity (Eurojust 2023; Lucchi 2023). Thus, ChatGPT lacks legal identity and cannot own property or copyrights. Instead, copyright could be attributed to individuals or entities with legal authority over the AI or those who significantly contribute to or edit the AI-generated content. (Lucchi 2023) suggests a practical approach where copyright is awarded to the human contributors behind AI production—namely the programmers, users, and owners. This perspective underscores a fundamental legal principle: without human authorship, works created by AI fall outside traditional copyright protection and may be considered part of the public domain.

In addition to the rising tide of generative AI's influence, concerns from the creative community highlight the potential societal impacts. Digital artist Greg Rutkowski has expressed apprehension that generative AI could flood the internet with artworks mimicking his unique style, raising questions about originality and artistic identity (Heikkiläarchive 2023). This sentiment is echoed by art professor Carson Grubaugh, who anticipates a significant disruption in the creative workforce, with potential job losses across entertainment, video games, advertising, and publishing sectors due to the capabilities of generative AI models (Salkowitz 2022).

### 2.2.7 Disinformation and Fake News

One particularly alarming manifestation of AI's malicious potential is the proliferation of DeepFakes, which can forge various forms of media convincingly. GAN technologies for example, have the capacity to generate diverse types of media, including facial images[19] (Barilla 2023; Vincent 2018), video footage, and replicated voices sourced from short speech samples (Duffy 2024; The Indian Express 2024; Verma and Oremus 2023), as well as coherent text tailored for targeted misinformation (Barman et al. 2024), as exemplified by GPT-3 and GPT-4 systems. These DeepFakes have already been exploited for financial fraud (Chen and Magramo 2024), for medical disinformation (Frenkel 2021) and political manipulation (Ognyanova et al. 2020; Wardle 2017), raising concerns about their misuse for creating synthetic yet believable intimate material for harassment or blackmail (Ajder et al. 2019; Chen and Magramo 2024; Wittes et al. 2016).

In addition to the proliferation of DeepFakes, the broader landscape of artificial intelligence (AI) presents multifaceted challenges and opportunities in the realm of cybersecurity and information integrity. The advent of deep learning algorithms has revolutionized the capabilities of AI, enabling the generation of increasingly

propose a four-step test to assess whether AI-assisted output qualifies as an original work of authorship under EU law, and how the existing rules on authorship may apply.

[19] Despite advancements in artificial intelligence, there remain hurdles in creating completely lifelike human faces. Technologies like NVIDIA's StyleGAN occasionally produce faces with minor flaws, such as mismatched dental structures or single-sided earrings. Similarly, DALL-E and Midjourney can render hands with exaggeratedly long or extra fingers. See more Altexsoft (2023).

sophisticated and convincing fake data that poses significant challenges for distinguishing between authentic and fabricated information (Akhtar 2023). Although creating deepfakes requires specialized skills, there's a looming possibility of Deepfakes-as-a-Service (DFaaS), where such capabilities are offered by AI-experienced threat actors. The importance of monitoring deepfakes for threat intelligence is underscored due to their escalating cyber threat status (Zhang et al. 2023).

Meta's Galactica model, trained on millions of science articles, demonstrates the potential pitfalls associated with AI-generated content, as its erroneous results led to its swift removal from online platforms 3 days after being online (Heaven 2022). Furthermore, research conducted by Georgetown University's Center for Security and Emerging Technology demonstrates the ease with which AI, particularly language models like GPT-3, can be utilized to propagate misinformation and disinformation campaigns, exacerbating concerns about the manipulation of public discourse and the erosion of trust in online content (Buchanan et al. 2021; Government Technology 2021; Knight 2021).

Moreover, the convergence of AI with other technologies, such as bots and deepfakes, amplifies the sophistication and scale of malicious activities, posing unprecedented challenges for cybersecurity professionals and policymakers (Buchanan et al. 2021).

The legal landscape surrounding AI and LLMs is complex and evolving. A significant challenge is the phenomenon of contrafactual bias, where AI models, including GPT versions, may accept false premises as true, leading to misleading or incorrect outputs. This is particularly concerning in legal contexts where the accuracy and reliability of information are paramount. Such biases, coupled with models' overconfidence in their responses, can contribute to legal inequalities rather than alleviating them. The reliance on LLMs for legal advice or research thus carries risks, especially for those in less prominent jurisdictions or seeking detailed legal information based on incorrect premises (Dahl et al. 2024).

## 2.3 *Crimes* Against/On *AI Large Language Models*

Crimes against AI LLMs, including GPT-based models, are becoming an increasingly pressing issue as these models become more widely used. These often involve the direct manipulation or poisoning of an AI LLM system's training data, like the issue that occurred with Microsoft's Twitter-based chatbot, Tay, which began to share offensive messages after users submitted inappropriate language to it. This incident underlines the susceptibility of AI systems to targeted manipulation efforts by malicious actors aiming to undermine or alter the system's behavior (Hunt 2016).

Crimes against AI language models pose significant risks that extend beyond the immediate impact on the technology itself. These offenses can undermine the reliability and safety of AI LLM outputs, which are increasingly integrated into various aspects of daily life, from personal assistants to decision-making tools in critical sectors like healthcare,[20] law[21] and finance.[22] When these models are tampered with or manipulated to produce biased, false, or harmful outputs, it can lead to a wide array of adverse outcomes. Article 3–5 of the Directive 2013/40/EU[23] on attacks against information systems provides a robust foundation for addressing and criminalising various forms of cybercrime, particularly in the context of artificial intelligence (AI) systems. Article 3 addresses the issue of illegal access to information systems preventing unauthorized tampering with AI models, which could lead to biased, false, or harmful outputs; Article 4 focuses on illegal system interference which is particularly relevant to AI systems, where data integrity is paramount, as any interference that disrupts the normal functioning of AI models can compromise their reliability and accuracy; Article 5 pertains to illegal data interference and criminalizes the intentional and unauthorized deletion, damage, alteration, or suppression of computer data on an information system.

Crimes on AI LLM, involve various methods aimed at exploiting system weaknesses to deceive or manipulate AI into unintended actions. These methods range from reverse-engineering, where attackers dissect and understand the LLM's internal workings to effectively influence its behavior, to deceptive techniques meant to "hypnotize" the LLM, tricking it into acting against its designed purpose (Li et al. 2023). These vulnerabilities make AI LLM systems susceptible to being hijacked or misused in ways that deviate from their original functions, often without requiring direct interference with the AI's training data. Crimes on AI LLM, involve various methods aimed at exploiting system weaknesses to deceive or manipulate AI into unintended actions. These methods range from reverse-engineering, where attackers dissect and understand the LLM's internal workings to effectively influence its behavior, to deceptive techniques meant to "hypnotize" the LLM, tricking it into acting against its designed purpose (Li et al. 2023). These vulnerabilities make AI LLM systems susceptible to being hijacked or misused in ways that deviate from their original functions, often without requiring direct interference with the AI's training data.

[20] See Lamas (2023) who is optimistic about the integration of AI into medical practices, suggesting that these technologies could lead to more efficient, accurate, and humane healthcare services. The emphasis is on AI as a supportive tool that can enhance the capabilities of medical professionals rather than replace them, aiming to improve patient care and the working lives of healthcare providers.

[21] See Mack (2023) who focuses on the potential of LLMs to revolutionize legal practice through specialization, integration, and the ability to handle complex, global legal issues more efficiently. This vision is contingent upon careful implementation, with a mindful approach to the ethical and practical challenges that such a transformation entails. A more critical view can be read here (Morison and McInerney 2024).

[22] See Riquier (2023).

[23] See (Directive 2013/40/EU of the European Parliament and of the Council of 12 August 2013 on Attacks against Information Systems and Replacing Council Framework Decision 2005/222/JHA, 2013).

### 2.3.1 Data Poisoning

Data Poisoning is an insidious form of attack where malicious actors intentionally tamper with the training data of an AI LLM. This can cause the model to make incorrect decisions, generate biased or unreliable outputs, or even incorporate hidden vulnerabilities exploitable by attackers.

Because LLMs learn to predict or generate text based on the patterns observed in their training data, even small amounts of poisoned data can lead to significant issues, such as generating misleading information, perpetuating biases, or facilitating the spread of misinformation.

From a legal perspective, the intentional tampering with data that forms the foundation of an AI system aligns closely with the concept of illegal interference as articulated in Directive 2013/40/EU. Data poisoning, when viewed through the lens of the Directive, can be considered a form of illegal interference. By altering the training data of an LLM, a malicious actor effectively sabotages the AI system's ability to function as intended. This intentional tampering, if done without authorization, falls squarely within the scope of Articles 4 and 5, as it alters the data that underpins the AI system's operations, leading to substantial distortions in output. These outputs could manifest in misleading or harmful information being generated by the AI, thereby undermining trust in AI technologies and posing a significant threat to the integrity of automated decision-making systems.

Moreover, data poisoning can facilitate more complex and long-term threats. Once a model has been compromised through poisoned data, it becomes vulnerable to further exploitation, as attackers may leverage these hidden vulnerabilities for future attacks. This deliberate corruption of data and creation of vulnerabilities aligns with the illegal actions prohibited by the Directive, particularly in relation to the misuse of information systems for harmful purposes.

### 2.3.2 Model Theft

Crimes against/on AI large language models are also related to the access allowed to the code of such models. For example, open-source models allow unregulated access to powerful models that can be used maliciously for actions spanning from malware generation to cyberwar. Yet, anyone can develop a chatbot that has been trained on the supplied data that can be tampered with leading also to results that can be heavily debatable.

Model theft involves the unauthorized extraction of an AI model's weights and architecture, allowing attackers to replicate the model for malicious purposes or to undermine the original creator's competitive advantage. This form of intellectual property theft can be particularly damaging, as it enables the stolen model to be applied in unethical or harmful ways, such as generating misleading content or even facilitating malware production.

Attacks on AI language models can distort their learning processes or output generation capabilities. For instance, data poisoning can subtly alter the data on which these models are trained, causing them to generate inaccurate, misleading, or offensive content. This affects the utility of the AI application but can also have serious consequences in applications where accuracy is paramount, such as medical diagnosis or legal advice. Data poisoning introduces legal concerns under the EU's Database Directive (96/9/EC).[24] This Directive provides *sui generis* protection for databases, which includes any substantial investment in gathering and organizing data. However, the Directive does not extend protection to the software used in database operation. Therefore, while the training data for an AI system might be protected as a *database*,[25] the algorithms or models (software) remain under separate legal frameworks, such as the Software (Directive - 2009/24/EC, 2009).

Moreover, the open-source nature of many AI models exacerbates these risks. Unrestricted access to powerful LLMs allows malicious actors to misuse them, from generating malware to conducting cyber warfare. This unregulated access can lead to the deployment of chatbots trained on tampered data, producing results that are controversial or even harmful. The blurred boundary between open-source development and potential misuse highlights the complex legal and ethical landscape surrounding the protection of AI systems.

In this context, the EU's legal framework, particularly the Database Directive (Directive 96/9/EC of the European Parliament and of the Council of 11 March 1996 on the Legal Protection of Databases, 1996), provides a foundation for addressing certain aspects of AI-related crimes, particularly in relation to data protection. However, the legal classification of AI as either *software* or a *database* remains critical to determining the appropriate protections for these technologies. While the training data may qualify as a *database*, the AI models themselves are treated as *software*, leading to distinct protections and enforcement challenges.

### 2.3.3 Evasion Attacks

Evasion attacks occur at the inference or deployment stage of a model. The attacker crafts input data (e.g., text for LLMs) that is designed to trick the model into making incorrect predictions or decisions. The key characteristic of evasion attacks is that they do not alter the model itself or its training data; instead, they exploit the model's vulnerabilities by presenting it with deceptive inputs. This type of attack aims to bypass the model's normal operation and induce errors in its outputs, such as misclassifications, incorrect information generation, or biased responses.

In The New York Times v. Microsoft case, OpenAI rebutted The NY Times' claims of copyright infringement, alleging that the newspaper paid an undisclosed individual to hack OpenAI's systems (The Guardian 2024). OpenAI refrained from identifying the hired individual and did not accuse The NY Times of violating

[24] See (Directive 96/9/EC of the European Parliament and of the Council of 11 March 1996 on the Legal Protection of Databases, 1996).

[25] See more in (*Legal Protection: Databases*, n.d.).

anti-hacking laws, but this constitutes an implicit assumption that their systems can be hacked or misused.

### 2.3.4 Unauthorized Access

Unauthorized Access to a model's training data or parameters can lead to sensitive information extraction or manipulation of the model's behavior. Such access can enable adversaries to extract sensitive information embedded within the model or manipulate the model's behavior. This is particularly concerning for LLMs, which are trained on vast datasets that can contain proprietary or personal information.

### 2.3.5 Adversarial Attacks

Adversarial attacks on ML models, including LLMs, represent a sophisticated cybersecurity challenge. These attacks involve manipulating the input data to the model in subtle ways that cause the model to output incorrect information or make wrong classifications. In the context of image recognition systems, for example, slight alterations to an image—imperceptible to the human eye—can mislead state-of-the-art classifiers into making erroneous identifications. This vulnerability underscores the sensitivity of ML models to input data and the potential for exploitation.

LLMs are also susceptible to similar vulnerabilities. Attackers can craft text inputs that, while seemingly normal to human readers, are designed to trigger flawed responses from the model. These can range from generating biased or offensive content to manipulating the model to reveal sensitive information it was trained on. The "neural phishing" attack proposed by (Panda et al. 2024) for example, in their paper "Teach LLMs to Phish: Stealing Private Information from Language Models" is structured in three phases: poisoning the pretraining dataset with crafted data, fine-tuning the model where it memorizes the secret data, and then inference, where the attacker prompts the model to reveal the secret information.

The impact of such attacks on LLMs can be particularly concerning given their use in applications like automated content generation, sentiment analysis, and conversational agents. The potential for harm ranges from spreading misinformation to exploiting biases in automated decision-making processes.

### 2.3.6 Denial-of-Service Attacks

Denial-of-Service (DoS) Attacks specifically target AI and ML systems to overwhelm them with requests, rendering them unresponsive. The primary objective of a DoS attack is to disrupt the availability of services powered by these AI and ML models, affecting everything from real-time conversational agents and recommendation systems to critical backend processes that rely on AI for decision-making and automation. This disrupts the availability of services powered by these models but can also serve as a diversion for other malicious activities.

DoS attacks can take various forms in the context of AI and ML systems. Traditional network-level attacks aim to saturate the bandwidth or resources of the targeted systems. However, when it comes to AI and ML, attacks can be more sophisticated, exploiting the computational complexity of model inference. For instance, attackers might submit specially designed inputs that require disproportionately higher computational power, thereby slowing down the system and eventually causing a denial of service to legitimate users.

The impact of DoS attacks on AI and ML systems extends beyond mere service disruption. For services that rely on real-time AI processing, such as automated customer service chatbots or online translation services, a DoS attack can lead to significant downtime, affecting user satisfaction and trust. Furthermore, in critical applications such as healthcare diagnostics, financial forecasting, or cybersecurity threat detection, the unavailability of AI services can have serious consequences.

Importantly, under Directive 2013/40/EU on attacks against information systems, DoS attacks can be classified as illegal interference with a system (Article 4). This is because the Directive defines illegal interference as any action that is "seriously hindering or interrupting the functioning" of an information system, which aligns with the core objective of a DoS attack—to block or limit access to services.

### 2.3.7 Legal Liability

Liability is one of the main issues discussed under the spectrum of AI due to the nature of the tools. The concern regarding liability in the context of AIC revolves around the potential inadequacy of existing liability models to address the evolving role of AI in criminal activities. Traditional liability models may struggle to accommodate the unique challenges posed by AI, potentially undermining the effectiveness of legal deterrence and redress.

At the heart of criminal liability are two fundamental legal principles: the *actus reus*, referring to the criminal act or omission, and the *mens rea*, or the mental state indicating culpability. The traditional legal framework for criminal liability hinges on establishing both a guilty act (*actus reus*) and a guilty mind (*mens rea*) to attribute criminal liability. However, the autonomous and often opaque nature of AI systems complicates this binary structure.

King et al. (2020) initiate a discussion on the difficulty of attributing *mens rea* in AI scenarios, noting the potential for a disconnect between human intention (*mens rea*) and the actions (*actus reus*) of AI systems. This issue is exacerbated by the increasing autonomy of AI, which might act in unpredictable ways, beyond the direct control or intention of its human operators. The *mens rea* may involve either the intention to commit the act using AI or the knowledge that deploying AI could lead to criminal actions. In cases where intention constitutes the *mens rea*, increased autonomy of AI systems raises the risk of dissociating criminal acts from human intent. Furthermore, the complexity and 'black box' nature[26] of many AI algorithms mean that even the developers or operators of such systems may not fully understand or predict their actions, complicating the attribution of knowledge-based *mens rea*.

Transferring the above analysis to criminal liability in LLMs, we see a slightly different picture. We argue that the *actus reus* remains as the criminal act or omission, yet the *mens rea* is no longer valid, since it is a user (human agent) that directs/commands the LLM to an *actus reus*. With this in mind, it is easier to establish a link between human intent and the actions of the LLM. This direct interaction could lead to a clearer attribution of *mens rea*, as the human agent has both the intention and knowledge that directing the LLM to perform certain actions could lead to criminal outcomes.

Crimes with AI LLMs lead to legal challenges that include defining the extent to which LLM tools can be held accountable for crimes facilitated by their use, the regulation of dual-use technologies that can be employed for both legitimate and criminal purposes, and the international nature of cybercrime which complicates jurisdictional enforcement.

Crimes against/on AI LLMs raise legal issues on the protection of LLMs as victims of crime, the establishment of standards for AI security and resilience, and the creation of new offenses to address the unique ways LLMs can be targeted and exploited.

In both cases, there might be an impact on the fundamental rights (e.g. data protection, privacy, non-discrimination), consumer protection, and product safety and liability rules. The European Product Liability Directive[27] holds manufacturers accountable for damage caused by defective products. Nonetheless, the unique challenges presented by AI-based technologies, such as autonomous vehicles, complicate the process of establishing product defects, the damage incurred, and the causal relationship between the two.

These complications extend to LLMs as well, where liability issues may arise from scenarios like data poisoning leading to erroneous, inaccurate, or harmful outputs, or from unauthorized use of stolen models to the detriment of individuals. Consequently, there is ambiguity regarding the extent to which the Product Liability Directive addresses specific types of defects, particularly those related to cybersecurity weaknesses.

Victims of harm may find it difficult to obtain the necessary evidence to substantiate their claims in court, facing potentially reduced chances of receiving compensation compared to incidents involving traditional technologies. This problem is expected to become more pronounced as the adoption of AI technologies expands, presenting even greater challenges to the existing frameworks of liability and compensation (European Commission 2020).

---

[26] See more in Munakata (2008).

[27] (Proposal for a Directive of the European Parliament and of the Council on Liability for Defective Products, 2022).

There is also another uniqueness in AI systems, Generative AI and in LLMs—the fact that the integration of AI can alter a product's functionality throughout its life-cycle, introducing risks not considered at market entry. Generative AI applications represent a distinct category within the software domain and should not be equated with conventional software from a legal perspective. We contend that the nature and processing capabilities of Generative AI applications, which uniquely generate outputs autonomously, do not produce consistent results based on the input parameters alone. In contrast, traditional software operates by executing predefined code to deliver outputs that directly correlate with the provided inputs, without the capacity for unexpected results.

However, Generative AI applications diverge significantly in their operational framework. These applications are developed through extensive training on large datasets, enabling the algorithm to produce entirely novel outputs in response to user-provided prompts. The variability and novelty of these prompts mean that the algorithm's outputs can vary widely with each execution. This variability underscores the fundamental difference: unlike conventional software, where inputs and processing paths are rigidly defined, Generative AI's output is dynamically and autonomously generated based on the nature of the user's prompt, leading to inherently unpredictable and unique outcomes.

Thus, Generative AI applications introduce new risks that are not explicitly covered by EU laws at the moment, including cybersecurity threats and personal security risks. These risks might arise both at the market introduction and later through software updates or AI learning. Presently, the unique operational framework of Generative AI, characterized by its ability to evolve and produce unforeseen outcomes through learning and updates, is not adequately considered by the current legal framework. This framework primarily concentrates on risks identifiable at the time of product introduction, neglecting those that may emerge from the continuous evolution and learning capabilities of Generative AI systems.

These challenges highlight the need to reassess liability frameworks to effectively address the complexities of AI-driven criminal behavior and in particular by the use of LLMs. In support of the above observations, we argue that the law must adapt to address the unique challenges posed by LLMs, suggesting that new legal frameworks or doctrines might be necessary to effectively attribute liability in cases where the use of LLMs systems could lead to criminal actions.

## 2.4 AI Legislation

The EU AI Act[28] aims to regulate AI's development, deployment, and use across the EU, focusing on risk-based obligations for AI providers and users. It introduces a framework for identifying 'high-risk' AI systems with significant health, safety, or rights implications, necessitating risk assessments for all AI technologies.

[28] The EU AI Act (Proposal for a Regulation of the European Parliament and of the Council Laying down Harmonised Ruled on Artificial Intelligence (Artificial Intelligence Act) and Amending Certain Union Legislative Acts, 2021).

The rationale behind the risk categorization for AI applications, as detailed in the EU AI Act, stems from a balanced approach to fostering innovation while ensuring public trust and safety. By categorizing AI systems based on their risk level, the Act aims to tailor regulatory requirements accordingly, ensuring that AI technologies are developed and used in a manner that aligns with EU values and fundamental rights. High-risk applications, due to their significant implications for individuals' rights or societal welfare, are subject to stricter requirements to mitigate potential harms, such as violations of privacy, safety risks, or discrimination. This risk-based framework allows for the promotion of AI innovation in less critical areas with minimal regulatory burden, while concentrating oversight and resources on areas where AI poses significant challenges, ensuring that the development and deployment of AI systems are both ethical and socially responsible. This approach not only aims to protect individuals and society from potential adverse effects of AI but also to build public confidence in AI technologies, thereby facilitating their acceptance and integration into various sectors of society and the economy.

In the context of this paper, it is important to see how EU AI Act views LLMs—Large Language Models are classified as General Purpose AI models according to Article 3(63) of the EU AI Act and are identified as carrying systemic risk under Article 3(65). Article 52a, titled "Classification of General Purpose AI Models as General Purpose AI Models with Systemic Risk," outlines the criteria for classifying a General Purpose AI model. Specifically, Article 52a (2) states that a general-purpose AI model is considered to have significant impact capabilities if the computational power used for its training, measured in floating point operations (FLOPs), exceeds the threshold of 10^25.

The calculation of FLOPs presents a significant uncertainty because the number of parameters used to build a model is directly related to the number of FLOPs; thus models with fewer parameters might indicate lower computational complexity, leading to a decrease in FLOPs. Research has demonstrated that current large language models (LLMs) are substantially undertrained, primarily due to an emphasis on increasing the size of these models without expanding the training data (Kaplan et al. 2020). GPT-4, as currently holds, crosses that threshold. However, smaller models, when trained with larger and higher-quality datasets, have shown to surpass the performance of larger models with more parameters (Hoffmann et al. 2022). This suggests a shift towards smaller, more efficient AI models that demand less computational power, making a FLOP-based threshold less relevant over time and thus, the categorisation proposed by the EU AI Act, soon to be outdated.

Article 52(a) (3) acknowledging the systemic risks of models exceeding 10^25 FLOPs, it permits periodic adjustments and gives the Commission's AI Office, with recommendations from an independent expert panel, the flexibility to identify systemically risky general-purpose AI (GPAI) models using alternative measures. Due to the uncertainties surrounding FLOP calculations, the Commission is open to applying different criteria to identify high-impact capabilities.

Based on the foregoing analysis of the EU AI Act, it can be concluded that only General Purpose AI models surpassing the FLOPs threshold fall within the purview of the legislation. This raises critical questions about the status of models that do not meet this criterion, specifically those with less than 10^25 FLOPs. Should these models remain unregulated and outside the scope of current regulations? As discussed in previous sections, these models also pose significant risks, functioning on the same principles as models with higher FLOPs. They are susceptible to misuse in criminal activities with, against/on LLMs and present inherent cybersecurity vulnerabilities that necessitate regulatory attention. So, who will be liable in the case of misusing the open source code of LLMs that can be lended to criminal activities?

### 2.4.1 Gaps Left Unaddressed by the AI Act

It is evident that while there are references in the EU AI Act on risk categorisation, it falls short of adequately addressing fundamental challenges, rendering the EU exposed to critical aspects of AI advancement and governance. In particular, in the scope of this work, and amongst others: essential AI safety standards that are required; IPR issues both for training data and content generation; data privacy issues; ethical use of AI tools; measures to mitigate the disinformation and fake news; and the urgency of significantly protecting the AI LLMs from crimes against/on them. This is related partly to the fact that these AI—specific technological challenges primarily stem from the advent of new computing and product lifecycle models introduced by machine learning systems, compounded by the increasing identification of AI-specific vulnerabilities within these systems. What needs to be clear is that these challenges are not merely hypothetical issues but are real and present concerns, and cannot be left neither unregulated nor to the discretion of the developer.

The EU AI Act addresses AI cybersecurity within Article 15, grouping it with accuracy and robustness rather than as a standalone requirement. This integration of cybersecurity is further detailed in Recital 51. As outlined by the JRC (Soler Garrido et al. 2023), the cybersecurity mandate encompasses four principal components:

High-risk AI systems must be designed and ensured to resist malicious attempts that could alter their functionality, behavior, performance, or compromise their security features.

- Both organizational and technical strategies must be adopted to meet these objectives.
- A cybersecurity risk assessment is mandatory for high-risk AI systems.
- Technical measures must be tailored to the specific risks and circumstances faced.

All the above components and Articles, refer solely to high-risk AI systems. Thus in the case of LLMs, that do not fall under the high-risk AI systems, all the above do not apply. Yet, cybersecurity risks remain and prevail as LLM systems evolve in time.

In response to the advancements in generative AI and its implications for author rights protection, national legislators are in the process of adapting existing legal frameworks. In September 2023, the French General Assembly received a draft law proposing enhanced control over artificial intelligence through copyright regulations. This legislation aims to address critical issues like the necessity of obtaining authors' consent, fair remuneration, and ensuring AI systems' transparency.[29] A key change proposed is an amendment to Article L.131-3 of the French Intellectual Property Code,[30] which mandates prior authorization from rights holders for AI to use copyrighted works. It also requires AI-generated artworks to acknowledge their AI origin and credit the original artists. While this law proposes significant changes to bridge legislative gaps concerning AI regulation, its practical implementation remains uncertain. The final law might differ considerably from the initial proposal as it progresses through the negotiation stages. This move by France may prompt similar legislative efforts across other EU Member States amidst growing concerns about copyright protection in the context of generative AI usage.

The EU AI Act notably lacks a thorough safety framework for all foundational AI models, including LLMs, which should encompass aspects like cybersecurity, measures to combat illegal content, and content moderation. The capability of large language models to produce content on a massive scale positions them as significant assets across various critical sectors like healthcare and education. Yet, the absence of strict controls exposes these domains to risks of misinformation, disinformation, fake news, hate speech, malware, and even support for biological and chemical terrorism, as highlighted in the joint report of (UNICRI and UNCCT 2021).[31] This gap in cybersecurity can introduce vulnerabilities throughout the AI value chain, potentially offering gateways for malicious use by actors.

## 3 Conclusions

The transformative potential of LLMs like ChatGPT across various sectors is both impressive and daunting. This paper has outlined the multifaceted aspects of generative AI, highlighting its vast capabilities and the inherent risks associated with its deployment. The central argument posits that while LLMs present remarkable opportunities for advancement in fields such as healthcare, education and finance, the lack of stringent regulatory frameworks significantly amplifies the potential for misuse, particularly in the form of cybercrime.

A key focus of the discussion was the dual nature of LLMs, capable of both tremendous utility and significant danger. The technology's ability to generate convincing text, simulate human conversation, and automate complex tasks can revolutionize efficiency and innovation. However, these features also make LLMs attractive tools for malicious activities, including phishing, the spread of fake news,

---

[29] Read more on the "transparency gap" in Gyevnar et al. (2023).

[30] (Article L131-3 - Code de La Propriété Intellectuelle - Légifrance, 1992).

[31] The report highlights that terrorists have been early adopters of emerging technologies, which tend to be under-regulated, thus posing significant security challenges that require international cooperation to address.

and the creation of divisive or harmful content. The ease with which these models can be used to fabricate believable narratives is particularly concerning given their reach and the speed of digital communication.

Moreover, the potential of LLMs to inadvertently support cybercriminality due to their powerful generative capabilities was explored in depth. Examples include the generation of malware and the use of AI in social engineering attacks, which are becoming more sophisticated and harder to detect due to the advanced capabilities of LLMs. The exploration of criminal activities associated with LLMs draws inspiration from (Hayward and Maas 2021) and divides CAI into two significant categories: crimes with LLMs and crimes against/on LLMs. Both categories of crimes highlight significant challenges in cybersecurity and AI ethics. They not only expose the vulnerabilities of emerging technologies but also raise questions about the adequacy of current legal frameworks to address these novel threats. The dynamic nature of these crimes necessitates a proactive and informed response from policymakers, technologists, and legal experts to devise strategies that protect users and ensure the responsible use of AI technologies. Additionally, the question of liability in these scenarios presents an intricate legal challenge that seeks to adapt traditional concepts to the digital age's novel contingencies.

We attempted to provide a sketch of the current legislative landscape, notably the EU's proposed AI Act, and debated whether it sufficiently covers the unique challenges posed by AI and LLMs. We argue that existing legal frameworks are ill-equipped to manage the novel complexities introduced by AI, particularly in terms of intellectual property, privacy, and accountability. The integration of AI, particularly Generative AI and LLMs, introduces a dynamic capability where the functionality of products can evolve over their lifecycle, potentially introducing risks not evident at market entry. Unlike conventional software that consistently executes predefined instructions, Generative AI applications can autonomously generate varied outputs, making their behavior less predictable and more complex from a legal standpoint. We argue that this unique attribute of Generative AI necessitates a distinct legal approach, acknowledging that these systems operate beyond traditional deterministic software frameworks, thus requiring new standards for liability and regulation.

The paper strongly advocates for proactive legal innovation to keep pace with rapid technological advances. It underscores the necessity for an overarching safety framework that not only encompasses cybersecurity but also includes robust measures for content moderation and the prevention of illegal content. Without such controls, the vast capabilities of LLMs may be wielded irresponsibly, leading to significant societal, ethical, and legal challenges. The need for a balanced approach that fosters innovation while protecting society from the potential misuses of AI technology is clear. As such, this work contributes to the ongoing dialogue on how to best harness the benefits of LLMs while safeguarding against their risks, ensuring that AI advances contribute positively to societal progress.

## References

Aaronson S (2023) My AI Safety Lecture for UT Effective Altruism. https://scottaaronson.blog/?p=6823

Ajder H, Patrini G, Cavalli F, Cullen L (2019) Graphic design: Eleanor Winter Cover image: Joel Filipe Cite: The State of Deepfakes: Landscape, Threats, and Impact About Deeptrace

Akhtar Z (2023) Deepfakes generation and detection: a short survey. J Imaging 9(1):18. https://doi.org/10.3390/JIMAGING9010018

Altexsoft (2023) AI Image Generation, Explained. https://www.altexsoft.com/blog/ai-image-generation/

Anurag Mohan Katarki (2024) OpenAI vs. The New York Times: A Pioneering Legal Battle Over AI and Copyright. https://www.livelaw.in/articles/openai-vs-the-new-york-times-a-pioneering-legal-battle-over-ai-and-copyright-252848

Article L131-3 - Code de La Propriété Intellectuelle - Légifrance (1992). https://www.legifrance.gouv.fr/codes/article_lc/LEGIARTI000006278958

Bahnsen AC, Torroledo I, Camacho LD, Villegas S (2018) DeepPhish: Simulating Malicious AI

Barilla G (2023) ChatGPT DALL-E 3: Complete Guide (Generate Images with Text). https://www.akkio.com/post/chatgpt-dall-e-3

Barman D, Guo Z, Conlan O (2024) The dark side of language models: exploring the potential of LLMs in multimedia disinformation generation and dissemination. Mach Learn Appl 16:100545. https://doi.org/10.1016/J.MLWA.2024.100545

Bent AA (2023) Large language models: AI's legal revolution. Pace Law Rev 44(1):91. https://doi.org/10.58948/2331-3528.2083

Borade K (2023) ChatGPT artificial intelligence: an upcoming cybersecurity threat? https://www.darkreading.com/threat-intelligence/chatgpt-artificial-intelligence-an-upcoming-cybersecurity-threat-

Brundage M, Bhatnagar S, Cotton T, Avin S, Clark J, Toner H, Eckersley P, Garfinkel B, Dafoe A, Scharre P, Zeitzoff T, Filar B, Anderson H, Roff H, Allen GC, Steinhardt J, Flynn C, Héigeartaigh SÓ, Beard S et al (2018) The malicious use of artificial intelligence: forecasting, prevention, and mitigation authors are listed in order of contribution design direction

Buchanan B, Lohn A, Musser M, Sedova K (2021) Truth, lies, and automation: how language models could change disinformation. https://doi.org/10.51593/2021CA003

Chaykin A (2023) How ChatGPT is lowering the entry barrier to cybercrime. https://www.controlrisks.com/our-thinking/insights/how-chat-gpt-is-lowering-the-entry-barrier-to-cybercrime?utm

Chen H, Magramo K (2024) Finance worker pays out $25 million after video call with deepfake 'chief financial officer' | CNN. https://edition.cnn.com/2024/02/04/asia/deepfake-cfo-scam-hong-kong-intl-hnk/index.html

Coles C (2023) 11% of data employees paste into ChatGPT is confidential | Cyberhaven. https://www.cyberhaven.com/blog/4-2-of-workers-have-pasted-company-data-into-chatgpt

Copyright, Designs and Patents Act 1988 (1988)

CPR (2023) OPWNAI: Cybercriminals Starting to Use ChatGPT - Check Point Research. https://research.checkpoint.com/2023/opwnai-cybercriminals-starting-to-use-chatgpt/

Dahl M, Magesh V, Suzgun M, Ho DE (2024) Hallucinating law: legal mistakes with large language models are pervasive. https://hai.stanford.edu/news/hallucinating-law-legal-mistakes-large-language-models-are-pervasive

Directive (EU) 2019/ 790 of the European Parliament and of the Council - of 17 April 2019 - on Copyright and Related Rights in the Digital Single Market and Amending Directives 96/ 9/ EC and 2001/ 29/ EC (2019)

Duffy C (2024) OpenAI says it's working on AI that mimics human voices | CNN Business. https://edition.cnn.com/2024/04/01/tech/openai-ai-voice-generator-tool-voice-engine/index.html

Else H (2023) Abstracts written by ChatGPT fool scientists. Nature 613(7944):423. https://doi.org/10.1038/D41586-023-00056-7

Eurojust (2023) The impact on intellectual property crimes Generative Artificial Intelligence: the impact on intellectual property crimes
European Commission (2020) On Artificial Intelligence-A European approach to excellence and trust White Paper on Artificial Intelligence A European approach to excellence and trust. https://ec.europa.eu/commission/sites/beta-political/files/political-guidelines-next-commission_en.pdf
European Parliament Legislative Resolution of 13 March 2024 on the Proposal for a Regulation of the European Parliament and of the Council on Laying down Harmonised Rules on Artificial Intelligence (Artificial Intelligence Act) and Amending Certain Union Legislative Acts, COM(2021)0206 – C9-0146/2021 – 2021/0106(COD) (2024). https://www.europarl.europa.eu/doceo/document/TA-9-2024-0138_EN.html#title1
Europol (2023) The criminal use of ChatGPT – a cautionary tale about large language models | Europol. https://www.europol.europa.eu/media-press/newsroom/news/criminal-use-of-chatgpt-cautionary-tale-about-large-language-models
Everett RM, Nurse JRC, Erola A (2016) The anatomy of online deception: what makes automated text convincing? Proceedings of the ACM Symposium on Applied Computing, 04-08-April-2016, pp 1115–1120. https://doi.org/10.1145/2851613.2851813
Forbes (2022) Information Security vs. Cybersecurity: Explaining The Difference – Forbes Advisor. https://www.forbes.com/advisor/education/information-security-vs-cyber-security/
Frenkel S (2021) The Most Influential Spreader of Coronavirus Misinformation Online - The New York Times. https://www.nytimes.com/2021/07/24/technology/joseph-mercola-coronavirus-misinformation-online.html
Government Technology (2021) Can AI write believable misinformation? | Center for Security and Emerging Technology. Government Technology. https://cset.georgetown.edu/article/can-ai-write-believable-misinformation/
Grynbaum MM, Mac R (2023) New York Times Sues OpenAI and Microsoft Over Use of Copyrighted Work - The New York Times. https://www.nytimes.com/2023/12/27/business/media/new-york-times-open-ai-microsoft-lawsuit.html
Guadamuz A (2017) Artificial intelligence and copyright. https://www.wipo.int/wipo_magazine/en/2017/05/article_0003.html
Guadamuz A (2024) A scanner darkly: copyright liability and exceptions in artificial intelligence inputs and outputs. GRUR Int 73(2):111–127. https://doi.org/10.1093/GRURINT/IKAD140
Gyevnar B, Ferguson N, Schafer B (2023) Bridging the transparency gap: what can explainable AI learn from the AI act? Front Artif Intell Appl 372:964–971. https://doi.org/10.3233/FAIA230367
Hayward KJ, Maas MM (2021) Artificial intelligence and crime: a primer for criminologists. Crime Media Cult 17(2):209–233. https://doi.org/10.1177/1741659020917434
Hazell J (2023) Spear Phishing with Large Language Models
Heaven D (2022) Why Meta's latest large language model only survived three days online | MIT Technology Review. https://www.technologyreview.com/2022/11/18/1063487/meta-large-language-model-ai-only-survived-three-days-gpt-3-science/
Heikkiläarchive M (2023) This artist is dominating AI-generated art. And he's not happy about it. | MIT Technology Review. https://www.technologyreview.com/2022/09/16/1059598/this-artist-is-dominating-ai-generated-art-and-hes-not-happy-about-it/
Hoffmann J, Borgeaud S, Mensch A, Buchatskaya E, Cai T, Rutherford E, de Las Casas D, Hendricks LA, Welbl J, Clark A, Hennigan T, Noland E, Millican K, van den Driessche G, Damoc B, Guy A, Osindero S, Simonyan K, Elsen E et al (2022) Training compute-optimal large language models. Adv Neural Inf Process Syst 35. https://arxiv.org/abs/2203.15556v1
Huefner R, Tipton A (2024) What Is "Sufficient Human Authorship" In AI-Based Works? | Irwin IP LLP - JDSupra. https://www.jdsupra.com/legalnews/what-is-sufficient-human-authorship-in-3195932/

Hugenholtz PB, Quintais JP (2021) Copyright and artificial creation: does EU Copyright Law Protect AI-Assisted Output? IIC Int Rev Intellect Prop Compet Law 52(9):1190–1216. https://doi.org/10.1007/S40319-021-01115-0/FIGURES/1

Hunt E (2016) Tay, Microsoft's AI chatbot, gets a crash course in racism from Twitter | Artificial intelligence (AI) | The Guardian. The Guardian. https://www.theguardian.com/technology/2016/mar/24/tay-microsofts-ai-chatbot-gets-a-crash-course-in-racism-from-twitter

Ji, J. (Joey). (2024). Demystify ChatGPT: Anthropomorphism around generative AI. *GRACE: Global Review of AI Community Ethics, 2*(1). https://ojs.stanford.edu/ojs/index.php/grace/article/view/3222

Kandpal N, Wallace E, Raffel C (2022) Deduplicating training data mitigates privacy risks in language models. PMLR, pp 10697–10707. https://proceedings.mlr.press/v162/kandpal22a.html

Kaplan J, McCandlish S, Henighan T, Brown TB, Chess B, Child R, Gray S, Radford A, Wu J, Amodei D (2020) Scaling laws for neural language models. http://arxiv.org/abs/2001.08361

King TC, Aggarwal N, Taddeo M, Floridi L (2020) Artificial intelligence crime: an interdisciplinary analysis of foreseeable threats and solutions. Sci Eng Ethics 26(1):89–120. https://doi.org/10.1007/S11948-018-00081-0/TABLES/2

Kitterman C (2023) No Human Authorship, No Copyright | TALG®. https://talglaw.com/no-human-authorship-no-copyright/

Knight W (2021) GPT-3 can write disinformation now—and dupe human readers | WIRED. https://www.wired.com/story/ai-write-disinformation-dupe-human-readers/

Kolosnjaji B, Demontis A, Biggio B, Maiorca D, Giacinto G, Eckert C, Roli F (2018) Adversarial malware binaries: evading deep learning for malware detection in executables. http://arxiv.org/abs/1803.04173

Krotov V, Johnson L, Silva L (2020) Tutorial: legality and ethics of web scraping. Faculty Staff Res Creat Act 47:539–563. https://doi.org/10.17705/1CAIS.04724

Lamas DJ (2023) Opinion | How A.I. and ChatGPT May Change Medicine - The New York Times. https://www.nytimes.com/2023/07/06/opinion/artificial-intelligence-medicine-healthcare.html

Li X, Zhou Z, Zhu J, Yao J, Liu T, Han B (2023) DeepInception: hypnotize large language model to be Jailbreaker. http://arxiv.org/abs/2311.03191

Lucchi N (2023) ChatGPT: a case study on copyright challenges for generative artificial intelligence systems. Eur J Risk Regul:1–23. https://doi.org/10.1017/ERR.2023.59

Mack OV (2023) Evolution of large language models in law: a road to integration and precision | Legaltech News. https://www.law.com/legaltechnews/2023/12/19/evolution-of-large-language-models-in-law-a-road-to-integration-and-precision/?slreturn=20240308103047

Metz C, Weise K (2024, March 4) Microsoft seeks to dismiss parts of suit filed by The New York Times - The New York Times. https://www.nytimes.com/2024/03/04/technology/microsoft-ai-copyright-lawsuit.html

Mitra A, Mohanty SP, Corcoran P, Kougianos E (2021) A machine learning based approach for deepfake detection in social media through key video frame extraction. SN Comput Sci 2(2). https://doi.org/10.1007/S42979-021-00495-X

Mitra A, Mohanty SP, Kougianos E (2024) The world of generative AI: deepfakes and large language models. https://arxiv.org/abs/2402.04373v1

Morison J, McInerney T (2024) When should a computer decide? Judicial decision-making in the age of automation, algorithms and generative artificial intelligence. https://papers.ssrn.com/abstract=4723280

Munakata T (2008) Fundamentals of the new artificial intelligence: neural, evolutionary, fuzzy and more. 255

Nature Editorial (2023) Tools such as ChatGPT threaten transparent science; here are our ground rules for their use. Nature 613(7945):612. https://doi.org/10.1038/D41586-023-00191-1

Nay, J. J. (2022). Law Informs Code: A Legal Informatics Approach to Aligning Artificial Intelligence with Humans Law informs code: A legal informatics approach to aligning artificial intelligence with humans. *Northwestern Journal of Technology and Intellectual Property, 20.* https://doi.org/10.2139/ssrn.4218031

NCSC.GOV.UK (2023) ChatGPT and LLMs: what's the risk - NCSC.GOV.UK. https://www.ncsc.gov.uk/blog-post/chatgpt-and-large-language-models-whats-the-risk

Novelli C, Casolari F, Hacker P, Spedicato G, Floridi L (2024) Generative AI in EU law: liability, privacy, intellectual property, and cybersecurity. https://arxiv.org/abs/2401.07348v4

Ognyanova K, Lazer D, Robertson RE, Wilson C (2020) Misinformation in action: fake news exposure is linked to lower trust in media, higher trust in government when your side is in power. Harv Kennedy School Misinf Rev 1(4). https://doi.org/10.37016/MR-2020-024

Panda A, Choquette-Choo CA, Zhang Z, Yang Y, Mittal P (2024) Teach LLMs to Phish: stealing private information from language models. https://arxiv.org/abs/2403.00871v1

Placani, A. (2024). Anthropomorphism in AI: hype and fallacy. *AI and Ethics, 4*(3), 691–698. https://doi.org/10.1007/S43681-024-00419-4

Proposal for a Directive of the European Parliament and of the Council on Liability for Defective Products, EUR-Lex - 52022PC0495 - EN - EUR-Lex (2022). https://eur-lex.europa.eu/legal-content/EN/TXT/?uri=CELEX%3A52022PC0495

Proposal for a Regulation of the European Parliament and of the Council Laying down Harmonised Ruled on Artificial Intelligence (Artificial Intelligence Act) and Amending Certain Union Legislative Acts, COM/2021/206 final (2021). https://eur-lex.europa.eu/legal-content/EN/TXT/?uri=CELEX:52021PC0206

Riquier A (2023) Large language models can improve stock market forecasts | Chicago Booth Review. https://www.chicagobooth.edu/review/large-language-models-can-improve-stock-market-forecasts

Robinson AM (2023) What does it mean to be human: copyright office confirms that AI-generated works are not works of human authorship | IP IQ. https://www.ipiqblog.com/2023/08/what-does-it-mean-to-be-human-copyright-office-confirms-that-ai-generated-works-are-not-works-of-human-authorship/

Salkowitz R (2022) AI is coming for commercial art jobs. Can it be stopped? https://www.forbes.com/sites/robsalkowitz/2022/09/16/ai-is-coming-for-commercial-art-jobs-can-it-be-stopped/

Sample I (2023) Science journals ban listing of ChatGPT as co-author on papers | Peer review and scientific publishing | The Guardian. https://www.theguardian.com/science/2023/jan/26/science-journals-ban-listing-of-chatgpt-as-co-author-on-papers

Sartor G, Lagioia F, Contissa G (2018) The use of copyrighted works by AI systems: art works in the data mill. SSRN Electron J. https://doi.org/10.2139/SSRN.3264742

Seymour J, Tully P (2016) Weaponizing data science for social engineering: automated E2E spear phishing on Twitter. https://www.blackhat.com/docs/us-16/materials/us-16-Seymour-Tully-Weaponizing-Data-Science-For-Social-EngineeringAutomated-E2E-Spear-Phishing-On-Twitter-wp.pdf

Soler Garrido J, Fano Yela D, Panigutti C, Junklewitz H, Hamon R, Evas T, André A-A, Scalzo S, European Commission. Joint Research Centre (2023). Analysis of the preliminary AI standardisation work plan in support of the AI Act

Stokel-Walker C, Van Noorden R (2023) What ChatGPT and generative AI mean for science. Nature 614(7947):214–216. https://doi.org/10.1038/D41586-023-00340-6

TFL (2024, March 11). From ChatGPT to Deepfake Apps: A Running List of AI Lawsuits. https://www.thefashionlaw.com/from-chatgpt-to-deepfake-creating-apps-a-running-list-of-key-ai-lawsuits/

The Economist (2024) Many AI researchers think fakes will become undetectable. https://www.economist.com/science-and-technology/2024/01/17/many-ai-researchers-think-fakes-will-become-undetectable

The Guardian (2024) OpenAI claims New York Times 'hacked' ChatGPT to build copyright lawsuit | OpenAI | The Guardian. https://www.theguardian.com/technology/2024/feb/27/new-york-times-hacked-chatgpt-openai-lawsuit

The Indian Express (2024) OpenAI previews 'Voice Generation' AI model that can clone any voice with a 15-second audio sample | Technology News - The Indian Express. https://indianexpress.com/article/technology/artificial-intelligence/openai-voice-generation-ai-model-9242914/

UNICRI and UNCCT (2021) UNICRI: United Nations Interregional Crime and Justice Research Institute. https://unicri.it/News/Algorithms-Terrorism-UNICRI-UNOCCT

UniMatrixZ (2023) How to use AI to analyse terms and conditions. https://unimatrixz.com/topics/ai-text/how-to/how-to-use-ai-to-analyse-terms-and-conditions/

Ustawa z Dnia 4 Lutego 1994 r. o Prawie Autorskim i Prawach Pokrewnych (1994). https://isap.sejm.gov.pl/isap.nsf/DocDetails.xsp?id=wdu19940240083

Van Dis EAM, Bollen J, Van Rooij R, Zuidema W, Bockting CL (2023) ChatGPT: five priorities for research. Nature 614:224–226. https://doi.org/10.1038/d41586-023-00288-7

Verma P, Oremus W (2023) AI voice clones are all over social media, and they're hard to detect - The Washington Post. https://www.washingtonpost.com/technology/2023/10/13/ai-voice-cloning-deepfakes/

Vijayan J (2023) Attackers are already exploiting ChatGPT to write malicious code. https://www.darkreading.com/cyberattacks-data-breaches/attackers-are-already-exploiting-chatgpt-to-write-malicious-code

Vincent J (2018) These faces show how far AI image generation has advanced in just four years - The Verge. https://www.theverge.com/2018/12/17/18144356/ai-image-generation-fake-faces-people-nvidia-generative-adversarial-networks-gans

Wardle C (2017) Fake news. It's complicated. / Reports and papers / Resources / Media Freedom in Europe - Resource Centre by OBCT - Resource Centre. https://www.rcmediafreedom.eu/Resources/Reports-and-papers/Fake-news.-It-s-complicated

Weidinger L, Uesato J, Rauh M, Griffin C, Huang PS, Mellor J, Glaese A, Cheng M, Balle B, Kasirzadeh A, Biles C, Brown S, Kenton Z, Hawkins W, Stepleton T, Birhane A, Hendricks LA, Rimell L, Isaac W et al (2022) Taxonomy of risks posed by language models. ACM Int Conf Proc Ser 22:214–229. https://doi.org/10.1145/3531146.3533088

WIPO Secretariat (2020) WIPO Conversation on Intellectual Property (IP) and Artificial Intelligence (AI). https://roadtobern.sw

Wittes B, Poplin C, Jurecic Q, Spera C (2016) Sextortion: cybersecurity, teenagers, and remote sexual assault | Brookings. https://www.brookings.edu/articles/sextortion-cybersecurity-teenagers-and-remote-sexual-assault/

Wodecki B (2023) UBS: ChatGPT is the fastest growing app of all time. https://aibusiness.com/nlp/ubs-chatgpt-is-the-fastest-growing-app-of-all-time

Wright R (2023) Researchers put LLMs to the test in phishing email experiment | TechTarget. https://www.techtarget.com/searchsecurity/news/366547912/Researchers-put-LLMs-to-the-test-in-phishing-email-experiment

Zhang J, Tenney D, Zhang J, Tenney D (2023) The evolution of integrated advance persistent threat and its defense solutions: a literature review. Open J Bus Manag 12(1):293–338. https://doi.org/10.4236/OJBM.2024.121021

GPSR Compliance

*The European Union's (EU) General Product Safety Regulation (GPSR) is a set of rules that requires consumer products to be safe and our obligations to ensure this.*

*If you have any concerns about our products, you can contact us on ProductSafety@springernature.com*

In case Publisher is established outside the EU, the EU authorized representative is:

Springer Nature Customer Service Center GmbH
Europaplatz 3
69115 Heidelberg, Germany

**Batch number: 10755227**

Printed by Printforce, the Netherlands